Um nome para o seu bebê

NELSON OLIVER
com Daniele Alvim

Um nome para o seu bebê

Ediouro

Preparação: Tereza Gouveia
Revisão: Mauro de Barros
Produção gráfica: S4 Editorial
Capa: Ana Dobón
Imagem de capa: Getty Images

Dados Internacionais de Catalogação na Publicação (CIP)
(Câmara Brasileira do Livro, SP, Brasil)

Oliver, Nelson
Um nome para o seu bebê / Nelson Oliver com Daniele Alvim . — São Paulo : Ediouro, 2008.

ISBN 978-85-00-02388-0

1. Nomes pessoais I. Alvim, Daniele. II. Título.

08-04359 CDD – 929.4

Índice para catálogo sistemático:
1. Nomes de bebês 929.4

Ediouro

Rua Nova Jerusalém, 345 – Bonsucesso
Rio de Janeiro, RJ – CEP 21042-235
Tel.: (21) 3882-8200 Fax: (21) 3882-8212/8313
www.ediouro.com.br

Para minha mãe,
cujo coração guarda o segredo
das grandezas e infinitudes.

Para minha esposa,
por quem meu imenso amor
ainda é tão pequeno.

Para minhas filhas,
poços de águas vivas
onde refresco o coração.

SUMÁRIO

INTRODUÇÃO

O que se encontra em um nome?

A primeira pista de quem somos e de onde viemos é nosso nome. "Quem é você? Se não tivesse nome, quem você seria?" Sim, nossos nomes são bens mais pessoais e de muitos modos dizem ao mundo quem somos. Como você pode identificar-se como um poder mental sem usar seu nome? Eles podem nos trazer tanto fortuna e sucesso quanto vergonha e fracasso. Nosso nome pode predispor os outros a gostar ou não de nós, pode tanto fechar portas como abrir caminhos. O nome é uma impressão digital, identificação e, talvez, uma pista de quem somos e de onde viemos.

A criança aprende a associar seu nome a si mesma e se identifica por ele. Assim, somos nosso próprio nome, e todos se reconhecem por ele. Nosso nome é o que possuímos de mais importante e precioso. Não podemos concordar que "um nome não seja importante" para aquele que o possui, ainda que seja Zenezia, Ovildes, Ragilda, Romildes, Silma ou outros.

Temos um nome e somos nosso nome, porque quem não tem não existe. Um homem sem nome é insignificante, desprezível (Jó 30,8). Acreditava-se que o nome deveria corresponder à essência ou, pelo menos, à qualidade da pessoa (1Sm 25,25: "[...] a esse homem grosseiro que é Nabal, pois o seu nome significa grosseiro": *nomen est omen*). Por outro lado, temos de considerar o significado intrínseco desse nome, independentemente de ele ser constituído de um simples agrupamento de letras ou de outros símbolos que possam identificá-lo.

O *nome* está onde está a pessoa (Jr 14,9: "[..] estás em nosso meio, e sobre nós foi invocado o teu nome"). Por isso, o nome pode ser o equivalente de *pessoa* (Nm 1,2-42; Ap 3,4–11,13). Quem conhece o nome de alguém tem poder sobre ele e pode obrigá-lo à vontade.

Cabalistas, ocultistas e religiosos acreditam que o nome de um ser poderoso pronunciado sobre outra pessoa garante-lhe sua proteção. Quando o sacerdote abençoa, ele "põe" o nome de Javé sobre o povo, e Javé abençoa realmente (Nm 6,27). O nome de Javé protege contra todo mal (Sl 20,2; Pv 18,10), sobretudo contra maus espíritos, e é um meio para expulsá-los (Lc 9,49; At 19,13).

Os antigos acreditavam que, se o nome de alguém fosse pronunciado sobre um objeto, este se tornaria intimamente ligado à pessoa nomeada ou se tornaria sua propriedade. Se Joab pronunciasse seu nome sobre a cidade conquistada de Rabá, essa lhe pertenceria (2Sm 12,28). É por isso que muitos povos primitivos, e às vezes os espíritos, não revelam seu nome (Gn 32,30; Jz 13,6).

Portanto, a resposta à pergunta "O que se encontra em um nome?" é: "Nada"; a resposta à pergunta "O que se encontra em seu nome?" é: "Você".

Na maioria das vezes as mães não encontram dificuldade para escolher o nome do bebê. Geralmente escolhem determinado nome porque está na moda, porque soa bem, em homenagem a algum parente ou a alguém por quem nutrem alguma admiração. Mas isso não importa, pois, por natureza, de um modo geral, as mães intuem que o nome escolhido se encaixará perfeitamente no perfil do futuro bebê. Há casos, entretanto, em que os pais ficam sem saber que nome escolher, na dúvida entre um ou outro nome e, dependendo das circunstâncias, o resultado pode ser catastrófico. Se você não acredita, leia as histórias a seguir.

Os pais foram ao cartório registrar a filha recém-nascida, mas ainda estavam indecisos quanto ao nome que dariam à criança. Dias antes a mãe lera um artigo sobre mitologia e gostara de alguns nomes como *Quimera*, *Górgona* e *Walquíria*. Não achou *Walquíria* um bom nome, e depois de alguma hesitação decidiu. "Gostei de Quimera. Parece que foi feito sob medida para nossa filha. É um nome que lembra o tilintar de sinos", revelou ao marido, sem se preocupar em conhecer o significado do nome. "Quimera?", o marido contestou. "Mas que coisa horrível! Ele me faz lembrar castelos e bruxas. Prefiro Górgona. Esse, sim, é um nome singular, moderno; tem a sonoridade de uma noite de luar." Convencida do argumento do marido, a mulher acabou concordando: "Sim, querido, de uma noite de luar...", e lá se foram eles, decididos, registrar a criança. Tudo correu bem, às mil maravilhas, até o dia em que papai, mamãe e filhinha descobriram que as górgonas eram monstros de cabelos de serpentes, garras de abutre, dentes longos e afiados como presas de javali, que transformavam em pedra quem as encarava.

O homem esperava nervosamente que uma mulher terminasse de usar a lista telefônica em uma repartição pública. Após ela ter virado página após página, ele perguntou: "Senhora, posso ajudá-la a encontrar o número que deseja?". Ao que ela respondeu: "Não estou procurando um número; estou procurando um nome para o meu bebê".

Neste livro você encontrará um belo nome para seu filho, sem correr riscos. As seções "Nomes Masculinos" e "Nomes Femininos" contêm cerca de quatro mil nomes, com significados, variantes em vários idiomas, nomes de santos, cores e pedras de nascimento, número de destino, características mais marcantes e muitas informações interessantes e valiosas. Você poderá escolher o nome de um herói, de um *superstar*, de uma celebridade por quem tem admiração ou ainda homenagear ou "ressuscitar" um santo há muito esquecido.

Você sabia que, apesar da semelhança, *Itamar* e *Ithamar* têm significados completamente diferentes? *Itamar* tem origem germânica e significa "nobre que possui muitos bens", enquanto *Ithamar* origina-se do hebraico e traduz-se como "da região das palmeiras". E *Jackson* e *Jacson*? Esses nomes também são totalmente distintos. Por outro lado, *Jonatas*, *Deusdedit*, *Deodoro*, *Deodato*, *Dieudonné* e *Natanael*, apesar de terem origens diferentes, têm o mesmo significado. E *Sheila*? Você sabia que é a tradução fonética irlandesa de *Célia*?

Não se esqueça de que cada criatura possui um nome singular. Um nome é um verdadeiro mantra, onde vão impressas as características pessoais de seu portador, o que o tornam um indivíduo único neste universo. Ao nascermos, trazemos conosco certas características, positivas e negativas, intrínsecas à nossa personalidade, algumas latentes e outras que se revelam desde a infância: são os defeitos e as virtudes.

Para as mães que ainda estão em dúvida sobre o nome dos bebês, recomendamos que procurem escolher aquele que maximize os talentos e as qualidades que a criança já traz desde o nascimento e que façam um estudo numerológico do nome.

O Autor

PRIMEIRO NOME, PEDRAS, CORES E NUMEROLOGIA

por Daniele Alvim[1]
(www.danielealvim.com.br)

Todo nome traz em si uma força que resulta do conjunto de elementos que o compõem: origem, significado, sonoridade, simbologia e, principalmente, imagem representativa. Ao ouvirmos a palavra "flor", a imagem que nos vem à mente pode ser de uma rosa, com todos os seus significados. Se for branca, podemos associá-la ao amor desinteressado; se vermelha, à paixão. Podemos ainda sentir sua tessit ura, fragrância e um universo de simbolismos. Se "uma rosa é uma rosa é uma rosa", um ser humano é muito mais que isso, pois traz consigo, desde o nascimento, um conjunto de informações que o tornam um universo à parte, algo que está muito além de uma palavra, de um *nome*.

Essas informações surgem quando reduzimos a energia sonora do nome (consoantes e vogais) a números e, na medida em que os números carregam características vibracionais próprias, eles se transformam em ferramentas decodificadoras do significado da essência de cada nome.

Para a análise numerológica de um nome, deve-se levar em conta o primeiro nome (prenome) e o sobrenome (nome de família), entretanto, a análise do prenome revela as tendências mais marcantes e a maneira de pensar, sentir e agir diante de situações cotidianas do indivíduo. Desse ponto de vista, a escolha do primeiro nome da criança torna-se fundamental. Quando a mãe quer manter contato com o filho em formação em seu ventre, vai chamá-lo pelo nome que escolheu, não pelo nome completo, o que é natural, pois é comum sermos chamados pelo primeiro nome no cotidiano, pela família ou pelos amigos. Independentemente do sobrenome de família (essencial para um estudo numerológico aprofundado), a vibração do primeiro nome tem um grande valor, pois fornece dados mais individuais que podem ser utilizados para o autoconhecimento.

Além da correspondência entre letras e números, as cores e as pedras (cristais) são meios de aprofundar-se um pouco mais na "alma" de um nome. Pela numerologia do nome, descobrimos suas características e o associamos a uma pedra. Os cristais, que aqui chamamos de "pedras", são elementos do reino mineral de propriedades específicas, inclusive terapêuticas, e associam-se diretamente a uma cor. É assim, por exemplo, que atribuímos ao quartzo rosa a conexão com a *energia do amor*, não só pela cor extrínseca, mas também pelo fato de possuir essa freqüência vibratória, representada na natureza pela cor rosa. Ao entrarmos em contato com a energia de cada cristal, em especial daquele associado a nosso nome, temos a oportunidade de reforçar ainda mais nossas características positivas, pois a energia de cada pedra vai ligar-se ao nome da pessoa pela cor que, por sua vez, é associada a um número específico advindo da redução numerológica do nome.

SIGNIFICADOS DAS CORES E CORRESPONDÊNCIA COM OS CRISTAIS

Vermelho

A freqüência vibratória do vermelho está relacionada à energia vital (sangue, calor), ligação com a terra, movimento, ação, força de vontade, paixão pela vida (rosa-vermelha), questões de sobrevivência (aspecto material da vida), abundância, energia que impele à mudança, coragem, ousadia,

1. Terapeuta e professora de Aura-Soma, sistema terapêutico de autoconhecimento, proveniente da Inglaterra, que utiliza as energias das cores, cristais, óleos essenciais e ervas medicinais em seus tratamentos, e que, além disso, possui estreita relação com a numerologia, tarô, astrologia, I Ching e outros sistemas da Sabedoria Antiga. O que denominamos de "coração" da Aura-Soma é constituído por um kit de 106 frascos de cristal (devidamente numerados do 0 ao 105), chamados de Equilibrium. Esses frascos contêm óleos terapêuticos coloridos que, após serem escolhidos pelo cliente, são analisados pelo terapeuta, que leva em conta as cores e suas combinações, assim como também os números e outras correspondências simbólicas em sua avaliação.

proteção (imposição de limites), realização dos objetivos, sexualidade (no que tange à reprodução), sacrifício e renovação espirituais.

Pedras: calcita vermelha, granada, hematita, heliotrópio, jaspe vermelho, ônix, magnetita, quartzo vermelho, quartzo olho-de-tigre, rubi.

Coral

Sua tonalidade corresponde exatamente à cor dos corais encontrados no fundo do mar. Sua freqüência vibratória possui as seguintes características: sabedoria nos relacionamentos, alegria no amor, capacidade de aceitar o amor, capacidade de dar e receber amor de forma equilibrada, auto-análise, intuição elevada, capacidade de entrar em contato com o subconsciente, espontaneidade. O *coral* nasce da combinação entre o *vermelho* e o *laranja.*

Pedras: coral, cornalina, ônix, quartzo rosa.

Laranja

A freqüência vibratória do laranja refere-se ao modo como nos relacionamos e criamos vínculos em geral, à sexualidade (aspecto lúdico), prazeres da vida, felicidade, êxtase, extroversão, profunda conexão consigo mesmo, senso de autovalorização, sabedoria e criatividade espontânea, camaradagem, perseverança, desapego e renúncia (cor da túnica dos monges budistas), harmonia e beleza, divertimento e deleite. O laranja surge da combinação entre o *vermelho* e o *amarelo.*

Pedras: andaluzita, calcita laranja, coral, cornalina, crocoíta, opala de fogo.

Amarelo-ouro

Sua freqüência vibratória está associada à sabedoria e maestria inatas, discernimento, assimilação, compreensão e transmissão do conhecimento adquirido, sentimento de unidade, justiça, beleza, iluminação espiritual (cor da aura dos santos), autodescoberta, autovalorização, riqueza em todos os níveis (é a cor do ouro), status, poder pessoal, autoconfiança, constância, esplendor. A cor ouro surge da combinação entre o *laranja* e o *amarelo.*

Pedras: calcita dente-de-leão, calcita dourada, heliodoro, pirita.

Amarelo

Está associada à luz (cor do sol), calor, aconchego, modo como absorvemos, assimilamos e transmitimos a informação que vem de fora, autoconsciência, poder pessoal, clareza e estimulação do intelecto, cordialidade, alegria interior e alegria de viver, espontaneidade, desinibição, coragem e medo, prosperidade (cor dos campos de trigo), senso de identidade, auto-realização, sucesso, otimismo, conhecimento adquirido e sua compreensão.

Pedras: adamita, âmbar, apatita amarela, calcita amarela, citrino, pedra-do-sol, topázio imperial.

Verde-oliva

Esta tonalidade, vista na cor da azeitona, remete às qualidades femininas de liderança, sabedoria feminina, morte e renascimento, esperança, paz, novo espaço na vida, capacidade de rir de si mesmo, confiança, harmonia, completude, amor-próprio. O verde-oliva da combinação do *amarelo* com o *verde.*

Pedras: jade, peridoto, quartzo verde, turmalina verde.

Verde

Cor da natureza, fertilidade, crescimento e abundância, expressa a verdade e sua busca, o espaço e o próprio espaço, harmonia do corpo, alma e espírito, o caminho a seguir, a visão panorâmica (enxergar todos os lados de uma situação), o lado sentimental da vida, cura física, regeneração, compaixão, generosidade, lealdade, sinceridade, equilíbrio integral, capacidade de fazer julgamentos sensatos, equilíbrio, satisfação interior, liberdade. O *verde* surge da combinação entre o *amarelo* e o *azul.*

Pedras: ágata musgo, apatita verde, apofilita verde, calcita verde, crisoprásio, esmeralda, hidenita, crisoprásio, jade, malaquita, quartzo verde, smithsonita verde.

Turquesa

O azul-turquesa é a cor que corresponde à comunicação de massa, mídia, tecnologia, profunda intuição, percepção aguçada, inteligência múltipla, diversão, brincadeira e jovialidade (associada aos golfinhos), todo tipo de expressão e criatividade artística, expressão da sabedoria com o lado sentimental do ser, adaptabilidade à mudança, idealismo, reino das emoções e sentimentos, simpatia e empatia, energia de vanguarda. O *turquesa* é fruto da combinação entre o *verde* e o *azul.*

Pedras: amazonita, água-marinha, crisocola, larimar, malaquita, sílica gema, turquesa.

Azul

Vibração calmante e suave do azul simboliza paz, harmonia e proteção espiritual (é a cor do céu), misericórdia, fé e confiança no Divino, comunicação com o outro e consigo mesmo, conexão com a Vontade Divina, segurança emocional, criatividade, aceitação, desapego, exercício da vontade, diplomacia, autoridade e liderança, liberdade, serenidade, nutrição materna e proteção paterna, intuição, calma, suavidade, reino da mente.

Pedras: ágata azul rendada, água-marinha, ajoíta, albita, amazonita, angelita, calcantita, calcita azul, celestita, crisocola, larimar, quartzo azul, sílica gema, topázio azul.

Azul royal

A freqüência vibratória dessa cor refere-se às capacidades psíquicas extra-sensoriais, misticismo, feminilidade (associada à lua e à noite), comunicação em nível espiritual, sabedoria profunda, visão espiritual, capacidade de tomar decisões e ver através das situações, dogmatismo, determinação e eficiência, objetividade, neutralidade, distanciamento emocional, concentração mental. O *azul royal* nasce da combinação entre o *violeta* e o *azul.*

Pedras: apatita azul, azurita, calcantita, cianita, halita azul, lápis-lazúli, safira azul, sodalita, turmalina azul.

Violeta

A freqüência vibratória dessa cor refere-se à espiritualidade, cura, caridade, transformação do ser, chama da transmutação da negatividade, contemplação, compreensão da razão de viver, calma interior, fé, confiança, aceitação positiva da vida, equilíbrio entre espírito e matéria, integração entre os aspectos masculino e feminino do ser, desenvolvimento do propósito de vida com dedicação e ternura. O *violeta* surge da combinação entre o *azul* e o *vermelho* (a união entre o céu e a terra).

Pedras: ametista, ametrino, charoíta, fluorita, halita violeta, iolita, lepidolita, sugilita.

Magenta

Também conhecida como *fúcsia*, simboliza amor, bênção e graça divina, atenção aos detalhes, perfeccionismo, amor e atenção dedicados às pequenas tarefas do cotidiano, cooperação, concentração, meditação, conexão com o mestre interior, devoção, serviço desinteressado, conexão com o plano divino. A combinação entre o *violeta* e o *vermelho* dá origem à cor *magenta.*

Pedras: ametista, cristal de quartzo, diamante herkimer, granada, rubi, sugilita.

Rosa

A vibração dessa cor relaciona-se ao amor incondicional por si mesmo e à possibilidade da extensão desse amor ao outro (simbolizado pela rosa), auto-aceitação, auto-estima, não-julgamento (principalmente de si mesmo), afeto, calor humano, ternura, amor maternal, intuição feminina, despertar espiritual, empatia, compaixão. É a energia transformadora da raiva, do ressentimento e da frustração, na medida em que nos aceitamos plenamente como somos. O *rosa* é o *vermelho* com *luz.*

Pedras: calcita rosa, cobaltocalcita, halita rosa, kunzita, morganita, quartzo rosa, rodocrosita, turmalina melancia, turmalina rosa, smithsonita rosa, pedra-da-lua.

Branco

Contém e reflete todas as outras. Simboliza a fonte de luz, todas as possibilidades e aspectos da consciência, o espelho em que nos refletimos, sofrimento e compreensão, intensidade emocional, lucidez, perdão, reflexão profunda, expansão, transparência, clareza, pureza, integridade, honestidade, simplicidade, verdade, determinação, busca de uma maior compreensão de si mesmo e do universo.

Pedras: apofilita incolor, cristal de quartzo, diamante, fenacita, topázio incolor.

ABREVIATURAS USADAS NESTA OBRA

A.T.* – *Antigo Testamento.

A.E.L.* – *Almanaque Estatístico de Lisboa.

ABL* – *Academia Brasileira de Letras.

atl. olímp.* – *atleta olímpico, atleta olímpica, atletas olímpicos.

bras.* – *brasileiro(a, os, as).

CODEPN* – *The Concise Oxford Dictionary of English Place-Names.

fest.* – *festejado(a, os, as).

KCEDEL* – *Klein's Comprehensive Etymological Dictionary of the English Language.

Lit.* – *Literatura.

MPB* – *Música Popular Brasileira.

N.T.* – *Novo Testamento.

ODECN* – *The Oxford Dictionary of English Christian Names.

olímp.* – *olímpico

S.* – *São, Santo, Santa.

séc.* – *século.

sécs.* – *séculos.

sign.* – *significa, significado, significando.

GLOSSÁRIO DE TERMOS USADOS NESTA OBRA

Aférese (aferência, forma aferética) – Supressão de um fonema ou grupo de fonemas no começo da palavra.

Aglutinação – Reunião de dois ou mais radicais para a formação de uma palavra.

Alcunha – Apelido; cognome.

Anagrama – Palavra ou frase formada pela transposição das letras de uma nova palavra, a qual tem um significado único e autônomo, não raro dissociado das noções expressas por seus componentes. Ex.: porco-espinho (porco + espinho); mestre-sala (mestre + sala); planalto (plano + alto); embora (em + boa + hora).

Apócope – Supressão de fonema ou sílaba no fim da palavra. Ex.: *mui* (muito); *são* (santo).

Apodo – Alcunha; apelido; epíteto zombeteiro.

Antonomásia – Substituição de um nome próprio por um comum ou uma perífrase; cognome. Ex.: a águia de Haia (Rui Barbosa).

Cognome – Apelido; alcunha.

Dissimilação – Supressão ou diferenciação fonética motivada pela influência de outros fonemas existentes no mesmo vocábulo. Ex.: *menhã* por manhã.

Elisão – Supressão da vogal final de um vocábulo quando o seguinte principia por vogal. Ex.: dalgum (= de algum).

Étimo – Vocábulo que constitui a origem de outro.

Forma regressiva – Diz-se das formas mais simples que por analogia se deduzem de outras que, sendo primitivas, se supõem derivadas. Ex.: **Dioclécio** *é a forma regressiva de* **Diocleciano**.

Gentílico – Diz-se do nome que designa a nação à qual se pertence. Ex.: brasileiro (do Brasil); italiano (da Itália).

Hipocorístico – Diz-se do vocábulo familiar carinhoso. Ex.: Zezinho, Bidu, Chico, Didi.

Homófono – Diz-se do vocábulo que tem o mesmo som de outro com grafia e sentido diferente. Ex.: paço = palácio real, e passo = marcha.

Matronímico – Relativo a mãe, em especial quanto a nomes de família.

Metátese – Transposição de fonemas dentro de um mesmo vocábulo; hipértese, comutação. Ex.: semper > sempre.

Neologismo – Palavra ou expressão nova numa língua. Ex.: dolarizar, dolarização.

Nome teofórico – Nomes que têm parte constituída pelo nome de Deus, usado como prefixo ou sufixo. Ex.: Joel, sign. "**O Senhor (Jeová) é Deus**".

Patronímico – Relativo a pai, em especial quanto a nomes de família.

Sinédoque – Segundo o *Dicionário Aurélio*, é um tropo que se funda na relação de compreensão e consiste no uso do todo pela parte, do plural pelo singular, do gênero pela espécie etc., ou vice-versa. Ex.: o horizonte do leste; os Píndaros, os Virgílios, os Joões de Barros, os Machados, os Nabucos.

Toponímico – Nome próprio de lugar. Ex.: Europa, Espanha.

Transliteração – Representar (os caracteres de um vocábulo) por caracteres diferentes no correspondente vocábulo de outra língua.

Nomes masculinos

A

Aarão

No A.T., nome do irmão mais velho de Moisés e sumo sacerdote dos hebreus. Origina-se do hebraico *Aaron*, de *hâr-ôn*, sign. "**montanhês**". Na Inglaterra foi adotado como nome cristão após a Reforma, mas já havia sido encontrado em 1199, na forma *Aaron*. Interpreta-se também como "**o elevado**".

Santo(s): S. Aarão, festejado em 9 de outubro (há quatro santos com este nome).

Variante(s): Aarón (*espanhol, russo*); Aronne (*italiano*); Aaron (*francês, inglês, alemão; hebraico, latim*); Aron (*inglês*).

Número: 9

Cor(es): amarelo, violeta.

Pedra(s): topázio imperial.

Palavras-chave/Natureza expressiva: prazer de viver; conhecimento espiritual; dom da cura.

Abdias

Nome do primeiro dos doze Profetas Menores, autor do livro que leva seu nome. Do hebraico *Obd-Yah*, lit. "**servo do Senhor**". Equivale a *Abdala* e *Abdiel*.

Santo(s): S. Abdias, festejado em 19 de novembro.

Variante(s): Abdias (*espanhol*); Abadiah, Obadyah (*inglês, hebraico*); Abhadhyânu, Obhadhyân (*hebraico*).

Número: 9

Cor(es): amarelo, violeta.

Pedra(s): adamita.

Palavras-chave/Natureza expressiva: idealismo; ousadia; altruísmo.

Abel

No A.T., nome do segundo filho de Adão e Eva, morto pelo irmão Caim. Era pastor e sacrificava seus animais a Deus. Origina-se do hebraico *Hébhel*, da voz *âbhal*, lit. "**névoa; vapor**". Também: "**sopro; exalação**". Nome adotado pelos cristãos, muito comum no séc. XIII. Em Portugal, surgiu no A.E.L. de 1838.

Santo(s): S. Abel, festejado em 5 de agosto (há dois santos com este nome).

Variante(s): Abel (*espanhol, francês, inglês, alemão, latim*); Abèle (*italiano*).

Número: 11

Cor(es): branco, rosa.

Pedra(s): cobalto, calcita.

Palavras-chave/Natureza expressiva: carisma; empatia; cordialidade.

Abelardo

Do francês *Abélard*, de um antigo *Abeillard*, derivado de *abeille*, sign. "**criador de abelhas**". Na França medieval encontramos os cognomes *Abeille, Abeillon, Abeiller*, que, tal como *Abeillard*, eram dados aos tratadores de abelhas.

Feminino(s): Abelarda.

Variante(s): Abelardo (*espanhol, italiano*); Abélard (*francês*); Abeillard (*francês antigo*); Abelard (*inglês*).

Número: 4

Cor(es): verde, amarelo-ouro.

Pedra(s): calcita dourada.

Palavras-chave/Natureza expressiva: sabedoria; diplomacia; fé.

Abílio

Segundo Drummond, origina-se do latim *Abiliu*, sign. "**aquele que não é vingativo**". Provavelmente de *a*, partícula de negação mais *bilis, is* (mau humor, cólera, indignação).

Santo(s): S. Abílio, festejado em 22 de novembro.

Variante(s): Abélio (*português*); Abelio (*espanhol*); Abeille, Abeilhé, Abeilhon (*francês*).

Número: 3

Cor(es): azul, vermelho.

Pedra(s): água-marinha.

Palavras-chave/Natureza expressiva: equilíbrio; competitividade; aptidões para o ensino de disciplinas espirituais.

Abner

No A.T., nome do primo de Saul, assassinado por Joab. Origina-se do hebraico *Abiner*, de *ab* (pai) e *hiner* (luz), sign. "**o (divino) pai é luz**".

Variante(s): Abiner (*português*).

Número: 4

Cor(es): amarelo, rosa.

Pedra(s): citrino.

Palavras-chave/Natureza expressiva: determinação; maestria em tudo o que faz; calor humano.

Abraão

No A.T., filho de Taré. Do hebraico *Abraham*, originariamente *Abram* (pai elevado; pai ilustre; pai excelso), mas, segundo as Escrituras, o Senhor ordenara que o patriarca passasse a se chamar *Abraham*, lit. "**pai das multidões**", significado relacionado a seres e mundos manifestados, e não a homens.

Santo(s): S. Abraão de Krátia, festejado em 6 de dezembro (há dez santos com este nome).

Variante(s): Abrahão, Abrâmio (*português*); Abrahán (*espanhol*); Abramo, Abrahamo (*italiano*); Abram, Habreham (*inglês*); Abraham (*inglês, hebraico*).

Número: 2

Cor(es): azul, rosa.

Pedra(s): calcita azul.

Palavras-chave/Natureza expressiva: espiritualidade; solidariedade; equilíbrio entre razão e emoção.

Acácio

Masculino de *Acácia*. Era um dos sobrenomes de Hermes Trismegisto, porque aquele deus *só fazia bem aos homens*, e também alcunha dos cristãos primitivos. Equivale a *Inocêncio*. **Ver Acácia**.

Feminino(s): Acácia.

Santo(s): S. Acácio, festejado em 31 de março (há três santos com este nome).

Variante(s): Acacio (*espanhol*); Acácio, Agazio (*italiano*); Acace (*francês*).

Número: 5

Cor(es): rosa.

Pedra(s): kunzita.

Palavras-chave/Natureza expressiva: sensibilidade; auto-estima; ternura.

Acióli

Do italiano *Aciolli*, calcado do latim *acies*, lit. "**ponta**", designação de um instrumento de aço, próprio para afiar aparelhos de corte. Provavelmente foi cognome e depois sobrenome de alguém que trabalhava com esse instrumento.

Variante(s): Aciolli (*italiano*).

Número: 4

Cor(es): verde, amarelo-ouro.

Pedra(s): pirita.

Palavras-chave/Natureza expressiva: autenticidade; coragem; sabedoria ancestral.

Acir

Do tupi, hipocorístico de *Moacir*. **Ver Moacir**.

Variante(s): Acyr (*português*).

Número: 4

Cor(es): amarelo, rosa.

Pedra(s): quartzo rosa.

Palavras-chave/Natureza expressiva: sentimento de realização; prazer de viver; manifestação amorosa da sabedoria.

Acrísio

Nome de um rei lendário de Argos, pai de Danaé. Origina-se do grego *Akrísios*, de *a*, partícula de negação, e *krísis* (rivalidade, discórdia, separação), sign. "**o que não busca rivalidade; o que evita a discórdia**". Por extensão, "**unido (aos demais)**".

Feminino(s): Acrísia.

Número: 11

Cor(es): violeta, verde.

Pedra(s): ágata musgo.

Palavras-chave/Natureza expressiva: intuição; autoridade; maturidade emocional.

Adaílton

Nome de étimo desconhecido, provavelmente criado a partir da aglutinação de *Ada*, *Adail* ou *Adalzira*, com *Hilton* ou outros nomes com essa terminação. Possivelmente *Adail* + *Antônio*.

Número: 4

Cor(es): verde, amarelo-ouro.

Pedra(s): jade.

Palavras-chave / Natureza expressiva: responsabilidade; sabedoria; dom para as artes e ciências.

ADAIR

Nome céltico de residência. De *Athadara*, sign. "**passagem de uma vau sobre um carvalho**". No Brasil é um nome comum a ambos os sexos, em virtude da terminação neutra em *r*.

Número: 6

Cor(es): violeta, turquesa.

Pedra(s): sílica gema.

Palavras-chave/Natureza expressiva: originalidade; reflexão; personalidade que se sobressai.

ADALBERTO

Do germânico *Adalbert*, de *adal* (nobre) e *berth* (ilustre, brilhante), sign. "**nobre ilustre; ilustre por sua nobreza; brilho da nobreza**". Não confundir com *Adalbero* ("urso nobre").

Santo(s): S. Adalberto festejado em 23 de abril.

Feminino(s): Adalberta.

Variante(s): Adelberto, Alberto, Aldeberto, Audeberto, Audiberto, Edelberto, Edilberto, Etelberto, Ethelberto (*português*); Adalberto (*espanhol, italiano*); Adilberto (*italiano*); Adalbert (*francês, alemão*); Adelbert (*inglês*).

Número: 6

Cor(es): azul royal, turquesa.

Pedra(s): apatita azul.

Palavras-chave/Natureza expressiva: cortesia; atração magnética; força espiritual.

ADAMANTE

Do grego *adamas*, de *a*, partícula de negação, e *damas*, de *damázo* (domar), sign. "**o indomável**". Por extensão, "**invencível**". O étimo deu origem à palavra *diamante*, pelo latim *adamantem*. Nome de uma erva da Armênia e da Capadócia que, segundo os antigos, tinha a propriedade de domar os leões. **Ver Adamastor,** nome ao qual equivale.

Variante(s): Adamanto (*português*).

Número: 5

Cor(es): rosa.

Pedra(s): granada.

Palavras-chave/Natureza expressiva: otimismo; perseverança; contato com outras dimensões.

ADAMASTOR

Na mitologia grega, um dos gigantes da Terra, cuja pretensão era destronar Júpiter. Origina-se do grego *Adamástor*, pelo do latim *Adamastore*, o mesmo que *Adamante* e *Admeto*. **Ver Adamante.**

Variante(s): Adamastore (*italiano*).

Número: 11

Cor(es): vermelho, azul.

Pedra(s): calcita azul.

Palavras-chave/Natureza expressiva: vigor; desapego das convenções; aspira ao melhor para o próximo.

ADAMOR

O mesmo que *Adão*. Nome inventado, provavelmente calcado no italiano *Adàmo*, com terminação arbitrária em *r*. **Ver Adão.**

Número: 7

Cor(es): magenta.

Pedra(s): apofilita incolor.

Palavras-chave/Natureza expressiva: pioneirismo; requinte; dom para a medicina.

ADÃO

No A.T., companheiro de Eva, o primeiro ser vivente, formado do pó vermelho do campo de Damasceno. Do hebraico *Adam* (homem), em conexão com *adama* (terra), ambos os termos sintetizados na tradução "**homem formado da terra**". Nome encontrado em Portugal na forma *Adam*, em obras do séc. XIII, quando foi muito popular, inclusive na Inglaterra e na Escócia. Após cair em desuso, voltou a tornar-se muito comum entre as classes mais pobres destes países no fim do séc. XIX.

Santo(s): S. Adão festejado em 16 de maio (há três santos com este nome).

Feminino(s): Adamina.

Variante(s): Adamor (*português*); Adán (*espanhol*); Adàmo (*italiano*).

Número: 3

Cor(es): branco, azul.

Pedra(s): água-marinha.

Palavras-chave/Natureza expressiva: intuição; sensibilidade emocional; visão clara das metas a serem alcançadas.

Adauto

Do latim *Adauctus*, de *adauctu*, sign. "**acrescentado; juntado**". Nome de origem religiosa que surgiu com um santo martirizado no séc. III. Como os fiéis desconhecessem seu nome, chamaram-no *Adauctus*, pelo fato de ter sofrido a morte com S. Félix.

Santo(s): S. Adauto festejado em 16 de janeiro (há quatro santos com este nome).

Feminino(s): Adauta.

Variante(s): Adaucto (*português*); Adauco (*espanhol*).

Número: 8

Cor(es): verde, violeta.

Pedra(s): ágata musgo.

Palavras-chave/Natureza expressiva: generosidade; controle e organização; potencial artístico.

Adelardo

Do germânico *Adelhard*, de *adel* (nobre) e *hart* (forte, audaz), sign. "**nobre forte (audaz)**". Não confundir com *Abelardo*.

Santo(s): S. Adalardo de Corbie, festejado em 2 de janeiro.

Feminino(s): Adelarda.

Variante(s): Aleardo (*português, italiano*); Adalardo, Alardo (*espanhol*); Allardo (*italiano*); Adalhard, Adélard (*francês*); Adalard, Adelard (*inglês*).

Número: 6

Cor(es): azul royal, turquesa.

Pedra(s): crisocola.

Palavras-chave/Natureza expressiva: consideração; devoção; sutileza de espírito.

Adélcio

O mesmo que *Délcio*, calcado no modelo *Adélfio* ou aglutinação de nomes como *Ademar*, *Adélio*, *Adélia* etc. com *Élcio*. **Ver Délcio.**

Número: 4

Cor(es): verde, amarelo-ouro.

Pedra(s): topázio imperial.

Palavras-chave/Natureza expressiva: alegria; dom para o ensino; estabilidade emocional.

Adelfo

Do grego *Adelphoi*, de *a* copulativa e *delfús* (matriz), sign. "**da mesma matriz; irmãos**". Também traduzido por "**fraternal**". O mesmo que *Germano*. **Ver Germano (1ª acepção).**

Santo(s): S. Adelfo, festejado em 29 de agosto; S. Adélfio, festejado em 2 de setembro.

Feminino(s): Adélfia, Adelfa.

Variante(s): Adélfio, Adelfos (*português*).

Número: 7

Cor(es): magenta.

Pedra(s): sugilita.

Palavras-chave/Natureza expressiva: sensibilidade; intuição; amor aos detalhes.

Adelgário

Do germânico *Adalger*, de *adel* (nobre) e *gar*, *geir* (lança), sign. "**lança da nobreza**".

Variante(s): Adelgar, Adalgiro (*português*).

Número: 9

Cor(es): turquesa, magenta.

Pedra(s): topázio incolor

Palavras-chave/Natureza expressiva: filantropia; contato com a alma; dons artísticos.

Adelino

Masculino de *Adelina*. **Ver Adelina.**

Santo(s): S. Adelino festejado em 10 de novembro (há dois santos com este nome).

Número: 6

Cor(es): azul royal, turquesa.

Pedra(s): halita azul.

Palavras-chave/Natureza expressiva: simplicidade; amor à vida; devoção ao objetivo de vida.

Adelmar

Do inglês antigo *Aethelmaer*, de *aethel* (nobre) e *maere* (famoso, ilustre, brilhante), sign. "**nobre famoso**". Por extensão, "**famoso (ilustre, brilhante) pela nobreza**". **Ver Almir (2ª acepção).**

Feminino(s): Adelmara, Adelmira.

Variante(s): Adalmir, Adalmiro, Adelmaro, Adelmir, Adelmiro, Agilmar, Agilmaro, Aldemar, Aldemário, Aldemir, Aldemiro, Aldimar, Aldimário, Aldimir, Aldimiro, Alzemar, Dalmar, Delmar, Delmir, Delmiro, Edelmar, Edelmir, Edelmiro, Edilmar, Edilmaro, Elmário, Elmério, Oldemar, Oldemário (*português*); Aymar (*inglês*); Elmar (*inglês antigo*); Adalmar, Almar (*alemão*).

Número: 9

Cor(es): vermelho, verde.

Pedra(s): quartzo verde.

Palavras-chave/Natureza expressiva: coração aberto; bondade; lealdade aos princípios em que acredita e defende.

Adelmo

Do germânico *Adelhelm*, de *athal*, *edel* (nobre) e *helm* (elmo, proteção), sign. "**proteção da nobreza; nobre proteção**".

Santo(s): S. Adelelmo, festejado em 25 de novembro (há dois santos com este nome).

Feminino(s): Adelma.

Variante(s): Adelmo, Audelmo, Delmo, Elesmo (*português*); Adelelmo (*português, espanhol, italiano*); Adelmo (*italiano*).

Número: 5

Cor(es): rosa.

Pedra(s): granada.

Palavras-chave/Natureza expressiva: força interior; empatia; busca do autoconhecimento.

Adélson

Do inglês *Edelson*, de *Edel*, mais a partícula *son* (filho), sign. "**filho de Edel (Adélia)**". A variante *Adelzon*, de origem holandesa e já encontrada no Brasil, tem a pronúncia *adelzôm*.

Variante(s): Adelçon, Edélson, Edelsson, Idélson, Idelsson (*português*); Adelzon (*português, holandês*); Edelson (*inglês*).

Número: 7

Cor(es): magenta.

Pedra(s): sugilita.

Palavras-chave/Natureza expressiva: ética; mente receptiva; força e poder para transformar as situações.

Adelstan

Do inglês antigo *Athelstan*, de *aethel* (nobre) e *stan* (pedra). *Pedra*, neste caso, com o sentido de *memorial*, *monumento de pedra*, o que dá ao nome o significado "**monumento nobre de pedra; nobre memorial**". Possivelmente foi um nome de residência, ou alcunha, relacionado aos marcos de conquista. Nome que na Inglaterra surgiu durante a conquista normanda, tornando-se comum naquele país.

Feminino(s): Adelstana.

Variante(s): Adelstano, Adestano, Adeustan, Adeustano, Deustan, Deustano (*português*); Adestan, Adstan, Edstan (*inglês antigo*).

Número: 4

Cor(es): amarelo, rosa.

Pedra(s): âmbar.

Palavras-chave/Natureza expressiva: criatividade; afeto; espírito alegre e sempre aberto a novas possibilidades.

Ademar

Do germânico *Hadumar*, de *had*, *hade* (combate) e *mar* (glória, fama), sign. "**combatente glorioso (famoso)**".

Feminino(s): Ademara.

Variante(s): Ademaro, Adhemar, Azemar (*português*); Ademar, Ademaro, Adimaro (*espanhol*); Admàro (*italiano*); Adhémar, Azémar (*francês*).

Número: 6

Cor(es): violeta, turquesa.

Pedra(s): ajoíta.

Palavras-chave/Natureza expressiva: espírito inventivo; dom da oratória; interesse pela mídia.

Ademir

1) De *Adjemir*, nome de uma cidade santa do Indostão, originado do árabe *adhem*, sign. "**estran-**

geiro". O substantivo *adjem* é empregado pelos árabes para designar os povos não-árabes, particularmente os persas; 2) Ou do árabe *Ad-Demiri*, de *Demir*, nome de uma cidade egípcia cujo significado é "**de ferro**". Este é o étimo provável.

Número: 5

Cor(es): azul royal, amarelo-ouro.

Pedra(s): azurita.

Palavras-chave/Natureza expressiva: maestria; dinamismo; alegria irradiante.

Adeodato

O mesmo que *Deodato*. **Ver Deodato.**

Santo(s): S. Adeodato Deusdedit, festejado em 8 de novembro.

Variante(s): Adeodato (*espanhol*); Adeodàto (*italiano*); Adeodat (*alemão*).

Número: 11

Cor(es): vermelho, azul.

Pedra(s): sílica gema.

Palavras-chave/Natureza expressiva: honestidade; equilíbrio entre o aspecto material e o espiritual da vida; temperamento protetor.

Aderaldo

Do germânico *Adelwald*, de *adal*, *edel* (nobre) e *wald* (governo), sign. "**o que governa com nobreza; governo da nobreza**".

Variante(s): Adevaldo, Edevaldo, Ederaldo, Etelvaldo (*português*).

Número: 6

Cor(es): azul royal, turquesa.

Pedra(s): água-marinha.

Palavras-chave/Natureza expressiva: intuição; sobriedade; facilidade de aprendizado.

Aderbal

Do fenício *athar Baal*, sign. "**cultor de Baal**". *Baal* origina-se do hebraico *Ba'al* (senhor) e era o nome genérico de muitas divindades semíticas. **Ver Amílcar**.

Variante(s): Aderval (*português*); Adherbal (*francês*).

Número: 7

Cor(es): magenta.

Pedra(s): sugilita.

Palavras-chave/Natureza expressiva: pioneirismo; facilidade para perdoar; interesse pela metafísica.

Adiel

Do hebraico *Adiel*, sign. "**ornamento (beleza) de Deus**".

Variante(s): Adiel (*inglês*).

Número: 4

Cor(es): amarelo, rosa.

Pedra(s): topázio imperial.

Palavras-chave/Natureza expressiva: desapego; busca do novo; dom da compreensão.

Adil

Do árabe *Adil*, sign. "**justo; reto; imparcial**".

Número: 8

Cor(es): verde, violeta.

Pedra(s): apofilita verde.

Palavras-chave/Natureza expressiva: independência; precaução; dom para ensinar; capacidade de antever o futuro.

Adílio

Masculino de *Adília*. O mesmo que *Adélio*. **Ver Adília.**

Feminino(s): Adília.

Variante(s): Adálio, Adélio, Adilo, Atílio (*português*).

Número: 5

Cor(es): azul royal, amarelo-ouro.

Pedra(s): calcantita.

Palavras-chave/Natureza expressiva: tranqüilidade; consciência do poder pessoal; magnetismo pessoal.

Adílson

Do *inglês*, de *Adiel*, mais a partícula *son* (filho), sign. "**filho de Adiel**". **Ver Adiel.**

Variante(s): Dílson (*português*).

Número: 11

Cor(es): vermelho, azul.

Pedra(s): calcita azul.

Palavras-chave/Natureza expressiva: franqueza; busca do transcendente; amigo das horas difíceis.

Ádino

Variante masculina de *Ádina*, *Adna*. No A.T., nome de um guerreiro do rei Davi. **Ver Ádina.**

Variante(s): Adno (*português*).

Número: 7

Cor(es): magenta.

Pedra(s): cristal de quartzo.

Palavras-chave/Natureza expressiva: afabilidade; diligência; busca da transcendência.

Adino

Nome com dois étimos. 1) Do alemão, *Adino*, o mesmo que *Adônis*; 2) Masculino de *Adina*. **Ver Adônis** e **Adina (2ª e 3ª acepções).**

Número: 7

Cor(es): magenta.

Pedra(s): cristal de quartzo.

Palavras-chave/Natureza expressiva: afabilidade; diligência; busca da transcendência.

Adir

Do hebraico *Addir*, sign. "**nobre; majestoso; grande; venerável**". *Adírson* traduz-se por "**filho de Adir**". Não deve ser confundido com *Adílson*.

Número: 5

Cor(es): azul royal, amarelo-ouro.

Pedra(s): topázio imperial.

Palavras-chave/Natureza expressiva: personalidade carinhosa, calorosa e compreensiva.

Adírson

Significa "**filho de Adir**", e não deve ser confundido com *Adílson*. **Ver Adir.**

Número: 8

Cor(es): rosa, violeta.

Pedra(s): quartzo rosa.

Palavras-chave/Natureza expressiva: espírito gentil e altruísta, dono de uma sabedoria profunda e instintiva.

Ádisson

Do inglês antigo *Addison*, de *Ady*, forma familiar de *Adam* (Adão), mais a partícula *son* (filho), sign. "**filho de Ady (Adão)**". **Ver Adão.**

Variante(s): Ádison (*português*).

Número: 9

Cor(es): vermelho, verde.

Pedra(s): amazonita.

Palavras-chave/Natureza expressiva: humildade; perseverança; honestidade.

Adney

Do toponímico *Addeney*, originário do inglês antigo, encontrado nas formas *Adeweny*, *Eduney*, *Adney*, sign. "**(da) ilha de Edwina**". Tornou-se nome de residência em atribuição a alguém que nasceu ou viveu naquele lugar. **Ver Eduína.**

Feminino(s): Adinéia, Adnéia.

Variante(s): Ádinei, Adinei, Ádnei, Adnei (*português*).

Número: 4

Cor(es): amarelo, rosa.

Pedra(s): calcita amarela.

Palavras-chave/Natureza expressiva: um mestre da Nova Era que se faz entender facilmente pelos outros; determinação em tudo o que faz.

Ado

Masculino de *Ada*. **Ver Ada.**

Variante(s): Ado (*espanhol*).

Número: 11

Cor(es): branco, rosa.

Pedra(s): apofilita incolor.

Palavras-chave/Natureza expressiva: cordialidade; fraternidade; alma que se fortalece e cresce com as dificuldades.

Adolfo

Forma latinizada do germânico *Athalwolf*, donde *Ataulfo*, e mais tarde, por evolução, *Adolfo*. De *athala*, *edel* (nobre) e *wulf*, *wolf* (lobo), sign. "**lobo nobre**". Por extensão, "**da linhagem dos guerreiros nobres**".

Santo(s): S. Adolfo, festejado em 17 de junho (há cinco santos com este nome).

Feminino(s): Adolfa.

Variante(s): Ataulfo (*português*); Adolfo (*espanhol, italiano*); Adulfo (*espanhol*); Ataúlfo (*italiano*); Adolphe (*francês, alemão*); Adolph (*inglês*); Adolf (*inglês, alemão*).

Número: 8

Cor(es): laranja.

Pedra(s): cornalina.

Palavras-chave/Natureza expressiva: sagacidade; criatividade instintiva; capacidade para o ensino.

ADONIAS

No A.T., quarto filho de Davi, que tentou entronizar-se durante uma festa sacrificial. Fracassou, e Salomão mandou matá-lo. Origina-se do hebraico *Adonijah*, sign. "**(aquele) de quem Deus é o Senhor**". *Adonias* é também a antiga denominação das festas lúgubres celebradas no Egito, Grécia e Roma, no séc. VI a.C., em honra a Adônis. **Ver Adônis.**

Número: 9

Cor(es): vermelho, verde.

Pedra(s): jade.

Palavras-chave/Natureza expressiva: integridade; preocupação com os humildes; ambição comedida.

ADONÍCIO

Forma relativa de *Adônis*, sign. "**de (pertencente a; da natureza de) Adônis**". **Ver Adônis.**

Feminino(s): Adonícia.

Variante(s): Adonísio, Adonízio (*português*).

Número: 7

Cor(es): turquesa.

Pedra(s): crisocola.

Palavras-chave/Natureza expressiva: intuição; inclinação para as artes; amplo poder de comunicação.

ADONIRAN

Do hebraico *Adoni* (meu Senhor) e *ram* (excelso, elevado), sign. "**meu Senhor (é) excelso (elevado)**". **Ver Adonias** e **Adônis.**

Variante(s): Adoniram (*português*).

Número: 4

Cor(es): vermelho, ouro.

Pedra(s): calcita laranja.

Palavras-chave/Natureza expressiva: poder de concentração; mentalidade prática; segurança interior.

ADÔNIS

Na mitologia grega, jovem de rara beleza e amante da caça, Adônis foi amado por Vênus, que abandonara as regiões celestes para acompanhá-lo. O nome é uma helenização do fenício *Adon*, lit. "**meu Senhor**", ou do hebraico *Adoni*. Origina-se da raiz *a-d-n* (governar, dominar, julgar, decidir), da qual também se originou *Adhonáy* (*Adonai*), o nome hebraico de Deus. **Ver Adonias.**

Variante(s): Adón (*espanhol*); Adòne (*italiano*); Adonis (*francês, latim*); Adino (*alemão*).

Número: 8

Cor(es): laranja.

Pedra(s): opala de fogo.

Palavras-chave/Natureza expressiva: desprendimento; amor pela vida; capacidade de ir até o âmago de um problema.

ADOSINDO

Do germânico *hadu* (combate) e *sint* (poderoso), sign. "**combatente poderoso**".

Feminino(s): Adosinda.

Variante(s): Ausendo, Auzendo (português).

Número: 9

Cor(es): laranja.

Pedra(s): opala de fogo.

Palavras-chave/Natureza expressiva: honestidade; comedimento; visão clara da vida e de seus problemas.

ADRIANO

Foi nome de vários papas. Origina-se do latim *Adrianus*, de *adrianu*, sign. "**natural da Ádria**". Em etrusco, *adria* traduz-se por "água". *Adrião* é a forma popular do nome, encontrada em Portugal em documentos datados da segunda metade do séc. XII.

Santo(s): S. Adriano Becan, festejado em 9 de julho (há dez santos com este nome).

Feminino(s): Adriana.

Variante(s): Adrião, Adriônio (*português*); Adrián (*espanhol, russo*); Adriano (*espanhol, italiano*); Adrien (*francês*); Adranus, Adrian (*inglês*); Hadrian (*inglês, alemão*); Adrian (*inglês*).

Número: 8

Cor(es): rosa, violeta.

Pedra(s): kunzita.

Palavras-chave/Natureza expressiva: preocupação com o próximo; amor e harmonia nos relacionamentos amorosos.

Adriel

No A.T., nome de um genro do rei Saul. Também nome de um dos 28 anjos que governam as 28 mansões da Lua. Segundo Heywood, também um dos anjos da morte. Origina-se do hebraico *Adriel*, lit. "**Deus é minha majestade**".

Número: 4

Cor(es): verde, amarelo-ouro.

Pedra(s): apatita amarela.

Palavras-chave/Natureza expressiva: companheirismo; temperamento grave e circunspecto; conexão com os planos sutis.

Adroaldo

Do germânico *Adloald, Adolwald*, de *uoda* (bens, riquezas) e *wald* (governo), sign. "**o que governa (administra) seus bens**".

Número: 7

Cor(es): rosa, turquesa.

Pedra(s): quartzo rosa.

Palavras-chave/Natureza expressiva: cordialidade; bom-gosto; profissões relacionadas com o mar.

Aécio

Do grego *Aétios*, lit. "**águia**", correlato ao latim *aquila*. As formas portuguesas *Ézio, Hésio* e *Hézio* são adaptações da variante italiana *Ezio*. **Ver Arlindo**.

Feminino(s): Aécia.

Variante(s): Écio, Ézio, Hésio, Hézio (*português*); Ezio (*italiano*).

Número: 6

Cor(es): violeta, turquesa.

Pedra(s): larimar.

Palavras-chave/Natureza expressiva: personalidade atraente; talento para a escrita; disposição para o serviço desinteressado.

Aélson

Nome criado a partir do modelo *Aílson*, com influência de *Nélson*.

Número: 3

Cor(es): verde.

Pedra(s): turmalina melancia.

Palavras-chave/Natureza expressiva: amor à verdade e liberdade; capacidade para captar o lado alegre da vida.

Afonso

Do germânico *Adalfuns*, composto de *Athal* (nobre) e *funs, funsa* (pronto, inclinado), sign. "**inclinação (aptidão) nobre**". Não confundir com *Hathufuns*, que deu origem ao português *Ildefonso* ("pronto para o combate"). Encontrado em Portugal por volta do séc. XIII, foi nome de vários reis e nobres portugueses e espanhóis.

Santo(s): S. Afonso de Astorga, festejado em 26 de janeiro (há seis santos com este nome).

Variante(s): Adalfonso, Adefonso (*português*); Affonso, Alonso, Alonzo (*espanhol*); Alfonso (*espanhol, italiano, nórdico*); Alphonse (*francês*); Alphonso (*inglês*); Alfons (*alemão*).

Número: 7

Cor(es): magenta.

Pedra(s): cristal de quartzo.

Palavras-chave/Natureza expressiva: espírito visionário, transformado e emocionalmente sensível.

Afrânio

Nome de étimo incerto, derivado 1) do grego *aphrós*, sign. "**espuma branca**"; 2) ou do latim *Afraniu*, e este, de *afri*, sign. "**africano**". Este é o étimo mais provável.

Feminino(s): Afrânia.

Número: 1

Cor(es): violeta, azul.

Pedra(s): calcita azul.

Palavras-chave/Natureza expressiva: nobreza; liderança; capacidade de análise apurada.

Afrodísio

Do grego *Aphrodísios*, do latim *Aphrodisiu*, sign. **"consagrado a Afrodite"**. Na mitologia grega, Afrodite é o outro nome de Vênus, deusa nascida das águas do mar.

Santo(s): S. Afrodísio, festejado em 14 de março (há quatro santos com este nome).

Feminino(s): Afrodísia.

Número: 6

Cor(es): amarelo-claro.

Pedra(s): topázio imperial.

Palavras-chave/Natureza expressiva: senso de justiça; mente aberta, independente e flexível.

Agamenão

Na mitologia grega, lendário rei de Micenas e de Argos, casado com Clitemnestra e pai de Ifigênia, Electra e Orestes. Do grego *Agamémnon*, de *ágan* (muito) e *mémnon*, de *méno* (permanecer), sign. "**o muito constante**".

Variante(s): Agamenon (*português*); Agamenón (*espanhol*); Agamèmnone, Agamènnone (*italiano*).

Número: 3

Cor(es): azul, vermelho.

Pedra(s): sodalita.

Palavras-chave/Natureza expressiva: mente superativa; afinco no trabalho; contato com experiências transcendentes.

Agatão

Do grego *Agáthon*, de *agathós*, lit. "**bom; bondoso**". Nome que os judeus gregos adotaram para substituir *Tuviah*, cuja tradução é a mesma. **Ver Ágata**.

Feminino(s): Ágata.

Variante(s): Agatón (*espanhol, russo*); Agatone (*italiano*); Agathon (*francês, holandês*); Agáthon (*grego*).

Número: 9

Cor(es): branco.

Pedra(s): apofilita incolor.

Palavras-chave/Natureza expressiva: religiosidade; vigor; visão clara da vida e de seus problemas.

Agenor

Nome de vários personagens mitológicos, entre eles, o filho de Netuno e de Líbia, que se tornou rei da Fenícia. Do grego *Agénos*, de *ágan* (muito) e *anér*, *andrós* (homem), sign. "**muito viril; muito varonil**". **Ver Cadmo**.

Feminino(s): Agenora.

Variante(s): Agénor (*espanhol*); Agènore (*italiano*); Agènor (*francês*).

Número: 6

Cor(es): azul royal, turquesa.

Pedra(s): apatita azul.

Palavras-chave/Natureza expressiva: mente criativa; serenidade emocional; disposição para enfrentar desafios.

Agesilau

Do grego *Agesílaos*, de *agein* (conduzir) e *laós* (povo), sign. "**o que conduz o povo; guia do povo**". *Agesílaos* é um sobrenome de Plutão, deus mitológico grego que tinha por missão *conduzir* (reunir) a alma dos homens após a morte.

Variante(s): Agesilào (*italiano*); Agésilas (*francês*).

Número: 3

Cor(es): azul, vermelho.

Pedra(s): ajoíta.

Palavras-chave/Natureza expressiva: benevolência; facilidade para absorver informações; espírito batalhador que sabe o que quer e como atingir seus objetivos.

Ageu

No A.T., Profeta Menor do judaísmo que vivia no Templo de Zorobabel e contribuiu para sua reedificação. É autor do livro que tem seu nome por título. Do hebraico *Haggay*, da raiz *haghágh* (ele fez uma romaria, ele celebrou uma festa), sign. "**nascido em um dia festivo**". A forma grega é *Aggayos* e a latina, *Aggaeus*.

Santo(s): S. Ageu, festejado em 4 de janeiro (há dois santos com este nome).

Número: 7

Cor(es): violeta.

Pedra(s): safira violeta.

Palavras-chave/Natureza expressiva: determinação; gosto pelo conhecimento espiritual; espera o que deseja.

AGILDO

Do germânico *Anagildo*, de *ana-gildan* (oferecer), sign. "**o oferecido**", nome relacionado à idéia tradicional de as crianças serem ofertadas pelos deuses. Por extensão, "**oferta dos deuses**".

Variante(s): Adagildo (*português*); Àgide (*italiano*).

Número: 3

Cor(es): azul, vermelho.

Pedra(s): turmalina azul.

Palavras-chave/Natureza expressiva: idealismo prático; controle das emoções; aptidões para o ensino.

AGNELO

Do latim *Agnellu*, diminutivo de *agnus*, lit. "**cordeirinho**". Por aproximação fonética, o nome ganhou outros significados: ligado ao grego *agnos*, "**ignorado**", tornou-se símbolo do deus desconhecido; relacionado ao védico agni, "**fogo**", tornou-se um símbolo sacrificial que expressa a renovação periódica do mundo.

Santo(s): S. Agnelo, festejado em 14 de dezembro (há dois santos com este nome).

Feminino(s): Agnela.

Variante(s): Agnello (*italiano*); Agnel (*francês*).

Número: 9

Cor(es): vermelho, verde.

Pedra(s): hematita.

Palavras-chave/Natureza expressiva: espírito prático e progressista; alta capacidade de concentração.

AGOSTINHO

Forma relativa de *Augusto*, calcada no italiano *Agostino*, sign. "**de (pertencente a; da natureza de) Augusto**". O nome não é um diminutivo, como parece à primeira vista. Em Portugal foi encontrado em documentos redigidos na primeira metade do séc. XVI. **Ver Augusto**.

Santo(s): S. Agostinho, festejado em 28 de agosto (há quinze santos com este nome).

Feminino(s): Agostinha.

Variante(s): Agustín (*espanhol*); Agostino (*italiano*); Augustín (*francês*); Augustine, Austen, Austin (*inglês*); Augustin (*alemão*).

Número: 9

Cor(es): turquesa, magenta.

Pedra(s): safira violeta.

Palavras-chave/Natureza expressiva: intrepidez; amor às minúcias; temperamento forte e intenso.

AGRIPINO

Do latim *Agrippinus*, forma relativa de Agripa, sign. "**de (pertencente a; da natureza de) Agripa**". Agripa tem origem no latim *Agrippa*, nome antigamente atribuído pelos romanos às crianças que, ao nascer, primeiro mostravam os pés, sign. "**o que nasceu com os pés para adiante**".

Santo(s): S. Agripino, festejado em 9 de outubro (há quatro santos com este nome).

Feminino(s): Agripina.

Variante(s): Auripino (*português*).

Número: 8

Cor(es): verde-claro.

Pedra(s): esmeralda.

Palavras-chave/Natureza expressiva: autoconhecimento; autodeterminação; interesse pela ciência.

AGUINALDO

Do germânico *Aginal*, composto de *agin* (espada) e *wald* (governo, que governa), sign. "**aquele que governa pela espada**". Nome que se tornou popular no Brasil a partir de 1897, pela influência de Emilio Aguinaldo, líder filipino da luta pela independência de seu país.

Feminino(s): Agnalda, Aguinalda.

Variante(s): Agnaldo (*português, espanhol*).

Número: 3

Cor(es): violeta, ouro.

Pedra(s): safira violeta.

Palavras-chave/Natureza expressiva: discernimento; interesse pelo misticismo; conhecimento amplo, abrangente.

Ahmad

Do árabe *Ahmad*, *Ahmed*, sign. "**o mais louvado (adorado)**". Pronuncia-se *armád*, *arméd*. Nome pelos quais também é chamado o profeta Maomé.

Variante(s): Ahmad, Ahmed (*árabe*); Ahmet (*turco*).

Número: 9

Cor(es): amarelo, violeta.

Pedra(s): calcita amarela.

Palavras-chave/Natureza expressiva: carisma; valentia; coragem para explorar o desconhecido.

Aidano

Do inglês antigo *Aethan*, e este, diminutivo de *aid*, sign. "**pequeno fogo**". O nome, que a princípio deve ter sido alcunha, surgiu com um monge irlandês do séc. VII e foi redivivo no séc. XX.

Santo(s): S. Aidano, festejado em 31 de janeiro (há dois santos com este nome).

Variante(s): Aydano (*português*); Aidan (*inglês*).

Número: 8

Cor(es): laranja.

Pedra(s): coral.

Palavras-chave/Natureza expressiva: esperteza; felicidade; sociabilidade.

Aílson

1) De *Eileen's son*, sign. "**filho de Helena**", variante originária do irlandês antigo; 2) Ou calcado em *Ílson*, o mesmo que *Hílson*. **Ver Helena** e **Hílson.**

Número: 7

Cor(es): magenta.

Pedra(s): cristal de quartzo.

Palavras-chave/Natureza expressiva: espírito atencioso; contato com os planos sutis; interesse pela área da saúde.

Aílton

Provavelmente uma transformação intencional baseada em *Hílton* e inspirada nos modelos *Aílson* ou *Aírton*. Um nome que não é incomum no Brasil. **Ver Hílton.**

Número: 8

Cor(es): laranja.

Pedra(s): calcita laranja.

Palavras-chave/Natureza expressiva: emotividade; gosto pela aventura e pela companhia dos amigos.

Aírton

Do inglês *Airtone*, nome de um rio cujo significado é "**corrente que brame**"; **rio cuja corrente é de um ruído ensurdecedor**". Inicialmente, nome de residência atribuído a alguém que nasceu ou morou junto a um rio que tinha essa característica. A variante *Aérton*, originária do português, é uma modificação intencional do nome.

Variante(s): Aérton (*português*); Airton, Ayrton (*inglês*).

Número: 5

Cor(es): azul royal, amarelo-ouro.

Pedra(s): cianita.

Palavras-chave/Natureza expressiva: serenidade; temperamento enérgico; mente dinâmica.

Ajax

Do grego *Aías*, através do latim *Ajax*, *Ajacis*. Na mitologia grega, intrépido guerreiro que voltou contra o peito a espada e matou-se. Do sangue vertido pelo herói teria nascido uma flor púrpura cujas pétalas trazem gravadas as iniciais de seu nome – *Ai!* – interjeição que revela a dor de seu último suspiro e que significa "**o que geme; o que deplora**".

Variante(s): Ajace, Ajácio (*português*); Ayax (*espanhol*); Aiàce (*italiano*).

Número: 9

Cor(es): turquesa, verde.

Pedra(s): calcita verde.

Palavras-chave/Natureza expressiva: visão universalista; honestidade; intuição criativa.

Aladim

Do árabe. 1) De *alla eddin*, sign. "**sublimidade da fé (religião)**"; 2) Ou de *Alla djinn*, lit. "**gênio de Alá (Deus)**; **gênio divino**". Este é o étimo mais provável.

Variante(s): Aladino (*espanhol*); Aladin (*francês*, *alemão*); Aladdin (*inglês*).

Número: 4

Cor(es): amarelo, rosa.

Pedra(s): âmbar.

Palavras-chave/Natureza expressiva: autenticidade; entusiasmo; fé profunda no divino e em si mesmo.

Aladir

Nome criado a partir do modelo *Aladim*, com sufixo arbitrário. **Ver Aladim.**

Variante(s): Alady (*português*).

Número: 9

Cor(es): vermelho, verde.

Pedra(s): hematita.

Palavras-chave/Natureza expressiva: ousadia; amor à verdade; humanitarismo.

Alair

Variante de *Lair*. No Brasil, nome comum a ambos os sexos, em virtude da terminação neutra em *r*. **Ver Lair.**

Feminino(s): Alaíra.

Número: 5

Cor(es): rosa.

Pedra(s): cobaltocalcita.

Palavras-chave/Natureza expressiva: temperamento sensível e caloroso; busca incessante da harmonia.

Alan

Nome que foi introduzido na Inglaterra à época da conquista normanda, ganhando notabilidade com Alain Fergéant, conde da Britânia. Uma fonte inglesa dá como origem o gaélico *Ailène*, *Ailin*, ligando-o ao substantivo *ail* e lhe atribuindo o significado de "**pedra**", referindo-se possivelmente a um marco de conquista.

Santo(s): S. Alano de Balmerino, festejado em 28 de junho (há quatro santos com este nome).

Feminino(s): Alaína, Alana, Alane.

Variante(s): Alaíno, Alano (*português*); Alano (*espanhol*); Alàno (*italiano*); Alein (*francês*); Alain (*francês, inglês*); Alan, Allan, Allen, Allyn (*inglês*).

Número: 1

Cor(es): verde.

Pedra(s): esmeralda.

Palavras-chave/Natureza expressiva: integridade; lealdade; ligação com a natureza.

Alaor

Do siríaco *Alaho*, lit. "**Alá (Deus)**". O nome provém do árabe *Allahu*, contração de *al-Ilahu*, de *al* (o) e *Ilah* (Deus), e é a designação maometana do Deus Supremo.

Número: 2

Cor(es): azul, rosa.

Pedra(s): halita rosa.

Palavras-chave/Natureza expressiva: criatividade; capacidade de nutrir a si mesmo e ao outro; busca da harmonia.

Alarico

De *Alareiks*, de *all* (todo) e *rik*, *rich* (príncipe, governador, senhor, poderoso), através do latim *Alaricu*, sign. "**governador de todos; senhor de tudo; todo-poderoso**".

Santo(s): S. Alarico, festejado em 29 de setembro.

Feminino(s): Alarica.

Variante(s): Alarico (*espanhol, italiano*); Alaric (*francês, inglês*); Halary, Hallary (*francês*); Alarich (*alemão*).

Número: 5

Cor(es): azul royal, amarelo-ouro.

Pedra(s): lápis-lazúli.

Palavras-chave/Natureza expressiva: memória privilegiada; vigor; sabedoria ancestral.

Albano

Originário do latim *Albanus*, em Portugal o nome apareceu em documentos datados de 1773. *Albanus* era o adjetivo aplicado aos habitantes de Alba Longa, antiga cidade do Lácio, sign. "**albano; de Alba Longa**". Não confundir com *Albino*. **Ver Albino.**

Santo(s): S. Albano, festejado em 20 de junho (há quatro santos com este nome).

Variante(s): Albano (*espanhol*); Albàno (*italiano*); Albain, Albane, Auban (*francês*); Alban (*francês, inglês, alemão*); Alben, Albany (*inglês*).

Número: 9

Cor(es): amarelo, violeta. *Pedra(s):* ametrino.

Palavras-chave/Natureza expressiva: vocação para o ensino; intelecto aguçado; profissões relacionadas à estética.

Alberico

Do germânico *Alberich*, composto de *alfi* (elfo) e *rich* (príncipe, governador, senhor, poderoso), sign. "**senhor (rei) dos elfos**". A variante *Alberi* vem do inglês antigo *Auberi*.

Santo(s): S. Alberico Crescitelli, festejado em 9 de julho (há seis santos com este nome).

Feminino(s): Alberice.

Variante(s): Albarico, Alberi, Albrico (*português*); Alberico (*espanhol, italiano*); Albéric, Aubery (*francês*); Alberic (*inglês*); Alberich (*inglês, alemão*).

Número: 11

Cor(es): violeta, verde.

Pedra(s): apatita verde.

Palavras-chave/Natureza expressiva: senso comunitário; altruísmo; ensino pelo exemplo; ação em vez de reação.

Albertino

Forma relativa de Alberto, sign. "**de (pertencente a; da natureza de) Alberto**". **Ver Alberto.**

Santo(s): S.Albertino, festejado em 31 de agosto.

Feminino(s): Albertina.

Variante(s): Aubertin, Auburtin (*francês*).

Número: 6

Cor(es): amarelo.

Pedra(s): citrino.

Palavras-chave/Natureza expressiva: alegria; prosperidade; poder pessoal.

Alberto

Variante de *Adalberto*, nome que em Portugal surgiu em documentos que datam da segunda metade do séc. XII à primeira metade do séc. XVIII. Tornou-se popular no séc. XIX, após o casamento da rainha Vitória, da Inglaterra, com o rei Alberto, da Alemanha. Foi nome de muitos reis da Áustria, Bélgica, Suécia e Inglaterra. **Ver Adalberto.**

Feminino(s): Alberta.

Santo(s): S. Alberto de Trento, festejado em 27 de março (há 23 santos com este nome).

Variante(s): Adalberto, Audeberto, Augeberto, Elberto, Helber, Ulberto (*português*); Alberto (*espanhol, italiano*); Albert (*francês, inglês, alemão*); Aubert, Auberty (*francês*); Elbert (*inglês*); Alpert (*inglês*).

Número: 1

Cor(es): verde, vermelho.

Pedra(s): hematita.

Palavras-chave/Natureza expressiva: independência; capacidade de analisar e considerar todos os aspectos de uma questão; passionalidade.

Albino

Do latim *Albinus*, de albus, lit. "**branco**". O nome origina-se de uma família de médicos alemães, *Weiss*, latinizada *Albinus*. Na Inglaterra popularizou-se na forma *Albin* (séc. XIII) e ainda hoje é comum na Alemanha. Não confundir com *Albano*. O mesmo que *Álfio*.

Santo(s): S. Albino, festejado em 26 de outubro (há quatro santos com este nome).

Feminino(s): Albina.

Variante(s): Alvino (*português*); Albuino (*espanhol*); Albino (*espanhol, italiano*); Albin (*francês, inglês, alemão*); Aubin (*francês*).

Número: 8

Cor(es): laranja.

Pedra(s): crocoíta.

Palavras-chave/Natureza expressiva: temperamento emotivo; conhecimento instintivo; desenvolvimento da consciência por meio dos reveses da vida.

Alcebíades

Do grego *Alkibiádes*, de *Alkíbios* (Alcíbio), mais a partícula *ades*, que denota descendência, sign. "**filho de Alcíbio**". *Alcíbio* tem o significado de "muito forte".

Variante(s): Alcebíade, Alcibíades (*português, espanhol*); Alcibìade (*italiano*); Alcibiade (*francês*).

Número: 7

Cor(es): rosa, turquesa.

Pedra(s): rodocrosita.

Palavras-chave/Natureza expressiva: fraternidade; auto-suficiência; força interior.

Alceu

Na mitologia grega, filho de Hércules, o primeiro dos Heráclidas. Origina-se do grego *Alkaíos*, do adjetivo *alkaíos*, lit. "**forte**". Também "**homem de boa musculatura**". **Ver Alcides.**

Feminino(s): Alcéia, Alceste.

Variante(s): Alceo (*espanhol, italiano*); Alcée (*francês*).

Número: 6

Cor(es): branco, violeta.

Pedra(s): fenacita.

Palavras-chave/Natureza expressiva: dom da cura; capacidade de autotransformação; serviço abnegado.

Alcides

Do grego *Alkeídes*, através do latim *Alcides*. Significa "**filho (descendente) de Alceu**". Alcides foi um cognome de Hércules, tirado de Alceu – nome de seu avô. Como *Alceu*, passou a representar, figuradamente, um homem "**forte**", "**de boa musculatura**". **Ver Alceu.**

Variante(s): Alcides (*espanhol*); Alcide (*italiano*).

Número: 8

Cor(es): laranja.

Pedra(s): calcita laranja.

Palavras-chave/Natureza expressiva: desprendimento; sabedoria e criatividade instintivas; mente receptiva.

Alcindo

Variante de *Alcino*. **Ver Alcino.**

Feminino(s): Alcinda.

Variante(s): Alcindor (*português*).

Número: 4

Cor(es): verde, amarelo-ouro.

Pedra(s): jade.

Palavras-chave/Natureza expressiva: confiança; superação dos medos; conexão com a natureza.

Alcino

Do grego *Alkínoos*, composto de *alké* (força, poder) e *noós* (espírito, mente), sign. "**dotado de um espírito (mente) forte (poderoso)**".

Feminino(s): Alcina.

Variante(s): Alcindo (*português*); Alcino (*espanhol*); Alcìnoo (*italiano*).

Número: 9

Cor(es): vermelho, verde.

Pedra(s): malaquita.

Palavras-chave/Natureza expressiva: visão justa; senso de retidão; facilidade para entender a dor e o sofrimento alheios.

Alcione

Nome comum a ambos os sexos. **Ver significado em Nomes Femininos.**

Número: 5

Cor(es): azul royal, amarelo-ouro.

Pedra(s): halita azul.

Palavras-chave/Natureza expressiva: disciplina; vivência da paz interior; memória privilegiada.

Alcir

Nome surgido no Brasil, possivelmente relacionado a *Alceu*, com terminação arbitrária em *r*. **Ver Alceu.**

Variante(s): Alcyr (*português*).

Número: 7

Cor(es): magenta.

Pedra(s): apofilita incolor.

Palavras-chave/Natureza expressiva: maestria para lidar com as decepções; gosto de cuidar dos outros; contato com o mundo espiritual.

Alcuíno

Do germânico *Alkwinm*, de *alhs* (edifício fechado, templo) e *wine* (amigo), sign. "**amigo do templo**". Por extensão, "**benfeitor do templo**".

Santo(s): S. Alcuíno, festejado em 19 de maio.

Feminino(s): Alcuína.

Variante(s): Alcuíno (*espanhol*); Alcuin (*francês, inglês*); Alkuin (*alemão*).

Número: 3

Cor(es): azul, vermelho.

Pedra(s): lápis-lazúli.

Palavras-chave/Natureza expressiva: racionalidade; talento para escrever; faro para o sucesso.

Aldair

Nome calcado em *Aldo*, com influência fonética de *Altair* e *Oldair*. A terminação arbitrária *ir* é muito comum no Brasil, em nomes criados a partir de um modelo preexistente. **Ver Aldo** e **Alda.**

Variante(s): Aldir (*português*).

Número: 9

Cor(es): vermelho, verde.

Pedra(s): rubi.

Palavras-chave/Natureza expressiva: senso do dever; concretiza os objetivos; talento criativo para pintura e poesia.

Aldemir

O mesmo que *Adelmar*. **Ver Adelmar.**

Feminino(s): Aldemira.

Número: 8

Cor(es): rosa, violeta.

Pedra(s): halita violeta.

Palavras-chave/Natureza expressiva: bondade; gentileza; cautela.

Aldimir

O mesmo que *Adelmar*. **Ver Adelmar.**

Feminino(s): Aldimira.

Número: 3

Cor(es): violeta, ouro.

Pedra(s): heliodoro.

Palavras-chave/Natureza expressiva: sabedoria espiritual inata; inteligência aguçada; dom da cura.

Aldino

1) Do inglês antigo *Ealdwine* (*Alduíno*), nome muito popular na Idade Média, na forma *Aldin*; 2) Relativo a *Aldo*, célebre família italiana de impressores tipográficos. **Ver Aldo, Alduíno** e **Alda.**

Feminino(s): Aldina.

Número: 1

Cor(es): verde, vermelho.

Pedra(s): smithsonita verde.

Palavras-chave/Natureza expressiva: independência emocional; segurança interior; espírito guerreiro.

Aldir

O mesmo que *Aldair*. Não confundir com *Audir*. **Ver Aldair.**

Número: 8

Cor(es): laranja.

Pedra(s): coral.

Palavras-chave/Natureza expressiva: auto-estima; amor pelos prazeres da vida e pelos esportes.

Aldo

Masculino de *Alda*. Adotado como nome cristão na Inglaterra desde o final do séc. XIII. **Ver Alda.**

Santo(s): S. Aldo, festejado em 10 de janeiro (há dois santos com este nome).

Variante(s): Aldo (*italiano, inglês*); Alde, Alden, Alder, Aldon (*francês*); Aldis, Aldous, Aldus (*inglês*).

Número: 5

Cor(es): branco, amarelo-ouro.

Pedra(s): âmbar.

Palavras-chave/Natureza expressiva: perspicácia; entusiasmo pela vida; sabedoria instintiva.

Aldobrando

Do germânico *Altbrand*, de *ald* (ancião, sábio, experiente) e *brand* (espada), sign. "**aquele que é experiente (sábio) no manejo da espada**".

Feminino(s): Aldobranda.

Variante(s): Aldrovandro (*português*); Aldobrando (*espanhol, italiano*); Audebrand, Audibrand, Audobrand (*francês*); Aldebrand (*alemão*).

Número: 5

Cor(es): amarelo-ouro.

Pedra(s): calcita amarela.

Palavras-chave/Natureza expressiva: espírito aventureiro e em harmonia com a vida; grande poder interior.

Alduíno

Do germânico *Alwin*, *Alwyn*, *Ealdwine*, de *eald*, *ald* (ancião, sábio, experiente) e *wine* (amigo), sign. "**velho amigo; amigo experiente**".

Feminino(s): Alduína.

Variante(s): Adelvino, Aldevino, Aldino, Aldoeno, Aldoíno, Elduíno, Oldaíno (*português*); Audoin (*francês*); Alduin, Aldwin, Eldwin (*inglês*); Adelvin, Aldewin, Alvin, Alwin, Alwyn (*germânico*).

Número: 4

Cor(es): verde, amarelo-ouro.

Pedra(s): ágata musgo.

Palavras-chave/Natureza expressiva: confiança; felicidade; determinação; decisão.

Alécio

O mesmo que *Aleixo*. **Ver Aleixo**.

Número: 9

Cor(es): vermelho, verde.

Pedra(s): morganita.

Palavras-chave/Natureza expressiva: integridade; sabe o que quer da vida; aspirações elevadas.

Aleixo

O mesmo que *Aléxio*. Em Portugal a variante *Aléxio* foi encontrada em documentos redigidos na primeira metade do séc. XVI.

Santo(s): S. Aleixo Nacamura, festejado em 27 de novembro (há dois santos com este nome).

Número: 3

Cor(es): azul, vermelho.

Pedra(s): amazonita.

Palavras-chave/Natureza expressiva: sensibilidade aguçada para perceber o que os outros não vêem; personalidade centrada; espírito empreendedor.

Alésio

Masculino de *Alésia*. **Ver Alésia**.

Número: 7

Cor(es): magenta.

Pedra(s): fluorita.

Palavras-chave/Natureza expressiva: amor pelas viagens; espírito atencioso e caloroso.

Alex

Hipocorístico de *Alexandre* e *Aléxio*. **Ver Alexandre** e **Aléxis**.

Feminino(s): Alexa.

Variante(s): Alec (*inglês*).

Número: 6

Cor(es): branco, violeta.

Pedra(s): diamante.

Palavras-chave/Natureza expressiva: misticismo; compaixão; lucidez.

Alexandre

Do grego *Aléxandros*, de *aléxo* (repelir, proteger, defender), e *anér*, *andrós* (homem), sign. "**o que defende os homens**". Por extensão, "**o que repele os inimigos**". Em Portugal foi encontrado em documentos datados da segunda metade de séc. XVII.

Santo(s): S. Alexandre de Jerusalém, festejado em 18 de março (há 42 santos com este nome).

Feminino(s): Alexandra.

Variante(s): Elisandro, Sandro (*português*); Aleandro, Alejandro, Alesandro (*espanhol*); Alessandro (*italiano*); Alexandre (*francês*); Alysaundre (*francês, inglês*); Alister, Allistair, Allister (*inglês*); Alexander (*inglês, alemão*).

Número: 3

Cor(es): violeta, ouro.

Pedra(s): heliodoro.

Palavras-chave/Natureza expressiva: sabedoria na tomada de decisões; superação das ilusões; alma amiga.

Alexandrino

Nome com dois étimos. 1) Relativo a *Alexandre*, sign. "**de (pertencente a; da natureza de) Alexandre**"; 2) "**Natural de Alexandria**". Alexandria é a cidade do Baixo Egito fundada por Alexandre, o Grande, que na Antigüidade foi um dos maiores focos da cultura helenista e centro artístico-literário do Oriente. **Ver Alexandre**.

Feminino(s): Alexandrina.

Variante(s): Alexandrin (*francês, húngaro*).

Número: 9

Cor(es): branco.

Pedra(s): apofilita incolor.

Palavras-chave/Natureza expressiva: inteligência penetrante, acima da média; busca da perfeição; inclinação para a filosofia.

Alexis

Foi o nome de alguns imperadores de Constantinopla. Do grego *Aléxis*, de *aléxo* (repelir, proteger, defender), sign. "**o que protege (defende); o que repele (as ameaças, os inimigos)**". É um nome muito comum na ex-URSS, na forma *Alekséy*. A variante *Alexis* vem do francês. **Ver Alexandre.**

Feminino(s): Aléxia.

Variante(s): Alécio, Aleixo, Aléxio, Alexo (*português*); Alejo (*espanhol*); Alèssio (*italiano*); Alexis (*francês, inglês*); Alex (*alemão*); Alexius (*alemão, latim*).

Número: 7

Cor(es): magenta.

Pedra(s): sugilita.

Palavras-chave/Natureza expressiva: perfeccionismo; sintonização com os planos superiores; superação das mágoas e tristezas.

Alfeu

Nome com dois étimos. 1) Do grego *alphós*, pelo latim *Alpheu*, sign. "**branco**"; 2) Do grego *Alphaiós*, e este, do hebraico *hhâlaph* (acabar, morrer, ir-se, mudar-se, dirigir-se a), com o sentido de "**transitório; passageiro**". Na mitologia grega, caçador que perseguiu a ninfa Aretusa, deslumbrado com sua beleza. Segundo o N.T., esposo de uma das Marias e pai de Tiago, o Menor, e de José. **Ver Aretusa.**

Santo(s): S. Alfeu festejado em 10 de maio (há três santos com este nome).

Feminino(s): Alféia.

Variante(s): Alfeo (*espanhol*); Alféo (*italiano*); Alphée (*francês*).

Número: 9

Cor(es): amarelo, violeta.

Pedra(s): safira violeta.

Palavras-chave/Natureza expressiva: caráter inventivo e expansivo; habilidade para organizar e administrar.

Álfio

Nome de origem itálica, do osco-umbro *alfos* (alvo), ligado a *Albus*, que os romanos pronunciavam *Alf*, pelo latim *Alfius*. Significa "**branco**" e está calcado no grego *alphós*. Foi popularizado com a "Cavalleria Rusticana". **Ver Albino**, nome ao qual equivale, e **Alfeu (1ª acepção)**.

Santo(s): S. Álfio, festejado em 17 de novembro.

Variante(s): Alfio (*espanhol*); Àlfio (*italiano*).

Número: 7

Cor(es): magenta.

Pedra(s): cristal de quartzo.

Palavras-chave/Natureza expressiva: espera o que deseja; interesse pelo misticismo; dom da cura espiritual.

Alfonso

O mesmo que *Afonso*. **Ver Afonso.**

Santo(s): S. Alfonso Rodriguez, festejado em 17 de novembro.

Número: 1

Cor(es): verde, vermelho.

Pedra(s): malaquita.

Palavras-chave/Natureza expressiva: espírito íntegro, irradia grande energia e inspira confiança; profissões relacionadas às áreas social e assistencial.

Alfredo

Do germânico *Alverad*, de *alp*, *alf* (gênio, elfo, duende) e *rat* (conselho). O significado "**conselheiro engenhoso**" é confirmado pelo mote gravado na gema do rei Alfredo, o Grande (séc. IX), conservada em Oxford.

Santo(s): S. Alfredo, o Grande, festejado em 26 de outubro.

Feminino(s): Alfreda.

Variante(s): Alfrido, Altefrido, Elfrido, Elvo (*português*); Alfredo (*espanhol, italiano*); Alfred (*francês, inglês, escocês, alemão*).

Número: 7

Cor(es): rosa, turquesa.

Pedra(s): morganita.

Palavras-chave/Natureza expressiva: compaixão; pioneirismo espiritual; sentimentos nobres.

Ali

Do árabe *Ali*, lit. "**Alto; Sublime**". É um dos nomes de Deus. Comparar com **Alaor**.

Variante(s): Ali (*árabe*).

Número: 4

Cor(es): branco, verde.

Pedra(s): esmeralda.

Palavras-chave/Natureza expressiva: espírito ativo e zeloso; líder natural; boa noção de tempo-espaço.

Alício

Masculino de *Alícia*, e este, do italiano *Alicia* (Alice). **Ver Alice.**

Número: 4

Cor(es): verde, amarelo-ouro.

Pedra(s): heliodoro.

Palavras-chave/Natureza expressiva: inteligência brilhante; coragem na tomada de decisões; alegria profunda da alma.

Alídio

Masculino de *Alídia*. **Ver Alídia.**

Variante(s): Alydio (*português*).

Número: 5

Cor(es): azul royal, amarelo-ouro.

Pedra(s): topázio imperial.

Palavras-chave/Natureza expressiva: alma antiga; lida com facilidade com as questões materiais; paz mental.

Alínio

Maculino de *Alínia*. **Ver Alínia.**

Número: 6

Cor(es): azul royal, turquesa.

Pedra(s): turquesa.

Palavras-chave/Natureza expressiva: serenidade; humildade; externalização da sabedoria.

Alípio

Do grego *Alypios*, de *álupos*, pelo latim *Alypiu*, sign. "**o que não sente tristeza**". Por extensão, "**jovial**".

Santo(s): S. Alípio, festejado em 15 de agosto (há dois santos com este nome).

Feminino(s): Alípia.

Variante(s): Alipio (*espanhol, italiano*); Alipius (*alemão*).

Número: 8

Cor(es): rosa, violeta.

Pedra(s): halita violeta.

Palavras-chave/Natureza expressiva: bondade; gentileza; amorosidade.

Aliriano

Forma relativa de *Alírio*, sign. "**de (pertencente a; da natureza de) Alírio**". **Ver Alírio.**

Feminino(s): Aliriana, Aliriane.

Número: 7

Cor(es): turquesa.

Pedra(s): turquesa.

Palavras-chave/Natureza expressiva: criatividade; lida bem com a mídia; interesse por assuntos de vanguarda.

Alírio

Do francês *Allaire*, *Allyre*, variantes de *Adalhard* (Adelardo), e este, de *adal* (nobre) e *hart* (destemido, forte, audaz), sign. "**nobre destemido (forte, audaz)**".

Feminino(s): Alíria.

Variante(s): Allaire, Allyre (*francês*).

Número: 1

Cor(es): violeta, azul.

Pedra(s): calcantita.

Palavras-chave/Natureza expressiva: transmite paz interior e aceita responsabilidades com alegria; discurso criativo.

Alison

Nome com dois étimos. No Brasil surgiu como masculino, mas em países de língua inglesa é comum a ambos os sexos. 1) Diminutivo medieval de *Alice*, muito comum na França do séc. XIII e na Inglaterra do séc. XVII. Hoje em dia é usual na Escócia; 2) Do inglês *Allison*, de *Alices'son*, sign. "**filho de Alice**". **Ver Alice.**

Variante(s): Alizon (*francês*); Alison, Allison, Allyson, Alson, Alyson (*inglês*).

Número: 7

Cor(es): magenta.

Pedra(s): charoíta.

Palavras-chave/Natureza expressiva: perseverança; facilidade em lidar com os desgostos e as decepções da vida; dedicação e apoio aos moribundos.

ALMÁQUIO

Do latim eclesiástico *Almachius*, *Alamachius*, *Telemachius*, proveniente da corruptela do grego *Telamáicos* (Telêmaco). **Ver Telêmaco.**

Santo(s): S. Almáquio, festejado em 1º de janeiro.

Número: 8

Cor(es): rosa, violeta.

Pedra(s): fluorita.

Palavras-chave/Natureza expressiva: busca da transcendência; interesse pela espiritualidade; sabe onde parar e o limite das coisas.

ALMERINDO

Forma relativa de *Almério*, sign. "**de (pertencente a; da natureza de) Almério**". *Almério* é uma variante de *Américo*. **Ver Américo.**

Feminino(s): Almerinda.

Número: 1

Cor(es): verde, magenta.

Pedra(s): hidenita.

Palavras-chave/Natureza expressiva: prudência, cautela; vive a vida apaixonadamente, amor pela natureza.

ALMIR

Nome com três étimos. 1) Do germânico *Alamir*, de *al*, *ala* (tudo, todo) e *mir* (ilustre, célebre, famoso), sign. "**famoso (célebre, ilustre) em tudo; o todo famoso; o conhecido de todos**"; 2) Contração de *Adalmir*, o mesmo que *Adelmar*; 3) Do árabe *al-mir*, lit. "**o príncipe; descendente da família real**". **Ver Adelmar.**

Santo(s): S. Almiro, festejado em 11 de setembro.

Variantes da 1ª acepção: Almiro, Elmir, Elmiro, Eumir (*português*); Almiro (*italiano*).

Número: 8

Cor(es): laranja.

Pedra(s): cornalina.

Palavras-chave/Natureza expressiva: solidariedade; criatividade; equilíbrio entre a razão e a emoção.

ALONSO

O mesmo que *Afonso*. Em Portugal, nome encontrado em documentos datados da segunda metade do séc. XVII. **Ver Afonso.**

Variante(s): Alonzo (*espanhol*).

Número: 4

Cor(es): amarelo, rosa.

Pedra(s): apatita amarela.

Palavras-chave/Natureza expressiva: espírito acolhedor, que irradia sabedoria e conhece a força da gratidão.

ALTAIR

Do árabe *al-tair*, de *al* (o, a) e *tair*, particípio de *tara* (voar), sign. "**a voadora**", redução de *al-nasr al tair* ("a águia voadora"), nome de uma estrela de primeira grandeza da constelação da Águia. No Brasil é um nome comum a ambos os sexos.

Variante(s): Altaíro (*português*).

Número: 7

Cor(es): magenta.

Pedra(s): diamante.

Palavras-chave/Natureza expressiva: dinamismo; inclinação para a filosofia; gosto pela rotina.

ALTAMIRO

Do germânico *Altmir*, de *alt*, *alda* (velho, ancião) e *mar*, *mir* (ilustre, brilhante, célebre, famoso), sign. "**velho ilustre**".

Feminino(s): Altamira.

Variante(s): Altamir, Altemar, Altimar (*português*).

Número: 8

Cor(es): rosa, violeta.

Pedra(s): quartzo verde.

Palavras-chave/Natureza expressiva: generosidade; independência emocional; amor ao próximo.

ALTEMAR

O mesmo que *Altamiro*. **Ver Altamiro.**

Variante(s): Altamir, Altemar, Altimar (*português*).

Número: 7

Cor(es): magenta.

Pedra(s): fluorita.

Palavras-chave/Natureza expressiva: interesse pela espiritualidade; facilidade para absorver informações; amigo de todas as horas.

Altino

Nome originário do latim, com dois étimos. 1) De *Altinum*, sign. "**natural (habitante) de Altino**". Altino é uma antiga cidade italiana localizada na Venécia; 2) Também ligado a *altus*, "**alto**", nome que provavelmente foi alcunha de indivíduos com estatura invulgar.

Santo(s): S. Altino, festejado em 19 de outubro.

Feminino(s): Altina.

Número: 8

Cor(es): laranja.

Pedra(s): crocoíta.

Palavras-chave/Natureza expressiva: espírito aberto para as novidades; capacidade de comunicar-se por meio das artes, principalmente dança, música e pintura; criatividade.

Altivo

Nome originado do adjetivo *altivo*, de mesmo significado.

Feminino(s): Altiva.

Número: 7

Cor(es): magenta.

Pedra(s): rubi.

Palavras-chave/Natureza expressiva: espírito enérgico e realizador, dono de uma mente elástica e abrangente; cumpre com responsabilidade as tarefas que assume.

Aluísio

Do germânico *Ludwig*, através do latim *Aloysius*, o mesmo que *Luís*. Ao que tudo indica, o nome tornou-se comum com um santo do séc. XVI, muito popular na Espanha. Foi adotado na Inglaterra pelos católicos romanos. **Ver Luís.**

Feminino(s): Aluísia.

Variante(s): Aloísi, Aloísio, Aloysi, Aloysio, Aluízio, Aluysio, Eloísio (*português*); Aloisio (*espanhol*); Aloyse (*francês*); Aloys (*inglês*); Aloysius (*inglês, latim*).

Número: 5

Cor(es): azul royal, amarelo-ouro.

Pedra(s): azurita.

Palavras-chave/Natureza expressiva: disciplina; mente aguçada; clareza na comunicação.

Álvaro

Do inglês antigo *Aelphere*, *Alfare*, *Alvar*, composto de *aelf*, *elf* (elfo, gênio) e *ara*, *are* (proteção, refúgio), sign. "**gênio protetor**". Por extensão, "**gênio (guerreiro) que protege a todos**".

Santo(s): S. Álvaro de Córdova, festejado em 9 de fevereiro.

Feminino(s): Álvara.

Variante(s): Alvaro (*espanhol, italiano*); Alvare (*francês*); Alvar (*inglês, alemão*).

Número: 6

Cor(es): violeta, turquesa.

Pedra(s): angelita.

Palavras-chave/Natureza expressiva: vivacidade; disposição para enfrentar desafios; dom do aconselhamento.

Alvino

Transformação de *Albuíno* ("amigo dos elfos").

Feminino(s): Alvina, Alvínia.

Variante(s): Alvin, Alwin, Alwyn (*inglês, alemão*).

Número: 1

Cor(es): verde, vermelho.

Pedra(s): quartzo olho-de-tigre.

Palavras-chave/Natureza expressiva: honestidade; trabalho construtivo com amor; qualidades de liderança.

Alziro

Do árabe, com dúvidas quanto ao étimo. 1) Do feminino *al zaira* (visitadora), sign. "**o visitador**"; 2) Há também uma forma árabe, *alzir*, que se refere a um homem que alimenta intenso desejo pelo sexo oposto.

Feminino(s): Alzira.

Variante(s): Alzir, Elzir, Elziro (*português*).

Número: 9

Cor(es): violeta, rosa.

Pedra(s): turmalina rosa.

Palavras-chave/Natureza expressiva: universalismo; compaixão; altruísmo; intuição.

Amadeu

Do baixo latim Amadeus, de ama e Deus, no sentido imperativo, sign. "**que ama a Deus**". A forma *Amadis* vem do espanhol e foi nome de um herói de uma célebre novela de cavalaria.

Santo(s): S. Amadeu IX de Savóia, festejado em 30 de maio (há dois santos com este nome).

Variante(s): Amideo (*espanhol*); Amadeo (*espanhol, italiano*); Amedeo, Amodeo (*italiano*); Amadel, Amadieu, Amadis (*francês*); Amadee (*inglês*); Amadeus (*francês, inglês, latim*).

Número: 9

Cor(es): amarelo, violeta.

Pedra(s): calcita amarela.

Palavras-chave/Natureza expressiva: predomínio dos sentimentos e das emoções sobre a mente; religiosidade; coragem para explorar o desconhecido.

Amado

Do latim *amatus*, lit. "**amado**". Nome que originariamente foi alcunha.

Santo(s): S. Amado Ronconi, festejado em 8 de maio (há dois santos com este nome).

Feminino(s): Amada.

Número: 7

Cor(es): violeta.

Pedra(s): safira violeta.

Palavras-chave/Natureza expressiva: ética; capacidade de perdoar; inclinação para a filosofia.

Amador

Do latim *Amator*, de *amator*, *oris*, sign. "**aquele que ama; amador**". Em Portugal, nome encontrado em documentos datados da segunda metade do séc. XVII.

Santo(s): S. Amador, festejado em 9 de agosto (há cinco santos com este nome).

Número: 7

Cor(es): magenta.

Pedra(s): fluorita.

Palavras-chave/Natureza expressiva: autocura; dom para psicologia; dedicação integral a tudo o que faz.

Amâncio

Do latim *Amantius*, derivado de *amans*, lit. "**amante**". **Ver Amândio.**

Santo(s): S. Amâncio, festejado em 10 de fevereiro (há cinco santos com este nome).

Feminino(s): Amância.

Variante(s): Amancio (*espanhol*); Amànzio (*italiano*); Amance (*francês*); Amans (*alemão*).

Número: 11

Cor(es): vermelho, azul.

Pedra(s): calcantita.

Palavras-chave/Natureza expressiva: desprezo pelo convencional; busca da paz interior; facilidade para lidar com o aspecto material da vida.

Amandino

Forma relativa de *Amândio*, sign. "**de (pertencente a; da natureza de) Amândio**". **Ver Amândio.**

Variante(s): Amantino (*português*).

Número: 8

Cor(es): rosa, violeta.

Pedra(s): charoíta.

Palavras-chave/Natureza expressiva: bondade; gentileza; pensamentos elevados; fé nos poderes superiores.

Amândio

Nome originário do verbo latino *amare*, sign. "**que está amando**".

Número: 3

Cor(es): azul, vermelho.

Pedra(s): halita azul.

Palavras-chave/Natureza expressiva: sabedoria; espírito prático; capacidade de transformação interior.

Amando

Do latim *Amandu*, derivado do verbo *amare*, sign. "**aquele que deve ser amado**". **Ver Amândio.**

Santo(s): S. Amando de Elnone, festejado em 6 de fevereiro (há três santos com este nome).

Feminino(s): Amanda.

Variante(s): Amando (*espanhol*); Amand (*francês, inglês*).

Número: 3

Cor(es): verde.

Pedra(s): smithsonita verde.

Palavras-chave/Natureza expressiva: integridade emocional; visão clara dos objetivos traçados; contentamento.

Amarildo

Variante de *Amarílio*, e este, masculino de *Amariles*. **Ver Amariles.**

Variante(s): Amarílio (*português*).

Número: 1

Cor(es): violeta, azul.

Pedra(s): ajoíta.

Palavras-chave/Natureza expressiva: eficiência e sucesso pessoal; disciplina em tudo o que faz.

Amaro

Do latim *amaru*, lit. "**amargo**". Em Portugal, nome encontrado na segunda metade do séc. XVII.

Número: 3

Cor(es): verde.

Pedra(s): amazonita.

Palavras-chave/Natureza expressiva: expansividade; espírito paternal; talento para alcançar o sucesso.

Amasias

No A.T., nome de um rei de Judá (838 a 809 a.C.), sucessor de Joas, seu pai, e vencedor dos idumeus; sacerdote do templo de Betel. Origina-se do hebraico *Amasiah*, sign. "**Deus é forte**".

Variante(s): Amasia, Amazias (*português*); Amaziah (*hebraico*).

Número: 9

Cor(es): amarelo, violeta.

Pedra(s): calcita amarela.

Palavras-chave/Natureza expressiva: coragem; imaginação criativa; conhecimento espiritual.

Amásio

Do latim *amasius*, português *amásio*, sign. "**homem amancebado; amante; amásio**". **Ver Amândio.**

Santo(s): S. Amásio, festejado em 23 de janeiro.

Feminino(s): Amásia.

Variante(s): Amácio (*português*); Amasio (*espanhol*); Amàsio (*italiano*).

Número: 4

Cor(es): amarelo, rosa.

Pedra(s): calcita amarela.

Palavras-chave/Natureza expressiva: autoridade; conhecimento intuitivo; inteligência aguçada.

Amauri

Amauri é uma abreviação de *Amalrico*, e este, o mesmo que *Américo*. **Ver Américo.**

Variante(s): Amaury (*português*).

Número: 9

Cor(es): vermelho, verde.

Pedra(s): granada.

Palavras-chave/Natureza expressiva: carisma; humildade; busca do progresso pessoal.

Ambrósio

Masculino de *Ambrósia*. Nome que em Portugal foi encontrado em documentos datados do séc. XVII. **Ver Ambrósia.**

Santo(s): S. Ambrósio Piccolomini, festejado em 21 de agosto (há quinze santos com este nome).

Variante(s): Ambrosio (*espanhol*); Ambrogio (*italiano*); Ambroise (*francês*); Ambrose (*inglês*).

Número: 11

Cor(es): violeta, verde.

Pedra(s): apofilita verde.

Palavras-chave/Natureza expressiva: autoconfiança; independência emocional; conexão com a natureza.

Américo

Do germânico, através do italiano *Americo* ou *Amerigo*. Neste nome houve a convergência dos nomes *Amalarico* e *Almerico*. *Amalarico* origina-se do germânico *Amalaric*, de *amala* (ativo, laborioso, trabalhador) e *rich* (príncipe, senhor, chefe, poderoso), sign. "**príncipe laborioso**" ou "**chefe (senhor) do trabalho**". *Almerico* provém do gótico *haims* (morada, casa) e *rich*, sign. "**o chefe da casa; o que manda em seu lar**". O nome *Américo* é, portanto, a junção de dois significados diferentes.

Santo(s): S. Américo, festejado em 4 de novembro.

Feminino(s): América.

Variante(s): Almarico, Almário, Almerico, Almério, Almiro (*português*); Amauri (*português, inglês*); Américo (*espanhol*); Amarico, Amerìgo (*italiano*); Americ (*francês*); Americk, Emery (*inglês*).

Número: 1

Cor(es): violeta, azul.

Pedra(s): apatita azul.

Palavras-chave/Natureza expressiva: idealismo; objetividade; amor à beleza.

Amiel

Nome com dois étimos. 1) Do francês *Amiel*, originário do *langue d'oil*, idioma falado antigamente no norte da França, sign. "**amigo; amante; amável**"; 2) Do hebraico *Ammiel*, sign. "**povo de Deus**".

Número: 4

Cor(es): amarelo, rosa.

Pedra(s): citrino.

Palavras-chave/Natureza expressiva: amor incondicional pelo próximo; consciência desperta; talento para o ensino.

Amílcar

Foi nome de muitos generais cartagineses, entre eles, o pai de Aníbal. Do púnico *Ha-Melkarth*, fenício *Melgarth*, de *melk-karth*, sign. "**rei da cidade**". *Melcarte, Milcart*, também chamado "*Baal de Tiro*" nas antigas inscrições, foi o Deus Supremo dos fenícios, adorado em Tiro.

Variante(s): Amílcar (*espanhol*); Amilcare (*italiano*); Amilcar (*francês*).

Número: 3

Cor(es): azul, vermelho.

Pedra(s): jaspe vermelho.

Palavras-chave/Natureza expressiva: tenacidade; dom da oratória; sucesso.

Amintas

Do grego *Amynthas* de *amyno* (defender, proteger, repelir), sign. "**o que protege; o que repele (os perigos, os inimigos)**". **Comparar com Alexandre.**

Variante(s): Aminta, Amintes, Amintor (*português*); Amintas (*espanhol, italiano*); Amynta (*inglês*).

Número: 5

Cor(es): rosa.

Pedra(s): kunzita.

Palavras-chave/Natureza expressiva: altruísmo; segurança; alma hospitaleira.

Amir

Do árabe *amir* (comandar), sign. "**o que comanda; comandante**". A princípio, *Amir* foi o título dos chefes muçulmanos tribais ou provincianos, estendido posteriormente a todos os grandes oficiais da coroa. Também significa "**príncipe**" ou "**caudilho**" árabe e foi nome atribuído aos descendentes de Maomé.

Variante(s): Emir (*português, árabe*).

Número: 5

Cor(es): rosa.

Pedra(s): quartzo verde.

Palavras-chave/Natureza expressiva: vitalidade; magnetismo pessoal; alegria de viver.

Amós

No A.T., nome de um dos Profetas Menores, criador de gado e cultivador de sicômoros que se conscientizou da grandeza de Deus meditando nas estepes. Do hebraico *Amos*, lit. "**nascido (por Deus)**", através do grego *Amós*. **Ver Amasias.**

Santo(s): S. Amós, festejado em 31 de março.

Número: 3

Cor(es): branco, azul.

Pedra(s): calcantita.

Palavras-chave/Natureza expressiva: confiança; paz interior; persuasão.

Anacleto

Do grego *Anákletos*, de *anakaléo* (gritar, chamar, invocar), sign. "**chamado em voz alta; invocado**". Outra interpretação: "**ressuscitado**".

Santo(s): S. Anacleto, festejado em 26 de abril.

Feminino(s): Anacleta.

Variante(s): Anacleto (*espanhol, italiano*); Anaclet (*francês*); Anaklet (*alemão*).

Número: 8

Cor(es): laranja.

Pedra(s): cornalina.

Palavras-chave/Natureza expressiva: equanimidade; expansividade; felicidade.

Ananias

Do hebraico *Hananiah, Hanan-Yah.* O primeiro elemento do nome é *hannah* (Graça), da raiz *hanán* (ele se mostrou gracioso, exibiu favor). O segundo é *Yah* (Javé, Jeová, Deus), o que lhe dá o significado "**Deus é gracioso (misericordioso); o gracioso (misericordioso) (é) Javé (Deus)**". Outra interpretação: "**Misericórdia (Graça) divina**". **Ver Aníbal** e **João.**

Santo(s): S. Ananias, festejado em 25 de janeiro (há cinco santos com este nome).

Variante(s): Ananías (*espanhol*); Anania (*italiano*); Hanani (*hebraico*).

Número: 5

Cor(es): rosa.

Pedra(s): turmalina rosa.

Palavras-chave/Natureza expressiva: auto-aceitação; compaixão; calor humano.

Anastácio

Do grego *Anastásios*, de *anastasis*, sign. "**o ressuscitado**". Nome místico recebido pelos pagãos batizados, porque no batismo renasciam para uma nova vida. Em Portugal, foi encontrado em documentos datados de 1773. Foi nome de quatro papas e de dois imperadores do Oriente.

Santo(s): S. Anastácio de Camerino, festejado em 11 de maio (há 23 santos com este nome).

Feminino(s): Anastácia.

Variante(s): Anastasio (*espanhol, italiano*); Anastase (*francês*); Anastasius (*inglês, alemão, latim*).

Número: 11

Cor(es): vermelho, azul.

Pedra(s): calcita azul.

Palavras-chave/Natureza expressiva: espírito reformador; temperamento protetor; amor à paz.

Anatólio

Do grego *Anatólios*, de *anatolé* (levantar de um astro, Oriente), sign. "**do lado do Sol nascente; oriental**".

Santo(s): S. Anatólio, festejado em 20 de novembro (há cinco santos com este nome).

Feminino(s): Anatólia.

Variante(s): Anátolo, Anatalão (*português*); Anatolio (*espanhol*); Anatole (*francês*).

Número: 6

Cor(es): azul royal, turquesa.

Pedra(s): azurita.

Palavras-chave/Natureza expressiva: contentamento; mansidão; espírito fraternal.

Ânderson

Do inglês *Anderson*, de *Andrew*, mais a partícula *son* (filho), *Ander's son*, sign. "**filho de Andrew (André)**". Na Inglaterra tornou-se sobrenome, com os apelidos *Dandy* e *Tandy*, por volta do séc. XII. **Ver André.**

Variante(s): Anderson, Anderseson (*inglês*).

Número: 9

Cor(es): violeta, rosa.

Pedra(s): ametista.

Palavras-chave/Natureza expressiva: amorosidade; concórdia; sabedoria.

André

Do grego *Andréas*, através do francês *André*, calcado no grego *andrós* (homem), sign. "**másculo; varonil**". A variante italiana *Andrea* tornou-se *Andréa* no Brasil e passou ao gênero feminino. Em Portugal, o nome foi encontrado em documentos datados do séc. XIII, na forma *Andreu*.

Santo(s): S. André, festejado em 23 de setembro (há 39 santos com este nome).

Feminino(s): Andréa, Andréia.

Variante(s): Andrés (*espanhol*); Andrea (*italiano*); André (*francês*); Ander, Aindreas, Andre, Andreas (*alemão*).

Número: 6

Cor(es): violeta, turquesa.

Pedra(s): calcantita.

Palavras-chave/Natureza expressiva: integridade; dons artísticos; contato com a alma.

ANÉCIO

Masculino de *Aneci, Anécia, Anecy*. **Ver Anecy**.

Número: 11

Cor(es): vermelho, azul.

Pedra(s): celestita.

Palavras-chave/Natureza expressiva: equilíbrio; meticulosidade; senso de justiça.

ANÉSIO

Masculino de *Anésia*. **Ver Anésia**.

Santo(s): S. Anésio, festejado em 31 de março.

Número: 9

Cor(es): vermelho, verde.

Pedra(s): heliotrópio.

Palavras-chave/Natureza expressiva: objetividade; senso de justiça; espírito empreendedor.

ANFILÓQUIO

Do grego *Amphílochos*, de *amphi* (ao redor de) e *lóchos* (corpo armado, centúria), referindo-se a um "**homem fortemente armado; centurião**". O nome corresponde ao latino *centurio, centurionis*, lit. "**centurião**".

Santo(s): S. Anfilóquio, festejado em 27 de março.

Feminino(s): Anfilóquia.

Variante(s): Anfíloco, Amphiloco (*português*); Amfíloco, Anfíloco (*espanhol*).

Número: 11

Cor(es): violeta-claro.

Pedra(s): iolita.

Palavras-chave/Natureza expressiva: cordialidade; capacidade de superar as deficiências; humanitarismo.

ANGÉLICO

Do grego *angeliké*, através do latim *angelicus*, sign. "**puro como um anjo; que se assemelha aos anjos; angelical**".

Santo(s): S. Angélico, festejado em 18 de fevereiro.

Feminino(s): Angélica.

Variante(s): Angélico (*espanhol*).

Número: 3

Cor(es): violeta, ouro.

Pedra(s): calcita dente-de-leão.

Palavras-chave/Natureza expressiva: dignidade; temperança; sensatez; reflexão.

ANGELINO

Forma relativa de Ângelo, sign. "**de (pertencente a; da natureza de) Ângelo**". **Ver Ângelo.**

Feminino(s): Angelina.

Número: 5

Cor(es): amarelo-ouro.

Pedra(s): pedra-do-sol.

Palavras-chave/Natureza expressiva: inteligência superior; ações positivas; ligação com a alma.

ÂNGELO

Do grego *Ággelos*, latim *Angelus*, sign. "**mensageiro; anjo**". Nome usado pela primeira vez na forma *Angelos*, durante o período bizantino. Em Portugal, surgiu em 1838 no A.E.L. Na Itália foi um nome muito freqüente entre os judeus, depois do ano 1255, e ainda hoje é muito comum naquele país.

Santo(s): S. Angelo, festejado em 10 de outubro (há doze santos com este nome).

Feminino(s): Ângela.

Variante(s): Ángel (*espanhol*); Angelo (*italiano*); Angel (*francês, inglês*); Ange (*francês*); Angelus (*alemão, latim*).

Número: 9

Cor(es): vermelho, verde.

Pedra(s): hematita.

Palavras-chave/Natureza expressiva: ousadia; humildade; amor à verdade.

ANÍBAL

Do púnico *Hhannibaal*, de *hannah* (Graça) e *Baal*, sign. "**Baal é gracioso (misericordioso); o gracioso (misericordioso) (é) Baal; Graça de Baal**". A variante *Hannibal* foi adotada como nome cristão na Cornuália desde o séc. XVI. Foi nome de um famoso general cartaginês pacificador da Espanha. **Ver Amílcar**.

Variante(s): Aníbal (*espanhol*); Annìbale, Annibale (*italiano*); Annibal (*francês*); Hannibal (*inglês, latim*).

Número: 3

Cor(es): verde.

Pedra(s): quartzo verde.

Palavras-chave/Natureza expressiva: intuição; autoconfiança; poder para realizar o que sonhou.

ANICETO

Do grego *Aníketos*, de *aniketés*, sign. "**o invencível**".

Santo(s): S. Aniceto, festejado em 27 de junho.

Variante(s): Aniceto (*espanhol, italiano*); Anicet (*francês*).

Número: 4

Cor(es): verde, amarelo-ouro.

Pedra(s): malaquita.

Palavras-chave/Natureza expressiva: sabedoria proveniente do contato com o coração; superação dos medos; conexão com os planos sutis.

ANÍSIO

Masculino de *Anísia*. Não confundir com *Anício*. **Ver Anísia**.

Santo(s): S. Anísio, festejado em 30 de dezembro.

Variante(s): Anísio (*espanhol*).

Número: 4

Cor(es): verde, amarelo-ouro.

Pedra(s): jade.

Palavras-chave/Natureza expressiva: lealdade; sinceridade; alegria e harmonia interior.

ANSELMO

Do germânico *Ansehelm*, de *Anse*, *ansi*, nome genérico dos deuses da mitologia escandinava, e *helm* (elmo, proteção), sign. "**aquele que está sob a proteção dos Anses (deuses)**". Nome que na Bretanha surgiu no séc. XII, na variante *Anselm*. Entre os lombardos, surgiu com S. Anselm (1033-1109), tornando-se um nome muito comum.

Santo(s): S. Anselmo, festejado em 18 de novembro (há dois santos com este nome).

Feminino(s): Anselma.

Variante(s): Anselmo (*espanhol, italiano*); Anselme (*francês*); Anselm (*inglês, alemão*); Ansel, Ansell (*inglês*).

Número: 7

Cor(es): magenta.

Pedra(s): cristal de quartzo.

Palavras-chave/Natureza expressiva: personalidade cativante; calma e equilíbrio; apreço pelo próximo.

ANTENOR

Do grego *Anténor*, de *antí* (contra) e *anér*, *andrós* (homem), sign. "**homem que se opõe; oponente**".

Variante(s): Antenor (*espanhol, latim*); Antenore (*italiano*); Anténoro (*francês*).

Número: 6

Cor(es): azul royal, turquesa.

Pedra(s): turmalina azul.

Palavras-chave/Natureza expressiva: amabilidade; gentileza; inteligência aguçada; leveza de espírito.

ANTERO

Do grego *anthêrós*, ligado a *anthós* (flor), lit. "**florido**". O nome não deve ser confundido com *Anteros* ("contra-amor").

Santo(s): S. Antero, festejado em 3 de janeiro.

Variante(s): Antério (*português*); Anthère (*francês*).

Número: 1

Cor(es): verde, vermelho.

Pedra(s): calcita verde.

Palavras-chave/Natureza expressiva: honestidade; segurança interior; espírito guerreiro.

ANTONINO

Forma relativa de *Antônio*, sign. "**de (pertencente a; da natureza de) Antônio**". **Ver Antônio**.

Santo(s): S. Antonino, festejado em 13 de novembro (há dez santos com este nome).

Feminino(s): Antonina.

Variante(s): Antonino (*espanhol, italiano*); Antonil (*espanhol*); Antonin (*francês*).

Número: 3

Cor(es): violeta, ouro.

Pedra(s): topázio imperial.

Palavras-chave/Natureza expressiva: espiritualidade; força de caráter; superação das ilusões.

Antônio

Do grego *Antónios*, e este, do latim *Antonius*, sign. "**inestimável; digno de apreço**". A popularidade do nome deve-se a Antônio, o Grande, asceta egípcio cujo culto foi difundido no Oriente, no tempo das Cruzadas. Foi nome de uma gens romana, cujo mais famoso membro foi Marco Antônio. Na forma *Antony* difundiu-se na França medieval. Comum na Inglaterra do séc. XII, ainda hoje é muito popular naquele país.

Santo(s): S. Antônio, festejado em 13 de junho (há 47 santos com este nome).

Feminino(s): Antônia.

Variante(s): Antonio (*espanhol, italiano*); Antoine (*francês*); Antony (*inglês*); Antoni (*francês*); Anthony (*inglês*); Anton (*escocês, alemão*); Antonius (*alemão, latim*).

Número: 7

Cor(es): rosa, turquesa.

Pedra(s): turmalina rosa.

Palavras-chave/Natureza expressiva: fraternidade; autosuficiência; força interior.

Anuar

Do árabe *Anwar*, lit. "**o iluminado**". *Anuari* foi nome de um famoso poeta persa do séc. XII.

Variante(s): Anuari (*português*); Anvar (*russo*); Anwar (*árabe*); Anuari (*persa*).

Número: 1

Cor(es): vermelho, violeta.

Pedra(s): olho de tigre.

Palavras-chave/Natureza expressiva: energia; equilíbrio; magnestimo pessoal.

Aparício

De origem religiosa, é um antigo nome designativo das festas da Epifania. Origina-se do latim *apparitio*, lit. "**aparição**". Em Portugal, foi encontrado em documentos datados da primeira metade do séc. XVI.

Feminino(s): Aparícia.

Variante(s): Aparicio (*espanhol*).

Número: 9

Cor(es): turquesa, magenta.

Pedra(s): larimar.

Palavras-chave/Natureza expressiva: compaixão; intuição; contato com o aspecto criativo da alma.

Apolinário

Do latim *Apollinaris*, sign. "**consagrado a Apolo**". Em Portugal, nome encontrado na segunda metade do séc. XVII. O mesmo que *Apolônio*. **Ver Apolo**.

Santo(s): S. Apolinário, festejado em 23 de julho (há dois santos com este nome).

Feminino(s): Apolinária.

Variante(s): Apolinar (*espanhol*); Appollinàre (*italiano*); Apollinaire (*francês*); Apollinar (*alemão*).

Número: 11

Cor(es): violeta-claro.

Pedra(s): ametista.

Palavras-chave/Natureza expressiva: originalidade; positividade; sensibilidade psíquica.

Apolo

Na mitologia grega, Apolo foi o deus da poesia, da música, da dança, da arte, da medicina, do dia, dos pastores e dos oráculos. Origina-se do grego *Apóllon*, cujo significado primitivo é: "**o espírito do calor, o princípio de criação e vida**".

Santo(s): S. Apolo de Bawit, festejado em 25 de janeiro (há dois santos com este nome).

Variante(s): Apolo (*espanhol*); Apollo (*italiano, inglês, latim*); Apollon (*francês*).

Número: 5

Cor(es): rosa.

Pedra(s): kunzita.

Palavras-chave/Natureza expressiva: alma sábia e sensata que se expressa amorosamente.

Apolônio

Do grego *Apollónios*, lit. "**consagrado a Apolo**". O mesmo que *Apolinário*. **Ver Apolo.**

Santo(s): S. Apolônio, festejado em 10 de julho (há dez santos com este nome).

Feminino(s): Apolônia.

Variante(s): Apolino, Apollonios (*português*); Apolonio (*espanhol*); Apollònio (*italiano*);

Apollone (*francês*).

Número: 7

Cor(es): turquesa.

Pedra(s): halita azul.

Palavras-chave/Natureza expressiva: amor à verdade; maleabilidade mental; comunicação abrangente.

Aprígio

Do latim *Aprigiu*, de *aper*, *apri* (javali), sign. "**caçador de javalis**".

Número: 3

Cor(es): violeta, branco.

Pedra(s): diamante.

Palavras-chave/Natureza expressiva: bom ânimo; autoconfiança; facilidade de comunicação.

Aquiles

Do grego *Achilléus*. Origina-se de um desdobramento da onomatopéia primitiva *ber*, encontrada no segundo elemento de *Her-acles* (*Heracles*, *Hércules*) e de outros nomes de deuses gregos associados ao *calor*. Significa: "**espírito de vida; calor da criação; fogo vivo; luz do mundo**", em outras palavras, "**o Sol**". Na mitologia grega, filho de Tétis e Peleu, quando nasceu sua mãe o mergulhou no lago Estige, tornando-o invulnerável, à exceção do calcanhar, por onde ela o havia agarrado. Foi ali que Paris cravou a flecha que lhe tiraria a vida. **Ver Apolo** e **Hércules.**

Santo(s): S. Aquiles Kiwanuta, festejado em 3 de junho (há dois santos com este nome).

Feminino(s): Aquiléia.

Variante(s): Aquiles (*espanhol*); Achille (*italiano francês, inglês*); Achilles (*inglês, alemão*).

Número: 3

Cor(es): azul, vermelho.

Pedra(s): ágata azul rendada.

Palavras-chave/Natureza expressiva: competitividade; obstinação; concretização das idéias.

Aramis

O nome foi uma criação de Alexandre Dumas para o romance *Os três mosqueteiros*. Durante a narração, Bazin, escudeiro de Aramis, informa que o nome de seu senhor é o de um demônio ***Simara*** lido ao contrário, vocábulo que deriva do árabe *sammur* e significa "**negro; escuro**".

Número: 7

Cor(es): magenta.

Pedra(s): sugilita.

Palavras-chave/Natureza expressiva: espírito atencioso; visão espiritual; força nos momentos de transição.

Arcângelo

De origem religiosa, *Arcângelo* ou *Arcanjo* a princípio foram sobrenomes atribuídos a uma criança nascida em dia consagrado a algum arcanjo. Originam-se do latim *archangelus*, e este, do grego *archággellos*, de *árch* (chefe, príncipe) e *ággelos* (mensageiro, anjo), sign. "**príncipe dos anjos**".

Variante(s): Arcanjo (*português*); Arcángel (*espanhol*); Arcàngelo (*italiano*); Archange (*francês*); Archangelus (*alemão, latim*).

Número: 4

Cor(es): verde, amarelo-ouro.

Pedra(s): pirita.

Palavras-chave/Natureza expressiva: resolução; alegria de viver; circunspeção; conexão com o coração.

Arduíno

Do germânico *Hartwin*, de *hard* (firme, forte) e *win* (amigo), sign. "**firme na amizade; amigo forte**".

Santo(s): S. Arduíno, festejado em 20 de abril (há dois santos com este nome).

Feminino(s): Arduína.

Variante(s): Harduíno (*português*); Arduíno (*espanhol*); Arduino (*italiano*); Ardoin, Ardowin, Hardouin (*francês*); Hartwin (*alemão*); Hardwin (*germânico*).

Número: 1

Cor(es): violeta, azul.

Pedra(s): água-marinha.

Palavras-chave/Natureza expressiva: mente tranqüila; nobreza de caráter; dom da cura.

Argemiro

Do germânico *Erchanmir*, de *ercan* (nobre, nascido livre) e *mar*, *mir* (ilustre, famoso), sign. "**ilustre na nobreza; nobre ilustre**".

Santo(s): S. Argemiro, festejado em 28 de junho.

Feminino(s): Argemira.

Variante(s): Argemiro (*português, espanhol*); Argemire (*francês*).

Número: 5

Cor(es): azul-claro.

Pedra(s): celestita.

Palavras-chave/Natureza expressiva: facilidade para perdoar; clareza mental; ideais elevados.

Argeu

Do grego *Argaíos*, de *argós* (branco), com o sentido de "**brilhante; luminoso**". Designação dos bonecos de junco que nos idos de maio os sacerdotes gregos atiravam ao Tibre, numa possível representação dos antigos sacrifícios humanos. **Ver Albino.**

Santo(s): S. Argeu, festejado em 2 de janeiro.

Variante(s): Argeo (*espanhol, italiano*); Argée (*francês*).

Número: 7

Cor(es): magenta.

Pedra(s): fluorita.

Palavras-chave/Natureza expressiva: espírito diligente e atencioso; facilidade para superar os desapontamentos.

Ari

Abreviação do hebraico *Aryeh*, lit. "**leão**". Nome que os antigos hebreus atribuíam a Jerusalém, cidade que personificava a força proveniente de Deus.

Variante(s): Ary, Arie (*inglês, alemão, holandês*); Arye, Aryeh (*hebraico*).

Número: 1

Cor(es): vermelho, violeta.

Pedra(s): quartzo vermelho.

Palavras-chave/Natureza expressiva: perseverança; interesse pela espiritualidade; vigor.

Ariano

Nome com três étimos. 1) De *ariana*, designação atribuída pelos gregos aos países que os orientais chamavam Iran. Significa: "**aquele que é do país dos ários; da raça ariana**"; 2) Nome atribuído aos sectários de *Ario*, herege cuja oposição à igualdade das pessoas da Santíssima Trindade originou o arianismo, em 318 da nossa era; 3) Masculino de *Ariana*. **Ver Ariana (1ª acepção).**

Santo(s): S. Ariano, festejado em 8 de março.

Variante(s): Ariyan (*inglês*).

Número: 4

Cor(es): verde, amarelo-ouro.

Pedra(s): pirita.

Palavras-chave/Natureza expressiva: circunspecção; inteligência privilegiada; sabe ouvir o coração.

Ariberto

O mesmo que *Herberto*. **Ver Herberto** e **Ariano.**

Variante(s): Ariberto (*espanhol, italiano*); Aribert (*francês*).

Número: 7

Cor(es): turquesa.

Pedra(s): amazonita.

Palavras-chave/Natureza expressiva: flexibilidade; versatilidade; idealismo.

Arício

Masculino de *Arícia*. **Ver Arícia.**

Variante(s): Arísio (*português*).

Número: 1

Cor(es): violeta, azul.

Pedra(s): halita azul.

Palavras-chave/Natureza expressiva: análise; coragem; capacidade de realização.

Ariel

Do hebraico *Ari-el*, lit. "**leão de Deus; leão do Senhor**". Os místicos judeus têm em *Ariel* o nome poético de Jerusalém.

Feminino(s): Ariela.

Variante(s): Ariel (*espanhol, italiano hebraico*); Aryell (*inglês*).

Número: 9

Cor(es): vermelho, verde.

Pedra(s): esmeralda.

Palavras-chave/Natureza expressiva: busca da justiça e da verdade; equilíbrio emocional; mentalidade prática.

Arielson

Nome composto de *Ariel*, mais a partícula inglesa *son* (filho), sign. "**filho de Ariel**". **Ver Ariel.**

Variante(s): Arílson (*português*).

Número: 3

Cor(es): violeta, ouro.

Pedra(s): olho-de-tigre.

Palavras-chave/Natureza expressiva: interesse pela espiritualidade; integridade; busca do autoconhecimento.

Arildo

Nome com dois étimos. 1) Do germânico, de *harjis* (exército) e *hild* (combate), sign. "**combatente do exército**" ou "**combatente aguerrido**"; 2) Forma reduzida de *Ariovaldo*. **Ver Ariovaldo.**

Feminino(s): Arilda.

Variante(s): Harildo (*português*).

Número: 5

Cor(es): azul royal, amarelo-ouro.

Pedra(s): calcita dourada.

Palavras-chave/Natureza expressiva: desapego material; equilíbrio mental; visão sábia da vida.

Arílson

O mesmo que *Arielson*. **Ver Arielson.**

Número: 7

Cor(es): rosa, turquesa.

Pedra(s): smithsonita rosa.

Palavras-chave/Natureza expressiva: elegância; misticismo; nobreza de caráter.

Ariovaldo

Do germânico *Hariwald*, sign. "**emissário real; arauto**". O nome deu origem ao substantivo francês *héraut*, e daí o português *arauto*.

Feminino(s): Ariovalda.

Variante(s): Arivaldo, Arildo (*português*).

Número: 7

Cor(es): turquesa.

Pedra(s): larimar.

Características pessoais: espírito desbravador; alegria espontânea; talento artístico.

Arísio

O mesmo que *Aricio*. **Ver Arício.**

Santo(s): S. Arísio, festejado em 1º de maio.

Número: 8

Cor(es): rosa, violeta.

Pedra(s): iolita.

Palavras-chave/Natureza expressiva: autoconfiança; bondade; benevolência.

Aristeu

Na mitologia grega, filho de Apolo e de Cirene que presidia a caça e a agricultura. Origina-se do grego *Aristeús, Aristaîos*, de *áristos*, sign. "**o melhor; o que se distingue; ótimo**".

Santo(s): S. Aristeu, festejado em 3 de setembro.

Variante(s): Aristão, Arístio, Ariston (*português*); Aristeo (*espanhol*); Aristèo (*italiano*); Aristée (*francês*).

Número: 3

Cor(es): azul, vermelho.

Pedra(s): calcantita.

Palavras-chave/Natureza expressiva: equilíbrio mental; dom para trabalhos relacionados à comunicação; espírito realizador.

Aristides

Patronímico de *Aristeu*, originário do grego *Aristeíde*, sign. "**filho (descendente) de Aristeu**". **Ver Aristeu.**

Santo(s): S. Aristides, festejado em 31 de agosto.

Variante(s): Arístides (*espanhol*); Aristide (*italiano francês*).

Número: 5

Cor(es): amarelo-ouro.

Pedra(s): apatita amarela.

Palavras-chave/Natureza expressiva: felicidade; sabedoria; manifestação positiva das emoções.

Aristóbulo

Do grego *Aristóboulos*, de *áristos* (excelente, ótimo, melhor, exímio, distinto, nobre) e *boulê* (conselho), sign. "**conselheiro excelente (exímio); ótimo conselheiro; o melhor conselheiro**". **Ver Alfredo.**

Santo(s): S. Aristóbulo, festejado em 15 de março.

Variante(s): Aristóbulo (*espanhol*); Aristòbulo (*italiano*); Aristobole (*francês*).

Número: 6

Cor(es): amarelo.

Pedra(s): adamita.

Palavras-chave/Natureza expressiva: compaixão; estima; intelecto aguçado.

Aristófanes

Do grego *Aristophánes*, de *áristos* (excelente, ótimo, melhor, exímio, distinto, nobre) e *phân*, do verbo *pahínomai* (parecer), sign. "**o que parece ser o melhor**".

Variante(s): Aristófanes (*espanhol*); Aristòfane (*italiano*); Aristophane (*francês*).

Número: 1

Cor(es): verde, magenta.

Pedra(s): amazonita.

Palavras-chave/Natureza expressiva: lealdade; otimismo; gosto pelo "nomadismo".

Ariston

Do grego *áristo*, sign. "**o melhor; o que se distingue; ótimo**".O mesmo que *Aristeu*. **Ver Aristeu.**

Número: 6

Cor(es): azul royal, turquesa.

Pedra(s): safira azul.

Palavras-chave/Natureza expressiva: humildade; encara a vida com bom humor; inteligência aguçada.

Aristóteles

Do grego *Aristóteles*, de *áristos* (excelente, ótimo, melhor, exímio, distinto, nobre) e *télos* (fim), sign. "**o que está destinado a ser o melhor**".

Feminino(s): Aristotelina.

Variante(s): Aristóteles (*espanhol, grego*); Aristòtele, Aristotile (*italiano*); Aristote (*francês*); Aristotle (*inglês*).

Número: 8

Cor(es): violeta-claro, azul-claro.

Pedra(s): angelita.

Palavras-chave/Natureza expressiva: fé; contato com as verdades espirituais; harmonia e alinhamento com a vontade divina.

Arlan

Do germânico *Hariland*, de *hari*, *heri* (exército) e *land* (país, terra, pátria), sign. "**da terra (pátria) de guerreiros**". Não confundir com *Orlando*. **Ver Orlando.**

Feminino(s): Arlanda, Arlana.

Variante(s): Arlando, Arlano (*português*); Arland, Arlaud (*francês*); Arland, Harlan (*inglês*).

Número: 1

Cor(es): vermelho, violeta.

Pedra(s): granada.

Palavras-chave/Natureza expressiva: motivação; ambição; auto-superação.

Arlei

Nome de residência originário de *Herley*, toponímico inglês que significa "**da floresta de campainhas**", entendendo-se que *campainha* refere-se a uma flor.

Variante(s): Arley (*português*); Arleigh, Harley (*inglês*).

Número: 9

Cor(es): vermelho, verde.

Pedra(s): ônix.

Palavras-chave/Natureza expressiva: vigor; coragem; realização.

Arlindo

Do germânico *aar* (águia) e *lind* (escudo), sign. "**escudo da águia**". Por extensão, "**protetor heróico**". **Ver Aécio** e **Linda**.

Feminino(s): Arlinda.

Número: 1

Cor(es): violeta, azul.

Pedra(s): topázio azul.

Palavras-chave/Natureza expressiva: disciplina; eficiência; sucesso pessoal.

Armando

Do germânico *Hariman*, de *hari*, *heri* (exército) e *mann* (homem), através do francês *Armand*, *Armant*, sign. "**homem do exército; militar**". A forma germânica *Hermann*, adotada na Inglaterra por famílias judaicas oriundas da Alemanha, foi introduzida naquele país pelos normandos.

Feminino(s): Armanda.

Variante(s): Armindo, Armino, Harimano, Harmano, Herman, Hermando, Hermano (*português*); Armando (*espanhol, italiano*); Armand (*francês, inglês*); Arman, Armant, Harman, Hermand, Hermant (*francês*); Armen, Armin, Armond, Harman, Harmon (*inglês*); Herman (*inglês, alemão*); Hermann (*alemão*); Heriman (*germânico*).

Número: 3

Cor(es): azul, vermelho.

Pedra(s): calcita azul.

Palavras-chave/Natureza expressiva: vigor; bondade; dom da oratória.

Armênio

Gentílico e depois antropônimo originário do latim *armeniu*, lit. "**natural da Armênia**".

Feminino(s): Armênia.

Variante(s): Armeny (*francês*).

Número: 3

Cor(es): violeta, ouro.

Pedra(s): pirita.

Palavras-chave/Natureza expressiva: modéstia; boa percepção espiritual; fácil assimilação de conhecimento.

Armindo

O mesmo que *Armando*. **Ver Armando**.

Número: 11

Cor(es): violeta, verde.

Pedra(s): smithsonita verde.

Palavras-chave/Natureza expressiva: espiritualidade; mente hábil; vivência voltada para o presente.

Armínio

Nome com dois étimos. 1) O mesmo que *Hermínio*; 2) Forma relativa de *Armino*, sign. "**de (pertencente a; da natureza de) Armino**". **Ver Hermínio** e **Armino (1ª acepção)**.

Feminino(s): Armínia.

Variante(s): Arminio (*espanhol*); Armìnio (*italiano*); Arminius (*alemão, latim*).

Número: 7

Cor(es): turquesa.

Pedra(s): angelita.

Palavras-chave/Natureza expressiva: visão além da superfície; elasticidade mental; comunicação criativa.

Armino

Nome com dois étimos. 1) Do latim *Arminus*, forma latinizada de *Hermann*, o mesmo que *Armando*; 2) Do teutão *Armin*, *Irmin*, nome de um deus saxão cuja tradução é "**grande; poderoso**".

Feminino(s): Armina.

Variantes da 2ª acepção: Irmino (*português*); Armin (*inglês, alemão*).

Número: 7

Cor(es): rosa, turquesa.

Pedra(s): rodocrosita.

Palavras-chave/Natureza expressiva: coração aberto; paixão pela vida; equilíbrio entre os aspectos masculino e feminino da personalidade.

Arnaldo

Do germânico *Arnoald*, de *aar*, *arin*, *arn* (águia) e *wald* (dominar, ter poder, ter fortaleza, governar), sign. "**o que domina como a águia; poderoso (forte) como a águia**". *Ernald* e *Ernold*, representando o nativo *Earnweald*, foram encontrados naquele país no séc. XII.

Santo(s): S. Arnaldo de Justina, festejado em 14 de março.

Feminino(s): Arnalda.

Variante(s): Ernaldo, Ernoldo, (*português*); Arnoldo (*português, espanhol, italiano*); Arnold (*francês, inglês, nórdico*); Arnal, Arnaldy, Arnaud, Arnaul, Arnaut, Arnould (*francês*); Arnald, Arnall, Arnoll (*inglês*); Arno (*alemão*).

Número: 11

Cor(es): vermelho, azul.

Pedra(s): quartzo azul.

Palavras-chave/Natureza expressiva: espírito criador e inventivo; originalidade; empatia.

Arnô

Tradução fonética do francês *Arnaud*. As variantes *Arnoald*, *Arnald* e *Arnold* surgiram em tempos remotos na Inglaterra, como também as variantes francesas *Arnaud* e *Arnaut*, levadas pelos normandos.

Número: 3

Cor(es): verde.

Pedra(s): hidenita.

Palavras-chave/Natureza expressiva: espírito realizador, feliz, afetuoso e afortunado.

Arnóbio

Do latim *Arnobiu*, sign. "**nascido junto ao Arno**". O Arno é um rio que nasce na Toscana, banha Pisa e Florença e desemboca no Mediterrâneo. Seu nome vem do grego *arnós* (cordeiro).

Feminino(s): Arnóbia.

Variante(s): Arnobio (*espanhol, italiano*); Arnobe (*francês*).

Número: 11

Cor(es): violeta, verde.

Pedra(s): calcita verde.

Palavras-chave/Natureza expressiva: fraternidade; capacidade de ver as "duas faces da mesma moeda"; positividade na tomada de decisões.

Arnolfo

Do germânico *Arnulf*, de *aar* (águia) e *wolf* (lobo), sign. "**combatente implacável e vitorioso (heróico)**".

Variante(s): Arnulfo (*português, espanhol*); Anolfo (*espanhol, italiano*); Arnolphe, Arnou, Arnouf, Arnoulf, Arnulfe (*francês*).

Número: 9

Cor(es): violeta, rosa.

Pedra(s): morganita.

Palavras-chave/Natureza expressiva: empatia; docilidade; inclinação para a filantropia.

Arnon

Do hebreu *Arnon*, sign. "**alegre; exultante; o que brada (grita) de alegria**". As Escrituras fazem menção a um rio *Arnom*, palavra hebraica traduzida por "o que corre rápido", que não deve ser confundida com o nome em questão.

Variante(s): Arnone (*italiano*).

Número: 8

Cor(es): laranja.

Pedra(s): opala de fogo.

Palavras-chave/Natureza expressiva: sabedoria e criatividade; mente receptiva e desprendida.

Arquias

Do grego *Archías*, de *árcho* (chefiar, governar), através do latim *Archias*, sign. "**chefe; governante**".

Variante(s): Archias (*português, francês*).

Número: 5

Cor(es): azul royal, amarelo-ouro.

Pedra(s): heliodoro.

Palavras-chave/Natureza expressiva: intuição; boa memória; moderação da energia disponível.

Arquibaldo

Nome de étimo duvidoso. Adotado por muitos nobres escoceses, origina-se do germânico *Arcambald*. 1) De *archin* (sincero) e *wald* (forte), sign. "**forte e sincero**"; 2) Ou de *aircan* (nativo, natural) e *bald* (audacioso), sign. "**nativo audacioso**", o que é mais provável.

Variante(s): Arquebaldo, Erconvaldo, Erquenvaldo (*português*); Archibaldo (*espanhol*); Arcibaldo (*italiano*); Arcambal (*francês*); Archibald (*inglês, alemão*).

Número: 1

Cor(es): verde, magenta.

Pedra(s): esmeralda.

Palavras-chave/Natureza expressiva: resistência à diversidade; sabe divertir-se; perfeição no desempenho das tarefas cotidianas.

Arquimedes

Do grego *Archimédes*, do prefixo superlativo *archi* e de *med*, do verbo *médomai* (pensar), sign. "**o que pensa muito**".

Variante(s): Archimedes (*português*); Arquímedes (*espanhol*); Archimède (*italiano francês*); Archimedes (*inglês, húngaro*).

Número: 4

Cor(es): turquesa, violeta.

Pedra(s): turmalina azul.

Palavras-chave/Natureza expressiva: amorosidade; generosidade; talento para o ensino.

Arsênio

Do grego *Arsénios*, calcado em *ársen*, correlato ao zende *arshan*, sign. "**másculo; viril**". **Ver André.**

Santo(s): S. Arsênio, festejado em 30 de agosto (há dois santos com este nome).

Feminino(s): Arsênia.

Variante(s): Arsenio (*espanhol*); Arsènio (*italiano*); Arsène (*francês*).

Número: 9

Cor(es): violeta, rosa.

Pedra(s): charoíta.

Palavras-chave/Natureza expressiva: caráter compreensivo e protetor; vivência profunda do amor.

Artur

Nome de origem céltica e de étimo incerto, que tem gerado muitas controvérsias. Foi adotado pelos judeus para substituir *Abraão*, que inicia com a mesma letra. 1) De *art* (urso) e *ur* (grande), sign. "**grande urso**", relacionado ao vasconço *artuz* e ao grego *árktos*, ambos traduzidos por "urso"; 2) Ou de *artva*, lit. "**pedra**", significado que tem estreita relação com a lenda da espada tirada da pedra (rei Artur). Este é o étimo mais provável.

Variante(s): Arcturo (*espanhol*); Arturo (*espanhol, italiano*); Arthur (*francês, inglês*); Artus (*francês, alemão*).

Número: 6

Cor(es): violeta, turquesa.

Pedra(s): calcita azul.

Palavras-chave/Natureza expressiva: maturidade; consciência espiritual; manifestação adequada dos sentimentos.

Ascânio

Do grego *Askánios*, sign. "**natural (habitante) da Ascânia**". A Ascânia é uma região da Bitínia, cujo nome quer dizer "região dos freixos floridos".

Feminino(s): Ascânia.

Variante(s): Ascanio (*espanhol*); Ascànio (*italiano*); Ascagne (*francês*); Ascanius (*inglês, húngaro, latim*).

Número: 8

Cor(es): rosa, violeta.

Pedra(s): iolita.

Palavras-chave/Natureza expressiva: interesse pela espiritualidade, humor sensível, força interior.

Ascenso

Nome que em Portugal aparece em documentos datados da segunda metade do séc. XVII. Origina-se do latim *ascensu*, sign. "**ascensão; elevação**". Ao que tudo indica, nome de origem religiosa relacionado à Ascensão de Nosso Senhor, ocorrida, segundo S. Lucas, no quadragésimo dia após a Ressurreição.

Feminino(s): Ascensão.

Número: 8

Cor(es): laranja.

Pedra(s): cornalina.

Palavras-chave/Natureza expressiva: sagacidade; emotividade; decisão.

Asclepino

Forma relativa do nome, sign. "**de (da natureza de; pertencente a) Asclépio**". **Ver Asclépio.**

Feminino(s): Asclépia.

Número: 4

Cor(es): verde, amarelo-ouro.

Pedra(s): topázio imperial.

Palavras-chave/Natureza expressiva: dignidade; temperança; sensatez; reflexão.

Asclépio

Asclépio, do grego *Asklépios*, através do latim *Aesculapiu*. O nome sign. "**nascido com uma auréola de luz sobre a cabeça**".

Feminino(s): Asclépia

Variante(s): Asclepas, Asclépias, Asclépios, Esculápio (*português*).

Número: 8

Cor(es): laranja.

Pedra(s): cornalina.

Palavras-chave/Natureza expressiva: alegria; nobreza de caráter; vivência intensa das emoções.

Asdrúbal

Do púnico *Azrúba'al*, *Aazrô Ba'al*, sign. "**protegido de Baal**". Foi um nome muito comum entre os cartagineses. **Ver Amílcar**.

Variante(s): Asdrúbal (*espanhol*); Asdrùbale (*italiano*).

Número: 6

Cor(es): violeta, turquesa.

Pedra(s): celestita.

Palavras-chave/Natureza expressiva: confiança; criatividade relacionada à arte, música e literatura; fé no divino.

Assuero

Do antigo persa *khchoovârcha* ou *khsajarsha*, sign. "**leão rei**", por metonímia, "**herói entre os dominadores**". O nome aparece em antigos documentos na forma *Ksherse*. É o mesmo que *Xerxes*.

Variante(s): Assueiro, Xerxes (*português*); Assuèro (*italiano*).

Número: 8

Cor(es): laranja.

Pedra(s): coral.

Palavras-chave/Natureza expressiva: desprendimento; amor pela vida; capacidade para ir até o âmago das questões.

Astolfo

Do germânico *Aistulf*, de *ast*, *heist* (combate) e *wolf* (lobo), sign. "**aquele que combate como o lobo; combatente feroz**".

Variante(s): Aistulf (*germânico*).

Número: 7

Cor(es): magenta.

Pedra(s): cristal de quartzo.

Palavras-chave/Natureza expressiva: autoconhecimento; busca da perfeição; habilidade para descartar-se de tudo o que é "velho".

Astor

Nome com dois étimos. 1) Do latim *Astur*, sign. "**brilho de astro; que brilha como um astro**"; 2) Do francês *Astur*, de d'austor, *autour*, sign. "**que está sempre à volta (de alguém)**", nome sem dúvida atribuído a um homem rapace. **Ver Astur.**

Variante(s): Astorre (*italiano*); Astor (*francês*).

Número: 1

Cor(es): vermelho, violeta.

Pedra(s): quartzo vermelho.

Palavras-chave/Natureza expressiva: arrojo; busca do equilíbrio entre o material e o espiritual; sabedoria para lidar com as frustrações.

Astrogildo

Do germânico *Austregildis*, de *austr* (brilhante) e *gild* (digno de valor), sign. "**brilhante pela dignidade (pelo valor)**".

Feminino(s): Astrogilda.

Variante(s): Austregildo (*português*).

Número: 3

Cor(es): violeta, branco.

Pedra(s): halita violeta.

Palavras-chave/Natureza expressiva: entusiasmo; busca da verdadeira missão de vida; inclinação para a psicologia.

Astur

Nome com dois étimos. 1) Do grego *Astur*, o mesmo que *Astor*; 2) Do árabe *Asa-ssaqr*, lit. "**açor; ave de rapina**", nome que se confunde com *Astor* em sua acepção francesa. Foi do árabe que veio o nome científico dos gaviões (*astur*), aves associadas às pessoas rapaces. **Ver Astor (2ª acepção)**.

Número: 7

Cor(es): rosa, turquesa.

Pedra(s): kunzita.

Palavras-chave/Natureza expressiva: coração acessível; paixão pela vida; equilíbrio entre os diversos aspectos da personalidade.

Ataliba

Corruptela do espanhol *Atabalipa*, e este, tradução do quíchua *Aiahualipa* (*Ataualpa*), lit. "**galo**". Já encontrado no Brasil, o nome surgiu com Atabalipa ou Atahualpa, último rei inca do Peru, morto por Pizarro quando este chegou ao país, em 1532.

Variante(s): Ataualpa (*português*); Atabalipa, Atahualpa (*espanhol*).

Número: 1

Cor(es): vermelho, violeta.

Pedra(s): calcita vermelha.

Palavras-chave/Natureza expressiva: bom ânimo; objetividade; vocação para o serviço social.

Atanagildo

Nome encontrado em Portugal em documentos redigidos entre os anos 867 e 912 da era cristã. Origina-se do germânico. 1) De *Athanagild*, de *atana* (sol, brilho, glória, fama) e *gildo* (merecedor, digno), sign. "**aquele que merece a glória; digno (merecedor) da glória**"; 2) O primeiro elemento pode ser *athan-s* (nobre), o que lhe daria o significado de "**digno (merecedor) da nobreza**".

Número: 3

Cor(es): violeta, ouro.

Pedra(s): pirita.

Palavras-chave/Natureza expressiva: ânimo; sabedoria; interesse pelas culturas antigas.

Atanásio

Do grego *Athanásios*, de *a* privativo e *thânatos* (morte), sign. "**imortal; aquele que não morre**". Nome encontrado em Portugal, na primeira metade do séc. XVI.

Santo(s): S. Atanásio, festejado em 15 julho (há nove santos com este nome).

Feminino(s): Atanásia.

Variante(s): Atanasio (*espanhol*); Atanàsio (*italiano*); Athanase (*francês*); Athanasia (*alemão*).

Número: 8

Cor(es): laranja.

Pedra(s): andaluzita.

Palavras-chave/Natureza expressiva: criatividade instintiva; ligação profunda com a alma; força para decidir.

Ataulfo

Do germânico *Athaulf*, o mesmo que *Adolfo*. **Ver Adolfo.**

Variante(s): Ataúlfo (*espanhol*).

Número: 4

Cor(es): amarelo, rosa.

Pedra(s): coral.

Palavras-chave/Natureza expressiva: união do conhecimento à sabedoria e ao amor; talento para organização e administração; busca do aprimoramento pessoal.

Ático

Do grego *attikós*, sign. "**natural da Ática**". *Ática* origina-se de *akté* (praia abrupta, promontório, rochedo) e é o nome da península onde se encontra a cidade de Atenas.

Santo(s): S. Ático, festejado em 8 de janeiro.

Feminino(s): Ática.

Variante(s): Áticos (*espanhol*); Àttico (*italiano*); Atticus (*francês, latim*).

Número: 3

Cor(es): verde.

Pedra(s): crisoprásio.

Palavras-chave/Natureza expressiva: afeto; honestidade; lealdade.

Átila

Do gótico *Attila*, diminutivo da *atta*, lit. "**paizinho**". **Ver Tito.**

Número: 7

Cor(es): violeta.

Pedra(s): fluorita.

Palavras-chave/Natureza expressiva: influência positiva sobre o próximo confiança; visão que toca o âmago do problema.

Atílio

Masculino de *Atília*. **Ver Atília.**

Variante(s): Atilio (*espanhol*); Attilio (*italiano*); Attilius (*francês, latim*).

Número: 3

Cor(es): azul, vermelho.

Pedra(s): celestita.

Palavras-chave/Natureza expressiva: objetividade; capacidade de transformação interior; aptidões artísticas.

Atos

Nome de étimo duvidoso que modernamente surgiu com um personagem de os *Os três mosqueteiros*, de Alexandre Dumas. Origina-se do grego *Áthos*, provalmente de *thoós*, lit. "**agudo**". É possível que tenha derivado do nome dos rochedos localizados na Península de Salônica, onde se despedaçou a armada de Xerxes ao tentar invadir a Grécia.

Número: 1

Cor(es): verde.

Pedra(s): malaquita.

Palavras-chave/Natureza expressiva: dignidade; empatia; espírito de liderança.

Audir

Nome que possui dois étimos e não deve ser confundido com *Aldir*. 1) Do persa *audir*, sign. "**irmão do pai; tio**"; 2) O mesmo que *Oto, Oton*. **Ver Oto.**

Feminino(s): Audila, Audira.

Número: 8

Cor(es): laranja.

Pedra(s): crocoíta.

Palavras-chave/Natureza expressiva: emotividade; fraternidade; independência.

Audo

O mesmo que *Oto, Oton*. Não confundir com *Aldo*. **Ver Oto.**

Feminino(s): Auda.

Número: 5

Cor(es): branco, amarelo-ouro.

Pedra(s): âmbar.

Palavras-chave/Natureza expressiva: racionalismo; dinamismo; carisma.

Audomário

Do germânico *Otmar*, de *ot, od, aud, odo* (riqueza, opulência) e *mar* (ilustre, brilhante), sign. "**ilustre pela riqueza**". Não confundir as variantes *Audemar, Audemário* com *Aldemar, Aldemário*, variantes de *Adelmar*. **Ver Adelmar e comparar com Aldo e Audo.**

Feminino(s): Audomara.

Variante(s): Audemar, Audemaro (*português*); Otmar (*germânico*); Ottmar (*sueco*).

Número: 7

Cor(es): rosa, turquesa.

Pedra(s): quartzo rosa.

Palavras-chave/Natureza expressiva: afabilidade; diligência; busca da transcendência.

Augusto

Do latim *Augustus*, de *augustus*, sign. "**sagrado; consagrado; sublime; elevado**". Nome que era conferido aos imperadores romanos para lhes assinalar um caráter sagrado. Foi adotado como segundo nome (Augusta) entre as princesas germânicas do período pós-renascentista, exemplo do que ocorreu com os imperadores romanos. Em Portugal, surgiu no A.E.L. de 1838.

Santo(s): S. Augusto, festejado em 7 de maio (há dois santos com este nome).

Feminino(s): Augusta.

Variante(s): Augusto (*espanhol, italiano*); Auguste (*francês*); August (*inglês, alemão*).

Número: 5

Cor(es): rosa.

Pedra(s): quartzo verde.

Palavras-chave/Natureza expressiva: racionalismo; dinamismo; carisma.

Aulete

Do grego *auletés*, de *auléo* (tocar flauta), sign. "**flautista**". Nome atribuído aos tocadores de flauta da Antigüidade.

Número: 1

Cor(es): violeta, azul.

Pedra(s): ágata azul rendada.

Palavras-chave/Natureza expressiva: influência; prestígio; determinação; sabe o que quer na vida.

Aureliano

Do latim *Aurelianus*, relativo a *Aurélio*, sign. "**de (pertencente a; da natureza de) Aurélio**". **Ver Aurélio.**

Santo(s): S. Aureliano, festejado em 10 de maio (há três santos com este nome).

Feminino(s): Aureliana, Aureliane.

Variante(s): Aurelino (*português*); Aureliano (*espanhol, italiano*); Aurélien (*francês*); Aurelian (*inglês*).

Número: 6

Cor(es): amarelo.

Pedra(s): âmbar.

Palavras-chave/Natureza expressiva: espontaneidade; facilidade para absorver as informações; campo emocional harmonioso.

Aurélio

Do latim *Aurelius*, de *aurum* (ouro), sign. "**dourado; filho do ouro**". O nome origina-se da mesma voz indo-européia da qual procede a palavra *aurora*.

Santo(s): S. Aurélio, festejado em 20 julho (há três santos com este nome).

Feminino(s): Aurélia.

Variante(s): Aurelio (*espanhol*); Aurèlio (*italiano*); Aurèle (*francês*); Aurel (*inglês*); Aurelius (*alemão, latim*).

Número: 9

Cor(es): violeta, rosa.

Pedra(s): turmalina rosa.

Palavras-chave/Natureza expressiva: força interior; espírito progressista e apaixonado.

Áureo

Masculino de *Áurea*. **Ver Áurea.**

Santo(s): S. Áureo, festejado em 16 de junho.

Variante(s): Auro (*português, espanhol*); Aureus (*alemão, latim*).

Número: 6

Cor(es): violeta, turquesa.

Pedra(s): crisocola.

Palavras-chave/Natureza expressiva: versatilidade; dom do aconselhamento; gosto pelos desafios.

Auriano

Forma relativa de *Áureo*, sign. "**de (pertencente a; da natureza de) Áureo**". **Ver Áureo.**

Número: 7

Cor(es): rosa, turquesa.

Pedra(s): morganita.

Palavras-chave/Natureza expressiva: cordialidade; compaixão; idealismo.

Aurimar

Nome criado a partir da aglutinação do latim *aurum, auri* (ouro, da cor do ouro) e *mare, maris* (mar), sign. "**mar dourado**". No Brasil, é um nome comum a ambos os sexos.

Número: 9

Cor(es): violeta, rosa.

Pedra(s): charoíta.

Palavras-chave/Natureza expressiva: amor à liberdade; sabedoria no trato de assuntos espirituais, amor pela vida.

Aurino

Masculino de *Aurina*. **Ver Aurina.**

Número: 6

Cor(es): azul royal, turquesa.

Pedra(s): halita azul.

Palavras-chave/Natureza expressiva: sagacidade; dedicação ao objetivo de vida; paz de espírito.

Aury

Do inglês *Aury*, diminutivo de *Aurel* (Aurélio). **Ver Aurélio.**

Variante(s): Uri (*português*); Aury (*inglês*).

Número: 2

Cor(es): azul, rosa.

Pedra(s): halita rosa.

Palavras-chave/Natureza expressiva: intuição; comunicação; contato com outras dimensões.

Ausônio

Do latim *Ausoniu*, sign. "**natural da Ausônia**". A Ausônia foi uma antiga região italiana habitada pelos áusones, povo de origem osca cujo nome se originou de Auson, filho de Ulisses e de Calipso. Em poesia, a palavra *ausônio* refere-se aos habitantes da Itália.

Feminino(s): Ausônia.

Variante(s): Ausone (*francês*); Ausonìs (*húngaro*); Ausoniu, Ausonius (*latim*).

Número: 4

Cor(es): amarelo, rosa.

Pedra(s): citrino.

Palavras-chave/Natureza expressiva: força de vontade; talento literário; intuição.

Autran

Do germânico *Aldran*, de *ald* (ancião, velho) e *hramn* (corvo), sign. "**velho corvo**". Curiosamente existe uma antiga raiz *hramm*, que significa "ocultar-se" e que tem correlação com *bram*, palavra que deu origem ao nome *Brahma*, o Deus criador dos hindus. Os corvos, dentre os inúmeros simbolismos que lhes são atribuídos, representam também o *princípio da Criação*.

Variante(s): Audran, Autrand (*francês*).

Número: 3

Cor(es): verde.

Pedra(s): quartzo rosa.

Palavras-chave/Natureza expressiva: contentamento; integridade emocional; expansividade.

Avalone

Do inglês *Avalon*, de uma raiz *afal* (maçã), sign. "**ilha das maçãs**" (*Avalach*, a "maçã que concede a imortalidade"). Nas tradições célticas, Avalon é uma ilha habitada por mulheres que atraem os heróis para torná-los imortais.

Variante(s): Avalon, Avallon (*inglês*).

Número: 7

Cor(es): magenta.

Pedra(s): diamante.

Palavras-chave/Natureza expressiva: pioneirismo; abnegação; modéstia.

Avelino

Masculino de *Avelina*, e este, o mesmo que *Evelina*, *Evelyn*. **Ver Evelyn**.

Feminino(s): Avelina.

Variante(s): Evalino, Evelino (*português*).

Número: 6

Cor(es): azul royal, turquesa.

Pedra(s): crisocola.

Palavras-chave/Natureza expressiva: amabilidade; sutileza; delicadeza; encara as dificuldades com bom humor.

Axel

Do antigo nórdico *öxull*, inglês antigo *eaxl*, saxão antigo *ahsa*, germânico *Achse*, sign. "**carroça, carruagem**". Nome provavelmente atribuído a um fabricante destes veículos.

Número: 6

Cor(es): branco, violeta.

Pedra(s): safira violeta.

Palavras-chave/Natureza expressiva: disciplina; personalidade firme e marcante.

Azarias

No A.T., nome que o arcanjo Rafael assume no livro de Tobias e de um rei de Judá que morreu leproso. Origina-se do hebraico *Hhazariah*, *Azaryah*, sign. "**Deus (o Senhor) ajudou**".

Santo(s): S. Azarias, festejado em 16 de dezembro.

Variante(s): Azaria (*português, inglês*).

Número: 3

Cor(es): azul, vermelho.

Pedra(s): água-marinha.

Palavras-chave/Natureza expressiva: sensitividade; idealizador prático; dom da comunicação.

Azélio

Masculino de *Azélia*. **Ver Azélia**.

Variante(s): Acélio (*português*).

Número: 5

Cor(es): azul royal, amarelo-ouro.

Pedra(s): turmalina azul.

Palavras-chave/Natureza expressiva: boa memória; superação dos medos; sabedoria ancestral.

Azemar

Do francês *Azémar*, o mesmo que *Ademar*. **Ver Ademar.**

Número: 1

Cor(es): verde, vermelho.

Pedra(s): pedra-do-sol.

Palavras-chave/Natureza expressiva: honestidade; fidedignidade; clareza mental.

B

Balbino

Do latim *Balbinu*, diminutivo de *balbus*, da raiz indo-européia *balbal* (que imita a maneira confusa de falar), sign. "**gago; balbuciante**".

Feminino(s): Balbina.

Variante(s): Balbino (*espanhol, italiano*).

Número: 1

Cor(es): verde, vermelho.

Pedra(s): granada.

Palavras-chave/Natureza expressiva: independência; criatividade; capacidade de realização.

Balduíno

Nome que nos tempos antigos foi muito comum a condes, reis e imperadores. Origina-se do germânico *Baldavin*, de *balt, bald* (ousado, audaz, destemido) e *win* (amigo), sign. "**amigo ousado**".

Feminino(s): Balduína.

Variante(s): Baldvino, Valdevino, Valdivino (*português*); Balduíno (*espanhol*); Baldovino (*espanhol, italiano*); Balduìno (*italiano*); Balduin (*francês, alemão*); Baudoin, Baudouin, Baudowin (*francês*); Baldwin (*inglês*).

Número: 6

Cor(es): azul royal, turquesa.

Pedra(s): apatita azul.

Palavras-chave/Natureza expressiva: simplicidade; mansidão; inteligência criativa.

Baltasar

Nome de um rei mago e do último rei caldeu. Do assírio *Bel sar uxur*, hebraico *Belsassar, Beltshatztzár*, babilônico *Balt-shar-usur*, sign. "**salve a vida do rei (senhor)**". **Ver Nabucodonosor.**

Santo(s): S. Baltazar de Chiavari, festejado em 17 de outubro (há três santos com este nome).

Variante(s): Baltazar, Balthazar (*português, francês*); Baltasar (*espanhol*); Baldassare, Baldassarre (*italiano*); Balthasar (*inglês, alemão*).

Número: 2

Cor(es): azul, rosa.

Pedra(s): sílica gema.

Palavras-chave/Natureza expressiva: interesse pela espiritualidade; mentalidade tipo "paz e amor"; temperamento caloroso.

Bartolomeu

Do sírio-hebraico *Bar Tholmai*, aramaico *bar Talmáy*, sign. "**filho de Tholmai**". *Tholmai* deriva da raiz *tholm* e traduz-se por "que suspende (as águas)". Em Portugal, foi encontrado em documentos datados do séc. XIII.

Santo(s): S. Bartolomeu de Breganze, festejado em 23 de outubro (há treze santos com este nome).

Variante(s): Bartolomé (*espanhol*); Bartolomeo (*italiano*); Barthelemé, Barthelemy, Barthelme, Barthelomé, Bartholomé, Bartholomon (*francês*); Brathomew (*inglês*).

Número: 5

Cor(es): amarelo-ouro.

Pedra(s): calcita amarela.

Palavras-chave/Natureza expressiva: positividade; confiança; capacidade de planejar cuidadosamente.

Baruc

No A.T., um dos 12 Profetas Menores, discípulo de Jeremias, que lhe ditava as profecias para que fossem lidas no templo. Origina-se do hebraico *Barukh*, abreviação de *berekyah*, sign. "**o abençoado por Deus**". Equivale a *Benedito*. **Ver Benedito.**

Variante(s): Baruque (*português*); Baruch (*espanhol, italiano, francês*); Barucco (*italiano*).

Número: 9

Cor(es): amarelo, violeta.

Pedra(s): calcita amarela.

Palavras-chave/Natureza expressiva: carisma; valentia; poder emocional.

Basileu

O mesmo que *Basílio*. **Ver Basílio.**

Santo(s): S. Basileu, festejado em 23 de maio (há três santos com este nome).

Número: 6

Cor(es): violeta, turquesa.

Pedra(s): fluorita.

Palavras-chave/Natureza expressiva: engenhosidade; interesse pelo desconhecido; desembaraço.

Basílio

Do grego *Basíleios, Basílios*, de *basíleios* (régio, real), sign. "**de linhagem real**". Em Portugal *Basileu* foi encontrado em documentos datados do séc. XVI.

Santo(s): S. Basílio, festejado em 30 de maio (há oito santos com este nome).

Feminino(s): Basília.

Variante(s): Basileu (*português*); Basileo, Basilio (*espanhol*); Basìlio (*italiano*); Basile, Bazile (*francês*); Basil (*inglês*); Basilius (*alemão, latim*).

Número: 4

Cor(es): verde, amarelo-ouro.

Pedra(s): pirita.

Palavras-chave/Natureza expressiva: disposição; circunspeção; contato com o coração.

Batista

Do grego *Baptistas*, de *baptistes* (submergir), freqüentativo de *bápto* (submergir na água), sign. "**o que batiza**". O nome surgiu com João Batista, que batizou Jesus às margens do rio Jordão, e é de uso comum em países católicos. Emprega-se geralmente após *João*.

Variante(s): Bautista (*espanhol*); Battista (*italiano*); Baptiste, Bautiste (*francês*); Baptist (*inglês*).

Número: 9

Cor(es): amarelo, violeta. *Pedra(s):* iolita.

Palavras-chave/Natureza expressiva: espiritualidade; intelecto penetrante; vocação para o ensino.

Belarmino

O mesmo que "**belo arminho**". *Armino* e *arminho* foram nomes antigamente atribuídos à malha que ficava junto ao casco do cavalo. Designa também um mamífero cuja pele é alva e muito leve no inverno.

Feminino(s): Belarmina.

Variante(s): Belarmino (*espanhol*); Bellarmin (*francês*).

Número: 8

Cor(es): violeta-claro, azul-claro.

Pedra(s): angelita.

Palavras-chave/Natureza expressiva: gentileza; espírito de equipe; conexão com o reino angelical.

Belino

Diminutivo de *Belo*, e este, primitivamente alcunha e depois sobrenome tirado do adjetivo *belo*.

Número: 3

Cor(es): violeta, ouro.

Pedra(s): heliodoro.

Palavras-chave/Natureza expressiva: engenhosidade; talento; destreza.

Belisário

Do grego *Belisários*, de *bélos* (flecha, dardo), sign. "**arremessador de dardos; flecheiro**".

Feminino(s): Belisária.

Variante(s): Belisario (*espanhol*); Belisàrio (*italiano*); Bélisaire (*francês*); Belisar (*alemão*).

Número: 9

Cor(es): turquesa, magenta.

Pedra(s): crisocola.

Palavras-chave/Natureza expressiva: sensibilidade; forte intuição; compaixão.

Belmiro

Nome que provavelmente origina-se do árabe *Belamir*, de *bel* (filho) e *amir* (príncipe), sign. "**filho de príncipe**".

Feminino(s): Belmira.

Número: 11

Cor(es): violeta, verde.

Pedra(s): apatita verde.

Palavras-chave/Natureza expressiva: altruísmo; pensamento dirigido para o bem comum; autoridade natural.

Bemvindo

Nome surgido da expressão *bem-vindo*, ao que tudo indica, atribuído a um filho muito desejado.

Variante(s): Benvindo, Benvenuto (*português*); Benevenuto, Benvenuti (*italiano*); Bénévent, Bienvenu (*francês*).

Número: 3

Cor(es): violeta, ouro.

Pedra(s): calcita dourada.

Palavras-chave/Natureza expressiva: modéstia; percepção aguçada; liberdade de ação.

Benedito

Do latim *Benedictus*, de *benedico* (falar bem de alguém), no sentido de invocar a proteção divina em favor de uma pessoa, sign. "**bendito; abençoado; louvado**". *Bene* e *Beni* são formas familiares do nome.

Santo(s): S. Benedito José Labre, festejado em 16 de abril (há dois santos com este nome).

Feminino(s): Benedita.

Variante(s): Bento (*português*); Benedicto, Benito (*espanhol*); Benedetto (*italiano*); Benedic, Benedit, Benet, Benoit (*francês*); Bennet (*inglês*); Benedict (*inglês*); Benediktus (*alemão*); Benedikt (*alemão*).

Número: 11

Cor(es): violeta, verde.

Pedra(s): calcita verde.

Palavras-chave/Natureza expressiva: honestidade; aproveita as dificuldades para crescer; personalidade que irradia cordialidade, ternura e forte empatia.

Benício

Transformação de *Vinício*, através do espanhol *Benicio*. **Ver Vinício**.

Variante(s): Benecio, Benicio (*espanhol*).

Número: 3

Cor(es): violeta, ouro.

Pedra(s): pirita.

Palavras-chave/Natureza expressiva: acesso ao conhecimento; faz a coisa certa na hora certa; magnetismo pessoal.

Benigno

Do latim *Benignus*, do adjetivo *benignus*, lit. "**benigno; bondoso; complacente**".

Santo(s): S. Benigno, festejado em 28 de junho (há dez santos com este nome).

Feminino(s): Benigna.

Variante(s): Benino (*português*); Benigno (*italiano*); Bénigne (*francês*).

Número: 3

Cor(es): violeta, ouro.

Pedra(s): heliodoro.

Palavras-chave/Natureza expressiva: dons de cura espiritual; facilidade para empreender "viagens interiores"; inteligência privilegiada.

Benito

Forma popular espanhola de *Benedito*. **Ver Benedito**.

Feminino(s): Benita.

Número: 11

Cor(es): vermelho, azul.

Pedra(s): ágata azul rendada.

Palavras-chave/Natureza expressiva: simpatia; dom da cura; solidariedade.

Benjamin

No A.T., filho caçula de Jacó e Raquel, primeiramente chamado Benoni. Origina-se do hebraico *Ben-iamin*, *Binyamín*, de *ben* (filho) e *yamin* (mão direita), sign. "**filho da mão direita; o bem-amado**". Entre os antigos, o lado direito era considerado auspicioso.

Santo(s): S. Benjamim, festejado em 31 de março.

Variante(s): Benjamim (*português*); Benjamín (*espanhol*); Beniamino (*italiano*); Benjamin (*francês, inglês*).

Número: 5

Cor(es): azul royal, amarelo-ouro.

Pedra(s): safira azul.

Palavras-chave/Natureza expressiva: dinamismo; mente clara; personalidade magnética.

Bento

Variante de *Benedito*. Em Portugal, nome encontrado em documentos datados do séc. XVI. **Ver Benedito.**

Santo(s): S. Bento 11, festejado em 8 de maio (há dezenove santos com este nome).

Feminino(s): Benta.

Número: 2

Cor(es): azul, rosa.

Pedra(s): topázio azul.

Palavras-chave/Natureza expressiva: requinte; amorosidade; ensina pelo exemplo.

Beraldo

Do germânico *Beroald*, de *ber* (urso) e *walt* (governador), sign. "**urso guerreiro**". Entre os antigos germânicos, o urso simbolizava a classe guerreira e o poder temporal.

Feminino(s): Beralda.

Variante(s): Beraldi, Béraud, Beraud, Bérault, Berold (*francês*).

Número: 3

Cor(es): azul, vermelho.

Pedra(s): crisocola.

Palavras-chave/Natureza expressiva: consciência de seu propósito existencial; entusiasmo pela vida; confiança em si mesmo.

Berardo

Do germânico *Berahard*, de *ber* (urso) e *hard* (combate), sign. "**urso aguerrido; urso combatente**".

Feminino(s): Berarda.

Variante(s): Berardo (*espanhol, italiano*); Berad (*francês, alemão*); Bérard (*francês*); Berhard (*alemão*).

Número: 9

Cor(es): violeta, rosa.

Pedra(s): calcita rosa.

Palavras-chave/Natureza expressiva: docilidade; dom da compreensão; consciência da missão de vida.

Berilo

Do latim *beryllium*, lit. "**berilo**", denominação de uma pedra semipreciosa.

Santo(s): S. Berilo, festejado em 9 de outubro (há dois santos com este nome).

Variante(s): Birilo (*português*).

Número: 7

Cor(es): rosa, turquesa.

Pedra(s): smithsonita rosa.

Palavras-chave/Natureza expressiva: amorosidade; capacidade criadora; equilíbrio.

Bernardino

Diminutivo de *Bernardo*. Nome encontrado em Portugal no séc. XVII, na forma *Bernardim*.

Santo(s): S. Bernardino de Sena, festejado em 20 de maio (há dois santos com este nome).

Feminino(s): Bernardina.

Variante(s): Bernardim (*português antigo*); Bernardino (*espanhol, italiano*); Bernardin (*francês*).

Número: 1

Cor(es): branco, vermelho

Pedra(s): quartzo rosa.

Palavras-chave/Natureza expressiva: pioneirismo; sacrifício em prol de causas nobres; sabe lidar com lado material da vida.

Bernardo

Do germânico *ber* (urso) e *hart* (forte), sign. "**forte como um urso**". A forma *Bernard* foi introduzida na Inglaterra durante a conquista normanda. Na Bretanha foi usado para substituir o cognato *Beornheard*, muito comum no país por volta do séc. XII.

Santo(s): S. Bernardo de Rodes, festejado em 19 julho (há 25 santos com este nome).

Feminino(s): Bernarda.

Variante(s): Bernardo (*espanhol, italiano*); Bernhardo (*italiano*); Barnard (*francês, inglês*); Bernard (*francês, inglês*); Bénard (*francês*); Bernhard (*alemão*).

Número: 5

Cor(es): amarelo-ouro.

Pedra(s): pedra-do-sol.

Palavras-chave/Natureza expressiva: harmonia com os ritmos da vida; amor pela aventura; encontra alegria na simplicidade.

Bertino

Masculino de *Bertina*. **Ver Bertina.**

Santo(s): S. Bertino, festejado em 2 de maio (há dois santos com este nome).

Feminino(s): Bertina.

Variante(s): Bertino (*espanhol*); Bertini (*italiano*); Bertin (*francês*).

Número: 11

Cor(es): violeta, verde.

Pedra(s): quartzo verde.

Palavras-chave/Natureza expressiva: misticismo; sentimentos superiores; orienta-se pela própria verdade.

Berto

Masculino de *Berta*. **Ver Berta.**

Feminino(s): Berta.

Variante(s): Berto (*espanhol, italiano*); Bert (*francês, inglês*).

Número: 6

Cor(es): violeta, turquesa.

Pedra(s): fluorita.

Palavras-chave/Natureza expressiva: poder de atrair, seduzir; sensibilidade para a escrita; aptidão para o serviço desinteressado.

Bertoldo

Do germânico *Berahtold*, de *bertho* (ilustre, brilhante, famoso) e *walt* (governador), sign. "**governador ilustre (brilhante, famoso)**".

Santo(s): S. Bertoldo de Garsten, festejado em 27 julho (há seis santos com este nome).

Variante(s): Bertaldo (*português*); Bertoldo (*espanhol*); Berthod (*francês*); Berthold (*francês, inglês, alemão*); Bertold (*inglês*); Bertolt (*alemão*).

Número: 1

Cor(es): violeta, azul.

Pedra(s): halita azul.

Palavras-chave/Natureza expressiva: ações inspiradas por ideais elevados; sucesso; qualidades de liderança.

Bertram

Do germânico *Berahthraben*, composto de *berhta* (ilustre, brilhante, famoso) e *hraben* (corvo), sign. "**corvo famoso**". **Ver Autran.**

Santo(s): S. Bertrando, festejado em 30 de junho (há cinco santos com este nome).

Variante(s): Bertrando, Bertrano, Beltrão (*português*); Beltrán (*espanhol*); Bertrando (*italiano*); Beltran, Bertra, Bertrand (*francês*); Bertram (*inglês, alemão*).

Número: 5

Cor(es): azul royal, amarelo-ouro.

Pedra(s): heliodoro.

Palavras-chave/Natureza expressiva: mente clara; gosto pelo conhecimento; desapego material.

Bianco

Masculino de *Bianca*. **Ver Bianca.**

Variante(s): Branco (*português*); Bianco (*italiano*).

Número: 8

Cor(es): laranja.

Pedra(s): crocoíta.

Palavras-chave/Natureza expressiva: sociabilidade; encanto pela vida; sabedoria instintiva.

Bianor

Na mitologia grega, centauro morto por Teseu. Origina-se do grego *Biánor*, de *bía* (violência) e *anér, andrós* (homem), através do latim *Bianore*, sign. "**homem violento**".

Santo(s): S. Bianor, festejado em 10 de julho.

Número: 5

Cor(es): azul royal, amarelo-ouro.

Pedra(s): apatita azul.

Palavras-chave/Natureza expressiva: espírito consciencioso e perseverante; sabe como superar as ilusões.

Boanerges

Nome originário de um dialeto galileu, corruptela de *bene re'ghesh*, e este, de *bene* (filho) e *réghesh* (comoção, tumulto, multidão), sign. "**filho do tumulto (excitação, inquietude); filho da tempestade; filho do trovão**". Por extensão, segundo o padre Antônio Vieira, "**raios**". Na forma figurativa, o nome é aplicado a um *orador clamoroso*.

Número: 5

Cor(es): amarelo-ouro.

Pedra(s): topázio imperial.

Palavras-chave/Natureza expressiva: grande força interior; harmonia com a vida; presença que pode influenciar positivamente os acontecimentos.

Boaventura

Do italiano *Bonaventura*, de *buona ventura*, sign. "**boa sorte**". No Brasil, em geral, é empregado como sobrenome.

Santo(s): S. Boaventura, festejado em 15 julho (há sete santos com este nome).

Variante(s): Bonaventura (*italiano, alemão*); Bonaventure (*francês, inglês, alemão*).

Número: 11

Cor(es): violeta, verde.

Pedra(s): ágata musgo.

Palavras-chave/Natureza expressiva: vivência do aqui e agora; sensitividade; preocupação com o bem comum.

Bolívar

Nome de residência originário do basco *bolu* (moinho) e *ibar* (ribeira), sign. "**do moinho da ribeira**". A princípio foi alcunha e, depois, sobrenome. Modernamente já foi encontrado como prenome, por influência de *Simon Bolívar*, célebre personagem histórico e estadista venezuelano.

Variante(s): Bolivar (*português*).

Número: 7

Cor(es): rosa, turquesa.

Pedra(s): quartzo rosa.

Palavras-chave/Natureza expressiva: sinceridade; busca da verdade; dons artísticos.

Bonifácio

Do latim *Bonifatius*, de *bonum* e *facere*, sign. "**o que faz o bem; benfeitor**". Nome surgido no A.E.L, em 1838.

Santo(s): S. Bonifácio de Calperga, festejado em 25 de abril.

Variante(s): Bonifacio (*espanhol, italiano*); Bonifazio (*italiano*); Boniface (*francês, inglês*).

Número: 11

Cor(es): azul royal, amarelo.

Pedra(s): calcita azul.

Palavras-chave/Natureza expressiva: maturidade espiritual; mente analítica; direção clara na vida.

Bóris

Do eslavo *Boris*, de *boru* (combate), sign. "**lutador; combatente**". Relaciona-se com o antigo eslavo *barjq*, *brati* (lutar). É um nome muito comum na ex-URSS.

Santo(s): S. Bóris, festejado em 24 de julho.

Variante(s): Boris (*italiano, inglês, alemão*).

Número: 9

Cor(es): vermelho, verde.

Pedra(s): granada.

Palavras-chave/Natureza expressiva: personalidade carismática; simplicidade; busca do progresso.

Brasilino

O mesmo que *Brasílio*. **Ver Brasílio.**

Número: 9

Cor(es): turquesa, magenta.

Pedra(s): topázio incolor.

Palavras-chave/Natureza expressiva: determinação; criatividade; contato com a alma.

Brasílio

Nome inventado, que significa "**natural do Brasil; brasileiro**".

Número: 4

Cor(es): vermelho, ouro.

Pedra(s): heliodoro.

Palavras-chave/Natureza expressiva: autoconsciência; postura positivista; auto-estima.

Bráulio

Do germânico *Brahuila*, sign. "**radiante; resplandecente**". O nome está ligado à raiz que originou o antigo alto-alemão, holandês e sueco *brand* (tição, facho, lâmina de espada), presentes também em *Brandão* e *Hildebrando*.

Santo(s): S. Bráulio, festejado em 26 de março.

Variante(s): Braulio (*espanhol*).

Número: 6

Cor(es): azul royal, turquesa.

Pedra(s): turquesa.

Palavras-chave/Natureza expressiva: compaixão; alegria contagiante; visão profunda da vida.

Breno

O nome está ligado às onomatopéias do calor e do sopro (*ber/jan*), sign. "**sopro criador; espírito de vida; espírito criador, produtor, gerador e fecundante (do céu e da terra)**". **Ver Brício** e **Brígida**.

Feminino(s): Brena.

Variante(s): Brenno (*italiano*); Brenainn (*irlandês*).

Número: 9

Cor(es): vermelho, verde.

Pedra(s): morganita.

Palavras-chave/Natureza expressiva: acesso ao conhecimento universal; mentalidade vencedora; aspirações elevadas.

Briano

Do inglês *Brian*, forma medieval (desdobramento) de um primitivo *Brenos*. **Ver Breno**.

Feminino(s): Brena, Briana.

Variante(s): Brian, Brien, Bryan, Bryant (*inglês*).

Número: 5

Cor(es): azul royal, amarelo-ouro.

Pedra(s): azurita.

Palavras-chave/Natureza expressiva: gosto pelo conhecimento; talento para lidar com a mídia; harmonia com o propósito de vida.

Brício

Nome de étimo duvidoso, que se tornou comum na França e na Inglaterra durante a Idade Média, como conseqüência da popularidade de S. Britius. 1) A origem provável liga-se ao celta *brigh*, irlândes *brig*, sign. "**forte; poderoso; superior**"; 2) Segundo outras fontes, do asturiano *bricio*, lit. "**berço**". **Ver Breno**.

Santo(s): S. Brício, festejado em 13 de novembro (há dois santos com este nome).

Feminino(s): Brícia.

Variante(s): Brígio, Brítio, Brízio (*português*); Bricio (*espanhol*); Brice, Bryce (*francês, inglês*); Brisse (*francês*).

Número: 11

Cor(es): violeta, verde.

Pedra(s): apofilita verde.

Palavras-chave/Natureza expressiva: autoconfiança; senso comunitário; ligação com a natureza.

Brígido

Masculino de *Brígida*. **Ver Brígida** e **Breno**.

Número: 1

Cor(es): verde, magenta.

Pedra(s): amazonita.

Palavras-chave/Natureza expressiva: lealdade; liderança; amor pelo trabalho.

Bruno

Do germânico *brun*, lit. "**marrom; moreno**". O nome foi encontrado na Inglaterra, no séc. X, com um Bruno of Cologne. Equivale a *Mauro*. **Ver Mauro**.

Santo(s): S. Bruno, festejado em 11 de outubro (há oito santos com este nome).

Feminino(s): Bruna.

Variante(s): Bruno (*espanhol, italiano francês, inglês, alemão*); Brun (*francês, russo*); Brunon (*francês*); Bruns (*inglês*).

Número: 7

Cor(es): magenta.

Pedra(s): cristal de quartzo.

Palavras-chave/Natureza expressiva: poder de autotransformação; força interior; mente receptiva.

C

CAETANO

Do latim *Caietanus*, sign. "**natural de Gaeta**". *Gaeta* é uma antiga cidade italiana, cujo nome significa "poço; caverna subterrânea". Em Portugal o nome foi encontrado em documentos datados de 1773.

Santo(s): S. Caetano, festejado em 7 de agosto.

Feminino(s): Caetana.

Variante(s): Cayetano (*espanhol*); Gaetan, Gaetano (*italiano*); Caétan, Gaétan (*francês*).

Número: 5

Cor(es): rosa.

Pedra(s): cobaltocalcita.

Palavras-chave/Natureza expressiva: otimismo; perseverança; calor humano.

CAIO

Prenome de origem romana originário do latim *Gaius*, de *gaudere*, sign. "**feliz; contente; alegre**".

Santo(s): S. Caio, festejado em 28 de fevereiro (há dezesseis santos com este nome).

Variante(s): Cayo (*espanhol*); Caio, Gaio (*italiano*).

Número: 9

Cor(es): amarelo, violeta.

Pedra(s): apatita amarela.

Palavras-chave/Natureza expressiva: expansividade; agudeza intelectual; imaginação criativa.

CALISTO

Do grego *Kálistos*, superlativo de *kalós* (belo), sign. "**o muito belo; belíssimo**". É um nome comum a ambos os sexos.

Santo(s): S. Calisto, festejado em 16 de abril (há dois santos com este nome).

Variante(s): Calixto (*espanhol*); Calisti (*italiano*); Calix, Calixte, Calliste (*francês*); Calixtus (*alemão, latim*).

Número: 7

Cor(es): magenta.

Pedra(s): hematita.

Palavras-chave/Natureza expressiva: cuidado, cautela; desapego; atração por assuntos relacionados ao espírito.

CALVINO

O nome surgiu com João Calvino (Jean Chauvin), que introduziu no séc. XVI a Reforma na França. *Calvinu* é a latinização de *Chauvin*, lit. "**calvo**".

Variante(s): Calvino (*espanhol*); Calvin (*espanhol, francês, inglês*).

Número: 4

Cor(es): verde, amarelo-ouro.

Pedra(s): smithsonita verde.

Palavras-chave/Natureza expressiva: autoridade natural; aptidão para tarefas administrativas; sabedoria ancestral.

CAMILO

Do latim *Camillus*, sign. "**mensageiro; menino nobre; mensageiro (sacerdote) de Júpiter**". O nome estava ligado ao culto de Júpiter, na antiga Roma. Esses *meninos*, também chamados "**meninos de coro**" pelos romanos, deixavam o cabelo crescer, vestiam-se com túnicas brancas e coroavam-se de folhagens. Nos sacrifícios, conduziam o vaso com a água lustral e a vasilha com sal e farinha.

Santo(s): S. Camilo Costanza, festejado em 12 de outubro (há dois santos com este nome).

Feminino(s): Camila.

Variante(s): Camilo (*espanhol*); Camille (*francês*); Camillo (*inglês*).

Número: 8

Cor(es): laranja.

Pedra(s): coral.

Palavras-chave/Natureza expressiva: espírito independente; vivência profunda das emoções; alegria de viver.

CÂNDIDO

Do latim *Candidus*, masculino de *Cândida*. **Ver Cândida.**

Santo(s): S. Cândido, festejado em 11 de março (há dois santos com este nome).

Variante(s): Cândedo, Cândio (*português*); Cándido (*espanhol*); Candide (*francês*).

Número: 5

Cor(es): azul royal, amarelo-ouro.

Pedra(s): cianita.

Palavras-chave/Natureza expressiva: harmonia com seu propósito de vida e destino; clareza na comunicação; aptidões para o ensino.

Carino

Nome com dois étimos. 1) Do latim *Carinu*, diminutivo de *carus*, sign. "**caro; estimado**"; 2) Hipocorístico de *Catarino*, e este, do grego *katharós*, lit. "**puro**".

Feminino(s): Carina.

Variante(s): Carinos (*espanhol*).

Número: 6

Cor(es): azul royal, turquesa.

Pedra(s): água-marinha.

Palavras-chave/Natureza expressiva: temperamento pacífico e compassivo; contentamento interior.

Carísio

Masculino de *Carísia*. **Ver Carísia.**

Número: 11

Cor(es): violeta, verde.

Pedra(s): apofilita verde.

Palavras-chave /Natureza expressiva: sinceridade; espírito reformador; age em vez de reagir.

Carlos

Nome originado do germânico *karal*, *kerl*, lit. "**homem do povo**". Em Portugal foi registrado em documentos datados do séc. XVII. Introduzido na Inglaterra tornou-se comum a partir do séc. XIX.

Santo(s): S. Carlos Lwanga, festejado em 3 de junho (há oito santos com este nome).

Feminino(s): Carla.

Variante(s): Carlos (*espanhol*); Carlo (*italiano*); Charles (*francês, inglês*); Charlez (*francês*); Carl (*inglês*); Karl (*alemão*).

Número: 5

Cor(es): rosa.

Pedra(s): kunzita.

Palavras-chave/Natureza expressiva: afetividade; sensibilidade emocional; amor-próprio.

Carlson

De *Carlson*, patronímico inglês formado de *Carl* (*Carlos*), mais a partícula *son* filho, sign. "**filho de Carl (Carlos)**". **Ver Carlos.**

Variante(s): Carson (*português*).

Número: 1

Cor(es): verde, vermelho.

Pedra(s): hematita.

Palavras-chave/Natureza expressiva: honradez; pioneirismo; coragem para enfrentar desafios.

Carlton

Nome de residência originário de um antigo toponímico inglês, *Carleton*, variantes *Carlentona*, *Carlentum*, *Carltun*, *Karleton*, *Karletun*, *Karltun*, sign. "**do lugar (cidade) de Carlos**". **Ver Carlos.**

Variante(s): Carton (*português*); Carleton (*inglês*).

Número: 11

Cor(es): vermelho, azul.

Pedra(s): sílica gema.

Palavras-chave/Natureza expressiva: amor pela ordem; intuição; mente aberta para o novo.

Carmelo

Do nome de uma cidade de Judá e de uma cadeia montanhosa da Palestina Central, hoje chamada *Jabel Kurmul*. Origina-se do hebraico *Karmél*, sign. "**pomar (campo, jardim) bem cultivado; jardim fértil; vinha de Deus**". *Carmo* tem o mesmo significado, e muitas vezes é usado como feminino, geralmente após *Maria* (Maria do Carmo).

Feminino(s): Carmela.

Variante(s): Carmo (*português*); Carmelo (*espanhol*); Carmèlo (*italiano*); Carmel (*francês, inglês*).

Número: 4

Cor(es): verde, amarelo-ouro.

Pedra(s): calcita dourada.

Palavras-chave/Natureza expressiva: circunspecção; decisão; mente atenta.

Carmino

Masculino de *Carmem*, *Carmen*. **Ver Carmen.**

Feminino(s): Carmina.

Variante(s): Carmine (*italiano*).

Número: 1

Cor(es): violeta, azul.

Pedra(s): lápis-lazúli.

Palavras-chave/Natureza expressiva: quietude; serenidade; senso de autoridade; sensibilidade espiritual.

Casemiro

Nome de origem eslava, derivado do polaco *kazimier*, de *kazati*, *kazac* (ensinar, pregar) e *mir* (paz), sign. "**aquele que prega a paz**".

Santo(s): S. Casimiro, festejado em 4 de março.

Feminino(s): Casemira, Casimira.

Variante(s): Casimiro (*português*, *espanhol*, *italiano*); Casimir (*francês*, *inglês*); Kasimir (*alemão*, *eslavo*).

Número: 11

Cor(es): violeta, verde.

Pedra(s): calcita verde.

Palavras-chave/Natureza expressiva: bondade; capacidade de analisar os prós e os contras de uma questão; razão e emoção em equilíbrio.

Cassiano

Nome com dois étimos. 1) Do latim *Cassianu*, sign. "**natural de Cássia**"; 2) Relativo a Cássio, sign. "**de (pertencente a; da natureza de) Cássio**". **Ver Cássio.**

Santo(s): S. Cassiano de Autun, festejado em 5 de agosto (há cinco santos com este nome).

Feminino(s): Cassiana.

Variante(s): Casiano (*espanhol*); Cassiano (*italiano*); Cassien (*francês*); Kassian (*alemão*).

Número: 9

Cor(es): vermelho, verde.

Pedra(s): rubi.

Palavras-chave/Natureza expressiva: senso de dever; mente dinâmica; espírito realizador.

Cássio

Masculino de *Cássia*. **Ver Cássia.**

Santo(s): S. Cássio de Narni, festejado em 29 de junho (há dois santos com este nome).

Feminino(s): Cássia.

Variante(s): Casio (*espanhol*); Cássio, Gássio (*italiano*).

Número: 3

Cor(es): verde.

Pedra(s): hidenita.

Palavras-chave/Natureza expressiva: fidelidade; facilidade para fazer amigos; direcionamento na vida.

Castor

Na mitologia grega, irmão gêmeo de Pólux, filho de Leda e Júpiter que integrou a expedição dos Argonautas. Conduzidos para o céu, os irmãos transformaram-se na constelação de Gêmeos. Do grego *Kástor*, de *kékasmai* (eu me distingo), sign. "**distinto; brilhante**".

Santo(s): S. Castor, festejado em 27de abril (há três santos com este nome).

Variante(s): Cástor (*espanhol*); Càstore (*italiano*); Kastor (*alemão*).

Número: 4

Cor(es): amarelo, rosa.

Pedra(s): pedra-do-sol.

Palavras-chave/Natureza expressiva: benevolência; gosto pelas novidades; aceita assumir responsabilidades com boa vontade.

Catulo

Do latim *Catullu*, calcado em *catus*, sign. "**astuto; sagaz; engenhoso**". Não confundir com *Cátulo* ("cãozinho").

Feminino(s): Catula.

Variante(s): Catulo (*espanhol*); Catullo (*italiano*); Catulle (*francês*); Katull (*alemão*).

Número: 9

Cor(es): amarelo, violeta.

Pedra(s): citrino.

Palavras-chave/Natureza expressiva: valentia; inteligência; temperamento expansivo.

Caubi

Do tupi *ka'a* (folha) e *uo'vi* (azul), sign. "**folha azul**". O nome surgiu com um líder indígena brasileiro que participou da fundação da cidade de São Paulo.

Variante(s): Caobi, Cauby (*português*).

Número: 7

Cor(es): violeta.

Pedra(s): cristal de quartzo.

Palavras-chave/Natureza expressiva: busca da paz; capacidade de autotransformação; talento para execução de trabalhos administrativos.

Cecílio

Do latim *Caecilius*, derivado de *caecus*, lit. "**cego; míope**", nome que se tornou muito popular na Inglaterra, por causa da fama de Cecil Rhodes (1853-1902), adminstrador da África do Sul. É também nome de muitos personagens importantes da história romana. Os judeus adotam-no para substituir *Chaim*, que começa com a mesma letra.

Santo(s): S. Cecílio, festejado em 3 de junho (há dois santos com este nome).

Feminino(s): Cecília.

Variante(s): Cecil (*inglês*).

Número: 11

Cor(es): violeta, verde.

Pedra(s): calcita verde.

Palavras-chave/Natureza expressiva: naturalidade; humanitarismo; autodomínio.

Celeno

Masculino de *Celena*. **Ver Celena**.

Número: 9

Cor(es): vermelho, verde.

Pedra(s): ágata verde.

Palavras-chave/Natureza expressiva: senso de retidão; visão justa; predomínio da emoção sobre a razão.

Celestino

Do latim *Celestinu*, de *coelestis*, lit. "**celeste; celestial; divino; do céu**".

Santo(s): S. Celestino, festejado em 2 de maio (há três santos com este nome).

Variante(s): Celestino (*espanhol, italiano*); Célestin (*francês*); Colestin (*alemão*).

Número: 3

Cor(es): violeta, ouro.

Pedra(s): quartzo olho-de-tigre.

Palavras-chave/Natureza expressiva: intuição; paternalismo; talento para escrita.

Celino

Masculino de *Celina*. **Ver Celina**.

Número: 4

Cor(es): verde, amarelo-ouro.

Pedra(s): calcita dourada.

Palavras-chave/Natureza expressiva: concórdia; mente e corpo saudáveis; domínio das emoções.

Célio

Nome com dois étimos. 1) Do etrusco *celi*, sign. "**setembro**", provavelmente relacionado aos nascimentos ocorridos neste mês. O nome passou ao latim na forma *Coelius*; 2) Masculino de *Célia*. **Ver Célia (1ª e 2ª acepções)**.

Número: 8

Cor(es): laranja.

Pedra(s): coral.

Palavras-chave/Natureza expressiva: desprendimento; amor pela vida; dom de enxergar o cerne da questão.

Celso

Do latim *Celsus*, de *celsus*, sign. "**alto; elevado; sublime**".

Santo(s): S. Celso, festejado em 28 julho (há dois santos com este nome).

Número: 9

Cor(es): amarelo, violeta.

Pedra(s): topázio imperial.

Palavras-chave/Natureza expressiva: alegria de viver; conhecimento espiritual; alma sonhadora.

Célson

Nome criado a partir da aglutinação de *Celso* e *Nélson*.

Número: 5

Cor(es): rosa.

Pedra(s): cobaltocalcita.

Palavras-chave/Natureza expressiva: pioneirismo; carisma; inteligência emocional.

César

Do latim *Caesar*. O nome originou os vocábulos *czar* e *kaiser*, no russo e no alemão, respectivamente. 1) Plínio deriva-o da expressão "*a caeso matris utero*", pois o nome teria surgido com Júlio César, general e estadista romano supostamente nascido pelo processo hoje denominado cesariana. *Caeso* tem o significado de "**cortado, talhado**".

Variante(s): Cézar (*português*); César (*espanhol, francês*); Cesare (*italiano*); Caesar (*inglês, latim*); Casar, Kaiser (*alemão*).

Número: 1

Cor(es): vermelho, violeta.

Pedra(s): hematita.

Palavras-chave/Natureza expressiva: habilidades analíticas e de liderança; espírito de luta; poder de realização.

Cesário

Do latim *Cesarius*, forma relativa de *Coesar* (César), sign. "**de (pertencente a; da natureza de) César**". **Ver César.**

Santo(s): S. Cesário de Arles, festejado em 27 de agosto (há seis santos com este nome).

Feminino(s): Cesária.

Variante(s): Cesáreo (*espanhol*); Cesario (*espanhol, italiano*); Césaire, Cesari (*francês*).

Número: 7

*Cor(es):*rosa, turquesa.

Pedra(s): calcita rosa.

Palavras-chave/Natureza expressiva: personalidade autosuficiente, calorosa e carismática.

Cícero

Do latim *Cicero*, de *cicer*, sign. "**grão-de-bico**". Segundo Plutarco, o nome teria se originado da verruga que levava no nariz um antepassado de Cícero, o grande orador romano.

Feminino(s): Cícera.

Variante(s): Cicerón (*espanhol, russo*); Cicerone (*italiano*); Cicèron (*francês*); Cicero (*inglês,latim*).

Número: 8

Cor(es): rosa, violeta.

Pedra(s): apofilita incolor.

Palavras-chave/Natureza expressiva: empatia; desejo de ajudar o próximo; otimismo.

Cid

Do árabe *seid*, *sayyid*, marroquino *síd*, sign. "**chefe, senhor**". Uma fonte derivou do árabe *As-sid* ou *As-saliod*, lit. "o chefe; o homem superior", o El Cid, título atribuído pelos árabes da Península a Rodrigo Diaz Bivar, herói espanhol do séc. XI.

Variante(s): Cídio (*português*); Cid (*espanhol, inglês*); Cyd (*inglês*).

Número: 7

Cor(es): violeta

Pedra(s): iolita.

Palavras-chave/Natureza expressiva: ética; facilidade para perdoar; inclinação para a filosofia.

Cincinato

Do grego *kíkinnos*, latim *cincinnus*, sign. "**caracol de cabelo**", isto é, "**cabelo encaracolado**". Nome surgido do sobrenome de Lúcio Quíncio, famoso estadista romano. **Ver Crispim.**

Feminino(s): Cincinata.

Variante(s): Cincinnàto (*italiano*).

Número: 7

Cor(es): turquesa.

Pedra(s): crisocola.

Palavras-chave/Natureza expressiva: determinação; ligação com o mundo espiritual; facilidade para verbalizar idéias.

Líntio

Masculino de *Címtia*. Foi um dos sobrenomes de Apolo. **Ver Címtia.**

Variante(s): Cinzio (*italiano*).

Número: 7

Cor(es): rosa, turquesa.

Pedra(s): kunzita.

Palavras-chave/Natureza expressiva: franqueza; conexão com o mestre interior; fraternidade.

Cipriano

Do latim *Cyprianu*, derivado de *cyprius*, sign. "**natural da ilha de Chipre; cipriota**". *Chipre* origina-se do grego *Cyprus* ("ilha dos ciprestes"). Em Portugal, nome encontrado em meados do séc. XI.

Santo(s): S. Cipriano, festejado em 3 de outubro (há sete santos com este nome).

Feminino(s): Cipriana.

Variante(s): Cipião, Ciprião (*português*); Cipriano (*espanhol, italiano*); Cyprien (*francês*); Cyprian (*inglês*); Cyprianus (*inglês, latim*); Cypriaen (*alemão*).

Número: 4

Cor(es): turquesa, violeta.

Pedra(s): turmalina azul.

Palavras-chave/Natureza expressiva: companheirismo; generosidade; criatividade.

Cirano

Do francês *Ciram*, derivado do germânico *Sigram*, de *sig* (vitória) e *hramm*, *ram*, *hraban* (corvo), sign. "**corvo da vitória**". Nesse antropônimo *corvo* tem o sentido de "*guia*". **Ver Autran**.

Feminino(s): Cirana.

Variante(s): Ciram, Cyran, Cyrane, Cyriane (*francês*); Cyrano (*inglês*).

Número: 6

Cor(es): azul royal, turquesa.

Pedra(s): safira azul.

Palavras-chave/Natureza expressiva: criatividade; espontaneidade; devoção ao ideal de vida.

Cirilo

Do grego *Kyrillos*, calcado em *kyros*, sign. "**senhor; que tem plena autoridade**". O nome foi encontrado na Inglaterra por volta do séc. XVII, tornando-se comum a partir do séc. XIX. **Ver Ciro**.

Santo(s): S. Cirilo, festejado em 19 de maio (há treze santos com este nome).

Feminino(s): Cirila.

Variante(s): Cirilo (*espanhol*); Cirillo (*italiano*); Cyril, Cirille (*francês*); Cyrill (*inglês, alemão, húngaro*); Ciril (*inglês*); Zyrillus (*alemão*).

Número: 3

Cor(es): violeta, ouro.

Pedra(s): calcita dente-de-leão.

Palavras-chave/Natureza expressiva: inteligência instintiva; força interior; vocação para profissões relacionadas à cura.

Cirino

Do grego *Kyrînos*, o mesmo que *Quirino*. **Ver Quirino**.

Santo(s): S. Cirino, festejado em 25 de outubro.

Número: 5

Cor(es): amarelo-ouro.

Pedra(s): heliodoro.

Palavras-chave/Natureza expressiva: desprendimento; devotamento; brilho pessoal; manifestação positiva das emoções.

Ciro

Do grego *Kyros*, lit. "**senhor; que tem plena autoridade**", relacionado ao antigo persa *Kurush*, acadiano *Kurash*, hebraico *Kóresh* e egípcio *Kawarusha*. *Kurush* é o nome persa do Sol, o que está de acordo com a divinização (autoridade) daquele astro. Surgido com Ciro, o grande rei da Pérsia, é adotado nos Estados Unidos como nome cristão.

Santo(s): S. Ciro, festejado em 31 de janeiro.

Feminino(s): Cira.

Variante(s): Cyr (*francês*); Cyrus (*inglês, latim*).

Número: 9

Cor(es): vermelho, verde.

Pedra(s): hematita.

Palavras-chave/Natureza expressiva: praticidade; progresso; talento criativo para a pintura e poesia.

Clarêncio

Do latim *Clarentius*, sign. "**cheio de brilho; brilhante; muito ilustre**". A forma *Clarence* surgiu na Inglaterra, na segunda metade do séc. XIV, tornando-se nome cristão a partir do fim do séc. XIX.

Feminino(s): Clarência.

Variante(s): Clarens, Clarent (*francês*); Clarence (*inglês*).

Número: 8

Cor(es): violeta, azul-claro.

Pedra(s): safira azul.

Palavras-chave/Natureza expressiva: clareza mental; energia transformadora; talento para trabalhar com computadores.

Clarimundo

Hibridismo formado pelo latim *claru* (ilustre) e o germânico *mund* (proteção), sign. "**protetor ilustre**".

Feminino(s): Clarimunda.

Variante(s): Claremonde (*francês*); Esclairmonde (*francês antigo*); Clairmond, Clarimond (*inglês*).

Número: 11

Cor(es): azul royal, amarelo.

Pedra(s): azurita.

Palavras-chave/Natureza expressiva: contato com a alma; percepção extra-sensorial; predominância da razão.

Claudino

Forma relativa de *Cláudio*, sign. "**de, pertencente a; da natureza de Cláudio**". **Ver Cláudio.**

Feminino(s): Claudina.

Número: 7

Cor(es): rosa, turquesa.

Pedra(s): halita rosa.

Palavras-chave/Natureza expressiva: íntegridade; confiança; franqueza.

Cláudio

Do latim *Claudiu*, de *claudus*, sign. "**coxo; manco; claudicante**".

Feminino(s): Cláudia.

Variante(s): Clódio (*português*); Claudio (*espanhol, italiano*); Claude (*francês, inglês*); Claud (*inglês*).

Número: 11

Cor(es): vermelho, azul.

Pedra(s): água-marinha.

Palavras-chave/Natureza expressiva: carisma; simpatia; facilidade para comunicar-se.

Claudionor

Nome de origem duvidosa. O mais provável é que tenha sido formado pela aglutinação de *Cláudio* e *Honório*. **Ver Cláudio** e **Honório.**

Santo(s): S. Cláudio, festejado em 21 de julho (há oito santos com este nome).

Feminino(s): Claudionora.

Variante(s): Claudinor (*português*).

Número: 4

Cor(es): turquesa, violeta.

Pedra(s): ametista.

Palavras-chave/Natureza expressiva: flexibilidade; comunicação criativa do coração a serviço do próximo; generosidade.

Cleandro

Do grego *Kléandros*, de *kléos* (glória) e *anér, andrós* (homem), sign. "**homem glorioso**".

Variante(s): Cleandro (*espanhol, italiano*); Cleander (*inglês, latim*).

Número: 9

Cor(es): violeta, rosa.

Pedra(s): iolita.

Palavras-chave/Natureza expressiva: compreensão das necessidades do próximo; sabedoria espiritual; alegria.

Cleanto

Do grego *Kléanthes*, de *kléos* (glória) e *ánthos* (flor), sign. "**flor da glória**" ou "**aquele cuja glória floresce**".

Feminino(s): Cleanta.

Variante(s): Cleantes, Cleantho (*português*); Cleante (*italiano*); Cléanthe (*francês*); Cleanth (*inglês*).

Número: 7

Cor(es): magenta.

Pedra(s): fenacita.

Palavras-chave/Natureza expressiva: personalidade cativante; auto-suficiência em todas as áreas da vida.

Cléber

Nome de origem germânica, de *klaeber*, sign. "**colador de cartazes**". Primitivamente, sobrenome atribuído a alguém que se dedicava a esse mister.

Variante(s): Clébio, Kléber, Klébio (*português*).

Número: 9

Cor(es): vermelho, verde.

Pedra(s): jade.

Palavras-chave/Natureza expressiva: integridade; autoconfiança; entusiasmo pela vida.

Clécio

Do bretão, através do francês *Cleuziou*, *Clézio*, sign. "**obstáculo**". *Cleuziou* foi uma designação primitiva dos *fossos de proteção* que circundavam os antigos castelos. Passou a nome de residência ou alcunha, atribuída a alguém dotado de grande força ou resistência física.

Feminino(s): Clécia.

Variante(s): Clésio, Cléssio, Klécius, Glécio (*português*); Clézio, Cleuziou, Clézoi (*francês*).

Número: 6

Cor(es): azul royal, turquesa.

Pedra(s): quartzo azul.

Palavras-chave/Natureza expressiva: desinibição; contato com o "guia" interior; disposição para enfrentar desafios.

Cleiton

Nome de residência originário do toponímico inglês *Clayton*, nas variantes *Cleoton*, *Cletone*, *Cleeton*. O primeiro elemento é o inglês antigo *claeg*, inglês moderno *clay* (terra argilosa). O segundo é *ton* (lugar, cidade), sign. "**do lugar (cidade) cuja terra é argilosa**".

Variante(s): Cleyton, Clíton (*português*); Clayton, Cliton, Kleyton (*inglês*).

Número: 6

Cor(es): azul royal, turquesa.

Pedra(s): safira azul.

Palavras-chave/Natureza expressiva: idealismo; autenticidade; sinceridade.

Clemêncio

O mesmo que *Clemente*. **Ver Clemente.**

Santo(s): S. Clemêncio, festejado em I6 de abril.

Feminino(s): Clemência.

Número: 7

Cor(es): turquesa.

Pedra(s): sílica gema.

Palavras-chave/Natureza expressiva: fluidez emocional; empatia; busca de um sentido na vida.

Clemente

Do latim *Clemens*, de *clemem*, *clementis*, sign. "**clemente; brando; bondoso**". Em Portugal, nome surgido no séc. XIII. Na Inglaterra, apareceu no séc. XII, por influência de S. Clement, discípulo de S. Paulo, tornando-se muito popular no país até a Reforma.

Santo(s): S. Clemente, festejado em 22 de abril (há doze santos com este nome).

Feminino(s): Clemência.

Variante(s): Clemente (*espanhol*, *italiano*); Clémens, Clémence, Clément (*francês*); Klemens (*inglês*, *alemão*); Clemens (*inglês*).

Número: 5

Cor(es): azul royal, amarelo-ouro.

Pedra(s): calcita dourada.

Palavras-chave/Natureza expressiva: perseverança; alegria irradiante; ponderação.

Clementino

Forma relativa de Clemente, sign. "**de (pertencente a; da natureza de) Clemente**". **Ver Clemente.**

Feminino(s): Clementina.

Variante(s): Clementino (*espanhol*); Clémentin (*francês*).

Número: 11

Cor(es): azul royal, amarelo.

Pedra(s): lápis-lazúli.

Palavras-chave/Natureza expressiva: altruísmo; discernimento espiritual; gosto pela singularidade.

Cléo

Masculino de *Cléa*. **Ver Cléa.**

Feminino(s): Cléa, Cléia.

Variante(s): Cleo (*espanhol*, *inglês*); Cléo (*francês*).

Número: 8

Cor(es): verde, violeta.

Pedra(s): quartzo verde.

Palavras-chave/Natureza expressiva: amor à verdade; dom do aconselhamento; dons artísticos.

Clério

Do francês *Clary*, e este, do latim *Clariacum*, sign. "**do domínio (da propriedade) de Clarus**". O antropônimo *Clarus* tem o sentido de "ilustre; célebre; esclarecido". Inicialmente foi um nome de residência.

Variante(s): Clary (*francês*).

Número: 8

Cor(es): rosa, violeta.

Pedra(s): ametista.

Palavras-chave/Natureza expressiva: amor ao próximo; dom de ouvir; mente voltada para o bem.

Clery

Do francês *Clery*, nome calcado em *Clair*. **Ver Clair.**

Número: 9

Cor(es): vermelho, verde.

Pedra(s): amazonita.

Palavras-chave/Natureza expressiva: humildade; perseverança; honestidade.

Cleto

Nome originário do *grego*, com dois étimos. 1) De *klétos*, sign. "**chamado; escolhido**", na antiga Grécia, nome provavelmente relacionado ao engajamento militar; 2) Hipocorístico de *Anacleto*. **Ver Anacleto.**

Feminino(s): Cleta, Clita.

Variante(s): Cleto (*espanhol, italiano*); Clet (*francês*); Cletus (*inglês, latim*); Cletis (*inglês*).

Número: 1

Cor(es): vermelho, violeta.

Pedra(s): quartzo olho-de-tigre.

Palavras-chave/Natureza expressiva: persistência; magnetismo pessoal; foco nas metas que dispõe atingir.

Cléver

Nome com dois étimos. 1) De um toponímico inglês, *Clewer*, sign. "**habitante de um morro inclinado**", transformado em nome de residência aplicado a morador de um lugar com essa característica; 2) Do alemão, *klever*, lit. "**taipeiro**".

Variante(s): Kléver (*português*); Cleaver, Cleever, Cleve (*inglês*).

Número: 11

Cor(es): vermelho, azul.

Pedra(s): ajoíta.

Palavras-chave/Natureza expressiva: força; poder; amor à paz; desapego das convenções.

Clévio

O mesmo que *Luís*. **Ver Luís.**

Número: 3

Cor(es): azul, vermelho.

Pedra(s): quartzo azul.

Palavras-chave/Natureza expressiva: obstinação; sensitividade; transforma idéias em ações.

Clício

Masculino de *Clícia*, *Clície*. **Ver Clícia.**

Feminino(s): Clícia.

Número: 6

Cor(es): azul royal, turquesa.

Pedra(s): água-marinha.

Palavras-chave/Natureza expressiva: intuição; criatividade; alegria.

Clodoaldo

Do germânico *Hlodowald*, de *hlot* (fama) e *wald* (governador, senhor, príncipe), sign. "**governador (príncipe, senhor) ilustre (famoso)**".

Santo(s): S. Clodoaldo, festejado em 7 de setembro.

Feminino(s): Clodoalda.

Variante(s): Clodevaldo, Clodovaldo, Codoardo (*português*); Clodoaldo (*espanhol, italiano*); Chlodwald, Klodewald (*germânico*).

Número: 9

Cor(es): violeta, rosa.

Pedra(s): charoíta.

Palavras-chave/Natureza expressiva: generosidade; caridade; coragem para mudar.

CLODOMIR

Do germânico *Hlodomir*, de *hlot* (fama) e *maer*, *mir* (famoso), sign. "**muito famoso**" ou "**ilustre e famoso**".

Feminino(s): Clodomira.

Variante(s): Clodomiro (*português*); Clodomiro (*espanhol*); Clodomir (*francês*); Chlodomir (*germânico*).

Número: 8

Cor(es): violeta, azul-claro.

Pedra(s): angelita.

Palavras-chave/Natureza expressiva: gentileza; serenidade; inspiração de natureza espiritual.

CLÓVIS

Nomes derivados do germânico *Chlodowech*, *Chlodowich*, através da forma latinizada *Chlodovicu*. O mesmo que *Luís*. **Ver Luís.**

Variante(s): Clodoveu, Clodovico, Clodovil, Clóvio (*português*).

Número: 8

Cor(es): laranja.

Pedra(s): calcita laranja.

Palavras-chave/Natureza expressiva: emotividade; fraternidade; independência.

COLOMBO

Do latim *columbus*, lit. "**pombo**". O antigo eslavo *galobí* (pomba), literalmente significa "pássaro azul". Da mesma forma, o russo *golubój* e o antigo prussiano *golimban* têm o significado de "azul". **Ver Jonas** e **Celena.**

Santo(s): S. Colombo, festejado em 8 de novembro.

Feminino(s): Columba.

Variante(s): Colón (*espanhol*); Colombo (*italiano*); Colom, Colombi, Colon, Coulomb, Coulon (*francês*); Colum (*inglês, irlandês*).

Número: 3

Cor(es): azul, vermelho.

Pedra(s): ágata azul.

Palavras-chave/Natureza expressiva: dom da oratória; faculdade para compreender e realizar os sonhos; contato com sua inteligência instintiva.

CONRADO

Do germânico *Cunrad*, *Conrad*, de *kuon* e *rat*, sign. "**conselheiro prudente**".

Santo(s): S. Conrado, festejado em 25 de novembro (há catorze santos com este nome).

Variante(s): Conrado (*espanhol*); Corrado (*italiano*); Conrade, Conrath (*francês*); Conrad (*francês, inglês, alemão, germânico*); Kunrath (*alemão*); Konrad (*alemão*).

Número: 7

Cor(es): rosa, turquesa.

Pedra(s): quartzo rosa.

Palavras-chave/Natureza expressiva: confiança; força interna; concórdia.

CONSTÂNCIO

O mesmo que *Constante*. **Ver Constante.**

Santo(s): S. Constâncio, festejado em 12 de dezembro (há sete santos com este nome).

Feminino(s): Constância.

Variante(s): Constanzo (*espanhol, italiano*); Constance (*francês*); Constans (*francês*); Konstanz (*alemão*).

Número: 5

Cor(es): amarelo-ouro.

Pedra(s): calcita dourada.

Palavras-chave/Natureza expressiva: busca do crescimento interior; ações objetivas e positivas; visão otimista da vida.

CONSTANTE

Do latim *Constantius*, de *constante*, sign. "**constante; perseverante; que tem firmeza de ânimo**".

Santo(s): S. Constante, festejado em 18 de novembro.

Variante(s): Constâncio (*português*); Constante (*espanhol, italiano francês*); Constance (*francês*); Constant (*francês, inglês*).

Número: 3

Cor(es): vermelho, azul.

Pedra(s): topázio azul.

Palavras-chave/Natureza expressiva: faculdade criativa; profissões relacionadas a disciplinas físicas e/ou espirituais.

Constantino

Forma relativa de *Constâncio*, *Constante*, sign. "**de (pertencente a; da natureza de) Constâncio (Constante)**". Foi nome de reis da Escócia e de imperadores romanos e bizantinos. **Ver Constante.**

Santo(s): S. Constantino, festejado em 15 de junho (há sete santos com este nome).

Feminino(s): Constantina.

Variante(s): Constantino (*espanhol*, *italiano*); Constantin (*francês*, *inglês*, *alemão*); Constantini, Constanty, Costatini (*francês*); Constantine (*inglês*); Connor (*irlandês*); Konstantin (*alemão*).

Número: 9

Cor(es): turquesa, magenta.

Pedra(s): topázio incolor.

Palavras-chave/Natureza expressiva: condolência; capacidade de dar e receber amor com equilíbrio; habilidade para descartar-se de tudo o que é "velho".

Cornélio

Do latim *Cornelius*, nome de significado incerto. Possivelmente de *cornu* (chifre), sign., por extensão, "**duradouro, estável**". Foi nome de uma famosa *gens* romana e de um centurião convertido por S. Pedro, tornando-se comum nos Países Baixos por volta do séc. III da era cristã.

Santo(s): S. Cornélio, festejado em 2 de fevereiro (há seis santos com este nome).

Feminino(s): Cornélia.

Variante(s): Cornelio (*espanhol*); Cornèlio (*italiano*); Corneil, Corneille, Cornille, Cornnil (*francês*); Cornell, Cornelys (*inglês*); Conchubhar, Corney (*irlandês*); Cornelius (*inglês, alemão, latim*).

Número: 1

Cor(es): verde, magenta.

Pedra(s): hidenita.

Palavras-chave/Natureza expressiva: concentração; liderança; amor pela natureza.

Cosme

Do grego *Kosmâs*, de *kósmos*, lit. "**ordem; ornamento; conjunto harmoniosamente composto**". A forma *Cosimo* vem da Itália, nome que juntamente com *Cosmo* tornou-se favorito naquele país, sendo adotado, inclusive, pela família florentina dos Médici. A variante *Cosmes* foi encontrada em Portugal, na segunda metade do séc. XVI.

Santo(s): S. Cosme, festejado em 26 de setembro.

Feminino(s): Cosima, Cosma.

Variante(s): Cosmo (*português*, *inglês*); Cosme (*espanhol*, *francês*); Cosimo (*italiano*); Côme (*francês*).

Número: 1

Cor(es): vermelho, violeta.

Pedra(s): granada.

Palavras-chave/Natureza expressiva: solidariedade; espírito empreendedor e hábil para lidar com a energia monetária.

Crescêncio

Do latim *Crescentius*, de *crescere*, raiz indo-européia *ker*, sign. "**crescente; que cresce**".

Santo(s): S. Crescêncio, festejado em 12 de dezembro (há cinco santos com este nome).

Feminino(s): Crescência.

Variante(s): Crescente (*português*); Crescencio, Crescente (*espanhol*); Crescenzio (*italiano*); Crencence, Crecent (*francês*); Crescentius (*inglês, latim*).

Número: 4

Cor(es): turquesa, violeta.

Pedra(s): iolita.

Palavras-chave/Natureza expressiva: prodigalidade; dom da oratória; facilidade de compartilhar sentimentos.

Crispim

Diminutivo de *Crispo*, e este, do latim *crispus*, sign. "**(que tem os) cabelos ondeados (crespos)**". **Ver Cincinato.**

Santo(s): S. Crispim, festejado em 5 de dezembro (há cinco santos com este nome).

Feminino(s): Crispina.

Variante(s): Crespín, Crispín (*espanhol*); Crispino (*italiano*); Crépin, Crespin, Crespy (*francês*); Crispin (*inglês, alemão*).

Número: 6

Cor(es): amarelo.

Pedra(s): calcita amarela.

Palavras-chave/Natureza expressiva: alegria; espontaneidade; clareza intelectual.

Cristiano

Do latim *Christianus*, de *christianu*, lit. "**cristão**". Ambos os nomes se equivalem. Em Portugal foi encontrada a variante *Christiano* em documentos datados do séc. XVI. A variante *Christian* foi encontrada na Inglaterra por volta do séc. XII. O mesmo que *Cristino*.

Feminino(s): Cristiana.

Variante(s): Cristino, Christino (*português*); Cristían (*espanhol*); Cristiano (*italiano*); Chrestien, Christen (*francês*); Christian (*francês, inglês*); Christiaen (*francês*).

Número: 9

Cor(es): turquesa, magenta.

Pedra(s): diamante.

Palavras-chave/Natureza expressiva: prazer de agradar aos outros; amor ao belo; presença notável.

Cristino

O mesmo que *Cristiano*. **Ver Cristiano.**

Feminino(s): Cristina.

Variante(s): Kristen (*alemão*).

Número: 8

Cor(es): violeta, azul-claro.

Pedra(s): sílica gema.

Palavras-chave/Natureza expressiva: amor à liberdade; poder de transformação; fé nos poderes superiores.

Cristo

Do grego *Christós*, lit. "**o ungido**", tradução do hebraico *mashiah* (Messias), através do latim *Christus*.

Variante(s): Christus (*alemão, belga, latim*); Chrystus (*polonês*); Christós (*grego*); Kristo (*esperanto*).

Número: 3

Cor(es): verde.

Pedra(s): água-marinha.

Palavras-chave/Natureza expressiva: caráter expansivo e paternal; talento para o ensino de disciplinas espirituais.

Cristóvão

Do grego *Christophóros*, de *Christós* (Cristo) e *phorós* (portador), sign. "**o que leva em si o Cristo; o portador do Cristo; o que conduz o Cristo**". Em Portugal, nome encontrado em registros datados do séc. XVI. **Ver Cristo.**

Variante(s): Cristóval, Cristóbal (*espanhol*); Cristòforo, Cristòvano (*italiano*); Christophe, Christophle (*francês*); Christopher (*inglês*); Christoph (*alemão*).

Número: 5

Cor(es): amarelo-ouro.

Pedra(s): calcita dente-de-leão.

Palavras-chave/Natureza expressiva: centramento; consciência do próprio valor; sabedoria inata.

Custódio

Do latim *custos, custodis*, sign. "**guarda; guardião; protetor; defensor**". Em Portugal, nome encontrado pela primeira vez no séc. XVIII. É o epíteto do Anjo da Guarda cristão, o *anjo que protege*, o Anjo Custódio.

Feminino(s): Custódia.

Variante(s): Custodio (*espanhol, italiano*); Custot (*francês*).

Número: 7

Cor(es): rosa, turquesa.

Pedra(s): morganita.

Palavras-chave/Natureza expressiva: disposição para perdoar; senso de justiça; sabe "ouvir" o coração.

D

Daciano

Forma relativa de *Dácio*, sign. "**de (pertencente a; da natureza de) Dácio**". **Ver Dácio.**

Número: 2

Cor(es): vermelho, azul.

Pedra(s): calcita azul.

Palavras-chave/Natureza expressiva: espírito reformador; ensina pelo exemplo; percepção extra-sensorial.

DÁCIO

Do latim *Daciu*, sign. "**natural (habitante) da Dácia; da terra dos Dacos**". *Dacos*, um nome de origem grega, é traduzido por "animal que morde (que dá ferroadas)".

Santo(s): S. Dácio, festejado em 21 de outubro (há cinco santos com este nome).

Feminino(s): Dácia.

Variante(s): Dásio, Dázio (*português*); Dacio (*espanhol*).

Número: 11

Cor(es): vermelho, azul.

Pedra(s): albita.

Palavras-chave/Natureza expressiva: independência; bondade; gosto pela solidão e por novas aventuras.

DAGOBERTO

Do germânico *Dagapehrt*, de *dago* (dia) e *berth* (brilhante), sign. "**brilhante como o dia**".

Santo(s): S. Dagoberto II, festejado em 23 de dezembro.

Variante(s): Dagberto, Dagueberto (*português*); Dagaberto (*espanhol*); Dabert, Dacbert, Dagabert, Daguebert (*francês*); Dagobert (*francês, alemão*).

Número: 6

Cor(es): amarelo.

Pedra(s): citrino.

Palavras-chave/Natureza expressiva: jovialidade; prosperidade; dom do aconselhamento.

DAGOMAR

Do germânico *Dagemar*, de *Dag* (beleza) e *mar* (fama, glória, brilho), sign. "**famoso pela beleza**". No Brasil é um nome comum a ambos os sexos. Não confundir com *Dagmar*.

Variante(s): Dagomer (*francês*).

Número: 5

Cor(es): azul royal, amarelo-ouro.

Pedra(s): halita azul.

Palavras-chave/Natureza expressiva: dinamismo; consciência do poder pessoal; gosto pelo conhecimento.

DÁLCIO

Hipocorístico de *Dalmácio*, e este, o mesmo que *Dalmo*. **Ver Dalmo**.

Feminino(s): Dalce.

Número: 8

Cor(es): laranja.

Pedra(s): opala de fogo.

Palavras-chave/Natureza expressiva: inspiração; modéstia; contato com o subconsciente.

DALMO

Do albanês *Dalmium*, grego *Dalmatía*, latim *Dalmatia*, nome de uma região da antiga Iugoslávia, cujo significado é "**caminho do carneiro**". Ao que tudo indica, primeiramente foi nome de residência ou gentílico e, depois, antropônimo.

Feminino(s): Dalma.

Variante(s): Dalmácio, Delmo (*português*).

Número: 9

Cor(es): amarelo, violeta.

Pedra(s): ametrino.

Palavras-chave/Natureza expressiva: concentração; autoconfiança; coragem.

DALTON

Nome de residência originado de toponímico do inglês antigo, nas formas *Daltun*, *Daltone*, *Delton*, *Dalton*, sign. "**da cidade (lugar) do vale**", de *dahl* (vale) e *ton* (lugar, cidade).

Variante(s): Dalto (*português*).

Número: 3

Cor(es): verde.

Pedra(s): turmalina melancia.

Palavras-chave/Natureza expressiva: contentamento; espírito de liberdade; amor-próprio.

DAMASCENO

Do grego *Damaskenós*, sign. "**natural de Damasco**". Nome que no Brasil às vezes aparece como o segundo elemento de nomes compostos. Foi sobrenome de Júpiter, adorado em Damasco.

Feminino(s): Damascena.

Variante(s): Damasceno (*espanhol*); Damascène (*francês*); Damaszener (*alemão*).

Número: 3

Cor(es): azul, vermelho.

Pedra(s): halita azul.

Palavras-chave/Natureza expressiva: objetividade; sabedoria para tomar decisões; capacidade de transformação interior.

Damásio

Do grego *Dámaso*, do verbo *damázo* (domar), sign. "**o domador**". Nome que primitivamente foi alcunha.

Santo(s): S. Dâmaso, festejado em 2 de dezembro.

Feminino(s): Damásia.

Variante(s): Damácio, Damaso, Danácio (*português*); Dámaso (*espanhol*); Dàmaso (*italiano*); Damace, Damase (*francês*).

Número: 8

Cor(es): laranja.

Pedra(s): coral.

Palavras-chave/Natureza expressiva: discernimento; intuição; inspiração.

Damiano

O mesmo que *Damião*. **Ver Damião.**

Feminino(s): Damiana.

Número: 3

Cor(es): azul, vermelho.

Pedra(s): água-marinha.

Palavras-chave/Natureza expressiva: satisfação; integridade emocional; expansividade.

Damião

Nomes com dois étimos. *Damião*, encontrado em Portugal na primeira metade do séc. XVI, é a forma popular portuguesa de *Damiano*. 1) Do latim *Damianu*, e este, do grego *Damianós*, de *damáo* (domar, vencer, subjugar), sign. "**domador; vencedor; que subjuga**". Equivale a *Dámaso*, *Damaso*; 2) Também traduzido como "**consagrado ao culto de Damia**". *Damia* é um dos sobrenomes da deusa Cibele. **Ver Damásio.**

Santo(s): S. Damião, festejado em 12 de outubro (há seis santos com este nome).

Feminino(s): Damiana.

Variante(s): Damiano (*português*); Damián (*espanhol, inglês, russo*); Damiano (*italiano*); Damien (*francês*); Daminan (*inglês*).

Número: 7

Cor(es): magenta.

Pedra(s): hematita.

Palavras-chave/Natureza expressiva: pioneirismo; flexibilidade mental; talento para a medicina.

Dândalo

O mesmo que *Tântalo*, e este, do grego *Tântalos*, sign. "**o que suporta; o que sustenta**". Tântalo é também o nome da Etiópia, que os naturais chamam *Tandalus*, termo que naquele país passou a significar "terra alta".

Feminino(s): Dândala.

Variante(s): Dândalo (*português*); Tántalo (*espanhol*); Tàntalo (*italiano*); Tántalos (*grego*).

Número: 6

Cor(es): violeta, turquesa.

Pedra(s): larimar.

Palavras-chave/Natureza expressiva: faculdade de inventar, criar, inovar; dom da oratória; interesse pela mídia.

Daniel

No A.T., um dos quatro Profetas Maiores, favorecido (por Deus) com uma sabedoria excepcional e com o dom de interpretar os sonhos e sinais misteriosos. Do hebraico *Daniyyel*, acadiano *Danilu*, de *dan* (juiz) e *El* (Senhor, Deus), sign. "**o Senhor é meu juiz**". Em Portugal foi encontrado em documentos datados da primeira metade do séc. XVI. O mesmo que *Danilo*.

Santo(s): S. Daniel, festejado em 22 de novembro (há treze santos com este nome).

Feminino(s): Daniela.

Variante(s): Danilo, Dânio, Donaldo (*português*); Daniel (*espanhol, francês, inglês, escocês*); Danielo (*italiano*); Danel, Deniel (*francês*).

Número: 9

Cor(es): vermelho, verde.

Pedra(s): quartzo verde.

Palavras-chave/Natureza expressiva: generosidade; imparcialidade; lealdade aos próprios princípios.

Danilo

Do acadiano *Danilu*, o mesmo que *Daniel*. O nome foi popularizado com a opereta *A viúva alegre*, de Franz Lehar (1908). **Ver Daniel.**

Feminino(s): Danila.

Variante(s): Danilow (*russo*).

Número: 1

Cor(es): verde, vermelho.

Pedra(s): malaquita.

Palavras-chave/Natureza expressiva: decisão e positividade; independência emocional; segurança interior.

Dante

Contração latina de *Durante*, sign. "**permanente; estável; duradouro**", ou um hipocorístico do nome. O nome surgiu com Dante Alighieri, escritor.

Variante(s): Dante, Durante (*italiano*).

Número: 8

Cor(es): verde, violeta.

Pedra(s): calcita verde.

Palavras-chave/Natureza expressiva: espírito de vanguarda; amor à verdade; facilidade de expressão.

Danton

Do francês. Nome com dois étimos. 1) Abreviação de *fils d'Antoine*, sign. "**filho de Antônio**"; 2) Forma abreviada de *Duranton*, tradução francesa de *Durante* (*Dante*). **Ver Antônio** e **Dante.**

Variante(s): Dantón (*espanhol, russo*).

Número: 5

Cor(es): rosa.

Pedra(s): halita rosa.

Palavras-chave/Natureza expressiva: desprendimento; amorosidade; capacidade criadora.

Darci

Nome com dois étimos, no Brasil comum a ambos os sexos. 1) Do francês, de origem geográfica, de *Arcy-sur-Cure*, comuna dos tempos pré-históricos. Significa "**natural de Arcy**". *Arcy* é traduzido por "fortaleza"; 2) O outro significado é originário do irlandês *d'Arcy*, uma anglicanização de *O'Dorchaidhe*, surgida no séc. XIV, lit. "**descendente de um homem escuro**".

Variante(s): Derci, Dercy (*português*); Darcy (*português, francês, inglês*).

Número: 8

Cor(es): laranja.

Pedra(s): calcita laranja.

Palavras-chave/Natureza expressiva: curiosidade; capacidade de antever o futuro; amor pelas aventuras.

Darcílio

Forma relativa de *Darci*, sign. "**de (pertencente a; da natureza de) Darci**". **Ver Darci.**

Feminino(s): Darcília.

Número: 8

Cor(es): violeta, azul-claro.

Pedra(s): ametista.

Palavras-chave/Natureza expressiva: coragem; interesse pelos segredos ocultos da vida; poder de transformação.

Dario

Do persa *Dara*, através do grego *Dareios* e latim *Darius*. Origina-se de *dàrã*, que tem vários significados, entre eles, "**Deus; soberano; o que segura firme; o que mantém; o que suporta**".

Santo(s): S. Dario, festejado em 19 de dezembro (há dois santos com este nome).

Variante(s): Dari, Dário, Dary (*português*); Darío (*espanhol*); Dàrio (*italiano*); Darios, Daire (*francês*); Darius (*francês, inglês, latim*); Darian, Darien (*inglês*).

Número: 11

Cor(es): vermelho, azul.

Pedra(s): sílica gema.

Palavras-chave/Natureza expressiva: paz de espírito; habilidade para relacionar-se e lidar com as frustrações.

Darlan

Nome com dois étimos. Do francês. 1) Derivado de *d'Arlanc*, cidade do norte da França, sign. "**de Arlanc**"; 2) Também patronímico originário de *d'Arlan*, sign. "**filho de Arlan**". **Ver Arlan.**

Número: 5

Cor(es): rosa.

Pedra(s): quartzo verde.

Palavras-chave/Natureza expressiva: coragem, objetividade e otimismo.

Darley

Do inglês antigo, nomes de residência originados de um toponímico encontrado nas formas *Derley*, *Dereleie*, *Derleia*, *Darley*, *Darly*, sign. "**da floresta habitada por cervos**". Nome aplicado a alguém que viveu em um lugar com essas características.

Variante(s): Darlei, Darli, Darly, Derlei, Derli, Derly (*português*).

Número: 11

Cor(es): vermelho, azul.

Pedra(s): sodalita.

Palavras-chave/Natureza expressiva: individualismo; equilíbrio; ensina pelo exemplo.

Darly

O mesmo que *Darley*. **Ver Darley.**

Número: 6

Cor(es): violeta, turquesa.

Pedra(s): quartzo azul.

Palavras-chave/Natureza expressiva: altruísmo; hospitalidade; fé inabalável; talento para a escrita.

Dáucio

Do grego *daukos*, através do latim *daucum*, designação de uma espécie de cenoura. Provavelmente alcunha de alguém que cultivava essa planta.

Feminino(s): Dáucia.

Número: 8

Cor(es): laranja.

Pedra(s): cornalina.

Palavras-chave/Natureza expressiva: intuição; poder criativo; conexão com a alma.

Dauri

Significa "**filho de Aury (Alarico)**", provavelmente originário do francês. **Ver Alarico.**

Variante(s): Daury (*português*).

Número: 8

Cor(es): laranja.

Pedra(s): calcita laranja.

Palavras-chave/Natureza expressiva: emotividade; conhecimento instintivo; desenvolvimento da consciência pelos reveses da vida.

Daurino

Nome com dois étimos. 1) Forma relativa de *Dauri*, sign. "**de (pertencente a; da natureza de) Dauri**"; 2) Forma relativa de *Dauro*, sign. "**de (pertencente a; da natureza de) Dauro**". **Ver Dauri** e **Dauro.**

Feminino(s): Daurina.

Número: 1

Cor(es): violeta, azul.

Pedra(s): celestita.

Palavras-chave/Natureza expressiva: honestidade; liderança; coragem.

Dáurio

Contração de *de Áurio*, forma relativa de *Áureo*, *Áurio*. **Ver Áureo.**

Feminino(s): Dáuria.

Número: 5

Cor(es): azul royal, amarelo-ouro.

Pedra(s): lápis-lazúli.

Palavras-chave/Natureza expressiva: calor humano; intuição; facilidade de aprendizado.

Dauro

Nome originário de um dialeto dos Altos Pirineus, sign. "**originário do vale dourado**".

Feminino(s): Daura.

Número: 5

Cor(es): rosa.

Pedra(s): calcita rosa.

Palavras-chave/Natureza expressiva: auto-aceitação; compaixão; solidariedade.

Davi

Segundo o A.T., Davi foi o segundo rei dos hebreus, sucedendo a Saul, e o fundador de Jerusalém. Criou salmos de profunda inspiração lírica. Origina-se do hebraico *Dawid*, *Dawíd*, sign. "**o amado**". Em Portugal surgiu no A.E.L., em 1838. Na Inglaterra foi comum por volta do séc. XII.

Santo(s): S. Davi da Suécia, festejado em 15 de julho (há sete santos com este nome).

Feminino(s): Davina.

Variante(s): David (*português*, *espanhol*, *francês*, *inglês*); Davide (*italiano*); Dewi (*inglês*).

Número: 9

Cor(es): amarelo, violeta.

Pedra(s): topázio imperial.

Palavras-chave/Natureza expressiva: decisão; entusiasmo; talento para poesia e pintura.

Davino

Masculino de *Davina*, e este, feminino escocês de *Davi*. **Ver Davi.**

Feminino(s): Davina.

Número: 11

Cor(es): vermelho, azul.

Pedra(s): calcantita.

Palavras-chave/Natureza expressiva: cordialidade; ternura; empatia.

Davis

Do inglês *Davis*, sobrenome originado de *David*. No Brasil já foi encontrado como prenome. Pronuncia-se *deivis*.

Número: 1

Cor(es): vermelho, violeta

Pedra(s): cianita

Palavras-chave/Natureza expressiva: tenacidade; espírito empreendedor; magnetismo pessoal.

Décio

Do latim *Decius*, de *decem*, sign. "**dez**". Nome que os antigos romanos atribuíam ao décimo filho.

Santo(s): S. Davino Armênio, festejado em 3 de junho.

Feminino(s): Décia.

Variante(s): Decio (*espanhol*); Dècio (*italiano*); Dèce, Décius (*francês*).

Número: 9

Cor(es): vermelho, verde.

Pedra(s): ônix.

Palavras-chave/Natureza expressiva: vigor; coragem; gosto pelos negócios e empreendimentos.

Delcino

Forma relativa de *Délcio*, sign. "**de (pertencente a; da natureza de) Délcio**". **Ver Élcio.**

Número: 8

Cor(es): rosa, violeta.

Pedra(s): halita violeta.

Palavras-chave/Natureza expressiva: gentileza; bondade; amorosidade.

Délcio

Délcio originou-se da contração *d'Élcio*, sign. "**de Élcio**".

Feminino(s): Delcina, Délcia.

Número: 3

Cor(es): azul, vermelho.

Pedra(s): ajoíta.

Palavras-chave/Natureza expressiva: racionalidade; comunicação criativa; busca da paz interior.

Delfim

Do latim *delphinus*, *delphini*, e este, do grego *delphís*, *delphínos*, sign. "**delfino; natural (habitante) de Delfos**". O nome *Delfos*, cidade grega onde eram celebrados os Mistérios, vem de *Delphoí*, da raiz delph, sign. "útero; matriz; o que está escondido; centro da terra". *Delfim*, tradução de *dauphin*, é a forma afrancesada de *delphinus*, sign. "**golfinho**" (*delphinus*, *dolfinos*, *dolfinho*, *gulfinho*, *golfinho*).

Feminino(s): Delfina.

Variante(s): Dalfino, Dalvino (*português*); Delfín (*espanhol*); Dauphin, Delphim, Delphin (*francês*).

Número: 4

Cor(es): verde, amarelo-ouro.

Pedra(s): jade.

Palavras-chave/Natureza expressiva: lealdade; alegria e harmonia.

Delfino

O mesmo que *Delfim*. **Ver Delfim.**

Santo(s): S.Delfino, festejado em 24 de dezembro.

Feminino(s): Delfina.

Número: 11

Cor(es): violeta, verde.

Pedra(s): esmeralda.

Palavras-chave/Natureza expressiva: mente analítica; ligação com o EU; ação positiva; vai direto ao assunto.

Délio

Do grego *Délios*, sign. "**nascido em (natural de) Delos**". *Délio* foi também sobrenome de Apolo e Diana, deuses mitológicos gregos nascidos e adorados em Delos. *Delos*, da raiz *delóo* (mostrar-se, tornar-se visível), foi nome de um antiga cidade grega onde eram celebrados os Mistérios.

Feminino(s): Délia.

Número: 9

Cor(es): vermelho, verde.

Pedra(s): esmeralda.

Palavras-chave/Natureza expressiva: amor à justiça e à verdade; mentalidade prática; coragem para enfrentar mudanças.

Delmar

Nome com dois étimos. 1) Do espanhol *del mar*, sign. "**do mar**"; 2) Do germânico, o mesmo que *Adelmar*. **Ver Adelmar.**

Feminino(s): Delmara.

Variante(s): Delmo (*português*).

Número: 8

Cor(es): laranja.

Pedra(s): opala de fogo.

Palavras-chave/Natureza expressiva: sabedoria; criatividade; mente receptiva e desprendida.

Delmiro

O mesmo que *Adelmar*. **Ver Adelmar.**

Número: 4

Cor(es): vermelho, amarelo-ouro.

Pedra(s): pirita.

Palavras-chave/Natureza expressiva: autenticidade; ausência de preconceitos; mente ativa.

Delmo

Nome com três étimos. 1) O mesmo que *Dalmo*; 2) Alteração do espanhol *Delmar*, através do feminino *Delma*. 3) Transformação de *Adelmo*. **Ver Adelmo**, **Dalmo** e **Delmar (1ª acepção)**.

Feminino(s): Delma.

Número: 4

Cor(es): amarelo, rosa.

Pedra(s): pedra-do-sol.

Palavras-chave/Natureza expressiva: talento para o ensino; alma venturosa e acolhedora.

Délson

Do inglês *Edelson*, de *Edel*, mais a partícula *son* (filho), sign. "**filho de Edel (Adélia)**". A variante *Adelzon*, de origem holandesa e já encontrada no Brasil, tem a pronúncia *adelzôm*.

Número: 6

Cor(es): violeta, turquesa.

Pedra(s): crisocola.

Palavras-chave/Natureza expressiva: espírito altruísta e hospitaleiro; dom para a escrita.

Demerval

Do francês *d'Amerval*, sign. "**natural (habitante) de Amerval**", nome de uma aldeia francesa situada no cantão de Solesmes. *Amerval* origina-se de *amer* (ponto de referência) e *val* (vale), traduzido por "lugar cujo ponto de referência é um vale".

Variante(s): Adermeval, Dermeval (*português*).

Número: 8

Cor(es): rosa, violeta.

Pedra(s): fenacita.

Palavras-chave/Natureza expressiva: filantropia; auto-estima; amor à liberdade.

Demétrio

Do grego *Demétrios*, lit. "**consagrado a Demeter**". Demeter é a deusa da agricultura dos antigos gregos. Seu nome sign. "mãe dispensadora de alimentos".

Santo(s): S. Demétrio, festejado em 10 de novembro (há oito santos com este nome).

Feminino(s): Demétria.

Variante(s): Demetrio (*espanhol*); Demètrio (*italiano*); Demetre, Démétrios (*francês*); Demetrius (*inglês, alemão, latim*).

Número: 8

Cor(es): violeta, azul-claro.

Pedra(s): cristal de quartzo.

Palavras-chave/Natureza expressiva: motivação; confiança; percepção extra-sensorial.

Demócrito

Do grego *Demókritos*, de *démos* (povo) e *kritós* (eleito), sign. "**eleito (escolhido) pelo povo**".

Santo(s): S. Demócrito, festejado em 31 de julho.

Variante(s): Demócrito (*espanhol*); Demòcrito (*italiano*); Démocrite (*francês*); Demokrit (*alemão*).

Número: 3

Cor(es): branco, violeta.

Pedra(s): iolita.

Palavras-chave/Natureza expressiva: capacidade de materializar os sonhos e de refletir sobre si mesmo; fortaleza diante do sofrimento.

Demóstenes

Do grego *Demosthénes*, de *démos* (povo) e *sthénos* (força), sign. "**a força do povo**".

Variante(s): Demóstenes (*espanhol*); Demòstene (*italiano*); Démosthène (*francês*); Demosthenes (*inglês, latim*).

Número: 11

Cor(es): violeta, verde.

Pedra(s): ágata-musgo

Palavras-chave/Natureza expressiva: simpatia; temperamento amistoso; estima pelas boas coisas da vida.

Denílson

Nome de étimo duvidoso. Ao que tudo indica, calcado no inglês *Danyll'son*, sign. "**filho de Daniel**". Há no inglês antigo os termos *Deneyson, Denison, Dennison* e *Deynissone*, que não têm correspondência com o nome em questão. **Ver Daniel.**

Número: 11

Cor(es): violeta, verde.

Pedra(s): calcita verde

Palavras-chave/Natureza expressiva: espontaneidade; retidão; inspiração voltada para temas espirituais.

Dênis

Nome de origem francesa, o mesmo que *Dionísio*. Em Portugal, foi encontrado em obras redigidas no séc. XII, nas formas *Donis, Dinis*. Ocorreu na Inglaterra no séc. XV, caiu em desuso e foi redivivo no começo do séc. XX, sendo agora comum naquele país. É nome do santo patrono da França, também muito popular na Inglaterra, onde 41 igrejas lhe são consagradas. **Ver Dionísio.**

Feminino(s): Denise.

Variante(s): Dinis, Diniz (*português*); Deny (*francês*); Denys (*francês, inglês*); Denis (*francês, inglês, latim*); Denes, Dennis (*inglês*).

Número: 6

Cor(es): violeta, turquesa.

Pedra(s): charoíta.

Palavras-chave/Natureza expressiva: comunicação inspirada pelo espírito; dons artísticos; senso de integridade.

Denizar

Do francês *Denizart*, sign. "**filho (descendente, parente) de Dênis**". No Brasil surgiram as formas aportuguesadas *Denisar, Denizar, Denizarte*, que se tornaram prenomes pela influência do nome Hippolyte Denizard Rivail, dito Allan Kardec, codificador do Espiritismo.

Variante(s): Denisar, Denisarte, Denisete, Donisete (*português*); Denizart (*francês*).

Número: 5

Cor(es): amarelo-ouro.

Pedra(s): calcita dourada.

Palavras-chave/Natureza expressiva: emprego positivo das emoções; ótima memória; poder de atração.

Deo

Nome com dois étimos. 1) Do grego *theós*, sign. "**Deus**"; 2) Também hipocorístico de nomes começados em *Teo*, como Teodoro, Teodato, Teófilo, Teodorico etc.

Número: 6

Cor(es): branco, violeta.

Pedra(s): diamante.

Palavras-chave/Natureza expressiva: altruísmo; superação da negatividade; inclinação para a medicina.

Deodato

Do latim *Deodatu*, de *Deo datu*, sign. "**dado por Deus**". Nome que na França, na forma *Dieudonné*, era atribuído às crianças ardentemente desejadas, mas cuja concepção era demorada, levando os pais a aflições e desespero. Assim, ao nascerem, parecia-lhes uma dádiva concedida pela Providência, e daí serem batizadas com este nome. Equivale a *Deusdedit*, *Deodoro*, *Dieudonné* e *Jônatas*.

Santo(s): S. Deodato, festejado em 19 de junho (há cinco santos com este nome).

Feminino(s): Deodata.

Variante(s): Adeodato, Deusdado (*português*); Deodato (*espanhol*); Deodàto, Diodàto (*italiano*); Déodat, Deudat, Dieudonné, Dioudonnat (*francês*).

Número: 1

Cor(es): verde, vermelho.

Pedra(s): quartzo verde.

Palavras-chave/Natureza expressiva: imparcialidade; clareza mental; honestidade.

Deodoro

Do grego *Theódoros*, de *theós* (Deus) e *dôron* (dádiva, dom, presente), sign. "**dádiva de Deus (divina)**".

Santo(s): S. Diodoro, festejado em 3 de maio (há seis santos com este nome).

Variante(s): Teodoro (*português*); Diodoro (*português, espanhol*); Diodòro (*italiano*); Déodore, Diodore (*francês*).

Número: 4

Cor(es): vermelho, ouro.

Pedra(s): calcita dourada.

Palavras-chave/Natureza expressiva: busca do progresso pessoal; confiança nos objetivos traçados; clareza intelectual.

Desiderato

Do latim *Desideratu*, lit. "**o desejado**". Na Inglaterra foi encontrado como nome cristão por volta do ano de 1200, na forma *Desideratus*. Nome primitivamente atribuído a uma criança ardentemente desejada pelos pais. **Ver Deodato.**

Feminino(s): Desiderata.

Santo(s): S. Desiderato, festejado em 10 de fevereiro (há três santos com este nome).

Variante(s): Desiderato (*italiano*); Desirée (*francês*); Desideratus (*inglês, latim*).

Número: 1

Cor(es): verde, magenta.

Pedra(s): jade.

Palavras-chave/Natureza expressiva: amorosidade; compaixão; consciência do caminho a seguir na vida.

Desidério

De *Didier*, nome calcado no latim *desiderium*, lit. "**desejo**", encontrado na França e na Inglaterra durante a Idade Média.

Santo(s): S. Desidério, festejado em 15 de novembro (há seis santos com este nome).

Variante(s): Isdério (*português*); Desiderio (*espanhol, italiano*); Desideri (*italiano*); Disderi, Dizier (*francês*); Didier (*francês, inglês*).

Número: 7

Cor(es): rosa-claro

Pedra(s): rodocrosita.

Palavras-chave/Natureza expressiva: auto-aceitação; desapego emocional; caráter reformador e idealista.

Deusdedit

Do latim *Deus dedit*, lit. "**Deus deu**". Nome de origem religiosa, tem o mesmo significado de *Deodato*, *Deodoro*, *Dieudonné* e *Jônatas*.

Santo(s): S. Deusdedit, festejado em 10 de agosto (há dois santos com este nome).

Variante(s): Deusdato, Deusdédito (*português*).

Número: 1

Cor(es): violeta, azul.

Pedra(s): safira azul.

Palavras-chave/Natureza expressiva: sensibilidade espiritual; comunicação clara; autoridade natural.

Deustan

Variante de *Adelstan*. **Ver Adelstan.**

Número: 3

Cor(es): verde.

Pedra(s): crisoberilo.

Palavras-chave/Natureza expressiva: sinceridade; contentamento; fraternidade.

Diamantino

De *diamante*, mais sufixo *ino*, sign. "**semelhante ao diamante; da natureza do diamante; que tem o brilho do diamante**".

Feminino(s): Diamantina.

Variante(s): Diamantino (*espanhol*); Diamantini (*italiano*).

Número: 1

Cor(es): verde, magenta.

Pedra(s): esmeralda.

Palavras-chave/Natureza expressiva: independência; compaixão; fé na vida.

Dídimo

Do grego *Didymos*, lit. "**gêmeo**", relacionado a *dís* (duas vezes). **Ver Tiago** e **Jacó**.

Santo(s): S. Didimo, festejado em 28 de abril (há dois santos com este nome).

Variante(s): Dídimo (*espanhol*); Dìdimo (*italiano*); Didime (*francês, latim*).

Número: 9

Cor(es): violeta, rosa.

Pedra(s): quartzo rosa.

Palavras-chave/Natureza expressiva: caráter íntegro, flexível e pacífico.

Dieudonné

Do *francês*, o mesmo que *Deodato*. Nome que os judeus franceses adotaram para substituir *Jonathan*, cuja tradução é a mesma. **Ver Deodato, Deodoro, Deusdedit** e **Jônatas**.

Número: 1

Cor(es): verde, magenta.

Pedra(s): esmeralda.

Palavras-chave/Natureza expressiva: persistência; satisfação interior; perfeccionismo em tudo o que faz.

Dieulecresse

Do francês *Dieulecresse*, o mesmo que *Gamaliel*. Nome adotado pelos judeus franceses para substituir *Gamaliel*. **Ver Gamaliel.**

Número: 8

Cor(es): verde-claro.

Pedra(s): esmeralda.

Palavras-chave/Natureza expressiva: dom da cura; pensamentos governados pelo amor; força; autoconfiança.

Dilermando

Do francês *de l'Hermant*, sign. "**de Armando**". Nome provavelmente atribuído a um filho de (um) *Armando*. **Ver Armando.**

Número: 5

Cor(es): azul-claro.

Pedra(s): água-marinha.

Palavras-chave/Natureza expressiva: força de vontade; comunicação clara; ponderação.

Dílson

Forma aferética de *Adílson*. **Ver Adílson.**

Número: 1

Cor(es): verde, vermelho.

Pedra(s): heliotrópio.

Palavras-chave/Natureza expressiva: caráter desafiador; lucidez; enxerga os vários aspectos de uma questão.

Dílton

Do inglês antigo *Dilton*, nome de residência de origem toponímica, sign. "**da cidade (lugar) de Dylla**". *Dylla* é um antropônimo que deriva de *dill* (aneto), designação de uma planta aromática.

Variante(s): Adílton (*português*); Dilton (*inglês*).

Número: 11

Cor(es): vermelho, azul.

Pedra(s): calcita azul.

Palavras-chave/Natureza expressiva: bondade; autoconfiança; gosto pela originalidade.

Dimas

Nome de étimo duvidoso, no A.T. atribuído ao bom ladrão, crucificado ao lado de Cristo. Na mitologia grega, foi nome de um rei da Trácia, pai de Ásio e Hécuba. Há autores que admitem ser uma possível abreviação de *Demétrio*.

Santo(s): S. Dimas, festejado em 12 de maio (há dois santos com este nome).

Variante(s): Dimás (*espanhol*); Disma (*italiano*).

Número: 1

Cor(es): vermelho, violeta.

Pedra(s): quartzo vermelho.

Palavras-chave/Natureza expressiva: vigor; lida bem com a energia monetária e com as frustrações.

Dinarte

Do germânico *Degenhard*, *Deinhard*, de *degin* (guerreiro, herói) e *hard* (forte), sign. "**guerreiro forte**".

Feminino(s): Dinarda.

Variante(s): Degenardo, Dinardo (*português*).

Número: 8

Cor(es): rosa, violeta.

Pedra(s): turmalina rosa.

Palavras-chave/Natureza expressiva: coração aberto para o amor; complacência; humor sensível.

Dino

Nome com dois étimos. 1) Hipocorístico de nomes que terminam em *dino*, como *Aldino*, *Bernardino* etc.; 2) Antiga modificação do adjetivo *digno*, com influência portuguesa.

Feminino(s): Dina.

Variante(s): Dino (*espanhol*, *italiano*).

Número: 6

Cor(es): violeta, turquesa.

Pedra(s): sílica gema.

Palavras-chave/Natureza expressiva: capacidade de ouvir o outro; originalidade; silêncio carismático.

Diocleciano

Forma relativa de *Dicles*, sign. "**de (pertencente a; da natureza de) Diocles**". **Ver Diocles.**

Santo(s): S. Diocleciano, festejado em 11 de maio.

Feminino(s): Diocleciana.

Variante(s): Diocleciano (*espanhol*); Dioclétien (*francês*).

Número: 9

Cor(es): branco.

Pedra(s): cristal de quartzo.

Palavras-chave/Natureza expressiva: clareza emocional; pureza; busca do auto-aperfeiçoamento.

Dioclécio

Forma regressiva de *Diocleciano*. **Ver Diocleciano.**

Feminino(s): Dioclécia.

Número: 3

Cor(es): branco, violeta.

Pedra(s): ametista.

Palavras-chave/Natureza expressiva: discernimento espiritual; autoconsciência; disposição para mudanças.

Díocles

Do grego *Dioklês*, de *Dios kléos*, sign. "**glória de Deus; o que Deus tornou glorioso**".

Feminino(s): Dioclèia.

Número: 4

Cor(es): verde, amarelo-ouro.

Pedra(s): esmeralda.

Palavras-chave/Natureza expressiva: fé; coragem na tomada de decisões; júbilo.

Diógenes

Do grego *Diogénes*, de *dio*, raiz de *Zéus*, *Diós* (Zeus, Deus) e *gen* (raça, origem), raiz de *gígnomai* (gerar), sign. "**o gerado por Zeus (Deus); o da raça divina**".

Santo(s): S. Diógenes, festejado em 6 de abril.

Variante(s): Diógenes (*espanhol*); Diògene (*italiano*); Diogène (*francês*).

Número: 6

Cor(es): amarelo.

Pedra(s): âmbar.

Palavras-chave/Natureza expressiva: personalidade brilhante; presteza; contentamento.

Diogo

Do espanhol *Diego*, o mesmo que *Jacó* (*Iago*). Ou o mesmo que *Tiago*, que se origina de uma divisão silábica errônea de *Sant'Iago*. **Ver Jacó** e **Tiago**.

Santo(s): S. Diogo de Alcalá, festejado em 13 de novembro (há três santos com este nome).

Variante(s): Didaco, Jacó, Tiago (*português*); Diego (*espanhol*).

Número: 5

Cor(es): azul royal, amarelo-ouro.

Pedra(s): topázio imperial.

Palavras-chave/Natureza expressiva: tenacidade, constância; paz e alegria interior.

Diomar

Do germânico *Dietmir*, de *diet* (entre o povo) e *mir* (célebre), sign. "**célebre entre o povo**".

Variante(s): Diamiro, Diomiro, Ditemaro, Ditmar (*português*); Detmar, Dietmir, Dittmar (*germânico*).

Número: 6

Cor(es): azul royal, turquesa.

Pedra(s): turmalina azul.

Palavras-chave/Natureza expressiva: amabilidade e gentileza; inteligência aguçada; leveza de espírito.

Diomedes

Do grego *Diomédes*, de *dio*, raiz de *Diós* (Zeus, Deus) e *med*, raiz de *médomai* (ter cuidado), sign. "**aquele de quem Zeus (Deus) cuida**".

Santo(s): S. Diomedes, festejado em 16 de agosto (há dois santos com este nome).

Variante(s): Diomedes (*espanhol, latim*); Diomède (*francês*).

Número: 11

Cor(es): violeta, verde.

Pedra(s): jade.

Palavras-chave/Natureza expressiva: afabilidade; fraternidade; direcionamento na vida por meio da espiritualidade.

Dionísio

Do grego *Dionysios*, sign. "**consagrado a Dioniso**". Em Portugal, nome encontrado em documentos datados da segunda metade do séc. XVII. Dioníso, deus grego cultuado nos antigos Mistérios, posteriormente foi transformado no orgíaco Baco.

Santo(s): S. Dionísio, festejado em 3 de outubro (há 22 santos com este nome).

Feminino(s): Dionísia.

Variante(s): Dionízio (*português*); Dionisio (*espanhol*); Dionígi (*italiano*); Denis (*francês*); Dionysius (*inglês, latim*); Dionysus (*alemão*).

Número: 4

Cor(es): turquesa, violeta.

Pedra(s): halita azul.

Palavras-chave/Natureza expressiva: expansividade na comunicação; talento para a literatura e artes.

Dioniso

Do grego *Dyonisos*, e este, ligado ao sânscrito *dyúnis*, *dyúniso*, de *dyu* (o céu pai, espírito, dia) e *nis*, *nisa* (noite, água), sign. "**Espírito (fecundante) das águas; o céu e as águas; dia e noite**".

Número: 4

Cor(es): turquesa, violeta.

Pedra(s): cianita.

Palavras-chave/Natureza expressiva: idealismo prático; controle das emoções; aptidões para o ensino.

Dirceu

Do grego *dirkaíos*, sign. "**da fonte Dirce**". **Ver Dirce**.

Feminino(s): Dircéia.

Número: 6

Cor(es): azul royal, turquesa.

Pedra(s): larimar.

Palavras-chave/Natureza expressiva: tranqüilidade emocional; facilidade de aprendizado; intuição.

Dirlei

O mesmo que *Odirley*. **Ver Odirlei.**

Variante(s): Dirley (*português*).

Número: 3

Cor(es): violeta, ouro.

Pedra(s): iolita.

Palavras-chave/Natureza expressiva: compreensão ampla da vida e dos outros; sabedoria espiritual; talento para o ensino.

Djalma

Do islandês *Hjalmar*, de *halm-r*, lit. "**elmo; capacete**". Por extensão, "**proteção**". **Ver Elmo.**

Variante(s): Ajalmar, Adjalme, Hialmar, Jalmar (*português*); Hjalmar (*nórdico*).

Número: 5

Cor(es): branco, amarelo-ouro.

Pedra(s): calcita dourada.

Palavras-chave/Natureza expressiva: busca do auto-aperfeiçoamento; alegria; autoconfiança.

Domênico

O mesmo que *Domingos*. **Ver Domingos.**

Feminino(s): Domênica.

Número: 6

Cor(es): amarelo.

Pedra(s): citrino.

Palavras-chave/Natureza expressiva: perspicácia; dinamismo intelectual; personalidade solar.

Domício

Domício origina-se do latim *Domitius*, *Domitii*, lit. "**domado**". Por extensão, "**pessoa de gênio brando**". **Ver Damásio.**

Santo(s): S. Domício, festejado em 23 de outubro (há dois santos com este nome).

Feminino(s): Domícia.

Variante(s): Domécio (*português*); Domicio (*espanhol*); Domice (*francês*); Domitz (*alemão*).

Número: 5

Cor(es): amarelo-ouro.

Pedra(s): pirita.

Palavras-chave/Natureza expressiva: autoconfiança; ponderação; perseverança.

Domingos

Do latim *Dominicus*, sign. "**pertencente ao Senhor**". Nome de origem religiosa, relativo ao *domingo*, dia de descanso consagrado ao Senhor, encontrado em obras portuguesas redigidas no séc. XIII. Equivale a *Ciríaco*.

Santo(s): S. Domingos, festejado em 26 de abril (há 24 santos com este nome).

Feminino(s): Domingas.

Variante(s): Domênico (*português*); Domingo (*espanhol, italiano*); Domenico (*italiano*); Domange, Dominge, Dominique (*francês*); Dominic (*inglês*); Dominick (*inglês*).

Número: 6

Cor(es): amarelo.

Pedra(s): topázio imperial.

Palavras-chave/Natureza expressiva: contentamento; autoconsciência; força para resistir às tentações.

Donaldo

Nome com dois étimos. 1) Do céltico *Dubnowalos*, sign. "**o mais poderoso do mundo**". Na Escócia, foi encontrado no séc. XIII nas formas *Dofnald*, *Douenald* e *Dufenald*; 2) Na Irlanda há uma variante, *Domhnall*, que se confunde com *Daniel*. **Ver Daniel.**

Feminino(s): Donalda.

Variante(s): Denevaldo, Donival, Donivaldo (*português*); Donald (*inglês*).

Número: 11

Cor(es): vermelho, azul.

Pedra(s): celestita.

Palavras-chave/Natureza expressiva: cordialidade; gentileza; percepção das dificuldades do próximo.

Donatelo

Diminutivo de *Donato*. **Ver Donato.**

Variante(s): Donatilo (*espanhol*); Donatello (*italiano*).

Número: 5

Cor(es): azul royal, amarelo-ouro.

Pedra(s): safira azul.

Palavras-chave/Natureza expressiva: percepção profunda; sabedoria ancestral; dinamismo.

Donato

Do latim *Donatus*, de *donato*, lit. "**dado de presente**". Nome de origem religiosa que adquiriu o sentido de "**consagrado ao Senhor**", referindo-se a uma criança que desde tenra idade seria preparada para seguir a vida religiosa.

Santo(s): S. Donato 7 de agosto (há dezenove santos com este nome).

Feminino(s): Donata, Donátia.

Variante(s): Donácio (*espanhol, italiano*); Donat, Donati, Donnat (*francês*).

Número: 6

Cor(es): violeta, turquesa.

Pedra(s): topázio azul.

Palavras-chave/Natureza expressiva: espírito maduro; consciência espiritual; manifestação adequada dos sentimentos.

Donisete

Do francês *Deniset Denizet*, hipocorísticos de *Denis*. **Ver Dênis.**

Variante(s): Denisete (*português*).

Número: 1

Cor(es): vermelho, violeta.

Pedra(s): calcita vermelha.

Palavras-chave/Natureza expressiva: magnetismo pessoal; persistência; vigor físico.

Donozor

Hipocorístico de *Nabucodonosor*. **Ver Nabucodonosor.**

Número: 8

Cor(es): violeta, azul-claro.

Pedra(s): ametista.

Palavras-chave/Natureza expressiva: autoconfiança; superação dos sentimentos negativos; fé em Deus.

Dori

Nome com dois étimos. 1) Do latim *aureus*, sign. "**de ouro; dourado**"; 2) Hipocorístico de nomes como *Doriano*, *Dorival* etc. **Ver Melchior.**

Variante(s): Dory (*português*).

Número: 1

Cor(es): verde, vermelho.

Pedra(s): quartzo verde.

Palavras-chave/Natureza expressiva: espírito de vanguarda; qualidades de liderança; dom da cura.

Doriano

Nome calcado no francês *Dorian*, lit. "**originário (natural) do Oriente**".

Feminino(s): Doriana.

Variante(s): Dorian (*francês, inglês*).

Número: 4

Cor(es): vermelho, amarelo-ouro.

Pedra(s): pirita.

Palavras-chave/Natureza expressiva: mente ativa; autenticidade; ausência de preconceitos.

Dorival

Nome francês de origem geográfica. De uma região da França chamada *Orival*, com anteposição da preposição *de*, sign. "**natural (habitante) de Orival**". *Orival* traduz-se por "vale dourado". Não confundir com *Norival*.

Variante(s): Dourival (*português*).

Número: 9

Cor(es): violeta, rosa.

Pedra(s): florita

Palavras-chave/Natureza expressiva: consciência do propósito de vida; magnanimidade; sabedoria espiritual.

Doroteu

Masculino de *Dorotéia*. **Ver Dorotéia.**

Variante(s): Doróteo (*português*); Doroteo (*português, espanhol*).

Número: 8

Cor(es): rosa, violeta.

Pedra(s): charoíta.

Palavras-chave/Natureza expressiva: altruísmo; pensamentos governados pelo amor; comunica-se de forma gentil, fácil e profunda.

Douglas

Do inglês antigo *dubhlas*, lit. "**azul escuro**". Nome de residência relativo a rios celtas assim denominados. Aparentemente surgiu como antropônimo com uma importante família escocesa cuja ascendência remonta ao séc. VIII. Foi nome muito popular na Bretanha do séc. XVI, comum a ambos os sexos. **Ver Celena.**

Santo(s): S. Doroteu, festejado em 10 de março.

Variante(s): Douglas, Douglass (*inglês*).

Número: 7

Cor(es): magenta.

Pedra(s): fenacita.

Palavras-chave/Natureza expressiva: cortesia; percepção do mundo espiritual; interesse pela área da saúde.

Dráuzio

Do gaulês *Drausus* (e este, do latim *Drusus*), cognome assumido pela *gens* Livia, após o assassinato do gaulês Drausus. **Ver Druso.**

Santo(s): S. Dráusio, festejado em 7 de março.

Feminino(s): Dráuzia.

Variante(s): Dráusio (*português*).

Número: 4

Cor(es): vermelho, ouro.

Pedra(s): calcita laranja.

Palavras-chave/Natureza expressiva: concentração; segurança; mentalidade prática.

Drusilo

Diminutivo de *Druso*. **Ver Druso.**

Número: 9

Cor(es): violeta, rosa.

Pedra(s): kunzita.

Palavras-chave/Natureza expressiva: altruísmo; amor à paz; auto-aceitação.

Druso

Do latim *Drusus, Drusi*, e este, do grego *drus*, lit. "**carvalho**", através do celta *daru, dru*. Por extensão, "**forte**". O latim prende-se a *Drusia*, família plebéia romana que usava primitivamente o nome Livia e que tirou o novo nome de *Druons*, chefe gaulês que matara um de seus membros.

Santo(s): S. Druso, festejado em 14 de dezembro (há dois santos com este nome).

Feminino(s): Drusila, Drusa.

Número: 5

Cor(es): rosa.

Pedra(s): quartzo verde.

Palavras-chave/Natureza expressiva: vitalidade; magnetismo pessoal; alegria de viver.

Duane

Do inglês *Duane*, variante de *Wayne*. Do inglês antigo *waegn, waen*, antigo nórdico *vagn*, lit. "**carroça; vagão**". Provavelmente foi alcunha ou sobrenome atribuído a um fabricante de vagões ou de carroças. **Ver Vágner.**

Variante(s): Dwane, Dwayne (*inglês*).

Número: 9

Cor(es): violeta, rosa.

Pedra(s): lepidolita.

Palavras-chave/Natureza expressiva: compreensão das necessidades do outro; circunspecção; alegria.

Duarte

O mesmo que *Eduarte*, com supressão (aférese) da letra inicial, calcado no francês *Edouart* (Eduardo). Hoje em dia é mais usado como sobrenome. **Ver Eduardo.**

Número: 6

Cor(es): violeta, turquesa.

Pedra(s): turquesa.

Palavras-chave/Natureza expressiva: facilidade de expressão por meio da arte, música e literatura; conexão com o divino; confiança.

Duílio

Do latim *Duilius* ou *Duillius*, lit. "**duelo**". Por extensão, "**rebelde; inimigo; guerreiro**".

Número: 7

Cor(es): rosa, turquesa.

Pedra(s): turmalina rosa.

Palavras-chave/Natureza expressiva: imaginação fértil; busca do sentido da vida; sinceridade.

Duíno

Nome de origem toponímica. De *Duina*, nome de um rio da Rússia calcado em *dwina* (duplo). Significa "**rio de duas nascentes**".

Feminino(s): Duína (*português*).

Número: 9

Cor(es): violeta, rosa.

Pedra(s): charoíta.

Palavras-chave/Natureza expressiva: compreensão; capacidade de entender o conflito, a dor e o sofrimento.

Dulciano

Masculino de *Dulciana*. **Ver Dulciana.**

Número: 7

Cor(es): rosa, turquesa.

Pedra(s): smithsonita rosa.

Palavras-chave/Natureza expressiva: comunicação sincera; interesse pelos mistérios da vida; esmero.

Dulcídio

Do latim *Dulcitius*, calcado em *dulcis*, lit. "**de natureza doce (benigna, agradável)**". **Ver Dulce**.

Feminino(s): Dulcídia.

Variante(s): Dúlcio (*português*); Dulcídio (*espanhol*).

Número: 5

Cor(es): amarelo-ouro.

Pedra(s): pedra-do-sol.

Palavras-chave/Natureza expressiva: dom do aconselhamento; senso de autovalorização; satisfação com avida.

Dulcino

Masculino de *Dulcina*. **Ver Dulcina.**

Número: 6

Cor(es): azul royal, turquesa.

Pedra(s): crisocola.

Palavras-chave/Natureza expressiva: força espiritual; alegria; serenidade emocional.

Dunstan

Do inglês *Dunstan*, toponímico e mais tarde nome de residência, originado de *hun* (colina, morro) e *stan* (pedra), sign. "**pedra sobre a colina**". Na Bretanha, o nome caiu em desuso após a Reforma, voltando à moda por volta do séc. XIX.

Santo(s): S. Dunstan, festejado em 19 de maio.

Variante(s): Dunstano (*português*); Dunstan, Dustan, Dustin (*inglês*).

Número: 3

Cor(es): verde.

Pedra(s): crisoberilo.

Palavras-chave/Natureza expressiva: lealdade; solidariedade; honestidade.

Durval

Durval, do germânico Thorwald, sign. "**sacerdote de Thor**".

Variante(s): Dorval (*português*).

Número: 6

Cor(es): violeta, turquesa.

Pedra(s): ágata azul. rendada.

Palavras-chave/Natureza expressiva: inventividade; versatilidade; dom da oratória.

Durvalino

Forma relativa de *Durval*, sign. "**de (pertencente a; da natureza de) Durval**". **Ver Durval**.

Número: 8

Cor(es): violeta, azul-claro.

Pedra(s): fluorita.

Palavras-chave/Natureza expressiva: interesse pela espiritualidade; auto-realização; mansidão.

E

Ebenezer

Do hebraico *Eben-ha'ezer*, sign. "**pedra do socorro; pedra de auxílio; pedra de ajuda**". Denominação de uma pedra comemorativa erguida por Samuel entre Mispa (Masfa) e Sem, depois de uma vitória dos israelitas sobre os filisteus. Passou a antropônimo, sendo adotado pelos puritanos ingleses no séc. XVII, nas formas *Benazer* e *Benezer*.

Número: 8

Cor(es): violeta, azul-claro.

Pedra(s): halita violeta.

Palavras-chave/Natureza expressiva: autoconfiança; fé em Deus; clareza emocional.

Éber

Do germânico *eber*, lit. "**javali**". Não confundir com *Héber*. **Ver Héber.**

Número: 3

Cor(es): verde.

Pedra(s): apatita verde.

Palavras-chave/Natureza expressiva: caráter paternal; espírito próspero e empreendedor.

Edberto

Do germânico *Edbert*, de *ead* (riqueza) e *berth* (brilhante, ilustre), sign. "**ilustre por sua riqueza**". Por extensão, "**nobre ilustre**".

Santo(s): S. Edberto, festejado em 20 de agosto (há dois santos com este nome).

Feminino(s): Edberta.

Variante(s): Ediberto, Idiberto (*português*).

Número: 6

Cor(es): azul royal, turquesa.

Pedra(s): larimar.

Palavras-chave/Natureza expressiva: devoção aos ideias; dom da iniciativa; maestria na condução do próprio destino.

Éder

No A.T., nome de um benjamita, filho de Baria; nome de um levita, filho de Musi. Origina-se do hebraico *Eder*, lit. "**rebanho; multidão**".

Número: 5

Cor(es): rosa.

Pedra(s): rubi.

Palavras-chave/Natureza expressiva: busca da harmonia; segurança; criatividade.

Ederaldo

Nome provavelmente criado a partir de *Éder*, calcado no modelo *Everaldo*, como ocorre com alguns nomes no Brasil.

Número: 1

Cor(es): violeta, azul.

Pedra(s): topázio azul.

Palavras-chave/Natureza expressiva: habilidades psíquicas e comunicativas; inspiração espiritual.

Edésio

Masculino de *Edésia*. **Ver Edésia.**

Santo(s): S. Edésio, festejado em 8 de abril.

Variante(s): Adésio (*português*); Adesio (*espanhol*).

Número: 3

Cor(es): azul, vermelho.

Pedra(s): amazonita.

Palavras-chave/Natureza expressiva: caráter empreendedor; busca da harmonia interior; idealismo aliado à objetividade.

Edgar

Do germânico *Audagar*, de *auda*, *ead* (riqueza) e *gar* (lança), sign. "**aquele que com sua lança combate por seus bens**". Foi um nome de muitos reis e príncipes. Juntamente com *Alberto*, foi adotado pelos judeus para substituir *Efraim*. Na Bretanha, as formas *Eadgar*, *Edgar* surgiram por volta do séc. XIII, caindo em desuso para voltar à moda no séc. XVIII.

Feminino(s): Edgarda, Edigarda.

Variante(s): Edegar, Edegarde, Edgard, Edgardo, Edigar, Edigardo (*português*); Edgardo (*espanhol, italiano*); Edgard (*francês, inglês*); Edgar (*inglês*).

Número: 8

Cor(es): laranja.

Pedra(s): crocoíta.

Palavras-chave/Natureza expressiva: compreensão das leis cósmicas; discernimento; amor pela aventura.

Edil

Nome com três étimos. 1) Hipocorístico de nomes como *Edilberto*, *Edilmar* etc.; 2) Do latim *aedilis* (edil), nome com que eram designados os magistrados romanos. Significa "**vereador**"; 3) Masculino de *Edila*. **Ver Edila (1ª e 2ª acepções)**.

Número: 3

Cor(es): verde.

Pedra(s): crisoprásio.

Palavras-chave/Natureza expressiva: amor à liberdade; espírito realizador; auto-estima.

Edilo

Nome com dois étimos. 1) Do alemão, hipocorístico de *Adalvino*, e este, o mesmo que *Etelvino*; 2) Masculino de *Edila*. **Ver Etelvino** e **Edila (1ª acepção)**.

Número: 9

Cor(es): vermelho, verde.

Pedra(s): ágata verde.

Palavras-chave/Natureza expressiva: senso de retidão; visão justa; generosidade; prodigalidade.

Edinaldo

Do germânico *ead* (riqueza, bens) e *wald* (que governa), sign. "**aquele que governa seus bens (riquezas)**".

Feminino(s): Edinalda.

Variante(s): Ednaldo (*português*).

Número: 1

Cor(es): violeta, azul.

Pedra(s): celestita.

Palavras-chave/Natureza expressiva: sensibilidade psíquica; amor à beleza e à harmonia.

Édino

Masculino de *Édina*. **Ver Édina**.

Número: 11

Cor(es): vermelho, azul.

Pedra(s): hematita.

Palavras-chave/Natureza expressiva: bondade; preponderância da razão na tomada de decisões; sabe tirar proveito das dificuldades para crescer.

Edino

Do inglês *Edwin*, o mesmo que *Eduíno*. Não confundir com *Édino*. **Ver Eduíno**.

Feminino(s): Edina.

Variante(s): Edwin (*inglês*).

Número: 11

Cor(es): vermelho, azul.

Pedra(s): quartzo azul.

Palavras-chave/Natureza expressiva: gentileza; companheirismo; comunicação direta, sem rodeios.

Edmar

Do germânico *Eadmaer*, de *ead* (riqueza, bens) e *maer*, *mar* (ilustre), sign. "**ilustre por sua riqueza**". A forma Edmar, originalmente masculina, é adotada no Brasil por ambos os sexos.

Feminino(s): Edmara.

Variante(s): Edmaro (*português*); Adimar, Admar (*português*); Eadmaer (*germânico*).

Número: 5

Cor(es): azul royal, amarelo-ouro.

Pedra(s): pirita.

Palavras-chave/Natureza expressiva: personalidade magnética; usa com sabedoria a energia disponível; boa memória.

Edmílson

Nome de étimo desconhecido. 1) Do português, aglutinação de nomes começados em *Edm*, como *Edmar*, *Edmundo*, com *Ílson* ou *Wílson*; 2) Ou significando "**filho de Edmundo**", modificação do inglês *Edminson*, com transliteração do *n* em *l*, nome naquele idioma também encontrado nas variantes *Edmonso*, *Edmundson*. Essa é a hipótese mais aceitável.

Variante(s): Adimílson, Admílson, Edimílson (*português*).

Número: 6

Cor(es): azul royal, turquesa.

Pedra(s): crisocola.

Palavras-chave/Natureza expressiva: inteligência emocional; visão profunda da vida; comunicação clara e convincente.

Edmundo

Do germânico *Hedmund*, de *ead* (riqueza, bens) e *mundo* (proteção), sign. "**protetor das riquezas**". No séc. XVII os bretões freqüentemente confundiam *Edmund* e *Edward*, pois estes nomes têm o mesmo significado. **Ver Eduardo.**

Santo(s): S. Edmundo, festejado em 20 de novembro (há sete santos com este nome).

Feminino(s): Edmunda.

Variante(s): Admeo, Edmundo (*espanhol*); Edmondo (*italiano*); Edmond (*francês*); Edmund (*inglês, alemão*).

Número: 4

Cor(es): verde, amarelo-ouro.

Pedra(s): jade.

Palavras-chave/Natureza expressiva: confiança; busca da felicidade; mente atenta.

Ednei

Do antigo nórdico *Idhuna*, que gerou os sobrenomes *Idney* e *Edney*, este último encontrado como prenome masculino no Brasil. **Ver Idina.**

Feminino(s): Ednéa, Edinéia, Idina, Idinéia.

Variante(s): Edney (*português*); Idinei (*português*).

Número: 1

Cor(es): verde, vermelho.

Pedra(s): hematita.

Palavras-chave/Natureza expressiva: idealismo; mente analítica; espírito de liderança.

Edsel

Do anglo-saxão *Edsel*, sign. "**aquele que é originário da casa do homem rico**". Inicialmente foi um nome de residência.

Número: 9

Cor(es): amarelo, violeta.

Pedra(s): citrino.

Palavras-chave/Natureza expressiva: alegria; carisma; busca do conhecimento.

Édson

Do inglês *Ed*, de *Eddy*, hipocorístico de *Edward* (*Eduardo*) e de *Edwin* (*Eduíno*), mais a partícula *son* (filho), sign. "**filho de Eddy**". **Ver Eduardo** e **Eduíno.**

Variante(s): Édison (*português*); Edson, Edison (*inglês*).

Número: 3

Cor(es): verde.

Pedra(s): quartzo verde.

Palavras-chave/Natureza expressiva: realização; lealdade aos ideais; alegria.

Eduardo

Do germânico *Hadaward*, de *ead* (riqueza, bens) e *ward* (guarda, guardião), sign. "**guardião (protetor) das riquezas**". Tem o mesmo significado de *Edmundo*. Nome que entre os judeus é usado para substituir *Efraim*, que começa com a mesma letra. Muito comum como nome de reis e príncipes. **Ver Edmundo.**

Santo(s): S. Eduardo Catherick, festejado em 13 de abril (há dez santos com este nome).

Variante(s): Edvar, Edvardo, Ewardo (*português*); Eduardo (*espanhol*); Edoardo (*italiano*); Édouard (*francês*); Edouard (*inglês*); Edward (*inglês, holandês*); Eduard (*alemão*).

Número: 5

Cor(es): azul royal, amarelo-ouro.

Pedra(s): turmalina azul.

Palavras-chave/Natureza expressiva: tranqüilidade; consciência do poder pessoal; magnetismo pessoal.

Eduíno

Do germânico *Eadwine*, composto de *ead* (riqueza) e *wine* (amigo), sign. "**amigo rico**". Foi nome do primeiro rei da Nortúmbria (séc. VI), graças a quem se tornou muito popular naquela época.

Santo(s): S. Eduíno, festejado em 7 de julho (há dois santos com este nome).

Feminino(s): Eduína.

Variante(s): Edino, Edvino, Edwino (*português*); Edwin (*inglês, alemão, holandês*).

Número: 5

Cor(es): azul royal, amarelo-ouro.

Pedra(s): heliodoro.

Palavras-chave/Natureza expressiva: harmonia com seu destino e propósito de vida; abnegação; forte conexão com a sabedoria interior.

Edvaldo

Do germânico *Eadwalt*, de *ead* (riqueza, bens) e *walt* (força), sign. "**aquele cuja força (poder) está na riqueza**".

Feminino(s): Edvalda.

Variante(s): Edevaldo, Edivaldo, Eduvaldo, Edwaldo, Oduvaldo (*português*).

Número: 9

Cor(es): vermelho, verde.

Pedra(s): jade.

Palavras-chave/Natureza expressiva: integridade; protetor e defensor dos humildes; ambição comedida.

Egberto

Do germânico *Eckberth*, de *ag, agli, ecke, eg* (fio, gume de arma, ponta sobressalente), metonimicamente "espada", e *berth* (ilustre, brilhante, resplandecente), sign. "**brilhante no manejo da espada; espada brilhante (esplandecente)**".

Santo(s): S. Egberto, festejado em 19 de março.

Feminino(s): Egberta.

Variante(s): Agilberto, Agriberto, Eberto, Eguiberto (*português*); Agilberto, Agliberto, Egberto (*espanhol*); Ecberto (*italiano*); Egbert (*francês, inglês, alemão*).

Número: 9

Cor(es): violeta, rosa.

Pedra(s): turmalina rosa.

Palavras-chave/Natureza expressiva: fexibilidade; progresso; paixão pela vida.

Egídio

Do latim *Aegidius*, de *aegis, aegidis*, calcado no grego *aigís, aigídos*, lit. "**égide**". Por extensão, "**protetor**". Nome que na Idade Média foi adotado por diversos escritores de nome *Gil*, forma abreviada do francês *Gilles* (Aegidius). **Ver Gilles.**

Santo(s): S. Egídio de Assis, festejado em 23 de abril (há seis santos com este nome).

Feminino(s): Egídia.

Variante(s): Egidio (*espanhol, italiano*); Égidius, Gilles (*francês*); Agid (*alemão*).

Número: 4

Cor(es): vermelho, ouro.

Pedra(s): coral.

Palavras-chave/Natureza expressiva: auto-aceitação; dignidade pessoal; aptidões para o ensino.

Eginardo

Do germânico *Eginhard*, de *Egin* (espada) e *hard* (forte), sign. "**forte no manejo da espada; espada que é forte**".

Feminino(s): Eginarda.

Variante(s): Eguinardo, Einardo (*português*); Aynard, Eynard (*francês*).

Número: 1

Cor(es): verde, magenta.

Pedra(s): jade.

Palavras-chave/Natureza expressiva: "nomadismo"; amorosidade; senso de liberdade interior.

Egon

Do grego *Aígon*, de *aíx* (cabra), através do latim *Aegon*, sign. "**pastor**". Foi nome de um pastor mencionado por Virgílio. Equivale a *Hérder*. **Ver Hérder.**

Variante(s): Egon (*inglês, alemão*).

Número: 5

Cor(es): rosa.

Pedra(s): kunzita.

Palavras-chave/Natureza expressiva: sensibilidade; amor-próprio; afeto.

Einar

Do escandinavo *Einar*, de *eis* (só, sozinho) e *harj* (o que luta), sign. "**o que luta sozinho**". É um nome muito comum na Suécia, Noruega e Islândia. Não confundir com *Einardo*, variante de *Eginardo*.

Número: 11

Cor(es): vermelho, azul.

Pedra(s): crisocola.

Palavras-chave/Natureza expressiva: benevolência; busca da harmonia; maestria para superar as dificuldades.

Elcir

Antropônimo calcado em *Élcio*, com uma terminação arbitrária em *r*, ocorrência comum no Brasil. **Ver Hélcio.**

Número: 7

Cor(es): magenta.

Pedra(s): cristal de quartzo.

Palavras-chave /Natureza expressiva: dinamismo; força nos momentos de transição; dom da cura.

Élcio

O mesmo que *Hélcio*.

Feminino(s): Élcia, Elce.

Número: 8

Cor(es): laranja.

Pedra(s): calcita laranja.

Palavras-chave/Natureza expressiva: inspiração; intuição; facilidade para relacionar-se e fazer amigos.

Eleazar

No A.T., sumo sacerdote dos hebreus do séc. XV a.C., filho de Aarão. Origina-se do hebraico *Elazar*, de *El* (Deus; senhor) *ézer* (socorro), grego *Eleázaros*, sign. "**Deus socorreu; Deus ajudou**". Não confundir com *Eliéser*. O mesmo que *Lázaro*. **Ver Eliézer** e **Lázaro**.

Santo(s): S. Eleazar, festejado em 23 de agosto.

Variante(s): Elazir, Eleázaro, Eleazaro, Elseário, Elzeário, Lázaro (*português*); Elezearo (*espanhol*); Eléazar, Elzéar, Lazare, Lazari (*francês*); Elazar (*inglês*); Eleazar (*nórdico*); Lazer (*iídiche*).

Número: 5

Cor(es): azul royal, amarelo-ouro.

Pedra(s): safira azul.

Palavras-chave/Natureza expressiva: intuição; urbanidade; facilidade de aprendizado.

Eleutério

Na mitologia grega, herói da Beócia, filho de Apolo e de Etusa, o primeiro a erguer uma estátua dedicada a Dioniso e grande propagador do culto deste deus. Era um dos epítetos de Zeus e também de Baco. Origina-se do grego *Eleuthérios*, de *eleútheros* (livre), sign. "**o libertador**".

Santo(s): S. Eleutério, festejado em 2 de outubro (há nove santos com este nome).

Feminino(s): Eleutéria.

Variante(s): Eleuterio (*espanhol*); Eleutèrio (*italiano*); Éleuthère (*francês*).

Número: 11

Cor(es): azul royal, amarelo.

Pedra(s): azurita.

Palavras-chave/Natureza expressiva: discernimento espiritual; equilíbrio mental; desapego emocional.

Eli

No A.T., sumo sacerdote e juiz de Israel que viveu no séc. XII a.C. e educou o jovem Samuel; no N. T. é o nome do pai da Virgem Maria. Origina-se do hebraico *Eli*, sign. "**o Elevadíssimo; o Altíssimo; meu Deus; o Senhor (Javé) é excelso**", e tem relação com o grego *hélios* (o Sol) e o árabe *alá*. No Brasil é comum a ambos os sexos.

Variante(s): Élio, Heli, Hely (*português*); Eli (*espanhol, hebraico*); Elie (*francês*); Ely, Elly (*inglês*).

Número: 8

Cor(es): verde, violeta.

Pedra(s): malaquita.

Palavras-chave/Natureza expressiva: inclinação para as artes; otimismo; espiritualidade desenvolvida.

Eliacim

No A.T., rei de Judá levado ao trono de Jerusalém por Necau, rei do Egito, que depôs o próprio irmão Joacaz. Origina-se do hebraico *Eliakim*, sign. "**Deus estabelece; Deus estabeleceu**". **Ver Joaquim**.

Variante(s): Eliaquim (*português*).

Número: 7

Cor(es): rosa, turquesa

Pedra(s): rodocrosita

Palavras-chave/Natureza expressiva: paixão pela vida; equilíbrio entre os aspectos masculino e feminino da personalidade; coração aberto.

Elíada

No A.T., filho de Davi nascido em Jerusalém; nome de um benjamita, capitão de Josafá. Nome originário do hebraico *Eliada*, de *Eli* (meu Deus, o Elevado) e *adh* (sabe, cura), sign. "**Deus sabe (cura)**".

Número: 5

Cor(es): rosa.

Pedra(s): cobaltocalcita.

Palavras-chave/Natureza expressiva: busca da harmonia; amorosidade; criatividade.

Elíade

Do grego *Heliades*, de *hélios* (o Sol), mais a partícula *ades*, conotativa de patronímico, sign. "**filho (descendente) do Sol**". Não confundir com *Elíada*.

Variante(s): Elíadi (*português*).

Número: 9

Cor(es): turquesa, magenta.

Pedra(s): topázio incolor.

Palavras-chave/Natureza expressiva: generosidade; determinação; preocupação com os detalhes.

Elias

Importante profeta hebreu, operador de muitos milagres, quatro deles mencionados no A.T. Sua popularidade foi tão grande que sua biografia tomou aspecto legendário. Do hebraico *Aliyyáh*, *Elijah*, através do grego *Elias*, sign. "**o Senhor é meu Deus; Jeová é meu Deus**". Em Portugal o nome apareceu pela primeira vez no A.E.L., em 1838.

Santo(s): S. Elias, festejado em 16 de abril (há nove santos com este nome).

Variante(s): Elías (*espanhol*); Élias, Élie, Élies, Éliet, Éliot (*francês*); Elya (*inglês*); Elia, Elie (*inglês, alemão*); Eliaz (*bretão*); Eliah, Eliyáh (*hebraico*).

Número: 1

Cor(es): vermelho, violeta.*Pedra(s):* ônix.

Palavras-chave/Natureza expressiva: vigor; realização dos objetivos; sabedoria para lidar com os desapontamentos.

Elício

Do latim, derivado de *elicere* (atrair), sign. "**o que atrai**". Epíteto atribuído ao rei Numa quando Júpiter ensinou-lhe o segredo para *atrair* o raio e purificar os lugares atingidos por ele.

Feminino(s): Elícia.

Número: 8

Cor(es): rosa, violeta.

Pedra(s): charoíta.

Palavras-chave/Natureza expressiva: bondade; pensamentos amorosos; aptidão para trabalhar em meios de comunicação de massa.

Élido

Masculino de *Élida*. **Ver Élida**.

Número: 9

Cor(es): vermelho, verde.

Pedra(s): quartzo verde.

Palavras-chave/Natureza expressiva: coração aberto; generosidade; lealdade aos princípios em que acredita.

Elídio

Masculino de *Elídia*. **Ver Elídia**.

Número: 9

Cor(es): violeta, rosa.

Pedra(s): charoíta.

Palavras-chave/Natureza expressiva: auto-estima; ética; responsabilidade.

Eliel

No A.T., nome de um herói de Davi, nome de um dos antecessores do profeta Samuel.Tem origem no hebraico *Eliel*, lit. "**Deus é Deus; Deus é o Senhor; Deus é o Elevado**".

Número: 7

Cor(es): magenta.

Pedra(s): fluorita.

Palavras-chave/Natureza expressiva: busca do divino com os "pés no chão"; camaradagem; profissões relacionadas à administração.

Eliezer

No A.T., nome do filho mais moço de Moisés. Prenome originário do hebraico *Eliézer*, sign.

"**Deus é auxílio; Deus é socorro**". Não confundir com *Eleazar*. **Ver Eleazar.**

Variante(s): Eliéser, Elieser, Eliezar, Elisário (*português*); Eliezer (*português*); Eliézer (*francês*).

Número: 8

Cor(es): violeta, azul-claro.

Pedra(s): angelita.

Palavras-chave/Natureza expressiva: cortesia; tranqüilidade; inspiração espiritual.

Elígio

Do latim *Eligiu*, do radical de *eligere* (escolher), sign. "**o escolhido; o eleito**". O nome em questão não tem relação semântica com o hebraico *Elijah* (*Elias*), ou com *Eloah*, *Elohim*, como pode parecer à primeira vista.

Feminino(s): Elígia.

Santo(s): S. Elígio, festejado em 1º de dezembro.

Variante(s): Elégio, Elói (*português*); Eligio (*espanhol*); Elìgio (*italiano*).

Número: 3

Cor(es): violeta, ouro.

Pedra(s): pirita.

Palavras-chave/Natureza expressiva: precisão; sabedoria na tomada de decisões; coragem.

Élio

Nome com dois étimos. 1) Do hebraico *El Elion*, sign. "**o Altíssimo**"; 2) Do latim *Elius*, sign. "**natural (habitante) da Élida**". Não confundir com o homófono *Hélio*. **Ver Eli**, **Élida** e **Hélio**.

Feminino(s): Élia.

Variante(s): Elio (*espanhol*, *italiano inglês*); Élio (*italiano*).

Número: 5

Cor(es): rosa.

Pedra(s): quartzo verde.

Palavras-chave/Natureza expressiva: vitalidade; atratividade; alegria de viver.

Elisandro

De *Elysandre*, uma antiga variante francesa de *Alexandre*. **Ver Alexandre.**

Feminino(s): Elisandra.

Variante(s): Elysandre (*francês*).

Número: 7

Cor(es): turquesa.

Pedra(s): halita azul.

Palavras-chave/Natureza expressiva: amor pelo aprendizado; talento para escrita e trabalhos relacionados à comunicação de massa.

Elisário

O mesmo que *Eliéser*. Não confundir com *Elisiário*. **Ver Eliezer.**

Feminino(s): Elisária.

Número: 7

Cor(es): turquesa.

Pedra(s): quartzo azul.

Palavras-chave/Natureza expressiva: dom da palavra; dedicação à ecologia; talento inventivo, inovador.

Eliseu

No A.T., nome do profeta e sucessor de Elias. Nome que possui dois étimos. 1) Do hebraico *Elisha*, lit. "**Deus é salvação**", de *El* (Deus) e *yésha* (salvação). *Yésha* relaciona-se com *yeshuah*, substantivo encontrado em *Isaiah* (Isaías) e *Joshua* (Jesus); 2) O mesmo que *Elísio*. **Ver Elísio.**

Santo(s): S. Eliseu, festejado em 14 de junho.

Variante da 1ª acepção: Eliseo (*espanhol*); Eliséo (*italiano*); Elisée, Elysée (*francês*).

Número: 8

Cor(es): laranja.

Pedra(s): coral.

Palavras-chave/Natureza expressiva: sentidos apurados; intuição; criatividade espontânea.

Elisiário

Forma relativa de *Elísio*, sign. "**de (pertencente a; da natureza de) Elísio**". Não confundir com *Elisário*. **Ver Elísio.**

Santo(s): S. Elisiário, festejado em 4 de junho.

Número: 7

Cor(es): turquesa.

Pedra(s): crisocola.

Palavras-chave/Natureza expressiva: determinação; talento criador; espírito de vanguarda.

Elísio

Do grego *Elysion*, sign. "**do Elísio**". *Elísio* traduz-se por "lugar agradável; morada deliciosa". Na mitologia grega era o lugar bem-aventurado para onde seguiam as almas dos heróis e dos homens virtuosos, correspondendo ao *Valhala* dos germânicos, ao *Devachan* dos orientais e ao *Sétimo Céu* dos cristãos.

Feminino(s): Elísia.

Número: 6

Cor(es): azul royal, turquesa.

Pedra(s): apatita azul.

Palavras-chave/Natureza expressiva: serenidade mental; sexto sentido; leveza e naturalidade.

Elmano

Anagrama de *Manoel*. O nome foi criado pelo poeta português Manoel M. B. du Bocage, que tomou o pseudônimo Elmano Sadino. **Ver Manoel.**

Número: 6

Cor(es): violeta, turquesa.

Pedra(s): sílica gema.

Palavras-chave/Natureza expressiva: acesso a outras dimensões; retidão; devoção ao projeto de vida.

Elmário

O mesmo que *Elmer*. **Ver Elmer.**

Número: 1

Cor(es): violeta, azul.

Pedra(s): água-marinha.

Palavras-chave/Natureza expressiva: fidalguia; espírito de chefia; possibilidade de alcançar o êxito nos empreendimentos.

Elmer

Do inglês antigo *Aethelmaer*, o mesmo que *Adelmar*. A variante *Elmer* é originária do inglês antigo. **Ver Adelmar.**

Variante(s): Elmar, Elmário, Elmério (*português*); Aethelmaer (*inglês antigo*); Elmer (*inglês*); Elmar (*alemão*).

Número: 8

Cor(es): laranja.

Pedra(s): crocoíta.

Palavras-chave/Natureza expressiva: bondade; simplicidade; ingenuidade; paciência.

Elmo

Nome com três étimos. 1) Corruptela italiana de *Erasmo* (*Ermo*); 2) Hipocorístico de *Anselmo*; 3) Masculino de *Elma*. **Ver Erasmo, Anselmo** e **Elma (1ª acepção).**

Santo(s): S. Elmo, festejado em 2 de junho.

Número: 9

Cor(es): violeta, amarelo.

Pedra(s): citrino.

Palavras-chave/Natureza expressiva: ousadia; busca do conhecimento; prazer de viver.

Elói

Do latim *Eligiu*, através do francês *Éloi*, *Éloy*. O mesmo que *Elígio*. **Ver Elígio.**

Variante(s): Eloy (*espanhol*); Elloy, Éloi, Eloy, Éloy (*francês*).

Número: 5

Cor(es): rosa.

Pedra(s): quartzo verde.

Palavras-chave/Natureza expressiva: amor pela aventura; expectativas elevadas em relação a si mesmo e ao próximo; qualidades especiais de liderança.

Elpídio

Do grego *elpís*, através do latim *Elpidius*, lit. "**esperança**". Equivale a *Elpino*.

Santo(s): S. Elpídio, festejado em 16 de novembro (há dois santos com este nome).

Feminino(s): Elpídia.

Variante(s): Elpídeo, Ilpídio, Ílpido (*português*); Elpídio (*espanhol*); Elpìdio (*italiano*); Elpide (*francês*).

Número: 7

Cor(es): turquesa.

Pedra(s): larimar.

Palavras-chave/Natureza expressiva: criatividade; espírito livre; interesse pela tecnologia.

Elpino

O mesmo que *Elpídio*. **Ver Elpídio**.

Número: 8

Cor(es): rosa, violeta.

Pedra(s): kunzita.

Palavras-chave/Natureza expressiva: preocupação com o próximo; calor humano; valorização de si mesmo.

Élton

Nome inglês de origem toponímica, mais tarde, nome de residência. Não confundir com *Hélton*. 1) De *Ael-tun*, sign. "**do lugar onde as enguias são apanhadas**"; 2) De *Eald-tun*, sign. "**da cidade antiga**". **Ver Hélton**.

Número: 3

Cor(es): verde.

Pedra(s): crisoprásio.

Palavras-chave/Natureza expressiva: personalidade comunicativa; fidelidade aos ideais em que acredita; talento e sabedoria para organizar e administrar.

Emanuel

Na Bíblia, nome de um anjo que apareceu ante Sidras, Misaque e Abdnego. Origina-se do hebraico *Immanuel*, sign. "**Deus (está) conosco**", de *immánu* (conosco) e *El* (Deus), nome atribuído pelos hebreus ao Messias. Primeiramente foi usado como nome cristão pelos gregos, tornando-se mais tarde comum na Espanha e Portugal, nas variantes *Manoel, Manuel. Emanuel* foi encontrado no séc. XV, na Cornuália.

Santo(s): S. Emanuel, festejado em 26 de março (há dois santos com este nome).

Feminino(s): Emanuela.

Variante(s): Emano, Emanoel, Imanuel, Manoel (*português*); Manuel (*português, espanhol, francês*); Emmanuel (*francês, alemão, hebraico*); Immanuel (*inglês, hebraico*); Emanuel (*inglês, alemão*).

Número: 8

Cor(es): laranja.

Pedra(s): calcita laranja.

Palavras-chave/Natureza expressiva: espontaneidade; exultação; sensibilidade aguçada.

Emerson

Do patronímico inglês *Emerson*, sign. "**filho de Emery**". *Emery* tem origem no germânico *Emmerich* (**Ver significado em Américo**).

Número: 8

Cor(es): rosa, violeta.

Pedra(s): quartzo verde.

Palavras-chave/Natureza expressiva: independência emocional; positivismo; amor ao próximo.

Emiliano

Do latim *Aemilianu*, forma relativa de *Emílio*, sign. "**de (pertencente a; da natureza de) Emílio**".

Santo(s): S. Emiliano, festejado em 18 de julho (há nove santos com este nome).

Feminino(s): Emiliana.

Variante(s): Emiliano (*espanhol, italiano*); Emilien (*francês*); Emelyan (*eslavo*).

Número: 6

Cor(es): amarelo.

Pedra(s): apatita amarela.

Palavras-chave/Natureza expressiva: desinibição; decisão; perspicácia.

Emílio

Nomes de origem latina, com dúvidas quanto ao étimo. 1) De *Aemiliu*, nome da família romana dos Emílios, que pretendia ser descendente de um Emílio *grego*, filho de Ascânio; 2) A mitologia grega refere-se a um *Aimylios*, filho de Numa, cujo nome sign. "**o que fala de modo agradável**", e que foi assim batizado em razão de sua linguagem graciosa. Este é o étimo provável do nome.

Santo(s): S. Emílio, festejado em 6 de outubro (há três santos com este nome).

Feminino(s): Emília.

Variante(s): Emilio (*espanhol, italiano*); Émille (*francês*); Emile (*francês*); Emlin (*inglês*); Emil (*inglês*).

Número: 9

Cor(es): violeta, rosa.

Pedra(s): halita rosa.

Palavras-chave/Natureza expressiva: amor-próprio; prazer de servir o próximo; dom de cura.

Empédocles

Do grego *Empedoklês*, de *émpedos* (sólido, estável) e *kléos* (glória), sign. "**aquele cuja glória é sólida (estável)**". Por extensão, "**consagrado por sua glória**".

Variante(s): Empèdocle (*italiano*); Empédocle (*francês*).

Número: 7

Cor(es): turquesa.

Pedra(s): quartzo azul.

Palavras-chave/Natureza expressiva: maleabilidade; talento artístico; auto-suficiência.

Enéas

Do grego *Ainéas*, de *ainéos* (louvar), sign. "**louvado; glorioso**". Houve quem sugerisse uma origem calcada em *ainós*, sign. "o terrível", mas pelos feitos heróicos do lendário Enéas, príncipe troiano cujos feitos foram imortalizados por Virgílio ("Eneida"), essa hipótese deve ser descartada.

Variante(s): Enéias (*português*); Enas (*espanhol*); Enèa (*italiano*); Énée (*francês*); Aeneas (*inglês, alemão, húngaro, latim*).

Número: 8

Cor(es): verde, violeta.

Pedra(s): esmeralda.

Palavras-chave/Natureza expressiva: habilidade para o ensino; facilidade de expressão; dom do aconselhamento.

Engelberto

Do germânico *Angilberht*, de *angil* (anglo) e *berht* (brilho). *Angil* é o diminutivo de *ango* (espinho, ponta) e dessa palavra os anglos tomaram seu nome, como os saxões tomaram o seu de *sahs* (espada). Com o advento do cristianismo, *angil* se confundiu com *angel*, *engel*, inspirados no latino *angelus* (anjo). O nome, traduzido por "**pequena ponta (de lança, de espada) brilhante**", ao mesclar-se com o latim, ganhou também o significado de "**anjo brilhante**".

Santo(s): S. Engelberto, festejado em 18 de fevereiro.

Variante(s): Angerberto, Angilberto, Enguelberto, Ingeberto (*português*); Engelberto (*espanhol*); Angibert, Engenbert (*francês*); Angilbert, Engelbert (*francês, alemão*); Engelbrecht (*alemão*).

Número: 4

Cor(es): turquesa, violeta.

Pedra(s): ametista.

Palavras-chave/Natureza expressiva: companheirismo; expansividade; serenidade.

Engelmar

Do germânico *Engelmar*, sign. "**pequena ponta (de lança, de espada) brilhante**". O elemento *mar* tem o mesmo significado de *berth* (brilhante). **Ver Engelberto**.

Santo(s): S. Engelmaro, festejado em 14 de maio.

Variante(s): Engelmaro (*português*).

Número: 3

Cor(es): violeta, ouro.

Pedra(s): pirita.

Palavras-chave/Natureza expressiva: intuição; talento para organização; poder de comando e de ser obedecido

Ênio

Do grego *Enuó*, nome ligado à guerra e sugerindo "**pânico; terror**". Enyo foi a deusa grega da guerra que juntamente com Deimos (o terror), Phobus (o espanto, o susto, o horror) e Eris (a discórdia), acompanhou Ares (Marte) em seu carro de guerra. No Brasil, o nome ganhou a conotação masculina.

Variante(s): Ènnio, Ennio (*italiano*); Ennius (*francês, latim*).

Número: 7

Cor(es): magenta.

Pedra(s): cristal de quartzo.

Palavras-chave/Natureza expressiva: apoio aos moribundos; perseverança; sabe lidar com desgostos.

Eno

Nome com três étimos. 1) Do grego *oinos* (vinho), sign. "**príncipe do vinho**"; 2) Masculino de *Ena*, *Aine*, e este anglicanização do antigo irlandês *Aodh* (diminutivo de *Aodhnait*), sign. "**fogo**"; 3) Abreviação do holandês *Eenoogh*, de *eeno* (um) e *oghe* (olho), sign. "**que possui um único olho**".

Número: 7

Cor(es): violeta.

Pedra(s): lepidolita.

Palavras-chave/Natureza expressiva: capacidade de autotransformação; busca da espiritualidade; amor à paz.

Enoque

No A.T. ("Gênesis"), nome de um personagem que viveu 365 anos. Tem origem no hebreu *Enockh*, lit. "**o Iniciado (dedicado, consagrado)**", conforme *hanakh* (ele dedicou, ele consagrou) e *hannukkah* (dedicação, consagração).

Variante(s): Enoc (*português*); Enoch (*espanhol, francês, inglês*); Enocq, Hénoch, Hénocq, Hénocque (*francês*); Hanokh (*hebraico*).

Número: 5

Cor(es): azul royal, amarelo-ouro.

Pedra(s): topázio imperial.

Palavras-chave/Natureza expressiva: mente dinâmica; delicadeza; sabedoria inata.

Epaminondas

Do grego *Epameinóndas*, de *epí* (acima de) e *ameínon* (melhor), sign. "**aquele que está acima do melhor; ótimo**". Por extensão, "**o insuperável**". Equivale a *Evaristo*. **Ver Evaristo.**

Variante(s): Epaminondas (*espanhol*); Epaminonda (*italiano*); Épaminondas (*francês*).

Número: 3

Cor(es): violeta, branco.

Pedra(s): topázio incolor.

Palavras-chave/Natureza expressiva: dom da comunicação; entusiasmo pela vida; confiança.

Epiteto

Do grego *Epíktetos*, de *epí* (acima de) e *ktáomai* (possuir, adquirir), sign. "**o que possui em demasia**".

Variante(s): Epicteto (*espanhol*); Épictète (*francês*).

Número: 9

Cor(es): violeta, rosa.

Pedra(s): lepidolita.

Palavras-chave/Natureza expressiva: auto-estima; caridade; originalidade.

Epifânio

Do grego *Epiphanês*, lit. "**muito aparente; visível**", de *epí* (acima de) e *phaíno* (mostrar, revelar).

Santo(s): S. Epifânio, festejado em 12 de maio (há dois santos com este nome).

Feminino(s): Epifânia.

Variante(s): Epifanio (*espanhol*); Epifànio (*italiano*); Épiphane (*francês*).

Número: 3

Cor(es): violeta, branco.

Pedra(s): ametista.

Palavras-chave/Natureza expressiva: superação do negativismo; contato com a espiritualidade; busca do auto-aperfeiçoamento.

Epitácio

Nome de étimo duvidoso. Do grego. 1) De *epitáktes*, sign. "**chefe; comandante**"; 2) Ou de *Epitáchios*, lit. "**rápido; ligeiro**", o que é mais provável.

Santo(s): S. Epitácio, festejado em 23 de maio.

Número: 6

Cor(es): amarelo.

Pedra(s): topázio imperial.

Palavras-chave/Natureza expressiva: segue o fluxo da vida; espontaneidade emocional; facilidade para absorver informações.

Erasmo

Do grego *Erásmios*, de *erasmós* (amor), sign. "**o que gera o amor; amável; amoroso**". Na Inglaterra o nome surgiu na forma *Erasmus* no final da Idade Média.

Santo(s): S. Erasmo, festejado em 2 de junho (há dois santos com este nome).

Variante(s): Erasmo (*espanhol, italiano*); Érasme (*francês*).

Número: 8

Cor(es): laranja.

Pedra(s): coral.

Palavras-chave/Natureza expressiva: independência; faculdade de julgamento claro e sensato; moderação.

Erasto

No N. T., colaborador de S. Paulo enviado com Timóteo para a Macedônia. Teria abraçado a fé cristã em Corinto, acompanhando o santo em suas viagens posteriores. Tem origem no grego *Érastos*, de *eráo* (amar, querer), sign. "**o amado; o desejado**". Tem o mesmo significado do hebraico *Davi*. **Ver Davi**.

Santo(s): S. Erasto, festejado em 26 de julho.

Variante(s): Erasto (*espanhol*); Éraste (*francês*).

Número: 6

Cor(es): violeta, turquesa.

Pedra(s): ajoíta.

Palavras-chave/Natureza expressiva: firmeza; maturidade; manifestação correta dos sentimentos.

Eratóstenes

Do grego *Eratosthénes*, de *eratós* (amável) e *sthénos* (força), sign. "**forte e amável**".

Variante(s): Eratosteno (*espanhol*); Ératosthène (*francês*).

Número: 6

Cor(es): amarelo.

Pedra(s): calcita amarela.

Palavras-chave/Natureza expressiva: sentimentos elevados; doçura; contentamento.

Ericino

Na mitologia grega, famoso pugilista morto por Hércules. Do grego *Erykíne*, sign. "**natural (habitante) do monte Érix**". O *Érix* ou *Érice* , hoje monte San Giuliano, está situado na Sicília, e ali havia um templo dedicado a Vênus. O nome vem de *eryko* (impedir, repelir, afastar) e sign. "o que repele (as ondas)".

Feminino(s): Ericínia, Ericina.

Variante(s): Ericínio (*português*).

Número: 1

Cor(es): verde, magenta.

Pedra(s): esmeralda.

Palavras-chave/Natureza expressiva: sensatez; independência emocional; senso de liberdade interior.

Érico

Do germânico *Erarich*, de *era* (águia) e *rich* (governador, senhor, príncipe, rei), sign. "**o que reina como uma águia**". É nome muito popular nos países escandinavos, principalmente nas variantes *Eric*, *Erich*, *Eryk*.

Santo(s): S. Érico, festejado em 18 de maio (há dois santos com este nome).

Feminino(s): Érica.

Variante(s): Erico (*espanhol*); Èrico (*italiano*); Éric (*francês*); Erich (*inglês, alemão*); Eric (*inglês*); Eryk (*inglês*).

Número: 5

Cor(es): azul royal, amarelo-ouro.

Pedra(s): apatita azul.

Palavras-chave/Natureza expressiva: interesse pelos estudos; mente penetrante; paz profunda, proveniente do contato com a alma.

Erino

De *Erin*, antigo nome da Irlanda, que deriva de *ear* (oeste) e *in* (ilha), sign. "**ilha que está a oeste (da Inglatera)**". O antropônimo tem o significado de "**irlandês**". Não confundir com *Erínio*, masculino de *Erínia*, nome originário do grego *Erinnys*, com o sign. de "espírito irado; espírito tempestuoso".

Feminino(s): Erina.

Número: 7

Cor(es): rosa, turquesa.

Pedra(s): quartzo rosa.

Palavras-chave/Natureza expressiva: compreensão das necessidades do próximo; comunicação com a sabedoria; senso de justiça.

Erlon

De *Erlin*, e este, de *Erl* (conde, nobre) e *in*, no antigo frísio *on*, *ond* (perto de), sign. "**aquele que mora perto de um conde (nobre); aquele que mora perto de um condado**" .

Feminino(s): Erla.

Variante(s): Érlon (*português*).

Número: 1

Cor(es): verde, vermelho.

Pedra(s): smithsonita verde.

Palavras-chave/Natureza expressiva: centramento; confiabilidade; talento criador.

Ermelino

Do *germânico*, de *ermens* (forte) e *lind* (serpente), sign. "**serpente forte**". *Lind* procede de uma raiz *lent* (flexível, suave), donde também "*serpente*" e, por sinédoque, na linguagem dos guerreiros teutões, "*escudo*". Eis por que esses nomes também são traduzidos por "**proteção**".

Feminino(s): Ermelina.

Variante(s): Ermelindo (*português*); Erlindo, Ermelindo (*espanhol*); Ermelinde (*francês*).

Número: 1

Cor(es): verde, magenta.

Pedra(s): esmeralda.

Palavras-chave/Natureza expressiva: percepção do que precisa ser feito; probidade; magnanimidade.

Ernesto

Do germânico *Ernust, Ernst*, sign. "**combatente resoluto (sério)**". *Ernest* foi introduzido na Inglaterra nos fins do séc. XVIII. Há as formas inglesas *Ernis, Erneis*, com outra origem e significado.

Santo(s): S. Ernesto de Zwiefalten, festejado em 7 de novembro.

Feminino(s): Ernesta.

Variante(s): Ernesto (*espanhol, italiano*); Ernest (*francês, inglês*); Earnest (*inglês*); Ernst (*alemão, germânico*).

Número: 6

Cor(es): azul royal, turquesa.

Pedra(s): sílica gema.

Palavras-chave/Natureza expressiva: vivacidade; dedicação às causas da paz; sabe como tirar partido das situações difíceis.

Erotides

Do grego *Erotideús*, sign. "**amorzinho**". No Brasil, nome comum a ambos os sexos. *Erotidia* era a denominação que os antigos gregos davam a uma festa celebrada em honra de Eros, o deus do amor, ocorrida a cada cinco anos.

Número: 5

Cor(es): amarelo-ouro.

Pedra(s): apatita amarela.

Palavras-chave/Natureza expressiva: conexão consigo mesmo; equilíbrio entre lógica e intuição; sabe como colher o que plantou.

Ervino

Do italiano *Ervino*, e este do germânico *Erwin, Harvin*, de *her, hari* (exército) e *win* (amigo), sign. "**amigo das armas**".

Feminino(s): Ervina.

Variante(s): Ervino (*espanhol, italiano*); Arvino, Ervino (*italiano*); Herwin (*francês, alemão*); Erwin (*francês, alemão*).

Número: 11

Cor(es): violeta, verde.

Pedra(s): quartzo verde.

Palavras-chave/Natureza expressiva: força; energia física e moral; franqueza; honestidade.

Esaú

No A.T., filho de Isaac e Rebeca, irmão gêmeo de Jacó. Vivendo na Iduméia, tornou-se o patriarca de um povo que mais tarde se virou contra os judeus. Origina-se do hebraico *Esau, Esaw*, lit. "**coberto de pêlos; peludo**". Na Inglaterra surgiu como nome cristão por volta do séc. XVII.

Variante(s): Esaú (*espanhol*); Esaù (*italiano*); Ésau (*francês*).

Número: 1

Cor(es): verde.

Pedra(s): quartzo verde.

Palavras-chave/Natureza expressiva: autoconfiança; simpatia; segurança emocional.

Esdras

Autor de um dos livros do A.T., considerado o príncipe dos tanaítas, isto é, dos conservadores da tradição. Do hebraico *Ezra*, sign. "**socorro; auxílio**", através do grego *Esdras*. Não confundir com *Azaryáh* (Azarias). **Ver Azarias.**

Santo(s): S. Esdras, festejado em 13 de julho.

Variante(s): Ezra (*italiano, inglês, hebraico*); Esdras (*francês*); Esra (*alemão*).

Número: 3

Cor(es): verde.

Pedra(s): crisoprásio.

Palavras-chave/Natureza expressiva: equanimidade; fraternidade; amor à liberdade.

ÉSER

Nome de origem hebraica, com dois étimos. 1) De *Ezar*, *Edzer*, *Ezer*, lit. "**tesouro**"; 2) Modificação de *Ezra*, o mesmo que *Esdras*. **Ver Esdras.**

Variante da 1ª acepção: Ézer (*português*).

Número: 2

Cor(es): azul, rosa.

Pedra(s): rodocrosita.

Palavras-chave/Natureza expressiva: ensina pelo exemplo; age em vez de reagir; sabe ouvir seu coração.

ESPERIDIÃO

Do grego *Speiridíon*, de *spyrís*, *spirídos*, sign. "**pequeno cesto**". Já foi encontrada a tradução "sopro de Deus", hibridismo inaceitável, em que entram o latim *spir* e o grego *diós*.

Santo(s): S. Espiridião, festejado em 14 de dezembro.

Variante(s): Espiridião (*português*); Spiridión (*espanhol*); Spiridione (*italiano*); Spiridion (*francês, latim*); Spiro (*inglês*).

Número: 11

Cor(es): violeta-claro.

Pedra(s): lepidolita.

Palavras-chave/Natureza expressiva: senso de justiça; fraternidade; espírito libertário.

ESTÁCIO

Do latim *Statiu*, lit. "**o que está de pé; estável; constante**". Em Portugal, nome encontrado em documentos datados do séc. XIII, na forma *Estatio*.

Variante(s): Austásio, Estatio, Eustátio (*português*); Stàzio (*italiano*).

Número: 9

Cor(es): vermelho, verde.

Pedra(s): granada.

Palavras-chave/Natureza expressiva: temperamento realista e empreendedor; senso de justiça apurado.

ESTANISLAU

Do polaco *stan* (Estado) e *slav* (glória), sign. "**glória do Estado (nação)**". Nome muito comum na Polônia, em Portugal foi encontrado pela primeira vez no A.E.L., em 1838.

Santo(s): S. Estanislau Kostka, festejado em 13 de novembro (há dois santos com este nome).

Variante(s): Stanislau (*português*); Estanislao (*espanhol*); Stanislào (*italiano,inglês*); Stanislas (*francês, inglês*); Stanislaus (*inglês*); Stanislus (*inglês*); Stanislaw (*inglês*).

Número: 4

Cor(es): verde, amarelo-ouro.

Pedra(s): pirita.

Palavras-chave/Natureza expressiva: espontaneidade; maturidade emocional; carisma; dinamismo.

ESTELO

Do latim *Stellio*, calcado em *stella*, lit. "**estrela**". *Stellio* também é o nome de um lagarto mosqueado em que teria sido transformado um menino pela deusa Ceres. **Ver Estela** e **Ester**.

Feminino(s): Estela.

Variante(s): Estélio (*português*); Stélio (*português*); Stèlio (*italiano*).

Número: 4

Cor(es): amarelo, rosa.

Pedra(s): âmbar.

Palavras-chave/Natureza expressiva: inteligência aguçada; temperamento protetor; busca da pureza no amor.

ESTÊNIO

O mesmo que *Stênio*. **Ver Stênio.**

Número: 6

Cor(es): azul royal, turquesa.

Pedra(s): turquesa.

Palavras-chave/Natureza expressiva: mente serena; sexto sentido apurado; encara a vida com leveza e naturalidade.

Estêvão

Do grego *Stéphanos*, através do latim *Stephanus*, lit. "**o coroado**". Nome encontrado pela primeira vez em Portugal, em obras redigidas no séc. XIII, é muito popular na Europa – tanto na Grécia (*Stephanos*) e na França (*Etienne*) como nos Estados Unidos (*Steve*, *Steven* e *Stephen*).

Santo(s): S. Estêvão, festejado em 27 de abril (há 37 santos com este nome).

Variante(s): Estefânio, Estefano, Estevam, Esteves, Etiene, Stefânio (*português*); Estevan, Estebán (*espanhol*); Stèfano (*italiano*); Estéban, Estève, Étéve, Stépha (*francês*); Stephan (*francês, inglês, alemão*); Etienne (*francês*); Stephen, Stevan, Steve (*inglês*); Steven (*inglês*); Stefan (*inglês*); Stefani (*alemão*).

Número: 6

Cor(es): violeta, turquesa.

Pedra(s): amazonita.

Palavras-chave/Natureza expressiva: empatia; versatilidade; originalidade.

Etelvino

Do germânico *Adalwin*, *Ethelwin*, de *edel* (nobre) e *win* (amigo), sign. "**amigo nobre**".

Feminino(s): Etelvina.

Santo(s): S. Etelvino, festejado em 3 de maio.

Variante(s): Adalvino, Edelvino (*português*); Etelvino (*espanhol*).

Número: 3

Cor(es): violeta, ouro.

Pedra(s): ametista.

Palavras-chave/Natureza expressiva: tem muito a aprender e compartilhar; intuição; facilidade de expressão.

Euberto

Do germânico *Euberht*, de *êwa*, *êa* (eternidade) e *berht* (brilho, resplendor), sign. "**brilho (resplendor) eterno**".

Feminino(s): Euberta.

Variante(s): Euberto (*espanhol*).

Número: 5

Cor(es): azul royal, amarelo-ouro.

Pedra(s): topázio imperial.

Palavras-chave/Natureza expressiva: mente penetrante e equilibrada; sabedoria; abnegação.

Eucles

Do grego *Euklês*, de *eukleés*, sign. "**ilustre; glorioso**".

Feminino(s): Eucléia.

Número: 2

Cor(es): azul, rosa.

Pedra(s): morganita.

Palavras-chave/Natureza expressiva: domínio dos processos de pensamento; compaixão; senso de humor.

Euclides

De *Euklês*, mais a partícula *ides*, que indica descendência, sign. "**filho de Eucles**". **Ver Eucles.**

Variante(s): Euclides (*espanhol, holandês*); Euclide (*italiano, francês*); Euclid (*inglês*); Euklid (*alemão*).

Número: 6

Cor(es): azul royal, turquesa.

Pedra(s): crisocola.

Palavras-chave/Natureza expressiva: profissões ligadas ao mar; talento para lidar com números; inteligência emocional.

Eudeberto

Do germânico *Heudebert*, de *Eutha* (rico) e *berht* (brilhante, ilustre), sign. "**rico e ilustre**".

Variante(s): Audeberto (*português*); Idebert, Haudebert, Heudebert (*francês*).

Número: 5

Cor(es): amarelo-ouro.

Pedra(s): calcita dente-de-leão.

Palavras-chave/Natureza expressiva: coragem; faculdade de governar por si mesmo; amor pela aventura.

Eudes

Do germânico *Eutha*, através do francês *Eudes*, variação do tema *ot*, *od*, *aud*, lit. "**rico, poderoso**". Não confundir com o hebraico *Eúde* ("união").

Santo(s): S. Eudes, festejado em 20 de novembro.

Variante(s): Eude (*italiano*); Audo, Eudes, Haude, Hodo, Odard, Odart, Ode, Odo, Oddo, Oudo; (*francês*); Eudo (*francês, inglês*).

Número: 9

Cor(es): amarelo, violeta.

Pedra(s): topázio imperial.

Palavras-chave/Natureza expressiva: gosto requintado; adaptabilidade; universalismo.

Eugênio

Do grego *Eugénios*, de *eu* (bem, bom) e *génos* (raça, estirpe), sign. "**bem-nascido; de origem nobre**". Nome muito comum na Itália, na forma *Eugenio*. Nos Estados Unidos freqüentemente é abreviado *Gene*. Foi nome de vários papas e de sete reis da Escócia.

Santo(s): S. Eugênio, festejado em 13 de julho (há vinte santos com este nome).

Feminino(s): Eugênia.

Variante(s): Eugenio (*espanhol, italiano*); Eugène (*francês*); Eugene (*inglês*); Eugen (*alemão*); Elge, Elgen (*alemão*); Eugenius (*latim*).

Número: 4

Cor(es): vermelho, ouro.

Pedra(s): rubi.

Palavras-chave/Natureza expressiva: firmeza; busca do crescimento pessoal; fé no divino e em si próprio.

Euricles

Do grego *Euriklês*, de *eurys* (largo) e *kléos* (glória, fama), sign. "**glorioso; famoso; o que alcança a maior glória (fama)**".

Feminino(s): Euricléia.

Número: 11

Cor(es): violeta, verde.

Pedra(s): quartzo verde.

Palavras-chave/Natureza expressiva: sabedoria na tomada de decisões; carisma; simpatia.

Eurico

Do germânico *Aiwareiks*, sign. "**muito correto; muito honesto**". É um nome muito comum na Islândia, na forma *Eirik*.

Feminino(s): Eurica.

Variante(s): Erico (*português*); Eurico (*espanhol*); Aiwareiks, Ewarich (*germânico*); Eirik (*islandês*).

Número: 8

Cor(es): rosa, violeta.

Pedra(s): halita violeta.

Palavras-chave/Natureza expressiva: cordialidade; harmonia; boa vontade.

Eurípedes

Patronímico de *Euripo*. Do grego *Euripo*, mais a partícula *ades*, conotativa de descendência, sign. "**filho de Euripo**".

Variante(s): Eurípides (*português*).

Número: 3

Cor(es): violeta, branco.

Pedra(s): charoíta.

Palavras-chave/Natureza expressiva: busca da verdadeira missão de vida; clareza espiritual; serenidade.

Eusébio

Do grego *Eusébios*, de *eusebés*, lit. "**o piedoso**". Nome muito comum entre os gregos, em Portugal foi encontrado em documentos que datam da segunda metade do séc. XVII. Na Inglaterra, surgiu no séc. XV, na forma *Euseby*. **Ver Pio (1ª acepção)**.

Santo(s): S. Eusébio, festejado em 22 de outubro (há vinte santos com este nome).

Feminino(s): Eusébia.

Variante(s): Eusebio (*espanhol*); Eusèbio (*italiano*); Eusèbe (*francês*); Eusebius (*inglês, latim*).

Número: 4

Cor(es): verde, amarelo-ouro.

Pedra(s): topázio imperial.

Palavras-chave/Natureza expressiva: honestidade; espontaneidade; maturidade emocional.

Eustáquio

Do grego *Eústachys*, de *eu* (bem, bom) e *stáchys* (espiga), sign. "**carregado de espigas; frutuoso**". Foi um nome muito comum na antiga França, na forma *Eustache*. Levado para a Inglaterra pelos normandos, popularizou-se naquele país durante o séc. XII, nas variantes *Eustace*, *Eustes*, *Eustis*, tornando-se raro mais tarde.

Santo(s): S. Eustáquio, festejado em 28 de julho (há dois santos com este nome).

Feminino(s): Eustáquia.

Variante(s): Eustácio, Eustásio, Eustóquio (*português*); Eustaquio (*espanhol*); Eustáchio, Eustàsio, Eustazio (*italiano*); Eustaze, (*francês*); Eustace (*francês, inglês*); Eustach, Eustasius (*alemão*).

Número: 11

Cor(es): violeta, verde.

Pedra(s): hidenita.

Palavras-chave/Natureza expressiva: caráter afável e fraterno; profissões relacionadas à cura.

Eustórgio

Do grego *Eustórgios*, de *eústorgos*, lit. "**paternal; cheio de ternura**". Há quem interprete como "**o bem-amado**".

Santo(s): S. Eustórgio, festejado em 2 de abril (há três santos com este nome).

Variante(s): Eustorgio (*espanhol*); Eustòrgio (*italiano*).

Número: 3

Cor(es): violeta, branco.

Pedra(s): fenacita.

Palavras-chave/Natureza expressiva: dom da oratória; confiança; entusiasmo pela vida.

Evaldo

Do germânico *Ewald*, de *ewa* (lei) e *walt* (forte), sign. "**o que tem força (coragem) para fazer cumprir a lei**".

Feminino(s): Evalda.

Variante(s): Euvaldo, Evaldo (*espanhol*); Ewald (*francês, inglês, alemão, germânico*); Evald (*inglês*).

Número: 5

Cor(es): rosa.

Pedra(s): quartzo rosa.

Palavras-chave/Natureza expressiva: amorosidade; sabedoria; benevolência.

Évan

Nome com dois étimos. 1) Forma gaulesa de *João*. Esta variante surgiu na Inglaterra, por volta de 1500; 2) Em latim, celebrante dos mistérios de Baco, sign. "**bacante**", nome curiosamente formado por seus gritos. **Ver João.**

Santo(s): S. Evan, festejado em 18 de agosto.

Número: 6

Cor(es): branco, violeta.

Pedra(s): sugilita.

Palavras-chave/Natureza expressiva: amor à verdade; altruísmo; personalidade que se destaca.

Evandro

Na mitologia grega, príncipe do Lácio que recebeu Enéas em seus domínios e o ajudou na luta contra os rútulos. Origina-se do grego *Eúandros*, de *eu* (bem, bom) e *andrós* (homem), sign. "**muito viril; muito valente**". Há um *Evando*, corruptela de Evandro encontrada no Brasil. **Ver André.**

Variante(s): Evander (*inglês, latim*).

Número: 7

Cor(es): rosa, turquesa.

Pedra(s): kunzita.

Palavras-chave/Natureza expressiva: sinceridade; paixão pela vida; cura mental e espiritual; preocupação com a ecologia.

Evangelista

Do grego *Euaggelistés*, através do latim eclesiástico *Evangelista*, sign. "**o que evangeliza**". No Brasil geralmente é empregado após *João*, por influência de João Evangelista, discípulo amado de Jesus e autor de um dos quatro Evangelhos do N. T.

Variante(s): Evangelista (*espanhol, italiano, latim*).

Número: 7

Cor(es): turquesa.

Pedra(s): topázio azul.

Palavras-chave/Natureza expressiva: preocupação com a ecologia; versatilidade; profissões relacionadas à comunicação de massa.

Evângelo

Do grego *Euággelos*, de *eu* (bem, bom) e *ággelos* (mensageiro), sign. "**mensageiro de boas novas; mensageiro do Evangelho**".

Feminino(s): Evângela.

Variante(s): Évangile (*francês*).

Número: 9

Cor(es): violeta, rosa.

Pedra(s): turmalina rosa.

Palavras-chave/Natureza expressiva: amor pela vida; interesse pela espiritualidade; grande conhecimento.

Evaristo

Do grego *Euáristos*, de *eu* (bem, bom) e *áristos* (ótimo), lit. "**mais que ótimo; o que supera o melhor; o melhor de todos**". Por extensão, "**o insuperável**". Equivale a *Epaminondas*. **Ver Epaminondas.**

Santo(s): S. Evaristo, festejado em 14 de outubro (há três santos com este nome).

Variante(s): Évariste (*francês*).

Número: 1

Cor(es): violeta, azul.

Pedra(s): apatita azul.

Palavras-chave/Natureza expressiva: eficiência; sucesso; disciplina.

Evelino

O mesmo que *Avelino*. **Ver Avelino.**

Número: 1

Cor(es): violeta, azul.

Pedra(s): topázio azul.

Palavras-chave/Natureza expressiva: companheirismo; disciplina; responsabilidade.

Everaldo

Do germânico *Everart*, de *eber* (javali) e *walt*, *hart* (forte), sign. "**forte como um javali**". **Ver Éber.**

Feminino(s): Everalda, Everarda.

Variante(s): Eberaldo, Ebrardo, Erardo, Everardo (*português*); Everardo (*espanhol*, *italiano*); Eberhardt, Éverard, Éverart, Éverhart (*francês*); Eberhard, Eberhart (*francês*, *alemão*); Everard, Everhard (*inglês*).

Número: 1

Cor(es): violeta, azul.

Pedra(s): calcita azul.

Palavras-chave/Natureza expressiva: responsabilidade; habilidades psíquicas e de comunicação.

Everardo

O mesmo que *Everaldo*. **Ver Everaldo.**

Santo(s): S. Everardo, festejado em 17 de abril (há seis santos com este nome).

Número: 7

Cor(es): rosa, turquesa.

Pedra(s): calcita rosa.

Palavras-chave/Natureza expressiva: autoconfiança; capacidade de comunicação além do nível verbal (dança, música, pintura); contato com os planos sutis.

Éverton

Do inglês antigo *Eofor tun*, de *eofor* (javali) e *tun* (cidade, lugar, distrito), sign. "**da cidade dos javalis**". **Ver Éber.**

Variante(s): Éwerton (*português*).

Número: 9

Cor(es): violeta, rosa.

Pedra(s): halita violeta.

Palavras-chave/Natureza expressiva: caráter humanista, progressista e filantrópico.

Evilásio

Do grego moderno *euilasía* (ação de aplacar), de *eu* (bem) e *hiláomai* (aplacar, tranqüilizar), sign. "**aquele que acalma (tranqüiliza)**".

Número: 11

Cor(es): violeta, verde.

Pedra(s): calcita verde.

Palavras-chave/Natureza expressiva: astúcia; engenhosidade; disciplina; superação das limitações.

Expedito

Do latim *Expeditu*, particípio de *expedio*, *expeditum* (desembaraçar, livrar, desimpedir), sign. "**desembaraçado; livre**". Ao que tudo indica, nome atribuído pelos antigos romanos aos escravos alforriados.

Santo(s): S. Expedito, festejado em 19 de abril.

Feminino(s): Expedita.

Número: 8

Cor(es): violeta, azul-claro.

Pedra(s): angelita.

Palavras-chave/Natureza expressiva: índole pacífica; confiança; autonomia.

EXUPÉRIO

Do latim *Exuperiu*, de *exsupero*, *exsuperare* (elevar-se, exceder, vencer, superar), sign. "**aquele que vence (supera)**".

Variante(s): Espírio, Exupero (*português*); Exuperio (*espanhol*); Exupéry, Exupère (*francês*).

Número: 5

Cor(es): azul-claro.

Pedra(s): apatita azul.

Palavras-chave/Natureza expressiva: confiança em Deus e na vida; desapego material; acuidade mental.

EZEQUIAS

Do hebraico *Hizekiiah*, lit. "**força de Deus**". O primeiro elemento origina-se de *hazáq* (ele era forte), *hézeq*, *hezgáh*, *hózeq*, *hozqáh* (força), o segundo é *El* (Deus). Há quem traduza por "Deus dá fortaleza", mas a primeira acepção parece estar mais de acordo com o espírito hebreu, pois eram comuns nomes de uma palavra combinada com um genitivo. **Ver Ezequiel.**

Variante(s): Ezechias (*português*); Ezequías (*espanhol*); Ézèchias (*francês*); Hezekiah (*inglês*); Hezeqiah, Hizaqiyyáh (*hebraico*).

Número: 4

Cor(es): vermelho, ouro.

Pedra(s): opala de fogo.

Palavras-chave/Natureza expressiva: aptidões para o ensino; tolerância; destreza intelectual.

EZEQUIEL

No A.T., um dos quatro Profetas Maiores. Origina-se do hebraico *Iehezhell*, *Yehezqel*, sign. "**Deus o fortalecerá**". O primeiro elemento origina-se de *hazáq* (ele era forte), *hézeq*, *hezgáh*, *hózeq*, *hozqáh* (força), o segundo de *El* (Deus). **Ver Ezequias.**

Número: 1

Cor(es): verde, magenta.

Pedra(s): jade.

Palavras-chave/Natureza expressiva: sensatez; tenacidade na execução de tarefas; alegria de viver.

ÉZIO

O mesmo que *Aécio*. **Ver Aécio.**

Variante(s): Ésio, Hésio (*português*).

Número: 1

Cor(es): verde, vermelho.

Pedra(s): malaquita.

Palavras-chave/Natureza expressiva: espírito guerreiro; independência emocional; firmeza.

F

FABIANO

Forma relativa de *Fábio*, sign. "**de (pertencente a; da natureza de) Fábio. Ver Fábio.**

Santo(s): S. Fabiano, festejado em 31 de dezembro (há dois santos com este nome).

Feminino(s): Fabiana.

Variante(s): Fabián (*espanhol*); Fabian (*italiano, francês, inglês*); Fabiano (*italiano*); Fabien (*francês*); Fabyan (*inglês*).

Número: 3

Cor(es): azul, vermelho.

Pedra(s): água-marinha.

Palavras-chave/Natureza expressiva: previsão; mente equilibrada; talento para o ensino de disciplinas espirituais.

FÁBIO

Do latim *Fabius*, de *faba*, lit. "**fava**", nome de uma das mais antigas e influentes famílias romanas. Houve um papa do séc. III, venerado como santo, graças a quem o nome passou a ser adotado entre os ingleses.

Santo(s): S. Fábio, festejado em 11 de maio (há dois santos com este nome).

Feminino(s): Fábia.

Variante(s): Fabio (*espanhol, italiano*); Fabius (*francês, latim*).

Número: 6

Cor(es): violeta, turquesa.

Pedra(s): angelita.

Palavras-chave/Natureza expressiva: originalidade; receptividade; conexão com o novo.

Fabíolo

Diminutivo de *Fábio*. **Ver Fábio.**

Feminino(s): Fabíola.

Número: 6

Cor(es): azul royal, turquesa.

Pedra(s): apatita azul.

Palavras-chave/Natureza expressiva: humor; paz emocional; integridade.

Fabrício

Do latim *Fabricius*, de *faber*, sign. "**artífice que trabalha com metal; artista; artífice; ferreiro**".

Feminino(s): Fabrícia.

Variante(s): Fabricio (*espanhol, italiano*); Fabrizio (*italiano*); Fabrice (*francês*); Fabricius (*francês, latim*).

Número: 9

Cor(es): turquesa, magenta.

Pedra(s): topázio incolor.

Palavras-chave/Natureza expressiva: contato com a alma; dons artísticos; sabe dar e receber amor equilibradamente.

Faustino

Forma relativa de *Fausto*, sign. "**de (pertencente a; da natureza de) Fausto**". **Ver Fausto.**

Santo(s): S. Faustino, festejado em 22 de maio (há seis santos com este nome).

Feminino(s): Faustina.

Variante(s): Faustino (*espanhol, italiano*); Fausten, Faustin (*francês*).

Número: 6

Cor(es): azul royal, turquesa.

Pedra(s): crisocola.

Palavras-chave/Natureza expressiva: força espiritual; contentamento; talento para as artes.

Fausto

Fausto, do latim *Faustus*, lit. "**alegre; feliz; que tem muita sorte**". O nome surgiu no séc. III, com um mártir cristão. Na Idade Média tornou-se nome cristão na Alemanha e Itália, mas somente popularizou-se no séc. XIX, com Fausto, obra de Goethe inspirada em um taumaturgo do mesmo nome, que viveu no séc. XI.

Santo(s): S. Fausto, festejado em 3 de outubro (há quinze santos com este nome).

Feminino(s): Fausta.

Variante(s): Fausto (*espanhol, italiano*); Faust (*francês, inglês*); Faustus (*inglês, alemão, latim*).

Número: 1

Cor(es): azul.

Pedra(s): apatita azul.

Palavras-chave/Natureza expressiva: espírito de liderança; idealismo; busca da realização profissional.

Feliciano

Forma relativa de *Felício*, sign. "**de (pertencente a; da natureza de) Felício**". **Ver Felício.**

Santo(s): S. Feliciano, festejado em 19 de novembro (há sete santos com este nome).

Feminino(s): Feliciana.

Variante(s): Feliciano (*espanhol, italiano*); Félicien (*francês*).

Número: 11

Cor(es): azul royal, amarelo.

Pedra(s): calcita azul.

Palavras-chave/Natureza expressiva: carisma; empatia; fidelidade.

Felício

Felício, do latim *Félix*, de *felix*, *felicis*, lit. "**feliz; venturoso**". Foi nome de quatro papas e de muitos santos, surgido em Portugal (junto com *Feliciano*), no séc. XVII, e na Inglaterra, durante a Idade Média, nas canções de gesta, na forma *Felis*.

Feminino(s): Felícia.

Variante(s): Filício (*português*); Félix (*português, espanhol, francês,latim*); Felício (*espanhol*);

Felice (*italiano*); Félice, Félicie, Félixe (*francês*); Felix (*inglês*).

Número: 5

Cor(es): amarelo-ouro.

Pedra(s): calcita dourada.

Palavras-chave/Natureza expressiva: afabilidade; capacidade de assimilação; brilho pessoal.

Felipe

Do grego *Phílippos*, de *phílos* (amigo) e *híppos* (cavalo), sign. "**amigo dos cavalos; o que gosta de cavalos**". Por extensão, "**o que ama a guerra**". Nome que se tornou comum na Inglaterra medieval, originando um sem-fim de patronímicos. A popularidade do nome atingiu o auge durante o reinado de Maria Tudor, que teve em Felipe da Espanha um grande inimigo. Foi nome de muitos reis.

Santo(s): S. Filipe, festejado em 10 de julho (há 21 santos com este nome).

Feminino(s): Felipa.

Variante(s): Filipe (*português*); Felipe, Filipo (*espanhol*); Filippo, Filpe, Filpo (*italiano*); Philip (*francês, inglês*); Phélip, Phelippe, Philippe, Phillippe (*francês*); Philip, Phillip (*inglês*); Phillipp (*escocês*); Philipp (*alemão*).

Número: 8

Cor(es): rosa, violeta.

Pedra(s): diamante.

Palavras-chave/Natureza expressiva: preocupação com o próximo; calor humano; auto-estima.

Felisberto

Do germânico *Filibert*, de *fili* (muito) e *berth* (ilustre), sign. "**muito ilustre**".

Feminino(s): Felisberta.

Variante(s): Filiberto (*português, espanhol, italiano*); Filberte, Philebert, Philibert (*francês*); Philbert (*francês, inglês*); Filbert, Fulbert (*inglês*).

Número: 3

Cor(es): violeta, branco.

Pedra(s): diamante.

Palavras-chave/Natureza expressiva: vontade; coragem; autoconfiança; capacidade de dialogar com vista ao bom entendimento.

Félix

O mesmo que *Felício*. **Ver Felício.**

Santo(s): S. Félix, festejado em 14 de junho (há 63 santos com este nome).

Feminino(s): Felícia.

Número: 11

Cor(es): violeta, verde.

Pedra(s): hidenita.

Palavras-chave/Natureza expressiva: companheirismo, apoio, hospitalidade.

Fernando

Do germânico *Fredenando*, de *fridu* (paz) e *nanthjan* (ousar), sign. "**ousado para atingir a paz**". *Fernão* tem o mesmo significado e deriva de uma antiga forma *Fernam*, que surgiu em Portugal, país onde a variante *Fredenandus* (*Ferdinando*), do germânico *Fridenand*, também foi encontrada em documentos datados do séc. XI.

Santo(s): S. Fernando de Portugal, festejado em 5 de junho (há seis santos com este nome).

Feminino(s): Fernanda.

Variante(s): Fernão, Hernâni (*português*); Ferdinando (*português, italiano*); Hernán, Hernando (*espanhol*); Fernando (*espanhol, italiano*); Ferdinand (*francês, inglês, irlandês*); Fernand (*francês*).

Número: 5

Cor(es): amarelo-ouro.

Pedra(s): âmbar.

Palavras-chave/Natureza expressiva: amor pela aventura; poder; dinamismo; carisma.

Fidélis

Do latim *fidelis*, lit. "**digno de fé; fiel; leal**". Também com o sentido de "**amigo; afetuoso**". *Fidélis* é o aportuguesamento da forma latina. *Fidel* é a variante espanhola de *Fidelio*.

Santo(s): S. Fidélis, festejado em 23 de março (há dois santos com este nome).

Feminino(s): Fidélia.

Variante(s): Fidélio (*português*); Fidel, Fidelio (*espanhol*); Fidèlio (*italiano*).

Número: 1

Cor(es): violeta, azul.

Pedra(s): calcita azul.

Palavras-chave/Natureza expressiva: integridade; ligação profunda com a natureza; estabilidade mental.

Fidêncio

Do latim *Fidentius*, de *fidens*, *fidentis*, lit. "**o que tem fé; confiante**". Também com o sentido de "**animado; intrépido; audacioso**". **Ver Fidel**.

Santo(s): S. Fidêncio, festejado em 16 de novembro (há dois santos com este nome).

Feminino(s): Fidência.

Variante(s): Fidenzio (*italiano*).

Número: 11

Cor(es): azul royal, amarelo.

Pedra(s): azurita.

Palavras-chave/Natureza expressiva: racionalidade; contato com a alma; percepção extra-sensorial.

Filemon

Do grego *Philémon*, nome que apresenta dúvidas quanto ao étimo. 1) Derivado de *phíleo* (amar), sign. "**amante**"; 2) Ou de *phílema* (beijo), sign. "**o que beija**". Muito comum entre os antigos gregos, tornou-se nome cristão na Inglaterra durante o séc. XVII.

Santo(s): S. Filemon, festejado em 22 de novembro (há três santos com este nome).

Variante(s): Filemão (*português*); Filemón (*espanhol*); Filèmone (*italiano*); Philémon (*francês*, *grego*); Philemon (*inglês*, *latim*).

Número: 7

Cor(es): rosa, turquesa.

Pedra(s): calcita rosa.

Palavras-chave/Natureza expressiva: coração aberto; paixão pela vida; equilíbrio entre os diversos aspectos da personalidade.

Filinto

Do francês *Philinte*, nome criado por Molière para sua peça *O misantropo*. O significado é desconhecido, mas tudo indica que tenha sido calcado no grego *phílos* (amigo).

Variante(s): Philinte (*francês*).

Número: 4

Cor(es): vermelho, ouro.

Pedra(s): andaluzita.

Palavras-chave/Natureza expressiva: consciência desperta; sabedoria inata; mente lúcida.

Firmino

Diminutivo de *Firmo*, e este, do latim *Firmus*, de *firmus*, *firma*, *firmum*, sign. "**firme; robusto; forte; vigoroso**".

Santo(s): S. Firmino, festejado em 24 de junho (há oito santos com este nome).

Feminino(s): Firmina.

Variante(s): Fermín (*espanhol*); Firmin (*francês*, *inglês*).

Número: 3

Cor(es): violeta, branco.

Pedra(s): charoíta.

Palavras-chave/Natureza expressiva: entusiasmo; busca da verdadeira missão de vida; moderação.

Flamínio

Do latim *Flaminius*, do adjetivo *flaminius*, relativo aos flâmines, de *flare*, sign. "**o que sopra sobre o fogo sagrado**". Os flâmines eram os antigos sacerdotes romanos ligados ao culto de um deus particular. Ao título *flâmine* era acrescentado o epíteto do deus ao qual serviam (flâmine de Júpiter, flâmine de Marte etc.).

Feminino(s): Flamínia.

Variante(s): Flamínio (*espanhol*, *italiano*).

Número: 7

Cor(es): turquesa.

Pedra(s): crisocola.

Palavras-chave/Natureza expressiva: intuição profunda; inclinação para as artes; amplo poder de comunicação.

Flaviano

Forma relativa de *Flavio*, sign. "**de (pertencente a; da natureza de) Flávio**". **Ver Flávio**.

Feminino(s): Flaviana.

Santo(s): S. Flaviano, festejado em 20 de julho (há seis santos com este nome).

Variante(s): Flaviano (*espanhol*); Flavien (*inglês*).

Número: 8

Cor(es): rosa, violeta.

Pedra(s): topázio incolor.

Palavras-chave/Natureza expressiva: coração aberto para o amor; estima; humor sensível.

Flávio

Do latim *Flavius*, de *flavus*, sign. "**louro; dourado**", foi um nome primitivamente atribuído a alguém cujos cabelos eram dessa cor. Equivale a *Fúlvio*.

Santo(s): S. Flávio, festejado em 7 de maio (há três santos com este nome).

Feminino(s): Flávia.

Variante(s): Flavio (*espanhol, italiano*); Flavie (*francês*).

Número: 11

Cor(es): vermelho, azul.

Pedra(s): calcantita.

Palavras-chave/Natureza expressiva: amor à originalidade; busca da paz interior; facilidade para lidar com o aspecto material da vida.

Florêncio

Do latim *Florentius*, de *florens* (florir), sign. "**o que floresce**". Nome que ocorreu com freqüência na antiga literatura francesa e na Inglaterra medieval.

Santo(s): S. Florêncio, festejado em 23 de maio (há dezesseis santos com este nome).

Feminino(s): Florência.

Variante(s): Florencio (*espanhol*); Fiorenzo, Florenzio (*italiano*); Florance, Florent, Flourent (*francês*); Florence, Florens, Florents, Florentz (*inglês*); Florenz (*alemão*).

Número: 7

Cor(es): rosa-claro.

Pedra(s): halita rosa.

Palavras-chave/Natureza expressiva: percepção e intuição desenvolvidas; sabe como dar e receber amor.

Florentino

Nome com dois étimos. 1) Do latim *florentinus, florentina, florentinum*, sign. "**natural (habitante) de Florença**"; 2) Relativo a *Florêncio*. **Ver Florêncio.**

Santo(s): S. Florentino de Tréveris, festejado em 16 de outubro (há dois santos com este nome).

Feminino(s): Florentina.

Variante(s): Florentino (*espanhol*); Fiorentino (*italiano*); Florentin, Florenty (*francês*).

Número: 11

Cor(es): violeta-claro.

Pedra(s): lepidolita.

Palavras-chave/Natureza expressiva: inteligência criativa; espírito justo e fraterno.

Florestan

Do germânico *Hlodestang*, de *hlod* (glória) e *stang* (lança), sign. "**lança gloriosa**". O nome equivale a *Rustan*, do qual é uma modificação.

Variante(s): Florestano, Rustan (*português, francês*).

Número: 11

Cor(es): violeta, verde.

Pedra(s): apatita verde.

Palavras-chave/Natureza expressiva: desapego; sabedoria; protege o outro e deseja o melhor para a humanidade.

Floriano

Derivado do latim *Florianus*, de *flos, floris* (flor), sign. "**da natureza da flor**". Nome adotado na Inglaterra medieval na forma *Florian*.

Santo(s): S. Floriano, festejado em 17 de dezembro (há três santos com este nome).

Variante(s): Florián (*espanhol*); Florien (*francês*); Florian (*inglês, alemão*).

Número: 9

Cor(es): turquesa, magenta.

Pedra(s): topázio incolor.

Palavras-chave/Natureza expressiva: compreensão do conhecimento antigo; amor à beleza; busca do propósito de vida.

Florim

Do italiano *fiorino*, derivado de *fiore*, lit. "**flor**". Do nome de uma antiga moeda primeiramente cunhada em Florença, assim cognominada pela flor-de-lis que trazia como insígnia. **Ver Florindo.**

Feminino(s): Florina.

Variante(s): Florin (*francês*).

Número: 1

Cor(es): violeta, azul.

Pedra(s): calcantita.

Palavras-chave/Natureza expressiva: contentamento e paz interior; capacidade de comunicarse de forma profunda.

Florindo

1) De uma possível evolução da forma arcaica *frol linda*, lit. "**flor linda**"; 2) Ou derivado do gerúndio *florindo*, sign. "**que começa a florescer**".

Feminino(s): Florinda, Florina.

Variante(s): Florino (*português*); Florindo (*espanhol, italiano*).

Número: 3

Cor(es): branco, violeta.

Pedra(s): ametista.

Palavras-chave/Natureza expressiva: clareza espiritual; superação do sofrimento; autoconsciência.

Florisvaldo

Do germânico. Tudo leva a crer ser proveniente de *hlod* (glória) e *walt* (forte), sign. "**que alcançou a glória através da força**" ou "**força gloriosa**". **Ver Florestan.**

Número: 7

Cor(es): rosa-claro.

Pedra(s): rubi.

Palavras-chave/Natureza expressiva: desapego emocional; amor-próprio; idealismo.

Fortunato

Do latim *Fortunatus*, de *fortunatus*, sign. "**afortunado; homem de sorte**". Tudo indica que a origem deste nome esteja ligada à Fortuna, deusa associada à Tyché grega, que distribuía o bem e o mal, segundo o merecimento de cada mortal.

Santo(s): S. Fortunato, festejado em 23 de abril (há 16 santos com este nome).

Feminino(s): Fortunata.

Variante(s): Fortunato (*espanhol, italiano*); Fortuné, Fortunet (*francês*); Fortunat (*francês, alemão*); Fortunatus (*inglês, latim*).

Número: 4

Cor(es): vermelho, ouro.

Pedra(s): calcita laranja.

Palavras-chave/Natureza expressiva: concentração; placidez; mentalidade prática.

Francelino

Forma relativa de *Francélio*, sign. "**de (pertencente a; da natureza de) Francélio**". **Ver Francisco.**

Feminino(s): Francelina.

Número: 7

Cor(es): rosa-claro.

Pedra(s): cobaltocalcita.

Palavras-chave/Natureza expressiva: poder de concentração; dedicação a causas ecológicas; intuição.

Francélio

Pseudônimo adotado pelo escritor José Bingre, modificando o sufixo *isco*, de *Francisco*, para *élio*. O mesmo que *Francisco*. **Ver Francisco.**

Feminino(s): Francélia.

Número: 11

Cor(es): azul royal, amarelo.

Pedra(s): lápis-lazúli.

Palavras-chave/Natureza expressiva: influência; prestígio; determinação; sabe o que quer na vida.

Francino

Do francês *Francin*, diminutivo de *Francisco*. **Ver Francisco.**

Feminino(s): Francina.

Número: 8

Cor(es): violeta, azul-claro.

Pedra(s): safira azul.

Palavras-chave/Natureza expressiva: consciência do que é adequado; cortesia; temperança.

Francisco

Foi nome de muitos reis, imperadores e santos, encontrado em obras portuguesas do séc. XIII. Do germânico *Frank* (Franco), mais o sufixo *isk*, que ocorre em gentílicos, denotando nacionalidade, através do italiano *Francesco*. *Franco* tem o significado de "**livre**", donde a tradução "**francês livre**".

Santo(s): S. Francisco, festejado em 2 de outubro.

Feminino(s): Francisca.

Variante(s): Franciano (*português*); Franco (*português, italiano, germânico*); Francisco (*espanhol*); Francesco (*italiano*); François (*francês*); Francis (*inglês*); Franz (*alemão*); Franciscus (*alemão, latim*).

Número: 7

Cor(es): turquesa.

Pedra(s): crisocola.

Palavras-chave/Natureza expressiva: interesse por assuntos de vanguarda; dom da comunicação; criatividade ímpar.

Frank

Nome com dois étimos. 1) Do inglês *Frank*, abreviação de *Francis*, o mesmo que *Francisco*; 2) Abreviação de *Franklin*. **Ver Francisco** e **Franklin.**

Número: 5

Cor(es): vermelho.

Pedra(s): granada.

Palavras-chave/Natureza expressiva: otimismo; carinho; afeto; perseverança.

Franklin

Do inglês antigo *frankelein*, formado pelos elementos *frank* (livre) e *lein*, sufixo de origem teutônica, sign. "**pequeno proprietário de terras**".

Número: 4

Cor(es): vermelho, ouro.

Pedra(s): heliodoro.

Palavras-chave/Natureza expressiva: autoconsciência; confiança; estabilidade.

Frederico

Do germânico *Friedrich*, *Fridurih*, de *frid*, *Friede* (paz) e *rich*, *reiks* (rei, príncipe), sign. "**rei (príncipe) da paz**". Nos últimos duzentos anos, *Frederick* tem sido um dos nomes ingleses mais comuns, usualmente adotado no diminutivo. Em Portugal, foi registrado no A.E.L, edição de 1838.

Feminino(s): Frederica.

Variante(s): Federico (*espanhol, italiano*); Federigo (*italiano*); Frédéric, Friederich, Frédèrique, Frédérix (*francês*); Frederic (*inglês*); Frederick (*inglês, holandês*); Frederich (*inglês antigo*).

Número: 11

Cor(es): violeta-claro.

Pedra(s): lepidolita.

Palavras-chave/Natureza expressiva: amor às viagens e novas aventuras; senso de humor; liberalidade.

Frutuoso

Do latim *Fructuosus*, de *fructuosus*, lit. "**que dá muitos frutos; fértil; frutífero**". Tem o mesmo significado de *Eustáquio*. Em Portugal, nome encontrado em documentos que datam da segunda metade do séc. XVII. **Ver Eustáquio.**

Feminino(s): Frutuosa.

Variante(s): Fruttuoso (*italiano*); Fructueux (*francês*).

Número: 9

Cor(es): violeta, rosa.

Pedra(s): charoíta.

Palavras-chave/Natureza expressiva: bondade; compreensão; talento criativo para a pintura e poesia.

Fulgêncio

Do latim *Fulgentius*, de *fulge*, *fulgere* (fulgir, resplandecer), sign. "**brilhante; resplandecente; esplendoroso**". Nome que corresponde ao grego *Faetonte*.

Feminino(s): Fulgência.

Variante(s): Fulgencio (*espanhol*); Fulgenzio (*italiano*); Fulgence (*francês*).

Número: 11

Cor(es): azul royal, amarelo.

Pedra(s): calcita azul.

Palavras-chave/Natureza expressiva: misticismo; cordialidade; forte empatia.

Fúlvio

Do latim *Fulvius*, de *fulvus*, sign. "**louro; amarelo; louro dourado**", nome primitivamente atribuído a alguém cujos cabelos eram dessa cor. Equivale a *Flávio*.

Feminino(s): Fúlvia.

Variante(s): Fulvio (*espanhol, italiano*).

Número: 4

Cor(es): verde, amarelo-ouro.

Pedra(s): calcita dourada.

Palavras-chave/Natureza expressiva: sabedoria; diplomacia; confiança.

G

Gabínio

Forma relativa de *Gabino*, sign. "**de (pertencente a; da natureza de) Gabino**". **Ver Gabino.**

Feminino(s): Gabínia.

Variante(s): Gabinio (*italiano*).

Número: 3

Cor(es): violeta, ouro.

Pedra(s): ametista.

Palavras-chave/Natureza expressiva: discernimento; interesse pelo mundo espiritual; conhecimentos abrangentes.

Gabino

Gabino, do latim *gabinus*, sign. "**natural (habitante) de Gábios**", nome de uma antiga cidade do Lácio.

Feminino(s): Gabina.

Variante(s): Gavino (*português*); Gabino (*espanhol*); Gabin (*francês*).

Número: 3

Cor(es): azul, vermelho.

Pedra(s): ágata azul rendada.

Palavras-chave/Natureza expressiva: preocupação com "qualidade de vida"; aptidões literárias; dedicação ao trabalho.

Gabriel

Anjo da ressurreição, anunciação, graças, vingança, morte e revelação, Gabriel foi o anunciador do nascimento de Jesus. Origina-se do hebraico *Gabriel*, de *gébher* (homem) e *El* (Deus), sign. "**homem de Deus**". "**Fortaleza de Deus**". *Gébher* está ligado ao hebraico *gibbor* (forte, poderoso, herói), árabe *jabr* (homem forte, homem jovem).

Feminino(s): Gabriela.

Variante(s): Gibran (*português*); Gabriel (*espanhol, italiano francês, inglês*); Gabriello (*italiano*); Gabrié (*francês*); Djabran (*libanês*).

Número: 9

Cor(es): violeta, rosa.

Pedra(s): quartzo rosa.

Palavras-chave/Natureza expressiva: nobreza de caráter; generosidade; consciência do propósito de vida.

Galdino

Do germânico *Gualdino*, de *walt*, *Gewalt* (força), mais o sufixo *ino*, sign. "**o que comanda; o que domina**".

Feminino(s): Galdina.

Variante(s): Gaudino, Valtino (*português*); Galdino (*espanhol*).

Número: 8

Cor(es): rosa, violeta.

Pedra(s): lepidolita.

Palavras-chave/Natureza expressiva: benevolência; gentileza; centramento.

Galeno

Do grego *Galenós*, de *galéne* (tranqüilidade, paz), sign. "**calmo; pacífico; tranqüilo**". Não confundir com *Galieno*, *Galiano* ("gaulês").

Variante(s): Galèno (*italiano*); Galien, Gallien (*francês*); Galen, Galeno (*inglês*).

Número: 9

Cor(es): vermelho, verde.

Pedra(s): ágata verde.

Palavras-chave/Natureza expressiva: predominância do sentimento sobre a razão; senso de retidão; visão justa.

Galileu

Do hebraico *Haggalil*, através do latim *Galilaeu*, lit. "**natural (habitante) da Galiléia**". *Galiléia*, nome de uma localidade de Naftali, traduz-se por "distrito; região".

Variante(s): Galileo (*espanhol*); Galilèo (*italiano*); Galilée (*francês*).

Número: 4

Cor(es): verde, amarelo-ouro.

Pedra(s): heliodoro.

Palavras-chave/Natureza expressiva: amor pela natureza; espírito de equipe; coragem.

GALVÃO

A origem mais provável de *Galvão* (inglês *Gawain*, inglês medieval *Gawayne*, francês *Gauvain*) é o gaulês *Gwalchgwyn*, de *gwalch* e *gwyn*, sign. "**falcão branco**", do nome do herói lendário da Távola Redonda. No Brasil, geralmente é adotado como sobrenome.

Feminino(s): Galvina.

Variante(s): Galvin, Gawain (*inglês*).

Número: 4

Cor(es): amarelo.

Pedra(s): pedra-do-sol.

Palavras-chave/Natureza expressiva: alma acolhedora; prefere saber a possuir; talento para administração.

GALVINO

Transformação do francês *Gauvain*, *Gauvin*, o mesmo que *Galvão*. **Ver Galvão.**

Variante(s): Cauvin, Gauvain, Gauvin (*francês*); Galvin (*inglês*).

Número: 8

Cor(es): rosa, violeta.

Pedra(s): charoíta.

Palavras-chave/Natureza expressiva: integridade; fidalguia; tranqüilidade emocional.

GAMALIEL

No A.T., Gamaliel, o Velho, foi mestre de S. Paulo. Origina-se do hebraico *Camliel*, *Gamliel*, de *gamál* (ele recompensou) e *El* (Deus), correlato ao aramaico *gemél* (recompensado) e ao árabe *kámula* (ele era completo, perfeito), sign. "**minha recompensa é Deus**" ou "**recompensa de Deus**", referindo-se a um filho muito esperado. **Ver Dieulecresse.**

Variante(s): Gamaliel (*inglês*).

Número: 6

Cor(es): azul royal, turquesa.

Pedra(s): halita azul.

Palavras-chave/Natureza expressiva: inteligência penetrante; simplicidade; talento para ensinar.

GANIMEDES

Na mitologia grega, jovem troiano de invejável beleza raptado por Júpiter e transformado em águia. Tem origem no grego *Ganymédes*, da raiz *gánymai* (alegrar-se) e *med*, de *médomai* (tomar cuidado, guardar), sign. "**guardião da alegria**".

Variante(s): Ganímedes (*espanhol*); Ganyméde (*francês*); Ganymed (*alemão*).

Número: 5

Cor(es): amarelo-ouro.

Pedra(s): pedra-do-sol.

Palavras-chave/Natureza expressiva: intelecto brilhante; agir positivo; contato com o EU.

GASPAR

No N. T., um dos três reis magos. *Gaspar* origina-se do persa *Kandsmar*, de *yasb*, *jas-per*, sign. "**portador de tesouros; o que conduz (leva) tesouros**". Em Portugal, foi encontrado em documentos datados do séc. XVI. **Ver Éser.**

Variante(s): Gaspar (*espanhol*); Gáspare, Gasparo (*italiano*); Gaspard, Jaspar (*francês*); Caspar (*francês, inglês*); Gasper (*inglês*); Casper, Jospert (*inglês*); Jasper (*inglês*).

Número: 8

Cor(es): laranja.

Pedra(s): cornalina.

Palavras-chave/Natureza expressiva: amor pela vida; capacidade de enxergar o cerne da questão; sacrifício voluntário em proveito de uma pessoa, causa ou idéia.

GASPARINO

Forma relativa de *Gaspar*, sign. "**de (pertencente a; da natureza de) Gaspar**". **Ver Gaspar.**

Feminino(s): Gasparina.

Número: 1

Cor(es): verde, magenta.

Pedra(s): hidenita.

Palavras-chave/Natureza expressiva: paixão pela vida; amor pela natureza; júbilo.

Gastão

Do germânico *Gastone*, de *Gast*, sign. "**hospitaleiro**". Não confundir com *Gascon* ("homem da Gascônia"). Nome muito comum na França, na forma *Gaston*.

Variante(s): Gastón (*espanhol*); Gastone (*italiano, germânico*); Gaston (*francês, inglês*).

Número: 9

Cor(es): amarelo, violeta.

Pedra(s): calcita amarela.

Palavras-chave/Natureza expressiva: misticismo; devoção ao trabalho; temperamento intenso e muita energia.

Gaudêncio

Do latim *Gaudentius*, de *gaudens*, *gaudentis*, do verbo *gaudere* (gozar), sign. "**o que se regozija; o que se alegra**". *Gaudim* era a alegria interior, em contraste com *laetitia* (letícia), a alegria que se manifestava exteriormente. O nome provém de uma raiz indo-européia *gau* (alegrar-se).

Feminino(s): Gaudência.

Variante(s): Gaudênio (*português*); Gaudencio (*espanhol*); Gaudènzio (*italiano*); Gaudence (*francês*).

Número: 7

Cor(es): turquesa.

Pedra(s): sílica gema.

Palavras-chave/Natureza expressiva: capacidade de planejar e concluir projetos; paciência; expressão criativa.

Geir

Do germânico *gair*, *ger* (lança), sign. "**lanceiro**". Os elementos *gair*, *ger* entram na composição de muitos nomes germânicos.

Número: 3

Cor(es): azul, vermelho.

Pedra(s): ágata azul rendada.

Palavras-chave/Natureza expressiva: talento e sabedoria para organizar e administrar; esforço e devoção ao trabalho; profissões relacionadas a disciplinas físicas e/ou espirituais.

Genaro

Do italiano *Gennaro*, o mesmo que *Januário*. **Ver Januário.**

Variante(s): Gennaro (*italiano*).

Número: 6

Cor(es): azul royal, turquesa.

Pedra(s): cianita.

Palavras-chave/Natureza expressiva: coragem diante dos desafios; gosto pelo aprendizado; visão profunda da vida.

Genésio

Do grego *Genésios*, de *génesis* (geração), nome que se relaciona com o nascimento, sign. "**o gerado**".

Santo(s): S. Genésio, festejado em 25 de agosto (há três santos com este nome).

Número: 11

Cor(es): violeta, verde.

Pedra(s): quartzo verde.

Palavras-chave/Natureza expressiva: sensatez; franqueza; honestidade.

George

Do inglês *George*, o mesmo que *Jorge*. **Ver Jorge.**

Feminino(s): Geórgia.

Número: 3

Cor(es): violeta, ouro.

Pedra(s): heliodoro.

Palavras-chave/Natureza expressiva: sabedoria; inteligência aguçada; dom de cura.

Georgiano

O mesmo que *Georgino*. **Ver Georgino.**

Feminino(s): Georgiana.

Número: 1

Cor(es): branco, vermelho.

Pedra(s): quartzo rosa.

Palavras-chave/Natureza expressiva: idealismo prático; objetividade; dedica-se sem esperar retribuição.

Georgino

Forma relativa de *George*, sign. "**de (pertencente a; da natureza de) George (Jorge)**". **Ver George.**

Feminino(s): Georgina.

Número: 9

Cor(es): branco.

Pedra(s): cristal de quartzo.

Palavras-chave/Natureza expressiva: esperança no futuro; concentração; talento para trabalhar com terapia de casais.

Geraldino

Forma relativa de *Geraldo*, sign. "**de (pertencente a; da natureza de) Geraldo**". **Ver Geraldo.**

Feminino(s): Geraldina.

Número: 4

Cor(es): turquesa, violeta.

Pedra(s): turmalina azul.

Palavras-chave/Natureza expressiva: comunicação criativa do coração a serviço dos outros; amorosidade; generosidade.

Geraldo

Do germânico *Gerwald*, de *gair*, *ger* (lança) e *wald*, *vald*, de *waltan* (governar, dirigir), sign. "**senhor da lança**". Durante a Idade Média foi introduzido pelos normandos na Inglaterra e tornou-se relativamente popular no séc. XIX. Em Portugal, apareceu na forma *Giraldus* no princípio do séc. XII. Não deve ser confundido com *Gerardo*.

Santo(s): S. Geraldo, festejado em 5 de dezembro (há sete santos com este nome).

Feminino(s): Geralda.

Variante(s): Geraldo (*espanhol*); Giraldo (*italiano*); Gerald (*francês, inglês*); Geraldy, Geraud (*francês*).

Número: 8

Cor(es): rosa, violeta.

Pedra(s): fluorita.

Palavras-chave/Natureza expressiva: independência emocional; altruísmo; positivismo.

Gerardo

Nome comumente confundido com *Geraldo*, origina-se do germânico *Gairhard*, de *gair*, *ger* (lança) e *hard*, *hart* (forte), sign. "**forte no manuseio da lança**".

Santo(s): S. Gerardo, festejado em 6 de dezembro (há catorze santos com este nome).

Variante(s): Girardo (*português*); Gerardo (*espanhol, italiano*); Gherardo (*italiano*); Gérard, Girard (*francês*); Gerard (*inglês*); Gerhardt (*alemão*); Gerhard (*alemão*).

Número: 5

Cor(es): amarelo-ouro.

Pedra(s): apatita amarela.

Palavras-chave/Natureza expressiva: manifestação positiva das emoções; felicidade; sabedoria.

Gerberto

Do germânico *Gairbert*, *Gerbert*, de *gair*, *ger* (lança) e *berth* (brilhante), sign. "**brilhante no manuseio da lança**".

Variante(s): Gerberto (*espanhol, italiano*); Gerbert (*francês, inglês, germânico*); Gébert (*francês*).

Número: 9

Cor(es): turquesa, magenta.

Pedra(s): larimar.

Palavras-chave/Natureza expressiva: preocupação com o bem-estar do outro; dom de desvendar os segredos da vida; perfeccionismo.

Gerdal

Derivado do antigo nórdico *Gerda*, nome de uma antiga deusa mitológica, esposa do deus Freyr. Significa "**o protetor**". A forma feminina tem sido empregada na Inglaterra, graças à influência de uma personagem de *The snow queen*, de Hans Andersen. **Ver Gerda.**

Feminino(s): Gerda.

Número: 11

Cor(es): vermelho, azul.

Pedra(s): amazonita.

Palavras-chave/Natureza expressiva: personalidade vigorosa, positiva; magnetismo pessoal; amigo mesmo nos momentos difíceis.

Geremário

Do germânico *Geremar*, de *gair*, *ger* (lança) e *mar* (afamado), sign. "**famoso no manuseio da lança**".

Santo: S. Geremaro, festejado em 24 de setembro.

Variante(s): Germaro (*português*); Geremaro (*espanhol, italiano*).

Número: 1

Cor(es): branco, vermelho.

Pedra(s): quartzo rosa.

Palavras-chave/Natureza expressiva: eqüidade em julgar; lida bem com o lado material da vida; boa vontade.

GERMANO

Nome com dois étimos. 1) Do latim *Germanu*, de *germanu*, lit. "**irmão**"; 2) De *germanus*, sign. "**da germânia; germano**", originado do germânico *wehrmann* ("homem da lança; homem da guerra"), referindo-se à região natal ou onde habitavam aqueles homens.

Santo(s): S. Germano, festejado em 2 de maio (há dezesseis santos com este nome).

Feminino(s): Germana.

Variante(s): Germano (*espanhol, italiano*); Germán (*espanhol*); Germain (*francês, inglês*); German, Jarman (*inglês*).

Número: 1

Cor(es): violeta, azul.

Pedra(s): albita.

Palavras-chave/Natureza expressiva: sensibilidade; mente e comunicação límpidas; autoridade natural.

GÉRSON

No A.T., nome dos filhos de Davi e Moisés. Origina-se do hebraico *Gereshom, Gershom, Gersam*, de *ger* (estrangeiro) e *sam* (lá), sign. "**estrangeiro lá; exilado**", aludindo ao fato de que Moisés vivia como *estrangeiro* em outro país quando nasceu seu filho (a quem foi atribuído o nome) Gérson.

Variante(s): Gérsom, Gérsão, Jérson (*português*); Gersòne (*italiano*); Gershon (*hebraico, iídiche*).

Número: 6

Cor(es): azul royal, turquesa.

Pedra(s): água-marinha.

Palavras-chave/Natureza expressiva: intuição; sabedoria; inteligência emocional.

GERVÁSIO

Do germânico *Gervas*, de *ger* (lança) e da raiz céltica *vas* (que serve, escravo), sign. "**aquele que serve com uma lança**". Em Portugal, surgiu no A.E.L. de 1838. Na Inglaterra, foi introduzido no séc. XII pelos normandos, originando um sem-fim de sobrenomes (*Gervas, Gervis, Jarvis* etc.).

Santo(s): S. Gervásio, festejado em 19 de junho.

Feminino(s): Gervásia.

Variante(s): Gerval, Girval (*português*); Gervasio (*espanhol*); Gervàsio (*italiano*); Gervaise (*francês*); Gervais (*francês, inglês*); Gervase (*inglês*); Gervasius (*alemão, latim*).

Número: 6

Cor(es): amarelo.

Pedra(s): apatita amarela.

Palavras-chave/Natureza expressiva: espontaneidade; facilidade para absorver informações; harmonia emocional.

GETÚLIO

Do fenício *ghetti Baal*, através do latim *Gaetulus*, sign. "**povo de Baal**". *Baal*, do hebraico *Bahal* (Senhor), esposo de Astartéia, era nome genérico de deuses fenícios, freqüentemente encontrado nas antigas inscrições.

Santo(s): S. Getúlio, festejado em 10 de junho.

Variante(s): Gétulo (*espanhol*); Getùlio, Getúllio (*italiano*).

Número: 8

Cor(es): rosa, violeta.

Pedra(s): charoíta.

Palavras-chave/Natureza expressiva: gentileza; afabilidade; brandura.

GIBRAN

Do libanês *Djabran, Gibran*, o mesmo que *Gabriel*. **Ver Gabriel**.

Número: 6

Cor(es): azul royal, turquesa.

Pedra(s): apatita azul.

Palavras-chave/Natureza expressiva: resolução; condescendência; destreza.

GIL

Nome que possui vários étimos, gerando por isso grande confusão de interpretação. Foi encontrado em documentos datados do ano 1200 da era cristã. 1) Hipocorístico de nomes começados em

Gil, como *Gilberto*, *Gildardo*, *Gildásio* etc; 2) Do francês *Gille*, variante de *Guille*, que em *langue d'oïl* é traduzido por "**astúcia; esperteza; ardil**", uma transformação do germânico *Will* (vontade); 3) Em *gaélico* tem o sign. de "**servidor**"; 4) Abreviação do francês *Gilles*. **Ver Gilles**.

Variante(s): Gil (*espanhol*); Gilles (*francês*).

Número: 1

Cor(es): azul.

Pedra(s): lápis-lazúli.

Palavras-chave/Natureza expressiva: busca da concretização dos ideais; amor-próprio; sensibilidade aguçada.

Gilberto

Do germânico *Gisilbert*, de *gisal*, *gisil* (refém) e *berhta* (ilustre, famoso), sign. "**refém ilustre (famoso)**".

Santo(s): S. Gilberto, festejado em 21 de agosto.

Feminino(s): Gilberta.

Variante(s): Giberto, Gisberto, Giselberto (*português*); Gilberto (*espanhol, italiano*); Gioberto (*italiano*); Gilbert (*francês, inglês, alemão*); Giselbert (*alemão*).

Número: 7

Cor(es): turquesa.

Pedra(s): cianita.

Palavras-chave/Natureza expressiva: busca da verdade; maleabilidade mental; honestidade; equilíbrio.

Gildardo

Nome oriundo do germânico *gild* (sacrifício) e *art* (senhor), sign. "**senhor que preside aos sacrifícios**".

Feminino(s): Gildarda.

Variante(s): Gildásio (*português*); Gildardo (*espanhol*); Gildard (*francês*).

Número: 7

Cor(es): turquesa.

Pedra(s): amazonita.

Palavras-chave/Natureza expressiva: flexibilidade; versatilidade; autoconhecimento.

Gildásio

O mesmo que *Gildardo*. *Gildásio* é uma variante aportuguesada cuja origem remonta ao francês *Gildas*. **Ver Gildardo**.

Feminino(s): Gildásia.

Número: 4

Cor(es): vermelho, ouro.

Pedra(s): calcita dourada.

Palavras-chave/Natureza expressiva: sucesso advindo da persistência; confiança em si mesmo e nos objetivos traçados.

Gildo

Nome com dois étimos, surgido em Portugal em documentos datados do séc. X. 1) Primitivamente, hipocorístico de *Gildardo* e de nomes começados ou terminados por *gild* ou *gildo*, como *Hermenegildo*, *Leovigildo* etc.; 2) Masculino de *Gilda*. **Ver Gildardo** e **Gilda**.

Variante(s): Gildo (*espanhol, italiano*).

Número: 11

Cor(es): vermelho, azul.

Pedra(s): angelita.

Palavras-chave/Natureza expressiva: veemência; disciplina; liberalidade.

Gilles

Do francês *Gilles*, transformação do latim *Aegidius* (*Egídio*), através dos diminutivos *Aegidillus*, *Gillus*. *Aegidius* está ligado a *aigídos*, lit. "**égide**". Por extensão, "**protetor**". Na Idade Média vários escritores de nome *Gil* (na forma abreviada *Gilles*) adotaram o pseudônimo *Egídio*.

Variante(s): Gillis (*francês*); Gilles (*francês, flamengo*).

Número: 1

Cor(es): verde, vermelho.

Pedra(s): granada.

Palavras-chave/Natureza expressiva: integridade; independência; iniciativas pioneiras.

Gilmar

Nome com quatro étimos. 1) Os femininos arcaicos encontrados – *Childemara*, *Cildemara*, *Quildemara*, *Gilmara* – indicam os elementos *chile*, *hile* (combate) e *maere* (ilustre, brilhante, famoso), dando-lhe o significado "**combatente ilustre (famoso, brilhante)**"; 2) Do inglês antigo *Giselmaer*, sign. "**refém famoso**", o mesmo que *Gilberto* e *Gilsemar*. **Ver Gilsemar (2ª acepção),** na seção de "Nomes Femininos"; 3) Há em bretão os compostos *Gille Moire*, *Gille Maire*, abreviados em *Gilmer*, *Gilmor*, *Gilmore*, sign. "**servo de (a Virgem) Maria**"; 4) O mesmo que *Agilmar*, de *agil*, *agli* (espada) e *maere*, sign. "**famoso (brilhante) no manejo da espada**".

Feminino(s): Gilma, Gilmara.

Variante(s): Gilmaro (*português*).

Número: 6

Cor(es): azul royal, turquesa.

Pedra(s): crisocola.

Palavras-chave/Natureza expressiva: poder pessoal; simplicidade; inteligência penetrante; talento literário.

GÍLSON

Do inglês *Gillsson*, *Gilson*, sobrenomes surgidos entre os sécs. XII e XV, de *Gill*, *Gille*, diminutivo de *Julian* (*Juliano*) e *son* (filho), sign. "**filho do pequeno Juliano**". **Ver Juliano.**

Variante(s): Gillson, Gilson (*inglês*).

Número: 4

Cor(es): verde, amarelo-ouro.

Pedra(s): pirita.

Palavras-chave/Natureza expressiva: poder de concentração; contato com o mestre interior; vocação para trabalhar com computadores.

GILVAN

Forma aportuguesada do italiano *Geovan*, com transliteração do fonema *eo* por *il*. O mesmo que *João*. **Ver João.**

Variante(s): Geovan (*italiano*).

Número: 11

Cor(es): vermelho, azul.

Pedra(s): sílica gema.

Palavras-chave/Natureza expressiva: espírito investigativo; facilidade para superar ilusões e relacionar-se.

GINO

Nome com dois étimos. 1) Feminino de *Gina*; 2) Do italiano diminutivo de *Giovanni* (João). **Ver Gina (1ª e 2ª acepções) e João.**

Feminino(s): Gina.

Número: 9

Cor(es): vermelho, verde.

Pedra(s): quartzo vermelho.

Palavras-chave/Natureza expressiva: senso de objetividade; progresso; destemor.

GIÓRGIO

Do italiano *Giorgio*, o mesmo que *Jorge*. **Ver Jorge.**

Feminino(s): Giórgia.

Variante(s): Giorgio (*italiano*).

Número: 8

Cor(es): verde-claro.

Pedra(s): esmeralda.

Palavras-chave/Natureza expressiva: talento musical; responsabilidade; sobriedade.

GIOVANI

Do italiano *Giovanni*, o mesmo que *João*. **Ver João.**

Feminino(s): Giovana.

Variante(s): Geovani (*português*); Giovanni (*italiano*).

Número: 5

Cor(es): amarelo-ouro.

Pedra(s): calcita amarela.

Palavras-chave/Natureza expressiva: nível intelectual superior; alegria intensa; pensamentos construtivos.

GLADSON

Aportuguesamento do inglês *Glade's son*, sign. "**filho de Glade**". **Ver Glade.**

Variante(s): Glédson, Gleidson (*português*); Gladeson (*inglês*).

Número: 9

Cor(es): vermelho, verde.

Pedra(s): calcita vermelha.

Palavras-chave/Natureza expressiva: senso do dever; capacidade para concretizar ideais; humildade.

GLADSTONE

Do inglês antigo, *Gladstone*, sign. "**pedra do milhano**". *Milhano* ou *milhafre* é a designação de uma ave rapineira diurna. Inicialmente foi nome de residência e depois sobrenome que surgiu com o estadista inglês William Ewart *Gladstone* (1809-1898).

Número: 7

Cor(es): rosa, turquesa.

Pedra(s): halita rosa.

Palavras-chave/Natureza expressiva: sinceridade; amparo aos necessitados; compreensão das necessidades alheias.

GLÁUBER

Do germânico *Glauber*, sign. "**digno de fé**". Do sobrenome de Johann Rudolf *Glauber*, químico e farmacêutico *alemão*, do séc. XVII.

Número: 3

Cor(es): azul, vermelho.

Pedra(s): água-marinha.

Palavras-chave/Natureza expressiva: racionalidade; talento para escrever; domínio sobre as emoções; prudência.

GLÁUCIO

Do grego *Glaûkos*, de *glaukós*, sign. "**aquele cujos olhos são esverdeados**". O mesmo que Glauco.

Feminino(s): Glauce, Gláucia.

Variante(s): Glauco (*português, espanhol, italiano*).

Número: 5

Cor(es): azul royal, amarelo-ouro.

Pedra(s): cianita.

Palavras-chave/Natureza expressiva: carisma; disciplina; dinamismo mental; pensamentos claros e objetivos.

GLÉCIO

O mesmo que *Clécio*. **Ver Clécio**.

Número: 6

Cor(es): amarelo-claro

Pedra(s): topázio imperial.

Palavras-chave/Natureza expressiva: ensina e lidera de modo protetor; complacência; liberalidade.

GLEDSON

O mesmo que *Gladson*. **Ver Gladson**.

Número: 4

Cor(es): verde, amarelo-ouro.

Pedra(s): jade.

Palavras-chave/Natureza expressiva: aceitação das responsabilidades; dom para as artes e ciências; estabilidade mental.

GLICÉRIO

Do latim *Glyceriu*, calcado no grego *glykerós*, correlato ao latim *dulcis*, sign. "**doce; amável**". Tem o mesmo significado do feminino *Dulce*.

Santo(s): S. Glicério, festejado em 21 de dezembro (há dois santos com este nome).

Feminino(s): Glice, Glicéia, Glicéria.

Variante(s): Clicério, Licério (*português*); Glicerio (*espanhol*); Glicèrio (*italiano*); Glicerium (*latim*).

Número: 6

Cor(es): amarelo-claro.

Pedra(s): topázio imperial.

Palavras-chave/Natureza expressiva: facilidade de expressão pela arte; guerreiro espiritual; talento para ensino.

GODOFREDO

Do germânico *Gottfried*, *Godafrid*, composto de *guth*, *Gott*, *Guda* (Deus) e *frithu*, *fridu*, *Friede* (paz), sign. "**paz de Deus**". Nome muito comum na Inglaterra dos séculos XII e XIII na forma *Godfrey*, erroneamente confundido com *Geoffrey* (*Jofre*). **Ver Jofre**.

Santo(s): S. Godofredo de Kappenberg, festejado em 13 de janeiro.

Variante(s): Gaufredo, Gaufrido (*português*); Goffredo, Gottifredo (*italiano*); Godefroi, Godefroy (*francês*); Godfrey (*inglês*).

Número: 8

Cor(es): verde-claro.

Pedra(s): esmeralda.

Palavras-chave/Natureza expressiva: busca de seu próprio caminho; superação de condicionamentos; autoconfiança.

Gonçalo

Do germânico, na forma latinizada *Gundisalvus*, surgida no séc. IX, de *gundi* (luta) e *salva* (são, salvo), sign. "**invulnerável no combate**".

Santo(s): S. Gonsalvo, festejado em 10 de outubro (há cinco santos com este nome).

Variante(s): Gonzalo, Gonzalvo (*espanhol, inglês*); Consalvo, Gonsalvo (*italiano*); Gonsalve, Gonzalve (*francês*).

Número: 4

Cor(es): verde, amarelo-ouro.

Pedra(s): topázio imperial.

Palavras-chave/Natureza expressiva: alegria; habilidade para o ensino; intrepidez.

Gontijo

Do germânico *Gontwigius*, de *Gonte*, *Gundi* (luta, batalha, combate) e *weig* (combate), sign. "**muito aguerrido**".

Número: 9

Cor(es): violeta, rosa.

Pedra(s): turmalina rosa.

Palavras-chave/Natureza expressiva: espiritualidade; compaixão; amorosidade.

Graciano

Nome com dois étimos. 1) Do latim *Gratianus*, relativo a *Gratius* (Grácio), de *gratus* (grato, reconhecido), sign. "**de (pertencente a; da natureza de) Grácio**"; 2) Do latim *Gracianus*, masculino de *Graciana*. **Ver Graciana (1ª acepção)**.

Santo(s): S. Graciano, festejado em 1º de junho (há dois santos com este nome).

Feminino(s): Graciana.

Variante(s): Gracián, Graciano (*espanhol*); Graziano (*italiano*); Gratian (*francês*); Gratien (*francês*).

Número: 5

Cor(es): amarelo-ouro.

Pedra(s): topázio imperial.

Palavras-chave/Natureza expressiva: força interior; dinamismo; alegria intensa pela vida.

Graciliano

Forma relativa de Gracílio, sign. "**de (pertencente a; da natureza de) Gracílio**". **Ver Gracílio.**

Santo(s): S. Graciliano, festejado em 12 de agosto.

Feminino(s): Graciliana.

Variante(s): Graciliano (*espanhol*).

Número: 8

Cor(es): verde-claro.

Pedra(s): esmeralda.

Palavras-chave/Natureza expressiva: satisfação em ajudar o próximo; comedimento; compreensão das leis cósmicas.

Gracílio

Gracílio, do latim *Gracilius*, de *gracilis*, sign. "**magro, delicado; leve; ligeiro**".

Feminino(s): Gracília.

Variante(s): Gracilo (*português*).

Número: 11

Cor(es): azul royal, amarelo.

Pedra(s): azurita.

Palavras-chave/Natureza expressiva: individualismo; discernimento espiritual; desapego emocional.

Gracindo

Masculino de *Gracinda*. **Ver Gracinda.**

Número: 8

Cor(es): violeta, azul-claro.

Pedra(s): angelita.

Palavras-chave/Natureza expressiva: serenidade; gentileza; inspiração espiritual.

Gregório

Do grego *Gregórios*, de *gregoréo* (vigiar), sign. "**o acordado; o vigilante**". Em Portugal, o nome foi encontrado em documentos que datam da segunda metade do séc. XVII, apesar de já ter sido registrado no séc. IV, na forma *Gregory*. Na Inglaterra, tornou-se comum por volta do séc. XII. Foi nome de 16 papas e 32 santos.

Santo(s): S. Gregório, festejado em 18 de junho (há 32 santos com este nome).

Feminino(s): Gregória.

Variante(s): Gregorio (*espanhol*); Gregòrio (*italiano*); Grégoire, Gregori (*francês*); Gregory (*inglês*); Gregor (*escocês, alemão*); Gregorius (*alemão, latim*).

Número: 4

Cor(es): azul-claro.

Pedra(s): safira azul.

Palavras-chave/Natureza expressiva: espírito construtivo; expressa-se com habilidade e precisão.

GUÁLBER

Do germânico, de um provável *Walberth*, de *walt*, Gewalt (força) e *berth* (ilustre), sign. "**(que se tornou) ilustre pela força (poder)**".

Variante(s): Gualberto, Valber, Valberto (*português*); Gualberto (*italiano*); Gualbert (*francês*).

Número: 3

Cor(es): azul, vermelho.

Pedra(s): safira azul.

Palavras-chave/Natureza expressiva: espírito competitivo, tenaz e realizador.

GUALTER

Do germânico *Waldher*, o mesmo que *Válter*. **Ver Válter**.

Santo(s): S. Gualtério, festejado em 21 de abril (há seis santos com este nome).

Variante(s): Galcério, Galtério, Guálcer, Gualtério (*português*); Gualterio (*espanhol*); Gualtiero (*italiano*); Gauter, Gauthier, Gautier, Gualtier (*francês*); Gualter, Gualterius, Gwalter (*inglês antigo, germânico*).

Número: 3

Cor(es): azul, vermelho.

Pedra(s): sodalita.

Palavras-chave/Natureza expressiva: mente sempre em movimento; comunicação de experiências transcendentes; afinco no trabalho.

GUARACI

Do tupi *coaracy*, de *ko ara sü*, *koara'si*, ou de *coá* (este), *ara* (dia) e *cy* (mãe), lit. "**o Sol**". "**A mãe dos viventes; a mãe deste dia; a mãe desta claridade**". Nome brasileiro de origem indígena, às vezes pronunciado *Coracy* no Pará e Baixo Amazonas. Comum a ambos os sexos.

Variante(s): Coaraci, Coaracy, Guaracy (*português*).

Número: 6

Cor(es): azul royal, turquesa.

Pedra(s): sílica gema.

Palavras-chave/Natureza expressiva: tranqüilidade emocional; alegria contagiante; inteligência criativa.

GUARNÉRIO

Do germânico *Gwernher*, de *warin* (defensor) e *her* (armado), sign. "**aquele que usa a arma para defender (os outros); defensor armado**". O nome foi introduzido na Inglaterra durante a conquista normanda na forma *Garnier*. A variante *Warner* é muito popular nos Estados Unidos.

Variante(s): Varner, Varnério, Verner, Vernério (*português*); Garniero, Guarino (*italiano*); Garner, Garnier (*francês*); Warner,Werner (*alemão*).

Número: 9

Cor(es): branco.

Pedra(s): fenacita.

Palavras-chave/Natureza expressiva: consciência expandida; clareza emocional; idealismo.

GUIDO

Nome com três étimos, encontrado em Portugal no séc. XII na forma *Goydo*. 1) Do germânico *wid*, *wido*, sign. "**bosque; floresta**"; 2) Forma patronímica italiana de *Guy*, sign. "**filho de Guy**"; 3) Masculino de *Guida*. **Ver Guy** e **Guida (1ª acepção)**.

Número: 11

Cor(es): vermelho, azul.

Pedra(s): quartzo azul

Palavras-chave/Natureza expressiva: filantropia; companheirismo; persegue a realização material e espiritual da vida.

GUILHERME

Do germânico *Willahelm*, nome encontrado em Portugal em obras datadas do séc. XIII. 1) De *vilja*, *wailja*, *Will* (vontade) e *helma*, *hilms* (elmo, proteção), sign. "**protetor resoluto; protetor corajoso**"; 2) Outra interpretação: "**aquele que se encontra sob a proteção de Vili**". Vili é um dos irmãos de Odin, deus da poesia, sabedoria, eloqüência e das fórmulas mágicas, nos panteões nórdico e germânico.

Feminino(s): Guilherma.

Variante(s): Guillermo (*espanhol*); Guglielmo (*italiano*); Guillerme, Villaume, (*francês*); William (*inglês*); Wilhelm (*alemão*).

Número: 8

Cor(es): verde-claro

Pedra(s): esmeralda.

Palavras-chave/Natureza expressiva: lealdade; magnanimidade; age de acordo com as suas próprias crenças.

GUILHERMINO

Forma relativa de *Guilherme*, sign. "**de (pertencente a; da natureza de) Guilherme**". Também diminutivo. **Ver Guilherme**.

Feminino(s): Guilhermina.

Variante(s): Guglielmino (*italiano*); Guillaumin (*francês*).

Número: 5

Cor(es): azul, violeta

Pedra(s): água-marinha.

Palavras-chave/Natureza expressiva: paciência; dom da organização; sabe como relacionar-se.

GUMERCINDO

Do germânico *Gomesindo*, *Gumesindo*, de *guma* (homem) e *sind*, *sint* (poderoso), sign. "**homem poderoso**". Nome encontrado em Portugal, em documentos redigidos entre os anos 867 e 912.

Feminino(s): Gumercinda.

Variante(s): Gumersindo (*espanhol*).

Número: 1

Cor(es): branco, vermelho

Pedra(s): quartzo rosa.

Palavras-chave/Natureza expressiva: força; responsabilidade; espírito de mártir.

GUSTAVO

Do sueco *Gustaf*, através do germânico latinizado *Chustaffus*. Há alguma discordância acerca do significado do nome, mas a interpretação mais aceitável é "**o protegido de Deus**". É um dos principais nomes suecos, senão o mais comum, que se popularizou na Europa com o rei Gustavo Adolfo (1594-1632).

Variante(s): Gustavo (*espanhol, italiano*); Gustave (*francês, inglês*); Gustav (*alemão*).

Número: 6

Cor(es): violeta, turquesa.

Pedra(s): ametista

Palavras-chave/Natureza expressiva: poder de comunicação; hospitalidade; autoconfiança.

GUTEMBERG

Do germânico *guths* (Deus) e *berg* (montanha), sign. "**montanha de Deus**". Por extensão, "**fortaleza de Deus**".

Número: 8

Cor(es): violeta, azul-claro.

Pedra(s): sílica gema.

Palavras-chave/Natureza expressiva: amor profundo à liberdade; poder de transformação interna; convicção íntima.

GUY

Do francês *Guy*, o mesmo que *Guido* ou *Guida*. Nos registros latinos aparece na forma *Wido*, é às vezes *Guido*. Foi um nome comum na Inglaterra, desde a conquista normanda até o séc. XVII, caindo de uso até o séc. XIX, quando foi redivivo com as novelas *Guy Mannering*, de Walter Scott, e *Heir of Redcliffe*, de C. M. Yonge. **Ver Guido**.

Número: 8

Cor(es): verde, violeta.

Pedra(s): ágata musgo.

Palavras-chave/Natureza expressiva: espírito de vanguarda; busca da verdade; habilidade para administrar.

H

HAMILTON

Nome de residência originado de um toponímico inglês nas variações *Hambledon*, *Hameldon*, *Hamelton*, *Hamilton*, sign. "**(oriundo) da colina (montanha) plana**". Primitivamente foi nome atribuído a um nativo ou a um habitante de uma localidade com estas características.

Variante(s): Amílton, Amírton (*português*); Hamilton (*inglês*).

Número: 11

Cor(es): violeta, verde.

Pedra(s): calcita verde.

Palavras-chave/Natureza expressiva: auto-superação; influência positiva; faculdade de compartir as alegrias ou tristezas de outrem.

Hamleto

Nome de residência originado do germânico *hum*, inglês antigo *hamlet*, de *ham*, sign. "**lar; pequeno lar; lugarejo**". Na Inglaterra o nome tornou-se muito comum nas formas *Hamo*, *Hamon*, *Haimo*. Os tradutores ingleses o transformaram em *Hamlet*.

Variante(s): Amleto (*português*); Amlèto (*italiano*); Hamlet (*inglês*).

Número: 11

Cor(es): vermelho, azul.

Pedra(s): topázio azul

Palavras-chave/Natureza expressiva: amor pela ordem; prestígio; benevolência.

Haroldo

Do germânico *Hariwald*, *Heriwalto*, de *her* (exército) e *wald*, *waldan* (governar), através do inglês antigo *Hereweald*, sign. "**comandante do exército**". O nome foi encontrado na Inglaterra, no séc. XII.

Variante(s): Arialdo, Aroaldo, Erivelto, Heraldo, Herivelto (*português*); Haroldo (*espanhol*); Araldo, Aroldo (*italiano*); Harald (*francês, inglês*); Harol, Harold, Haroud, Herald (*inglês*).

Número: 1

Cor(es): violeta, azul.

Pedra(s): ajoíta.

Palavras-chave/Natureza expressiva: disciplina; eficiência; sucesso.

Héber

Nome com dois étimos. No A.T., neto de Sem e pai de Faleg, de quem os arameus e os hebreus consideravam-se descendentes, também mencionado na genealogia de Jesus. Não confundir com *Éber*. 1) Do hebraico *Haber*, *Heber*, primitivamente com a acepção de "**homem; varão**", e mais tarde "**companheiro; associado**"; 2) Do francês *Héber*, *Hébert*, derivados do germânico *Heribert* (Herberto). **Ver Herberto.**

Variantes da 2ª acepção: Héber, Hébert (*francês*).

Número: 11

Cor(es): vermelho, azul.

Pedra(s): calcita azul.

Palavras-chave/Natureza expressiva: ativismo pela paz; amor à reforma; caráter protetor.

Heimar

Nome originário do germânico *Heimard*, com dúvidas quanto ao significado do segundo elemento. 1) De *Heim* (casa, morada, pátria) e *hard*, *hardus* (forte, firme, sólido, resistente), sign. "**da casa forte (sólida)**"; 2) Ou com *hard* na acepção de *audaz*, sign. "**audaz em sua casa (pátria)**". Este deve ser o significado correto.

Variante(s): Eimar (*português*); Aimardo (*espanhol*); Aimard, Aymard, Hémard, Himard (*francês*).

Número: 9

Cor(es): violeta, rosa.

Pedra(s): ametista.

Palavras-chave/Natureza expressiva: amor-próprio; prontidão para enfrentar qualquer situação; perseverança.

Heitor

Na mitologia grega, filho de Príamo e de Hécuba, considerado o mais valente entre os troianos. Do grego *Héktor*, da raiz *ekhein* (possuo, tenho em meu poder), sign. "**o que guarda; o que retém; o que possui**". Em Portugal foi encontrado em obras dos sécs. XIII e XIV, na forma *Eitor*.

Variante(s): Eitor (*português antigo, português*); Héctor (*espanhol*); Ettore (*italiano*); Hector (*francês, inglês, latim*); Hektor (*alemão*).

Número: 3

Cor(es): violeta, ouro.

Pedra(s): heliodoro.

Palavras-chave/Natureza expressiva: espírito fraterno; tem muito a aprender e a compartilhar; maestria para superar as ilusões.

Heládio

Do grego *hellâs, helládos*, através do latim *Helladiu*, sign. "**da hélade; grego**". Não confundir com *Herádio*.

Feminino(s): Heládia.

Variante(s): Eládio, Elídio, Elódio (*português*).

Número: 9

Cor(es): violeta, rosa.

Pedra(s): kunzita.

Palavras-chave/Natureza expressiva: auto-estima desenvolvida; espírito humanitário; visão otimista da vida.

Helano

O mesmo que *Heliano*. **Ver Heliano.**

Feminino(s): Helana.

Variante(s): Elano.

Número: 1

Cor(es): verde, vermelho.

Pedra(s): smithsonita verde.

Palavras-chave/Natureza expressiva: confiança; lucidez; franqueza; autodeterminação.

Hélcio

Do grego *helkyo*, através do latim *helcium* (puxar), sign. "**aquele que puxa (o barco à sirga)**".

Variante(s): Élcio (*português*).

Número: 7

Cor(es): rosa, turquesa.

Pedra(s): quartzo rosa.

Palavras-chave/Natureza expressiva: cordialidade; capricho; paixão pela vida.

Hélder

Do inglês antigo *eldo, eald*, sign. "**o mais velho**". O nome não tem relação com o germânico *Aeldra* ("sabugueiro"), como pode parecer à primeira vista.

Variante(s): Élder (*português*); Alder, Elden, Elder, Eldor (*inglês*).

Número: 7

Cor(es): rosa, turquesa.

Pedra(s): cobaltocalcita.

Palavras-chave/Natureza expressiva: harmonia interior; personalidade calorosa e carismática.

Heliano

Forma relativa de *Hélio*, sign. "**de (pertencente a; da natureza de) Hélio**". **Ver Hélio.**

Feminino(s): Heliana.

Variante(s): Helano, Helino (*português*).

Número: 1

Cor(es): violeta, azul.

Pedra(s): apatita azul.

Palavras-chave/Natureza expressiva: espírito idealista, comunicativo e disciplinado.

Helino

O mesmo que *Heliano*. **Ver Heliano.**

Feminino(s): Helina.

Variante(s): Elino (*português*).

Número: 9

Cor(es): violeta, rosa.

Pedra(s): ametista.

Palavras-chave/Natureza expressiva: espírito amoroso e fraterno; veemência.

Hélio

Na mitologia grega Hélio é uma divindade do Sol e da Luz, representada na forma de um jovem alourado e de rosto brilhante, que percorre o zodíaco em um carro resplandecente puxado por quatro corcéis. Origina-se do grego *Hélios*, lit. "**o Sol**". O nome tem correlação com o hebraico *El Elion* ("o Altíssimo"). Não confundir com *Élio*.

Feminino(s): Hélia.

Variante(s): Helio (*espanhol*, *italiano*); Hélie (*francês*).

Número: 4

Cor(es): verde, amarelo-ouro.

Pedra(s): apatita amarela.

Palavras-chave/Natureza expressiva: companheirismo; diplomacia; conexão com os planos sutis.

Heliodoro

Do grego *Heliódoros*, de *hélios* (o Sol) e *dôron* (dádiva, dom, presente), sign. "**dádiva do Sol**". **Ver Hélio.**

Feminino(s): Heliodora.

Variante(s): Eleodoro, Eliodoro, Heleodoro (*português*); Heliodoro (*espanhol*); Eliodòro (*italiano*); Héliodore (*francês*).

Número: 11

Cor(es): violeta-claro.

Pedra(s): lepidolita.

Palavras-chave/Natureza expressiva: astúcia; engenhosidade; disciplina.

HÉLTER

Do inglês *Elterwater*, *Helterwatra*, nomes de residência originários do antigo nórdico *Elptar-vatn* ("lago do cisne"). A raiz *Helter* originou-se de *elpt*, sign. "**cisne**".

Número: 5

Cor(es): branco, amarelo-ouro.

Pedra(s): pirita.

Palavras-chave/Natureza expressiva: desapego material; mente equilibrada; visão sábia.

HÉLTON

Do inglês *Heltona*, *Helton*, o mesmo que *Hílton*. Não confundir com *Élton*. **Ver Hílton** e **Élton**.

Número: 11

Cor(es): vermelho, azul.

Pedra(s): celestita.

Palavras-chave/Natureza expressiva: busca da perfeição; facilidade de expressão; gosta de fazer amizades.

HELVÉCIO

Do latim *Helvetius*, e este, do celta, sign. "**grande**". Os helvécios constituíram uma tribo celta que no séc. I da era cristã estabeleceu-se na região da Gália, onde hoje é a Suíça. Por isso, o nome também é traduzido por "**suíço**".

Feminino(s): Helvécia.

Variante(s): Helvecio (*espanhol*); Elvèzio (*italiano*).

Número: 7

Cor(es): turquesa.

Pedra(s): larimar.

Palavras-chave/Natureza expressiva: talento para a arte; abertura para novas possibilidades de vida; alegria.

HELVÍDIO

Do latim *Helvidius*, patronímico de *Hélvio*, sign. "**filho (parente, descendente) de Hélvio**". **Ver Hélvio.**

Feminino(s): Helvídia.

Número: 3

Cor(es): violeta, branco.

Pedra(s): halita violeta.

Palavras-chave/Natureza expressiva: perseverança para alcançar as metas traçadas; bom ânimo; esperança.

HELVINO

Do latim *Helvinus*, forma relativa de *Hélvio*, sign. "**de (pertencente a; da natureza de) Hélvio**". **Ver Hélvio.**

Feminino(s): Helvina.

Número: 4

Cor(es): vermelho, amarelo-ouro

Pedra(s): pirita.

Palavras-chave/Natureza expressiva: ausência de preconceitos; dinamismo mental; autenticidade.

HÉLVIO

Do latim *Helvius*, e este, da mesma raiz de *Helvécio*, sign. "**grande**". **Ver Helvécio.**

Feminino(s): Hélvia.

Variante(s): Élvio (*português*); Elvio (*italiano*).

Número: 8

Cor(es): rosa, violeta.

Pedra(s): iolita.

Palavras-chave/Natureza expressiva: interesse pela espiritualidade; humor sensível; vigor.

HELY

O mesmo que *Eli*. **Ver Eli.**

Número: 5

Cor(es): rosa.

Pedra(s): kunzita.

Palavras-chave/Natureza expressiva: sensibilidade; amor-próprio; ternura.

HENRIQUE

Do germânico *Haimirich*, de *heim*, *hein* (casa, lar, pátria) e *rik* (príncipe, senhor), sign. "**príncipe (senhor) da casa (pátria)**". Nome encontrado em Portugal, em obras datadas do séc. XIII, foi muito popular na Inglaterra medieval. Nome de muitos reis e imperadores, no Brasil é um dos preferidos pelos judeus.

Variante(s): Arrigo, Enrique (*espanhol*); Enrico, Enzo (*italiano*); Henri (*francês*); Harry (*inglês*); Henry (*inglês*); Henrichs (*alemão*); Hendrich (*alemão*).

Número: 7

Cor(es): rosa-claro.

Pedra(s): halita rosa.

Palavras-chave/Natureza expressiva: capacidade de dar e receber amor; auto-aceitação; independência emocional.

Heráclito

Do grego *Herákleitos*, sign. "**protegido por Hércules**". **Ver Hércules.**

Variante(s): Heráclito (*espanhol*); Héraclite (*francês*); Heraklit (*alemão*).

Número: 1

Cor(es): verde, magenta.

Pedra(s): amazonita.

Palavras-chave/Natureza expressiva: lealdade; otimismo; espírito "nômade".

Heraldo

O mesmo que *Haroldo*. Não confundir com *Herardo*. **Ver Haroldo** e **Herardo.**

Variante(s): Eraldo (*italiano*).

Número: 9

Cor(es): violeta, rosa.

Pedra(s): rubi.

Palavras-chave/Natureza expressiva: empatia; docilidade; inclinação para a filantropia.

Herardo

Do germânico *Heribard*, de *hari* (exército) e *ard* (aguerrido, resistente), sign. "**guerreiro resistente**". Nome já encontrado em documentos redigidos no séc.VIII. Não confundir com *Heraldo*. **Ver Heraldo.**

Variante(s): Hérad (*francês*).

Número: 6

Cor(es): amarelo.

Pedra(s): âmbar.

Palavras-chave/Natureza expressiva: cordialidade; desinibição; engenhosidade.

Herberto

Do germânico *Haribertho*, de *her* (exército) e *berth* (glorioso, brilhante, ilustre), sign. "**guerreiro glorioso (brilhante, ilustre)**". Nome adotado na Inglaterra durante a conquista normanda, caiu em desuso por volta do séc. XIII, para tornar a popularizar-se no final do séc. XIX. **Ver Héber.**

Variante(s): Erberto, Eriberto, Harberto, Hariberto, Herbe (*português*); Ariberto, Heriberto (*português, espanhol, italiano*); Erberto, Eriberto (*português, italiano*); Herber (*francês*); Herbert (*francês, inglês, alemão*).

Número: 1

Cor(es): verde, magenta.

Pedra(s): esmeralda.

Palavras-chave/Natureza expressiva: perfeição no desempenho de tarefas do cotidiano; vanguardismo.

Hercílio

O mesmo que *Hersílio*, e este, masculino de *Hersília*. **Ver Hersília.**

Número: 7

Cor(es): rosa-claro.

Pedra(s): rodocrosita.

Palavras-chave/Natureza expressiva: gentileza; dedicação a causas humanitárias; poder de concentração.

Herculano

Forma relativa de *Hércules*, sign. "**de (pertencente a; da natureza de) Hércules**". **Ver Hércules.**

Feminino(s): Herculana.

Número: 7

Cor(es): turquesa.

Pedra(s): angelita.

Palavras-chave/Natureza expressiva: visão além da superfície; empatia; auto-análise.

Hércules

Mitológico semideus grego que se distinguiu por um sem-fim de façanhas que culminaram nos "Doze Trabalhos". Seu nome origina-se do grego

Heraklês, uma evolução das onomatopéias primitivas *Ber-ak-el*, *Her-ak-el*, e significa "**aquele que dispensa o calor e a claridade**". **Ver Aquiles.**

Feminino(s): Herculina.

Variante(s): Héracles (*português*); Hércules (*espanhol*); Ércole (*italiano*); Hercule (*francês*); Herkules (*alemão*).

Número: 1

Cor(es): violeta, azul.

Pedra(s): água-marinha.

Palavras-chave/Natureza expressiva: humanitarismo; honradez; reconhece o que precisa ser feito e faz.

HÉRDER

Do germânico *Herder*, lit. "**pastor**", correlato ao médio inglês *heorde*, *herde*, inglês antigo *hierde*, *hyrde*, antigo saxônico *hirdi*, antigo nórdico *hiroir*, gótico *haírdeis*, todos com o mesmo significado. Há uma tradução "duro; forte; guerreiro", que não deve ser considerada. Equivale a *Egon*.

Número: 4

Cor(es): vermelho, ouro.

Pedra(s): calcita dente-de-leão.

Palavras-chave/Natureza expressiva: autoconfiança; entusiasmo; muita energia disponível.

HERIVELTO

O mesmo que *Haroldo*. **Ver Haroldo.**

Variante(s): Erivelto (*português*).

Número: 6

Cor(es): amarelo-claro.

Pedra(s): topázio imperial.

Palavras-chave/Natureza expressiva: busca da justiça; mente flexível, aberta e independente.

HERMENEGILDO

Do germânico *Hermingild*, *Hermengilt*. O primeiro elemento é *ermans* (forte), o segundo, ao que tudo indica, provém do anglo-saxão *gild* (sacrifício), o que dá ao nome o significado de "**o que oferece grande sacrifício**".

Feminino(s): Hermenegilda.

Variante(s): Imegildo (*português*); Ermenegildo (*italiano*); Herménégilde (*francês*); Irmingilde (*alemão*).

Número: 7

Cor(es): amarelo, branco.

Pedra(s): calcita amarela.

Palavras-chave/Natureza expressiva: nível intelectual superior; sinceridade; empatia.

HERMES

Deus grego do comércio, da palavra e da eloqüência. Seu nome origina-se do grego *Hermês*. A forma primitiva do nome foi *Har-er-ma* ou *Ha-er-me-ya*, composto das onomatopéias *ha-er*, *her*, representação do *espírito*, e *am am*, sign. "**espírito de vida, princípio gerador da Natureza**".

Feminino(s): Herma.

Variante(s): Hermes (*espanhol*, *latim*); Ermes (*italiano*); Hermès (*francês*, *italiano*).

Número: 5

Cor(es): azul royal, amarelo-ouro.

Pedra(s): lápis-lazúli.

Palavras-chave/Natureza expressiva: brandura; simplicidade; espírito aventureiro.

HERMETO

O mesmo que *Hermes*. **Ver Hermes.**

Santo(s): S. Hermeto, festejado em 2 de novembro (há três santos com este nome).

Feminino(s): Herma, Hermeta.

Variante(s): Ermète (*italiano*).

Número: 3

Cor(es): violeta, ouro.

Pedra(s): pirita.

Palavras-chave/Natureza expressiva: humildade; discernimento; força.

HERMILO

Diminutivo de *Hermes*. **Ver Hermes.**

Feminino(s): Hermila.

Número: 8

Cor(es): violeta, azul-claro.

Pedra(s): água-marinha.

Palavras-chave/Natureza expressiva: liberdade; poder de transformação; fé.

HERMÍNIO

Do latim *Herminiu*, gentílico de uma família romana, ao que tudo indica originário dos topônimos *Ariminum* (hoje cidade de *Rimino*) ou de *Ariminus* (rio *Armino*), ou ainda de *Arminius* (*Armínio*). O nome tem o significado de "**natural (habitante) de Ariminum**" ou está relacionado a alguém "**que nasceu ou viveu em uma localidade (região) próxima ao rio Ariminus**". Não confundir *Armínio* com *Armino*. **Ver Armínio** e **Armino**.

Feminino(s): Hermínia.

Variante(s): Armínio, Armino, Ermínio (*português*); Herminio (*espanhol*); Ermìnio (*italiano*); Ermine (*alemão*).

Número: 1

Cor(es): branco, vermelho

Pedra(s): quartzo rosa.

Palavras-chave/Natureza expressiva: objetividade; pioneirismo espiritual; alinhamento com a verdade.

HERMÓGENES

Do grego *Hermogénes*, de *Hermês* (Hermes) e *génos* (raça, geração), sign. "**da raça (estirpe) de Hermes; descendente de Hermes**". **Ver Hermes**.

Santo(s): S. Hermógenes; festejado em 10 de dezembro (há dois santos com este nome).

Variante(s): Hermógenes, Hermogio (*espanhol*); Ermògene (*italiano*); Hermogène (*francês*).

Número: 1

Cor(es): branco, vermelho.

Pedra(s): quartzo rosa.

Palavras-chave/Natureza expressiva: equanimidade; talento para o ensino; qualidades de liderança.

HERNÂNI

Nome moderno, originado de *Hernán*, hipocorístico do espanhol *Hernando*, o mesmo que *Fernando*. Tornou-se popular a partir da ópera de Verdi cujo libreto foi tirado de "Hernani", drama em cinco atos de Victor Hugo. **Ver Fernando**.

Variante(s): Ernâni, Ernane, Ernany, Hernany (*português*); Hernani (*francês*).

Número: 6

Cor(es): amarelo.

Pedra(s): âmbar.

Palavras-chave/Natureza expressiva: facilidade para tomar decisões; naturalidade; "fala" pelo silêncio.

HERÓDOTO

Do grego *Heródotos*, de *Héra* (Hera) e *dotós* (dado), através do latim *Herodotus*, sign. "**dado por Hera**".

Número: 1

Cor(es): verde, vermelho.

Pedra(s): calcita vermelha.

Palavras-chave/Natureza expressiva: intuição; franqueza; imparcialidade.

HERON

Nome com dois étimos. 1) Do francês *hairon*, *heron*, *Héron*, lit. "**garça**". Surgiu do sobrenome *Lehéron*, atribuído a um homem magro e de pernas compridas como as garças; 2) Do grego *Héron*, associado a *heró*, lit. "**herói**" e da mesma família de *hêrôon*, nome que os gregos atribuíam aos santuários onde os heróis eram venerados, e que muitas vezes continham o túmulo de um semideus.

Santo(s): S. Heron; festejado em 17 de outubro (há dois santos com este nome).

Variante(s): Herón (*espanhol*); Erone (*italiano*); Héron (*francês*).

Número: 6

Cor(es): azul royal, turquesa.

Pedra(s): turquesa.

Palavras-chave/Natureza expressiva: paz de espírito; humildade; comunicação criativa.

HÉRSON

Do francês *Herson*, hipocorístico das formas *Herce*, *Herse*, *Hierche*, *Hierche*, de *herse* (grade de ferro; grade de esterroar), nome que se refere a "**aquele que manobrava as grades de esterroar nos campos de batalha**" ou a um "**vendedor de grades de ferro**".

Número: 7

Cor(es): rosa, turquesa.

Pedra(s): kunzita.

Palavras-chave/Natureza expressiva: compaixão; conexão com sentimentos elevados e seu mestre interior.

Herval

Aportuguesamento do francês *Hervé*, o mesmo que *Hervê*. **Ver Hervê.**

Número: 3

Cor(es): azul, vermelho.

Pedra(s): sodalita.

Palavras-chave/Natureza expressiva: mente sempre em movimento; comunicação de experiências transcendentes; afinco no trabalho.

Hervê

Do germânico *Heriwig*, *Heriveus*, através do francês *Hervé*, sign. "**ativo no combate (exército)**". Há uma forma aportuguesada, *Harvico*, oriunda do inglês *Harvey*.

Variante(s): Herval, Harvico (*português*); Hervé (*espanhol, francês*); Harvey (*inglês*).

Número: 4

Cor(es): verde, amarelo-ouro.

Pedra(s): calcita dourada.

Palavras-chave/Natureza expressiva: responsabilidade; superação dos medos; estabilidade mental.

Hesíodo

Do grego *Hesíodos*, através do latim *Hesiodu*, nome em que entra o elemento *hodós* (caminho), sign. "**guia**".

Variante(s): Hesíodo (*espanhol*); Esìodo (*italiano*); Hésiode (*francês*).

Número: 3

Cor(es): violeta, ouro.

Pedra(s): heliodoro.

Palavras-chave/Natureza expressiva: liberdade de ação; interesse pelo oculto; amplo conhecimento.

Higino

Masculino de *Higina*. **Ver Higina.**

Santo(s): S. Higino; festejado em 11 de janeiro.

Variante(s): Egino (*português*); Higino (*espanhol*); Igìio; Igìno (*italiano*).

Número: 8

Cor(es): violeta, azul-claro.

Pedra(s): cristal de quartzo.

Palavras-chave/Natureza expressiva: motivação; confiança no fluxo da vida; percepção extra-sensorial.

Hígio

Masculino de *Hígia*. **Ver Hígia.**

Variante(s): Igìio (*italiano*).

Número: 3

Cor(es): violeta, ouro.

Pedra(s): calcita dente-de-leão.

Palavras-chave/Natureza expressiva: espírito reformador; dignidade; sabedoria.

Hilário

Do grego *Hilários*, de *hilarós*, lit. "**alegre; jovial**", através do latim *Hilariu*. Em Portugal, foi encontrado em documentos que datam da segunda metade do séc. XVII.

Santo(s): S. Hilário; festejado em 12 de julho (há doze santos com este nome).

Feminino(s): Hilária.

Variante(s): Helário; Ilário (*português*); Hilario (*espanhol*); Ilàrio (*italiano*); Hilaire; Illaire (*francês*); Hilar; Hillary (*inglês*); Hilary (*inglês*).

Número: 9

Cor(es): turquesa, magenta.

Pedra(s): turquesa.

Palavras-chave/Natureza expressiva: contato criativo com a alma; intuição; dom da compreensão.

Hildeberto

Do germânico *Hildeberth*, de *hild* (combate) e *berth* (ilustre, brilhante), sign. "**combatente ilustre (brilhante)**".

Feminino(s): Hildeberta.

Variante(s): Hilberto, Hildeverto, Ilberto (*português*); Hildeberto (*espanhol*); Hilbert, Hildebert (*francês*); Ilbert (*francês antigo, inglês*).

Número: 8

Cor(es): verde-claro.

Pedra(s): esmeralda.

Palavras-chave/Natureza expressiva: fé em si mesmo; criatividade; autocontrole; age independentemente de aprovação.

Hildebrando

Do germânico *Hildibrand*, de *hild* (combate, guerra) e *brand* (espada), sign. "**espada de guerra; espada de combate**". Nome muito comum nos romances medievais germânicos, também encontrado na Inglaterra dos sécs. XIII e XIV.

Feminino(s): Hildebranda.

Variante(s): Hiltebrando (*português*); Aldobrando, Ildebrando (*italiano*); Hildebrand (*francês, inglês*); Heudebrand (*francês*).

Número: 11

Cor(es): violeta-claro.

Pedra(s): iolita.

Palavras-chave/Natureza expressiva: apreço; lisura; inspiração voltada a temas espirituais.

Hildegar

Do germânico *Hildiger*, de *hilde* (combate, guerra) e *gair*, *ger* (lança), sign. "**lança de combate**". Não confundir com *Hildegardo*.

Variante(s): Ildegar (*português*).

Número: 1

Cor(es): verde, magenta.

Pedra(s): jade.

Palavras-chave/Natureza expressiva: espontaneidade; criatividade; quietude; amor à vida.

Hildegardo

Do germânico *Hildegard*, de *hil*, *hilte* (combate, guerra) e *gardan* (saber, conhecer), sign. "**aquele que sabe combater; sábio combatente**".

Feminino(s): Hildegarda.

Variante(s): Ildegardo (*português, italiano*); Hildegard (*inglês*); Hildiger (*germânico*).

Número: 11

Cor(es): violeta-claro.

Pedra(s): ametista.

Palavras-chave/Natureza expressiva: positividade; respeito; intuição.

Hildemar

Do germânico *Hildemar*, de *hild* (batalha) e *mar* (ilustre, célebre, famoso, afamado), sign. "**célebre (famoso) na batalha**". Invertendo-se os elementos deste nome tem-se o feminino *Marilda* (*mar* + *hild*).

Feminino(s): Hildemara, Hildimara, Hilmara.

Variante(s): Helmar, Hildemaro, Hildimar, Hilmar, Huldimaro, Ilmar, Ilmaro (*português*); Hildemaro (*espanhol*); Hillmer (*francês*); Hildemar (*inglês, alemão*); Hildimar (*alemão*); Hellmar, Hillmar (*germânico*); Hilmar (*nórdico*).

Número: 11

Cor(es): azul royal, amarelo.

Pedra(s): calcita azul.

Palavras-chave/Natureza expressiva: clemência; autoconfiança; contato com o Eu Superior.

Hílson

Do inglês *Hilson*, nome com dois étimos. 1) De *Hilary'son*, de *Hilary* (Hilário) e a partícula *son* (filho), sign. "**filho de Hilário**"; 2) De *Hildson*, *Hillson*, *Hilson*, sign. "**filho de Hildo (a)**". Essa variante originou o português *Hildon*. **Ver Hilário** e **Hilda**.

Variante(s): Híldon, Hildson, Ílson (*português*); Hilson (*inglês*).

Número: 5

Cor(es): azul royal, amarelo-ouro.

Pedra(s): safira azul.

Palavras-chave/Natureza expressiva: facilidade de aprendizado; serenidade; superação das ilusões.

Hilmar

O mesmo que *Hildemar*. **Ver Hildemar**.

Número: 7

Cor(es): rosa, turquesa.

Pedra(s): rodocrosita.

Palavras-chave/Natureza expressiva: ensina com o exemplo; fraternidade; auto-suficiência.

Hílton

Nome de residência originado de *Hilton*, toponímico inglês que ocorre nas variantes *Heltona*, *Helton*, *Hiltune*, *Hulton*, *Hylton* e *Ilytone*, composto de *hill* (morro, colina) e *town* (cidade, lugar, lugarejo), sign. "**natural da cidade (lugar) da colina**".

Número: 6

Cor(es): azul royal, turquesa.

Pedra(s): azurita.

Palavras-chave/Natureza expressiva: contentamento; ânimo sereno; fraternidade.

Hipólito

Na mitologia grega, filho de Teseu e Hipólita, rainha das amazonas, a quem os deuses teriam levado para o Céu, colocando-o entre os astros. Do grego *Hippólytos*, de *híppos* (cavalo) e *lytós*, de *lyo* (desligar, soltar), sign. "**o que solta (desatrela) os cavalos**". O nome já aparece em Roma, no ano 252 da era cristã, na forma *Hippolytus*.

Santo(s): S. Hipólito; festejado em 13 de agosto (há cinco santos com este nome).

Feminino(s): Hipólita.

Variante(s): Epólito (*português*); Hipólito (*espanhol*); Ippòlito (*italiano*); Hippolyte (*francês*).

Número: 5

Cor(es): azul-claro.

Pedra(s): cianita.

Palavras-chave/Natureza expressiva: desprendimento; mente e emoções estáveis; perdoa com facilidade.

Homero

Do grego *Hómerhos*, de *hómeros*, lit. "**refém**".

Variante(s): Homero (*espanhol*); Omèro, Omero (*italiano*); Homère (*francês*); Homer (*inglês*).

Número: 11

Cor(es): violeta, verde.

Pedra(s): calcita verde.

Palavras-chave/Natureza expressiva: desvelo; capacidade de ver os dois lados de uma questão; sabedoria e acuidade para decidir.

Honorato

Do latim *Honoratu*, sign. "**honrado**". O nome origina-se do particípio passado do verbo latino *honorare* (honrar).

Feminino(s): Honorata.

Variante(s): Honorato (*espanhol*); Onorato (*italiano*); Honorat (*francês*); Honnorat (*francês*).

Número: 7

Cor(es): turquesa.

Pedra(s): crisocola.

Palavras-chave/Natureza expressiva: conexão com o mundo espiritual; determinação; facilidade para verbalizar idéias.

Honório

Do latim *Honoriu*, do substantivo *honor* (honra, reputação), mais o sufixo *io*, sign. "**homem honrado; homem de reputação**". Nos países de língua inglesa a variante *Honor* é comum a ambos os sexos.

Santo(s): S. Honório; festejado em 30 de dezembro (há dois santos com este nome).

Feminino(s): Honória.

Variante(s): Honorio (*espanhol*); Onòrio (*italiano*); Honoré (*francês*); Honor; Honore (*inglês*).

Número: 4

Cor(es): turquesa, violeta.

Pedra(s): lepidolita.

Palavras-chave/Natureza expressiva: maleabilidade; comunicação criativa do coração a serviço dos outros; poder de persuasão.

Horácio

Na mitologia grega as Horas eram filhas de Zeus e de Têmis (a Justiça) e tinham a atribuição de abrir e fechar as portas do dia. Do latim *Horatiu*, ligado ao grego *Horaí* (Horas), sign. "**colocado sob a proteção das Horas**". *Horas* tem o sign. de "**estação; hora**". *Horatius* foi uma famosa *gens* romana. Na Inglaterra o nome foi encontrado em registro datado do séc. XVI, na forma *Horatio*. **Ver Oraida.**

Variante(s): Horacio (*espanhol*); Oràzio, Orazio (*italiano*); Horace (*francês, inglês*); Horatio (*inglês*); Horaz (*alemão*).

Número: 6

Cor(es): amarelo.

Pedra(s): adamita.

Palavras-chave/Natureza expressiva: naturalidade no agir; espírito cordial e harmonioso.

Hostílio

Do latim *Hostilius*, de *hostilis, hostile*, sign. "**inimigo; nocivo; funesto; hostil**". Entre os antigos romanos, *hostis* primitivamente referia-se ao "inimigo público, o inimigo da nação", e *inimicus*, relacionado a *hostilis*, dizia respeito a um inimigo particular, termos que só mais tarde, na época imperial, assumiram o mesmo significado.

Feminino(s): Hostília.

Variante(s): Ostìlio (*italiano*).

Número: 8

Cor(es): violeta, azul-claro.

Pedra(s): fluorita.

Palavras-chave/Natureza expressiva: proteção; auto-realização; comunicação pacífica.

Hudson

De *Hudd*, forma familiar de *Richard* (Ricardo) e *Hugh* (Hugo), nome de uso comum na Inglaterra dos sécs. XII e XIV, que mais tarde se tornou obsoleto. A partícula son confere ao nome o significado de "**filho de Hudd**". **Ver Ricardo** e **Hugo**.

Número: 9

Cor(es): vermelho, verde.

Pedra(s): hematita.

Palavras-chave/Natureza expressiva: espírito progressista, equilíbrio emocional; senso de objetividade.

Hugo

Hugo, do germânico *Hugi*, de *hug*, *hugu* (espírito, pensamento), sign. "**o pensador**". No alemão, muitas vezes também adotado como hipocorístico de nomes começados em *Hug*, *Hugo*, muito raros em português. A forma latina *Hugo* surgiu nos tempos modernos.

Variante(s): Hugo (*espanhol*, *francês*); Ugo (*italiano*); Hugon, Hugues (*francês*); Hugh, Hughes (*inglês*).

Número: 6

Cor(es): violeta, turquesa.

Pedra(s): calcita azul.

Palavras-chave/Natureza expressiva: sensibilidade para a escrita; hospitalidade; dedicação ao serviço desinteressado.

Humberto

Do germânico *Hunberct*, de *hun*, *huni* (gigante, força), e *berth* (brilhante, ilustre, famoso), sign. "**brilhante (famoso) pela força**". Nome que foi comum na Inglaterra medieval, em razão da popularidade de S. Hubert (patrono dos caçadores) naquele país.

Santo(s): S. Humberto; festejado em 26 de outubro (há cinco santos com este nome).

Variante(s): Huberto, Humberto (*espanhol*); Oberto, Omberto; Uberto, Umberto (*italiano*); Hubert, Humbert (*francês*, *inglês*).

Número: 3

Cor(es): violeta, ouro.

Pedra(s): topázio imperial.

Palavras-chave/Natureza expressiva: tenacidade; circunspeção; ponderação.

I

Iberê

O mesmo que *Itiberê*. **Ver Itiberê**.

Número: 3

Cor(es): azul, vermelho.

Pedra(s): ajoíta.

Palavras-chave/Natureza expressiva: espírito lutador; mente ativa; consciência do propósito de vida.

Ibério

Do grego *Iberes*, através do latim *Iberi*, *Iberus*, *Hiberus*, *Ibericus*, sign. "**do país dos Híberes (Íberes)**", ou seja, a Ibéria, antigo nome da Espanha. O mesmo que "**espanhol**".

Variante(s): Ibérico (*português*).

Número: 4

Cor(es): vermelho, ouro.

Pedra(s): coral.

Palavras-chave/Natureza expressiva: auto-aceitação; dignidade pessoal; professor inato.

Idálio

Masculino de *Idália*. **Ver Idália**.

Número: 5

Cor(es): azul royal, amarelo-ouro.

Pedra(s): halita azul.

Palavras-chave/Natureza expressiva: disciplina; perdoa facilmente; cresce com o sofrimento.

IDALINO

Masculino de *Idalina*. **Ver Idalina.**

Número: 1

Cor(es): violeta, azul.

Pedra(s): topázio azul.

Palavras-chave/Natureza expressiva: persuasão; calma; confiança.

IGOR

Forma russa de *Jorge*. **Ver Jorge.**

Número: 4

Cor(es): verde, amarelo-ouro.

Pedra(s): calcita dourada.

Palavras-chave/Natureza expressiva: arrojo; confiança; ligação com a natureza.

ILDEFONSO

Do germânico *Hildefuns*, de *hilde* (combate, guerra) e *funs* (pronto, inclinado), sign. "**pronto para o combate**". Nome que na forma latinizada, *Ildefonsus*, já aparece sem o *h*, desde o séc. XI. Em Portugal surgiu no A. E. L. de 1838.

Santo(s): S. Ildefonso Schuster, festejado em 30 de agosto (há três santos com este nome).

Variante(s): Hildefonso (*português*); Ildefonso (*espanhol, italiano*); Ildefonse (*francês*).

Número: 9

Cor(es): turquesa, magenta.

Pedra(s): fenacita.

Palavras-chave/Natureza expressiva: sensibilidade; intuição; compaixão.

ILÍDIO

De *Élida*, nome de uma região do Peloponeso, calcado no grego *Élis*, através do latim *Elida*, sign. "**natural (habitante) da Élida**". *Élida* está preso ao dórico *Alis*, latim *vallis*, sign. "vale".

Feminino(s): Ilídia.

Variante(s): Elídio (*português*).

Número: 4

Cor(es): vermelho, ouro.

Pedra(s): cornalina.

Palavras-chave/Natureza expressiva: auto-superação; espírito de equipe; juízo crítico.

ILMAR

O mesmo que *Hilmar*. **Ver Hildemar.**

Cor(es): laranja.

Pedra(s): andaluzita.

Palavras-chave/Natureza expressiva: inteligência instintiva; encanto pela vida; prazer de relacionar-se.

ÍLSON

O mesmo que *Hílson*. **Ver Hílson.**

Número: 6

Cor(es): violeta, turquesa.

Pedra(s): celestita.

Palavras-chave/Natureza expressiva: idéias extravagantes; carisma; interesse pelo desconhecido.

INÁCIO

Do grego *Ignátios*, de *ignátios*, ao qual corresponde o latino *Gnatus*, sign. "**filho**". Nome cuja antigüidade remonta ao séc. II da era cristã. Em Portugal surgiu em documentos datados do séc. XVII. Foi nome muito comum na Rússia. No séc. VIII foi encontrado nas variantes *Ignacio*, *Inigo*, *Eneco* na Espanha.

Santo(s): S. Inácio, festejado em 3 de fevereiro.

Feminino(s): Inácia.

Variante(s): Ignácio (*português*); Eneco, Inigo, Ignacio (*espanhol*); Ignàzio (*italiano*); Ignace (*francês, inglês*); Ignatz (*inglês*); Ignaz (*alemão*).

Número: 6

Cor(es): azul royal, turquesa.

Pedra(s): turmalina azul.

Palavras-chave/Natureza expressiva: amabilidade; gentileza; inteligência aguçada; leveza de espírito.

INDALÉCIO

Nome de origem ibérica, talvez basca, cujo significado é "**força**".

Santo(s): S. Indalécio, festejado em 15 de maio.

Variante(s): Indalecio (*espanhol*).

Número: 9

Cor(es): turquesa, magenta.

Pedra(s): topázio incolor.

Palavras-chave/Natureza expressiva: contato com a alma; determinação; amor aos detalhes.

INGRES

Variação do francês antigo *haingre*, lit. "**magro; mirrado**".

Número: 9

Cor(es): violeta, rosa.

Pedra(s): charoíta.

Palavras-chave/Natureza expressiva: temperamento forte e intenso; intrepidez; determinação.

INOCÊNCIO

Do latim *Innocentiu*, de *innocens*, *innocentis*, lit. "**inocente; puro; honesto; que não faz mal algum**".

Santo(s): S. Inocêncio, festejado em 17 de junho (há sete santos com este nome).

Feminino(s): Inocência.

Variante(s): Inocencio (*espanhol*); Innocenzo (*italiano*); Innocent (*francês*); Innozenz (*alemão*).

Número: 6

Cor(es): amarelo-claro.

Pedra(s): topázio imperial.

Palavras-chave/Natureza expressiva: acuidade, argúcia; atratividade.

IRAPUAN

Do tupi *ira* (abelha) e *apu'a* (redondo), sign. "**abelha que faz um cortiço arredondado**". É o nome de uma abelha de grande tamanho, preta e brava, também conhecida pelo nome de abelha-de-cachorro ou *arapuá*, em razão da forma arredondada de sua colméia, construída geralmente entre as forquilhas das árvores. **Ver Débora**.

Variante(s): Irapuã, Irapuam (*português*).

Número: 8

Cor(es): rosa, violeta.

Pedra(s): apofilita incolor.

Palavras-chave/Natureza expressiva: empatia; desejo de ajudar o próximo; otimistmo.

IRÊNIO

Masculino de *Irene*. **Ver Irene**.

Variante(s): Irenio (*espanhol*).

Número: 7

Cor(es): turquesa.

Pedra(s): sílica gema.

Palavras-chave/Natureza expressiva: talento para alcançar o sucesso; consciência da própria força; amor pelas viagens.

IRINEU

Do grego *Eirenaîos*, do adjetivo *eirenaîos*, lit. "**pacífico**". **Ver Irênio**.

Santo(s): S. Irineu, festejado em 26 de agosto (há nove santos com este nome).

Feminino(s): Irinéia.

Variante(s): Hirineu, Ireneu, Irênio, Irino (*português*); Irineu (*espanhol*); Irenèo (*italiano*); Irénée (*francês*); Irenaus (*alemão*).

Número: 4

Cor(es): vermelho, ouro.

Pedra(s): rubi.

Palavras-chave/Natureza expressiva: comportamento positivo; busca do crescimento pessoal; energia física e intelectual.

ÍRIO

Do russo *Yrjo*, o mesmo que *Jorge*. **Ver Jorge**.

Número: 6

Cor(es): azul royal, turquesa.

Pedra(s): quartzo azul.

Palavras-chave/Natureza expressiva: amplo poder de comunicação; sagacidade; criatividade.

ÍRTON

Nome inglês de residência, derivado de um toponímico que aparece nas variantes *Iretune*, *Irton*, sign. "**do lugar (cidade) dos irlandeses**". Não confundir com *Aírton*. **Ver Aírton**.

Número: 4

Cor(es): verde, amarelo-ouro.

Pedra(s): ágata musgo.

Palavras-chave/Natureza expressiva: decisão; confiança; alegria oriunda do contato com a alma.

IRVING

Nome com dois étimos, adotado pelos judeus (juntamente com *Isidoro*), para substituir *Isaac*, que começa com a mesma letra. 1) Do celta *irvine*, lit. "**branco**"; 2) Do anglo-saxão *Irwin*, sign. "**amante do mar**".

Feminino(s): Irvina.

Variante(s): Irvino (*português*); Irvin, Irving, Irwin (*inglês*).

Número: 7

Cor(es): turquesa.

Pedra(s): topázio azul.

Palavras-chave/Natureza expressiva: talento para comunicação de massa; alegria; disposição de espírito.

IRVINO

O mesmo que *Irving*. **Ver Irving**.

Feminino(s): Irvina.

Número: 6

Cor(es): amarelo.

Pedra(s): citrino.

Palavras-chave/Natureza expressiva: percepção clara e imediata; talento literário; índole pacífica.

ISAAC

No A.T., filho de Sara e Abraão, salvo por um anjo no instante em que o pai iria sacrificá-lo. Casou-se com Rebeca, que gerou Esaú e Jacó. Origina-se do hebraico *Itshak*, *Yitzháq*, de *tzaháq*, sign. "**riso; ele ri; filho da alegria**".

Santo(s): S. Isaac, festejado em 12 de novembro (há nove santos com este nome).

Variante(s): Isaque (*português*); Isaac (*espanhol, francês, inglês*); Isacco (*italiano*); Izaak (*francês*); Isac, Issac (*inglês*); Isaak (*alemão*); Itsik, Yitzchaz (*iídiche*).

Número: 6

Cor(es): branco, violeta.

Pedra(s): apofilita incolor.

Palavras-chave/Natureza expressiva: compaixão; idealismo; capacidade de auto-superação.

ISAÍAS

No A.T., um dos quatro Profetas. Do hebraico *Ieshaiah*, *Yeshayah*, *Yeshayahu*, sign. "**salvação do Senhor (de Deus); o Eterno salva**". O primeiro elemento do nome está ligado a *yesha*, *yeshua* (salvação), étimo também encontrado em *Jesus*. **Ver Jesus.**

Santo(s): S. Isaías, festejado em 6 de julho (há cinco santos com este nome).

Variante(s): Isaías (*espanhol*); Isaìa (*italiano*); Isaias, Jésaie (*francês*); Isaiah (*inglês*); Esaias (*inglês, alemão*); Jesaias (*alemão*); Shaya (*persa*).

Número: 4

Cor(es): amarelo.

Pedra(s): coral.

Palavras-chave/Natureza expressiva: busca do aprimoramento pessoal; conhecimento aliado à sabedoria.

ISEU

Do grego *Isaíos*, forma poética de *isos*, sign. "**igual**". Há um feminino *Iseu*, do francês *Isolt*, *Iseult*, o mesmo que *Isolda*, com outro significado. Desse feminino saiu a variante italiana *Iseo*, que não deve ser confundida com o masculino. **Ver Isolda.**

Variante(s): Iseo (*espanhol*).

Número: 9

Cor(es): amarelo, violeta.

Pedra(s): âmbar.

Palavras-chave/Natureza expressiva: espírito determinado, prático e progressista; preocupação com o bem-estar do próximo.

ISIDORO

Do grego *Isídoros*, de *Isis* (Ísis) e *dôron* (dádiva, dom, presente), sign. "**dádiva de Ísis**", nome atribuído a crianças consagradas à deusa Ísis. Foi encontrado em documentos portugueses datados da segunda metade do séc. XII. **Ver Ísis.**

Santo(s): S. Isidoro, festejado em 17 de abril (há oito santos com este nome).

Variante(s): Isidro (*português*); Isidore (*francês, inglês*).

Número: 8

Cor(es): violeta, azul-claro.

Pedra(s): charoíta.

Palavras-chave/Natureza expressiva: proteção espiritual; autoconfiança; clareza emocional.

ISILDO

Masculino de *Isilda*. **Ver Isilda.**

Número: 5

Cor(es): azul royal, amarelo-ouro.

Pedra(s): topázio imperial.

Palavras-chave/Natureza expressiva: visão sábia; conformismo; paz mental.

ÍSIO

Nome com dois étimos. 1) Forma aferética de nomes como *Anísio*, *Dionísio* etc.; 2) Masculino de *Ísis*. **Ver Ísis.**

Número: 7

Cor(es): magenta.

Pedra(s): ametista.

Palavras-chave/Natureza expressiva: pioneirismo; interesse pela espiritualidade e pelo ocultismo; esmero.

ISMAEL

No A.T. um dos filhos de Abraão, nascido de sua união com a escrava egípcia Agar. Origina-se do hebraico *Yishmaél*, *Yishmael*, *Ishmael*, ligado a *yishmá* (ele ouvirá), sign. "**Deus ouve**". O primeiro elemento do nome está relacionado a *shamá* (ele ouve).

Santo(s): S. Ismael, festejado em 16 de junho (há dois santos com este nome).

Variante(s): Ismael (*espanhol, francês, alemão*); Ismaèle (*italiano*).

Número: 5

Cor(es): rosa.

Pedra(s): rubi.

Palavras-chave/Natureza expressiva: inteligência emocional; dinamismo; zelo.

ISMAR

Nome com dois étimos. Não há ligação deste nome com *Ithamar*, como sugerem alguns autores. 1) Do *alemão*, *Ismar*, de *eisen* (ferro) e *mar* (brilhante, nobre, ilustre), sign. "**homem (nobre) de grande força resistência**". *Eisen*, neste caso, refere-se às *qualidades* daquele metal; 2) Modificação de *Ismael* (*Yishmael*). Foi nome de um mouro na crônica de D. Afonso Henriques, de Duarte Galvão. **Ver Ismael.**

Número: 6

Cor(es): violeta, turquesa.

Pedra(s): crisocola.

Palavras-chave/Natureza expressiva: espírito inventivo; dom da comunicação; conexão com os planos sutis.

ISMÊNIO

Do grego *Isménios*, sign. "**do Ismeno**". O Ismeno é um rio da Beócia, onde, segundo a mitologia, banhavam-se as ninfas Ismênides. **Ver Ismeno (1ª acepção).**

Feminino(s): Ismênia.

Número: 3

Cor(es): violeta, ouro.

Pedra(s): olho-de-tigre.

Palavras-chave/Natureza expressiva: interesse pela espiritualidade; dignidade, integridade, humildade.

ISMENO

Nome com dois étimos. 1) Do grego *Isménos*, através do latim *Ismenu*, sign. "**o desejado**". O mesmo que *Dídimo*; 2) De *Ismen*, nome de residência originário do inglês antigo *Geose* (rio torrencial), de *geosan* (torrente; jorrar; correr). A tradução é "**rio torrencial; rio agitado**", nome primitivamente atribuído a quem nasceu ou habitou próximo a um rio com essas características.

Feminino(s): Ismena.

Variante(s) da 1ª acepção: Ismène (*italiano*).

Variante(s) da 2ª acepção: Ismen (*inglês*).

Número: 3

Cor(es): azul, vermelho.

Pedra(s): lápis-lazúli.

Palavras-chave/Natureza expressiva: objetividade; consciência das metas que deve alcançar; capacidade de superar as limitações.

Isnardo

Do germânico *Isenhard*, de *isen* (ferro, espada) e *hart* (forte, duro), através do francês *Isnard*, sign. **"espada forte (resistente)"**. **"Forte como o ferro"**. **Ver Ismar**.

Santo(s): S. Isnardo de Chiampo, festejado em 22 de março.

Variante(s): Isnar (*português*); Isnard (*francês*).

Número: 8

Cor(es): rosa, violeta.

Pedra(s): cristal de quartzo.

Palavras-chave/Natureza expressiva: altruísmo; autoconfiança; correção.

Isolino

Nome com dois étimos. 1) Do germânico, modificação final de *Ezelino*, de *adal*, *edel* (nobre) e do sufixo diminutivo *lein*, sign. **"pequeno nobre"**; 2) Masculino de *Isolina*. **Ver Isolina (1ª acepção)**.

Feminino(s): Isolina.

Variante(s): Ezelino (*português*); Ezzelino (*italiano*).

Número: 3

Cor(es): violeta, ouro.

Pedra(s): pirita.

Palavras-chave/Natureza expressiva: modéstia; constância; assimila o conhecimento com facilidade.

Israel

Do hebraico *Yisrael*, lit. **"ele luta com Deus"**, de *sara* (ele luta) e *El* (Deus). O primeiro elemento do nome está ligado ao árabe *shára* (ele estava irado, ele lutou).

Variante(s): Israel (*espanhol, francês, inglês, holandês*); Israèle (*italiano*).

Número: 1

Cor(es): verde, vermelho.

Pedra(s): heliotrópio.

Palavras-chave/Natureza expressiva: espírito pioneiro e independente; confiabilidade; integridade.

Itálico

Forma relativa de *Ítalo*, sign. **"de (pertencente a; da natureza de) Ítalo"**. **Ver Ítalo**.

Número: 6

Cor(es): azul royal, turquesa.

Pedra(s): safira azul.

Palavras-chave/Natureza expressiva: humildade; inteligência aguçada; encara a vida com bom humor.

Ítalo

Do grego *Italós*, ligado ao vocábulo *italós*, lit. **"touro; vitelo"**, originariamente relacionado aos *ítalos*, povo que habitou a região que hoje é a Itália. Modernamente o nome relaciona-se aos habitantes da Itália. O mesmo que **"italiano"**.

Feminino(s): Ítala.

Variante(s): Italo (*espanhol, italiano*).

Número: 3

Cor(es): verde.

Pedra(s): turmalina melancia.

Palavras-chave/Natureza expressiva: talento para alcançar sucesso; espírito de liberdade; amor-próprio.

Itamar

Do germânico *Etamar*, de *ead* (posse, riqueza, bens) e *mar* (nobre, brilhante, ilustre), sign. **"nobre que possui muitos bens"**. Não confundir com *Ithamar*. **Ver Ithamar**.

Santo(s): S. Itamar, festejado em 10 de junho.

Feminino(s): Itamara.

Número: 8

Cor(es): laranja.

Pedra(s): calcita laranja.

Palavras-chave/Natureza expressiva: alegria; nobreza de caráter; vivência intensa das emoções.

Ithamar

No A.T., filho mais novo de Aarão que, juntamente com o pai e os três irmãos mais velhos, foi consagrado ao sacerdócio e teve a incumbência de guardar o material destinado à construção do tabernáculo. Do hebraico *Ithamar*, lit. **"da região (costa) das palmeiras"**. Inicialmente foi um topônimo, mais tarde nome de residência e prenome. Não confundir com *Itamar*. **Ver Itamar**.

Feminino(s): Ithamara.

Número: 7

Cor(es): rosa, turquesa.

Pedra(s): turmalina rosa.

Palavras-chave/Natureza expressiva: diligência; eficácia; afeição sincera.

ITIBERÊ

De um sobrenome de origem tupi, às vezes adotado como prenome. De *ü* (rio) e *tiri'ri* (arrastar-se), sign. "**rio que se arrasta; rio rasteiro**". *Iberê*, que da mesma forma se transformou em prenome, é um hipocorístico de *Itiberê*.

Variante(s): Iberê (*português*).

Número: 5

Cor(es): amarelo-ouro.

Pedra(s): heliodoro.

Palavras-chave/Natureza expressiva: brilho pessoal; manifestação positiva das emoções; amor à vida.

IVAIR

Do antigo nórdico *Ivarr*, através do inglês *Ivar*, *Ivair*, sign. "**arqueiro militar**". Não confundir com *Ivã*, *Ivan*. É um nome muito comum na escandinávia, na variante *Ivar*. **Ver Ivã.**

Variante(s): Ivor (*português, inglês*); Ivair, Ivaur, Iver, Ivor, Yvar, Yver, Yvor (*inglês*); Ivar, Iwar (*nórdico*).

Número: 5

Cor(es): azul royal, amarelo-ouro.

Pedra(s): fluorita.

Palavras-chave/Natureza expressiva: mente aguçada; disciplina; clareza na comunicação.

IVALDO

1) Transformação intencional de *Evaldo* ou 2) aférese de nomes como *Nivaldo*, *Vivaldo* com supressão da consoante inicial. **Ver Evaldo**, **Nivaldo** e **Vivaldo**.

Feminino(s): Ivalda.

Número: 9

Cor(es): vermelho, verde.

Pedra(s): granada.

Palavras-chave/Natureza expressiva: mentalidade vencedora; probidade; aspirações elevadas.

IVAN

Do russo *Iván*, o mesmo que *João*. Foi nome de alguns czares. **Ver João.**

Santo(s): S. Ivã, festejado em 24 de junho (há dois santos com este nome).

Feminino(s): Ivana.

Variante(s): Ivã, Ivano, Ivão, Ives (*português*); Ivano (*italiano*); Iván (*espanhol, húngaro, russo*); Ivan (*italiano, nórdico*).

Número: 1

Cor(es): vermelho, violeta.

Pedra(s): azurita.

Palavras-chave/Natureza expressiva: amor-próprio; busca da realização profissional; auto-superação.

IVANILDO

Masculino de *Ivanilda*. **Ver Ivanilda.**

Variante(s): Evanildo, Ivonildo, Yvanildo (*português*); Ivain (*francês*); Yven, Ivin (*bretão*).

Número: 5

Cor(es): amarelo-ouro.

Pedra(s): calcita dourada.

Palavras-chave/Natureza expressiva: busca do crescimento interior; ações marcadas pela correção; visão positiva da vida.

IVELINO

Do francês *Ivelino*, diminutivo de *Ivan*. **Ver Ivã.**

Feminino(s): Ivelina.

Número: 5

Cor(es): amarelo-ouro.

Pedra(s): calcita dente-de-leão.

Palavras-chave/Natureza expressiva: consciência do próprio valor; centramento; sabedoria inata.

IVO

Latinização do francês *Yves*, o mesmo que João, ligado ao russo *Iván*. *Ívio* é a forma relativa do nome, sign. "**de (pertencente a; da natureza de) Ivo**". **Ver João** e **Ivan.**

Santo(s): S. Ivo de Chartres, festejado em 23 de maio (há três santos com este nome).

Variante(s): Ívio (*português*); Ivo (*espanhol*).

Número: 1

Cor(es): vermelho, violeta.

Pedra(s): turmalina azul.

Palavras-chave/Natureza expressiva: mente ativa; expressão criativa; persistência.

Ivon

Do francês *Yvon*, *Ivon*, derivado de *Yve*, o mesmo que *João*. **Ver João.**

Feminino(s): Ivone.

Variante(s): Yvon (*francês*, *húngaro*); Iwon (*polonês*).

Número: 6

Cor(es): violeta, turquesa.

Pedra(s): larimar.

Palavras-chave/Natureza expressiva: espírito vivaz; disposição para enfrentar desafios; facilidade para persuadir.

J

Jaçanã

Ver *Jaçanã* na seção de "Nomes Femininos".

Número: 3

Cor(es): branco, azul.

Pedra(s): safira azul.

Palavras-chave/Natureza expressiva: zelo; intuição; emoções refinadas.

Jaci

Do tupi *yacy*, lit. "**a Lua**". Entre os indígenas brasileiros, também nome de um mês lunar e de um adorno em forma de meia-lua. Nome adotado indistintamente por ambos os sexos.

Variante(s): Jacy (*português*).

Número: 5

Cor(es): branco, amarelo-ouro.

Pedra(s): apatita amarela.

Palavras-chave/Natureza expressiva: contato com o "sábio interior"; intelecto lúcido e ativo.

Jacinto

Do grego *Hyákinthos*, através do latim *Hyacinthu*, lit. "**ai de mim!**", relacionado à flor que recebeu dos poetas o epíteto "**gemente**". Do nome de uma flor que, segundo a lenda, teria gravada indelevelmente em suas pétalas a interjeição grega *ai! ai!*.

Santo(s): S. Jacinto, festejado em 26 de julho (há nove santos com este nome).

Feminino(s): Jacinta, Jacintha.

Variante(s): Jacintho (*português*); Giacinto (*italiano*); Hyacinthe (*francês*).

Número: 9

Cor(es): vermelho, verde.

Pedra(s): heliotrópio.

Palavras-chave/Natureza expressiva: personalidade carismática e progressista; humildade.

Jackson

De *Jack*, o diminutivo inglês mais comum de *John* (João), mais a partícula *son* (filho), sign. "**filho do pequeno João**". Não confundir com *Jacson* e *Jaquesson*, nomes de origem francesa. *Jackson* relaciona-se a *João*. *Jacquesson* e *Jacson* estão ligados a *Jacó*. **Ver Jacques, João** e **Jacó.**

Número: 1

Cor(es): vermelho, violeta.

Pedra(s): ônix.

Palavras-chave/Natureza expressiva: auto-superação; energia; magnestimo pessoal.

Jacó

Do hebraico *Yaaqobh*, sign. "**aquele que vem no calcanhar**", relacionado ao aramaico *iqbá*, acadiano *iqbu*, árabe *aqib* (calcanhar). Primitivamente foi nome atribuído ao gêmeo que nascia por último, como ocorreu com o bíblico Jacó, patriarca hebreu, irmão de Esaú. **Ver Dídimo** e **Tiago.**

Santo(s): S. Jácobo Oldi, festejado em 19 de abril.

Variante(s): Diogo, Jácobo, Jaime, Tiago (*português*); Jaco, Jago, Jayme, Yago (*espanhol*); Jacobo (*espanhol, italiano*); Jacob (*espanhol, inglês, alemão*); Iago (*espanhol, italiano*); Giacobo, Giacobbe, Giacomo, Giacopo, Iacovo, Jacopo (*italiano*); Jacque, Jacques, Jaques (*francês*); Jamis (*escocês*).

Número: 11

Cor(es): branco, rosa.

Pedra(s): calcita rosa.

Palavras-chave/Natureza expressiva: empatia; inteligência emocional; diligência.

Jacques

Jacques, do francês, o mesmo que *Jacó*. *Jacson*, também do francês, sign. "**filho de Jacó**". Não confundir *Jacson* com o inglês *Jackson*. **Ver Jackson** e **Jacó**.

Feminino(s): Jaqueline.

Variante(s): Jacque, Jacques (*inglês*).

Número: 4

Cor: amarelo.

Pedra(s): adamita.

Palavras-chave/Natureza expressiva: personalidade carismática; busca do aperfeiçoamento de si mesmo; transmite o conhecimento com simplicidade.

Jacson

Do francês *Jacson*, sign. "**filho de Jacó**". Não confundir com o inglês *Jackson*. **Ver Jackson** e **Jacó**.

Variante(s): Jaquesson, Jaqueson (*francês*); Jacque, Jacques (*inglês*).

Número: 8

Cor(es): laranja.

Pedra(s): coral.

Palavras-chave/Natureza expressiva: alegria oriunda do contato com a alma; nobreza de caráter; aprende ensinando os outros.

Jáder

Nome de étimo desconhecido, apesar de não ser incomum no Brasil. De uma cidade localizada na região onde hoje é a Iugoslávia, cujo antigo nome era *Jadro*. Os romanos mudaram o nome para *Jadera*, e os bizantinos para *Diadera*.

Santo: S. Jader, festejado em 10 de setembro.

Variante(s): Jàder (*italiano*).

Número: 2

Cor(es): azul.

Pedra(s): quartzo azul.

Palavras-chave/Natureza expressiva: tranqüilidade; desinibição; capacidade de expressar o que é cômico ou divertido.

Jadir

Do francês *Jadir*, ligado a jade, variante de *jatte*, lit. "**tigela**", nome provavelmente atribuído a um homem que fabricava ou comercializava esse apetrecho.

Variante(s): Jadir (*francês*).

Número: 6

Cor(es): violeta, turquesa.

Pedra(s): hemimorfita.

Palavras-chave/Natureza expressiva: comunicação inspirada pela intuição; diligência; senso de integridade.

Jafé

No A.T., terceiro filho de Noé que protegeu o pai contra o escárnio de seu irmão Cão, recebendo em troca uma expansão de seus domínios. Orgina-se do hebraico *Yépheth*, lit. "**aumento; expansão**", relacionado ao aramaico *puthya* (era largo, espaçoso). **Ver Javan.**

Variante(s): Iápeto, Jápeto, Japeto (*português*); Japhet (*francês, inglês*).

Número: 4

Cor(es): branco, verde.

Pedra(s): malaquita.

Palavras-chave/Natureza expressiva: espírito amistoso, conciliador; líder inato; gosta de compartilhar o conhecimento com os outros.

Jaime

Do antigo espanhol *Jayme*, o mesmo que *Jacó*. **Ver Jacó**.

Santo(s): S. Jaime Bell, festejado em 20 de abril (há três santos com este nome).

Variante(s): Jayme (*espanhol antigo, espanhol, inglês*); Giàime, Jàime (*italiano*); Gemmes, Jame (*francês antigo*); James (*inglês*); Jamis (*escocês*).

Número: 2

Cor(es): azul

Pedra(s): topázio azul.

Palavras-chave/Natureza expressiva: busca da harmonia; sensibilidade estética; equilíbrio mental-emocional.

Jair

No A.T., um dos Juízes Menores de Israel durante vinte e dois anos, chefe hebreu da sinagoga de Cafarnaum, cuja filha foi ressuscitada por Jesus. Do hebraico *Iair*, sign. "**o iluminado**" ou "**aquele que Deus desperta**" ou "**ele ilumina; ele levanta**". *Jairo* é a variante grega de *Jair*. **Ver Anuar**.

Feminino(s): Jaíra, Jaira.

Variante(s): Jaíro (*português*); Jaire (*francês*).

Número: 2

Cor(es): azul.

Pedra(s): larimar.

Palavras-chave/Natureza expressiva: amor à paz; talento para a escrita e oratória.

Jairo

O mesmo que *Jair*. **Ver Jair**.

Feminino(s): Jaíra, Jaira

Número: 8

Cor(es): laranja.

Pedra(s): cornalina.

Palavras-chave/Natureza expressiva: franqueza; inteligência aguçada; emotividade aflorada.

Jamil

Do árabe *Jamil*, lit. "**bonito; formoso**". Nome comum a ambos os sexos.

Feminino(s): Jamila, Jamile, Jemile (*português*).

Número: 9

Cor(es): amarelo, violeta.

Pedra(s): apatita amarela.

Palavras-chave/Natureza expressiva: força intelectual; talento para a pintura e poesia; amor aos detalhes.

Jandir

Masculino de *Jandira*. **Ver Jandira**.

Número: 11

Cor(es): vermelho, azul.

Pedra(s): topázio azul.

Palavras-chave/Natureza expressiva: espontaneidade; capacidade de analisar os prós e os contras de uma questão.

Jânio

Forma relativa de *Jano*, sign. "**de (pertencente a; da natureza de) Jano**". *Jano*, do latim *Janus*, é uma forma primitiva de *Dianus*, sign. "**dia; o Sol**", nome ligado ao sânscrito *dyu* (o céu pai, espírito, dia), da mesma raiz de *dyut* (bilhar, resplandecer, iluminar, irradiar), também encontrada em *Dioniso*.

Número: 4

Cor(es): amarelo.

Pedra(s): apatita amarela.

Palavras-chave/Natureza expressiva: talento para organização e administração; intelecto superior.

Januário

Nome do santo padroeiro de Nápoles e muito popular em toda a Itália. Origina-se do latim *Januariu*, lit. "**consagrado a Jano**". *Jano* (latim *Janus*, uma forma primitiva de *Dianus*) é um dos deuses mais antigos do panteão romano. Seu nome está ligado ao sânscrito *dyu* (o céu pai, espírito, dia) e sign. "dia; o Sol".

Santo(s): S. Januário, festejado em 8 de abril (há doze santos com este nome).

Feminino(s): Januária.

Variante(s): Jánuario (*espanhol*); Genaro, Gennaro, Jenaro (*italiano*).

Número: 8

Cor(es): rosa, violeta.

Pedra(s): cobaltocalcita.

Palavras-chave/Natureza expressiva: religiosidade e devoção; calor humano; aceita-se como é.

Jarbas

Do fenício *Hhiarbaal*, através do latim *Hiarbas*, *Iarbas*, sign. "**aquele a quem Baal tornou nobre**". **Ver Aníbal**.

Número: 6

Cor(es): branco, violeta.

Pedra(s): halita violeta.

Palavras-chave/Natureza expressiva: capacidade de auto-superar-se; percepção aguçada; coragem para enfrentar desafios.

Jardel

Do francês antigo *Jardel*, lit. "**joio**". Não confundir com *Jardil* ("que possui um jardim"), *Jardier*, *Jardet*, estes últimos hipocorísticos de *Jardin*, todos da raiz *jard* (jardim).

Número: 5

Cor(es): rosa.

Pedra(s): rubi.

Palavras-chave/Natureza expressiva: coração generoso e receptivo; realiza as tarefas com esmero.

Javan

Apresentado na tabela das nações do Gênesis como filho de Jafé, o nome representa as poderosas cidades comerciais da costa da Ásia Menor. Em sentido mais amplo é a própria Grécia e os gregos. Esses também são chamados "**filhos de Javan**". Etimologicamente corresponde à palavra *Ionia* (Jônia), em hebraico *Iavan*, acadiano *Iavanu*, egípcio *yevana*, e *iaon*, em Homero. Significa "**grego**".

Número: 3

Cor(es): branco, azul.

Pedra(s): água-marinha.

Palavras-chave/Natureza expressiva: comunicação criativa; clareza emocional; fé.

Jéferson

Do inglês *Jefferson*, sign. "**filho de Jeffrey (Jofre)**". **Ver Jofre.**

Número: 11

Cor(es): violeta, verde.

Pedra(s): calcita verde.

Palavras-chave/Natureza expressiva: simpatia; sinceridade; discernimento emocional.

Jélson

Do inglês *Jelson*, de *Joel*, mais a partícula *son* (filho), sign. "**filho de Joel**". **Ver Joel.**

Variante(s): Gélson (*português*).

Número: 3

Cor(es): verde.

Pedra(s): crisocola.

Palavras-chave/Natureza expressiva: benevolência; lealdade; espontaneidade; comunica-se com sabedoria.

Jeremias

No A.T., um dos quatro Profetas Maiores de Israel, nascido na tribo de Benjamim. Origina-se do hebraico *Yirmeyahu*. Os doutores judeus aceitam os étimos *Yarimyah*, lit. "**o Senhor (Jeová) exalta: o Senhor (Jeová) estabelece**", e *Yarum-yah*, sign. "**o Senhor (Jeová) é exaltado**". O nome foi encontrado na Inglaterra já no séc. XIII e foi adotado pelos puritanos no séc. XVII. Após cair em desuso, voltou à moda na década de 1970.

Variante(s): Jeremías (*espanhol*); Geremia (*italiano*); Jérémie (*francês*); Jeremy (*inglês*).

Número: 8

Cor(es): rosa, violeta.

Pedra(s): quartzo rosa.

Palavras-chave/Natureza expressiva: tranqüilidade emocional; coração aberto para o amor; bondade.

Jerônimo

Do grego *Hierónymus*, de *hiéros* (sagrado) e *onyma*, *onoma* (nome), sign. "**nome sagrado**". Em Portugal, encontrado em documentos datados da primeira metade do séc. XVI.

Variante(s): Jeromo, Jerónimo (*espanhol*); Geronime, Geronimo, Girolamo (*italiano*); Gérôme, Girôme, Hyronimus, Jérôme (*francês*); Gerome, Jerome, Jerrome (*inglês*); Hieronymus (*alemão, latim*).

Número: 9

Cor(es): turquesa, magenta.

Pedra(s): apofilita incolor.

Palavras-chave/Natureza expressiva: valentia; compaixão; busca da perfeição

Jesse

Do sobrenome francês *Jesse*, variante gráfica de *gesse*, lit. "**chícaro; cizirão**", nome de uma planta, provavelmente atribuído a um agricultor. Não confundir com *Jessé*. **Ver Jessé.**

Variante(s): Jece (*português*).

Número: 4

Cor(es): branco, verde.

Pedra(s): esmeralda.

Palavras-chave/Natureza expressiva: dinamismo; vivência emocional intensa; boa noção de espaço-tempo.

Jessé

Nome de étimo obscuro. A tradução mais aceitável é "**Deus (o Senhor, Jeová) existe**", do hebraico *Yoshái*. Não confundir com *Jesse* (existe uma variante inglesa de *Jessé* – **Jesse** – que pode gerar confusão, ainda que *Jesse* e *Jessé* tenham sentidos diferentes). **Ver Jesse.**

Variante(s): Jesse (*inglês*).

Número: 4

Cor(es): branco, verde.

Pedra(s): apatita verde.

Palavras-chave/Natureza expressiva: talento para organização e administração; serenidade; facilidade para esquecer o passado.

Jesualdo

Do germânico *Gislwald*, de *gisl* (lança) e *wald* (governo, mando), sign. "**que governa pela lança; governo de lança**". A grafia *Jesu* (com *J*) é devido à atração de *Jesus*.

Variante(s): Jesualdo (*espanhol*); Gesualdo (*italiano*).

Número: 6

Cor(es): violeta, turquesa.

Pedra(s): larimar.

Palavras-chave/Natureza expressiva: espírito maduro; consciência espiritual; manifestação adequada dos sentimentos.

Jesuíno

Antiga forma de *Jesus*. **Ver Jesus.**

Feminino(s): Jesuína.

Número: 3

Cor(es): azul, vermelho.

Pedra(s): albita.

Palavras-chave/Natureza expressiva: objetividade; racionalidade; superação dos obstáculos.

Jesus

No N. T., o filho de Deus e o Messias anunciado pelos profetas. Coube a seus apóstolos a missão de propagar o Evangelho pelo mundo considerado o maior entre os profetas. Do hebraico *Ioshua*, *Jehoshea*, lit. "**Deus (Jeová) é a salvação; Deus é auxílio**". Já foram encontradas as traduções "**Deus (Jeová) salva**" e "**salvo por Deus (Jeová)**". A variante *Joshua* foi adotada como nome cristão na Inglaterra pós-Reforma.

Variante(s): Jesuíno (*português antigo*); Josué (*português, espanhol, francês*); Jesús (*espanhol*); Jesus (*espanhol, inglês*); Jésua (*francês*).

Número: 11

Cor(es): branco, rosa.

Pedra(s): rubi.

Palavras-chave/Natureza expressiva: tolerância; amorosidade; amor à liberdade.

Joanídio

Nome calcado em *João*, mais o sufixo grego *ides*, que denota descendência, sign. "**filho (parente, descendente) de João**". **Ver João.**

Número: 5

Cor(es): amarelo-ouro

Pedra(s): calcita dourada.

Palavras-chave/Natureza expressiva: exercício positivo das emoções; ótima memória; poder de atração

João

No N. T., filho de Zacarias e Isabel. Batizou Jesus e apontou-o como o Messias.

Do hebraico *Yehokhanan*, de *Yah* (Javé, Jeová, Deus) e *hannah* (Graça), da raiz **hanán** (ele mostrou-se gracioso), sign. "**Deus é gracioso**". Em Portugal, apareceu pela primeira vez na forma *Ioannes*, em documentos datados do séc. IX. Foi nome de muitos santos e papas. **Ver Ananias, Aníbal** e **Jordão.**

Santo(s): S. João, festejado em 24 de junho (há cerca de duzentos santos com este nome).

Feminino(s): Joana.

Variante(s): Gilvan, Geovane, Ibanês, Ivã, Ivon (*português*); Ivo (*português, espanhol*); Ivan (*português, italiano*); Juan (*espanhol*); Geovanni, Giovanni (*italiano*); Ivon, Jean, Yves (*francês*); John (*inglês*).

Número: 5

Cor(es): branco, amarelo-ouro.

Pedra(s): calcita dourada.

Palavras-chave/Natureza expressiva: alegria de viver; grande capacidade de compreensão; sabedoria.

Joaquim

Joaquim origina-se do hebraico *Jehoiachim*, sign. "**Jeová (Deus) estabeleceu**". Em Portugal foi encontrado em registros datados de 1773. Na Inglaterra, surgiu no séc. XII, na forma *Joachim*. Nome ainda muito em voga na Alemanha, Rússia, Itália e Espanha. **Ver Eliacim.**

Santo(s): S. Joaquim, festejado em 26 de julho (há sete santos com este nome).

Feminino(s): Joaquina.

Variante(s): Joaquim, Joaquín (*espanhol*); Gioacchino, Giocchino (*italiano*); Joachim (*francês, inglês*); Jonachim (*francês*).

Número: 5

Cor(es): azul royal, amarelo-ouro.

Pedra(s): calcita dourada.

Palavras-chave/Natureza expressiva: desapego material; visão sábia; equilíbrio mental.

Joaquino

O mesmo que *Joaquim*, com influência do italiano *Giocchino*. **Ver Joaquim.**

Feminino(s): Joaquina.

Número: 5

Cor(es): azul royal, amarelo-ouro.

Pedra(s): heliodoro.

Palavras-chave/Natureza expressiva: usa com sabedoria a energia disponível; intuição; encara a vida de modo prático.

Joel

No A.T., nome do segundo dos Profetas Menores que teria sido contemporâneo de Joás, rei de Judá. Origina-se do hebraico *Yoel*, sign. "**O Senhor (Jeová) é Deus**". Invertendo-se os elementos do nome tem-se *Elias* (*Elijah, Eliyya*). No Brasil, nome muito usado pelas classes humildes. **Ver Elias.**

Santo(s): S. Joel, festejado em 13 de julho (há dois santos com este nome).

Variante(s): Joel (*espanhol, francês, inglês*); Gioèle (*italiano*); Jowell, Juel (*inglês antigo*).

Número: 6

Cor(es): branco, violeta.

Pedra(s): topázio incolor.

Palavras-chave/Natureza expressiva: idealismo; força de caráter; clareza de percepção.

Jofre

Do germânico *Galfridus, Gaufridus, Goisfridus*, de *gewi, geuwes, gou, Gau* (distrito, região) e *fridus* (paz), sign. "**que é da região pacífica (pacificada)**". Não confundir com *Godofredo* (*Godafrid*). Foi um nome comum na Inglaterra, no período entre os sécs. XII e XV. **Ver Godofredo.**

Santo(s): S. Jofre, festejado em 25 de setembro.

Variante(s): Galfredo, Galfrido, Gaufredo, Gaufrido, Jofredo (*português*); Joffre (*espanhol*); Juffre (*italiano*); Jeffrey (*francês, inglês*).

Número: 9

Cor(es): vermelho, verde.

Pedra(s): quartzo olho-de-tigre.

Palavras-chave/Natureza expressiva: espírito realista e empreendedor; senso de justiça.

Jonas

No A.T., um dos Profetas Maiores devolvido à vida após ter passado três dias no ventre de uma baleia. Origina-se do hebraico *Yonah, Jonah*, lit. "**pombo**". No Brasil a variante *Ioná* é usada como feminino. **Ver Celena** e **Ioná.**

Santo(s): S. Jonas, festejado em 29 de março (há dois santos com este nome).

Feminino(s): Ioná.

Variante(s): Jonás (*espanhol*); Ione (*italiano*).

Número: 5

Cor(es): branco, amarelo-ouro.

Pedra(s): pirita.

Palavras-chave/Natureza expressiva: brilho pessoal; irradia sabedoria; nível inteletual superior.

Jônatas

No A.T., Jônatas é o nome de um neto de Moisés e sacerdote do santuário de Dan. Do hebraico *Jehonathan*, de *Yo* (Deus, o Senhor, Jeová) e *nathán* (ele deu), sign. "**dado por Deus; dádiva divina**", nome atribuído a um filho muito esperado, consagrado ao Senhor. **Ver Deusdedit**, **Deodato**, **Deodoro** e **Dieudonné**, nomes aos quais equivale.

Santo(s): S. Jônatas, festejado em 1º de agosto.

Variante(s): Jonatan (*português*); Jonatán (*espanhol*); Gionata (*italiano*); Jonathan (*francês; inglês*); Jonathas (*francês*).

Número: 8

Cor(es): verde, violeta.

Pedra(s): quartzo verde.

Palavras-chave/Natureza expressiva: espírito cortês, generoso, dono de grande capacidade de planejamento e organização.

Jordão

Do hebraico *Iarden*, lit. "**aquele que desce; aquele que corre**", referindo-se a um rio, a uma corrente de água. Nome de um rio da Palestina que nasce no Líbano, atravessa o lago Tiberíades e desemboca no mar Morto. Nele Jesus foi batizado por João Batista. Na Inglaterra o nome surgiu no séc. XII. **Ver João**, **Jonas** e **Celena**.

Santo(s): S. Jordão da Saxônia, festejado em 15 de fevereiro (há três santos com este nome).

Feminino(s): Jordana.

Variante(s): Jordano (*português*); Jordán (*espanhol*); Giordano (*italiano*); Jordan (*francês; inglês*); Jourdain, Jourdan (*francês*).

Número: 9

Cor(es): vermelho, verde.

Pedra(s): granada.

Palavras-chave/Natureza expressiva: ousadia; humildade; arrojo.

Jorge

Do grego *Geórgios*, de *georgós*, composto de *ge* (terra) e *érghon* (trabalho), sign. "**aquele que trabalha a terra; agricultor**". Em Portugal, apareceu pela primeira vez em documentos datados do séc. XVI, mas na Inglaterra já existia no séc. XIII. Foi nome de muitos reis e santos.

Santo(s): S. Jorge, festejado em 23 de abril.

Feminino(s): Jorgina.

Variante(s): Geórgio, Giórgio, Írio, Yrio (*português*); Jorge, Giorge (*espanhol*); Giorgio (*italiano*); Georges (*francês*); George (*inglês*); Georg, Georgy (*inglês*).

Número: 1

Cor(es): verde, vermelho.

Pedra(s): smithsonita verde.

Palavras-chave/Natureza expressiva: independência emocional; segurança; temperamento aguerrido.

Josafá

Do hebraico *Ihoshaphath*, sign. "**o Senhor é juiz**". **Ver Daniel**.

Santo(s): S. Josafá Kuncewycz, festejado em 12 de novembro.

Variante(s): Josafat (*espanhol*); Giosafatte (*italiano*); Josaphat (*inglês, latim*).

Número: 7

Cor(es): violeta.

Pedra(s): sugilita.

Palavras-chave/Natureza expressiva: honestidade; modéstia; fé inabalável.

José

No N.T. José (mais tarde o S. José dos cristãos) foi o companheiro da Virgem Maria. Com ela e o Menino Jesus fugiu do Egito e estabeleceu-se em Nazaré. O nome origina-se do hebraico *Yosef*, sign. "**aquele que acrescenta; acréscimo do Senhor**" e está ligado a *yasaph* (ele acrescentou). Em Portugal, aparece em documentos datados da primeira metade do séc. XVI, na forma *Joseph*. Foi nome de 36 santos.

Santo(s): S. José, festejado em 22 de abril (há 45 santos com este nome).

Feminino(s): Josefa.

Variante(s): Josefo (*português*); José, Jusepe (*espanhol*); Giuseppe, Josè (*italiano*); Joseph (*francês, inglês, alemão*).

Número: 4

Cor(es): branco, verde.

Pedra(s): calcita verde.

Palavras-chave/Natureza expressiva: clareza emocional; senso de direcionamento na vida; honradez.

Joselino

Forma relativa de *José*, sign. "**de (pertencente a; da natureza de) José**". Também diminutivo. **Ver José.**

Feminino(s): Joselina.

Número: 9

Cor(es): violeta, rosa.

Pedra(s): turmalina rosa.

Palavras-chave/Natureza expressiva: espírito progressista e apaixonado; talento para a pintura e poesia.

Josias

No A.T., 16º rei de Judá, filho e sucessor de Amon, que governou desde os oito anos de idade e durante 31 anos. Origina-se do hebraico *Yosiyya*, *Joshiah*, sign. "**o Senhor (Jeová) traz a salvação (a cura, o consolo)**". *Josias* é a forma helenizada do nome, que no séc. XVII foi muito comum na Inglaterra, na forma *Josiah*.

Variante(s): Josías (*espanhol*); Josias (*francês, alemão, grego*); Josiah (*inglês, hebraico*).

Número: 1

Cor(es): azul.

Pedra(s): apatita azul.

Palavras-chave/Natureza expressiva: espírito idealista e empreendedor; sabedoria para lidar com decepções e frustrações.

Josino

Masculino de *Josina*. **Ver Josina**.

Número: 1

Cor(es): verde, vermelho.

Pedra(s): quartzo verde.

Palavras-chave/Natureza expressiva: independência; paixão; capacidade para analisar sob todos os ângulos uma questão.

Josué

No A.T., chefe hebreu que sucedeu Moisés e conquistou Canaã. O nome origina-se do hebraico *Yesua*, transformação de *Yosua*, por assimilação de vogais. O mesmo que *Jesus*. **Ver Jesus.**

Santo(s): S. Josué, festejado em 1º de setembro.

Variante(s): Josué (*espanhol, francês*); Giosuè (*italiano*).

Número: 7

Cor(es): violeta.

Pedra(s): charoíta.

Palavras-chave/Natureza expressiva: firmeza; maturidade emocional; superação de limites.

Jouber

Do francês *Jaubert*, *Joubert*, e este, derivado do germânico *Gaubert*, de *gaut* e *berht*, sign. "**jovem célebre (famoso)**".

Variante(s): Jaubert, Joubert (*francês*).

Número: 8

Cor(es): laranja.

Pedra(s): crocoíta.

Palavras-chave/Natureza expressiva: solidariedade; desprendimento; mente profícua.

Joviano

Do latim *Jovianu*, sign. "**consagrado a Jove (Júpiter)**", nomes atribuídos às crianças colocadas sob a proteção daquele deus ou consagradas a ele.

Feminino(s): Joviana.

Variante(s): Jovino (*português*); Gioviano (*italiano*); Jovien (*francês*).

Número: 5

Cor(es): azul royal, amarelo-ouro.

Pedra(s): safira azul.

Palavras-chave/Natureza expressiva: dinamismo; cortesia; carisma.

Jovino

Do latim *Jovino*, o mesmo que *Joviano*. **Ver Joviano.**

Santo(s): S. Jovino, festejado em 2 de março.

Feminino(s): Jovina.

Variante(s): Jovino (*espanhol*); Jovin (*francês*).

Número: 4

Cor(es): verde, amarelo-ouro.

Pedra(s): ágata musgo.

Palavras-chave/Natureza expressiva: conexão com a verdade; sentimento de júbilo e consonância interior.

JUAREZ

Do espanhol, tradução fonética do francês *Joire*, antiga forma de *Georges* (*Jorge*) com a inclusão de um *z* final, indicando patronímico, sign. "**filho (parente, descendente) de Jorge**". **Ver Jorge.**

Número: 9

Cor(es): vermelho, verde.

Pedra(s): quartzo verde.

Palavras-chave/Natureza expressiva: mentalidade prática; amor à verdade e à justiça; moderação das emoções.

JUARI

Do tupi *juá-r-y*, lit. "**(do) rio dos jaús**". *Jau* é um peixe fluvial bras., cujo nome deriva de *Ya-ú* ("comedor, comilão"). O nome tem surgido esporadicamente no Brasil.

Variante(s): Jari, Jauri, Joari, Joary, Juary (*português*).

Número: 5

Cor(es): vermelho.

Pedra(s): granada.

Palavras-chave/Natureza expressiva: coragem; firmeza; força de realização.

JUÇANÃ

Do tupi *iu'sana*, lit. "**laço para apanhar**". Entre os tupis, era o nome atribuído a uma armadilha para pássaros. Não confundir com o feminino *Yaçana*, que possui outro significado.

Variante(s): Jussanã (*português*).

Número: 5

Cor(es): branco, amarelo-ouro.

Pedra(s): citrino.

Palavras-chave/Natureza expressiva: felicidade; complacência; alto astral.

JUDICAEL

Do bretão *judic*, derivado de *jud* (combate) e *hael* (generoso, liberal), sign. "**combatente generoso**".

Santo(s): S. Judicael, festejado em 17 de dezembro.

Variante(s): Iudicael, Judicael (*espanhol*); Jézéquel (*francês*).

Número: 11

Cor(es): vermelho, azul.

Pedra(s): ágata azul rendada.

Palavras-chave/Natureza expressiva: fraternidade; delicadeza no trato, cortesia nas relações; profissões relacionadas à cura.

JULIANO

Forma relativa de *Júlio*, sign. "**de (pertencente a; da natureza de) Júlio**", nome encontrado na Inglaterra já no séc. XIII, na forma *Julian*, originando uma série de sobrenomes (*Julyan, Jolland, Jalland, Jalyon, Golland* etc.). **Ver Júlio.**

Feminino(s): Juliana

Santo(s): S. Juliano, festejado em 9 de agosto (há 29 santos com este nome).

Variante(s): Julián (*espanhol, russo*); Giuliano, Guliano (*italiano*); Julien (*francês*); Julian (*francês, inglês*); Iola (*gaulês*); Juliane (*alemão*).

Número: 1

Cor(es): verde, vermelho.

Pedra(s): heliotrópio.

Palavras-chave/Natureza expressiva: vanguardismo; visão global; confiabilidade.

JULIÃO

Variante popular de *Juliano*, encontrada em Portugal, em documentos datados do séc. XIII. **Ver Juliano.**

Santo(s): S. Julião, festejado em 19 de fevereiro.

Número: 5

Cor(es): rosa.

Pedra(s): quartzo verde.

Palavras-chave/Natureza expressiva: coragem; objetividade; otimismo.

Júlio

Do latim *Julius*. Tito Lívio viu neste nome uma derivação de Iulo, filho de Enéias e Creúsa, de quem pretende ter derivado a *gens Julia* – seu mais famoso membro foi Caio Júlio César – e cujo significado é "**fofo, macio**".

Feminino(s): Júlia.

Santo(s): S. Júlio, festejado em 19 de janeiro (há oito santos com este nome).

Variante(s): Julio (*espanhol*); Giulio (*italiano*); Jules (*francês*).

Número: 4

Cor(es): amarelo.

Pedra(s): âmbar.

Palavras-chave/Natureza expressiva: entusiasmo; auto-estima; alegria de viver.

Júnio

Júnio, do latim *Juniu*, ligado a juvenis, lit. "**jovem**". Significa também "**junho**", o sexto mês.

Feminino(s): Júnia.

Variante(s): Giùnio (*italiano*); June (*inglês*).

Número: 6

Cor(es): violeta, turquesa.

Pedra(s): quartzo azul.

Palavras-chave/Natureza expressiva: cautela; talento artístico relacionado principalmente à música e literatura; conexão com o divino.

Júnior

Do latim *junior*, comparativo de *juvenis* (jovem), sign. "**o mais jovem**". Normalmente é acrescentado ao nome de família, quando prenome e sobrenome são idênticos aos do pai. Há quem o tenha como prenome.

Variante(s): Junior (*inglês*).

Número: 6

Cor(es): azul royal, turquesa.

Pedra(s): turmalina azul.

Palavras-chave/Natureza expressiva: disposição para materializar sonhos, ideais e projetos; sagacidade; paz de espírito impertubável.

Juraci

Nome comum a ambos os sexos. Ver estes nomes na seção "Nomes Femininos".

Variante(s): Dioracy, Joraci, Joracy, Juracy (*português*).

Número: 8

Cor(es): laranja.

Pedra(s): cornalina.

Palavras-chave/Natureza expressiva: arrojo; equilíbrio emocional; alegria contagiante.

Jurandir

Nome criado por José de Alencar para o romance *Ubirajara*. Do tupi *jurandira*, de *jura* (boca) e *ndieira* (abelha de mel), sign. "**boca melíflua**". Por extensão, "**o de palavras doces**".

Número: 5

Cor(es): amarelo-ouro.

Pedra(s): pirita.

Palavras-chave/Natureza expressiva: vigor mental; conexão com a sabedoria e o poder interior

Juscelino

Do germânico *Gozilin*, sign. "**de origem goda**", nome que se refere aos godos, povo da antiga Germânia que invadiu os impérios romanos do Ocidente e do Oriente (sécs. III e V). O nome foi introduzido na Inglaterra pelos normandos. A forma *Jocelyn* é adotada por ambos os sexos nos países de língua inglesa.

Variante(s): Jocelin, Jocelino, Jucelino (*português*); Gioscellino (*italiano*); Josselin (*francês*); Jocelyn, Joslin (*inglês*).

Número: 9

Cor(es): violeta, rosa.

Pedra(s): halita violeta.

Palavras-chave/Natureza expressiva: amor à vida e à liberdade; sabedoria no trato de assuntos espirituais.

Justiniano

Forma relativa de *Justino*. **Ver Justino**.

Santo(s): S. Justiniano, festejado em 5 de dezembro.

Feminino(s): Justiniana.

Variante(s): Justiniano (*espanhol*); Giustiniano (*italiano*); Justinien (*francês*); Justinian (*inglês*).

Número: 6

Cor(es): amarelo.

Pedra(s): calcita amarela.

Palavras-chave/Natureza expressiva: alegria; espontaneidade; lucidez intelectual.

Justino

Forma relativa de *Justo*, sign. "**de (pertencente a; da natureza de) Justo**". **Ver Justo**.

Santo(s): S. Justino, festejado em 1º de junho (há seis santos com este nome).

Feminino(s): Justina.

Variante(s): Justino (*espanhol*); Giustino (*italiano*); Justin (*francês, inglês*).

Número: 9

Cor(es): vermelho, verde.

Pedra(s): esmeralda.

Palavras-chave/Natureza expressiva: mentalidade vitoriosa; espírito reto; aspirações elevadas.

Justo

Do latim *justus*, sign. "**justo; bom**".

Santo(s): S. Justo, festejado em 2 de novembro (há doze santos com este nome).

Feminino(s): Justa.

Variante(s): Justo (*espanhol*); Giusto (*italiano*); Juste (*francês*).

Número: 4

Cor(es): branco, verde.

Pedra(s): jade.

Palavras-chave/Natureza expressiva: diligência; empenho; autodeterminação.

Juvenal

Do latim *Juvenale*, de *juvenalis*, lit. "**da mocidade**". **Ver Júnio**.

Santo(s): S. Juvenal de Benevento, festejado em 7 de maio (há três santos com este nome).

Variante(s): Juvenal (*espanhol*); Giovenale (*italiano*); Juvénal (*francês*).

Número: 4

Cor(es): amarelo.

Pedra(s): topázio imperial.

Palavras-chave/Natureza expressiva: benevolência; requinte; gosta de compartilhar conhecimento.

Juventino

Do latim *Juventinus*, calcado em *juventa*, lit. "**moço, jovem**". **Ver Júnio** e **Juvenal**.

Santo(s): S. Juventino, festejado em 25 de janeiro.

Feminino(s): Juventina.

Número: 4

Cor(es): vermelho, ouro.

Pedra(s): opala de fogo.

Palavras-chave/Natureza expressiva: companheirismo; talento para o ensino; ausência de preconceitos.

L

Ladislau

Do russo *Ladislav*, de *waldi* (senhor) e *salaw* (glória), sign. "**senhor da glória; senhor glorioso**". Nome de muitos reis da Polônia, Hungria e Boêmia.

Santo(s): S. Ladislau, festejado em 27 de junho (há dois santos com este nome).

Variante(s): Vladislau (*português*); Ladislao (*espanhol*); Ladislào (*italiano*); Ladislas (*francês, tcheco*).

Número: 7

Cor(es): magenta.

Pedra(s): ametista.

Palavras-chave/Natureza expressiva: poder de autotransformação; energia; mente receptiva.

Laércio

Nome com dois étimos. 1) Do grego *Laertios*, através do latim *Laertius*, sign. "**natural (habitante) de Laerte**", nome de uma antiga cidade grega; 2) Forma relativa de *Laerte*. **Ver Laerte**.

Número: 9

Cor(es): violeta, rosa.

Pedra(s): lepidolita.

Palavras-chave/Natureza expressiva: compreensão das necessidades do próximo; circunspecção; alegria.

LAERTE

Do grego *Laértes*, de *laértes*, uma espécie de formiga cujo nome deriva de *lãos* (pedra) e *aíro* (levantar), sign. "**levantador de pedras**".

Variante(s): Laertes (*espanhol*).

Número: 7

Cor(es): magenta.

Pedra(s): iolita.

Palavras-chave/Natureza expressiva: facilidade de perdoar; interesse pela metafísica; pioneirismo.

LAFAYETE

Do francês *La Fayette*, sign. "**(natural ou habitante) do pequeno bosque de faias**", nome de residência aportuguesado e encontrado como prenome no Brasil.

Variante(s): Lafaete, Lafaiete (*português*); Lafayette (*francês, inglês*).

Número: 3

Cor(es): azul, vermelho.

Pedra(s): cianita.

Palavras-chave/Natureza expressiva: pontos de vista amplos e abrangentes; capacidade de transformação.

LAIR

Variante escocesa de *Lord*, *Landlord*, calcado no inglês antigo *Lauird*, *Lawird*, *Lairde*, usado na Inglaterra como sobrenome, sign. "**proprietário de terras**".

Variante(s): Alair (*português*).

Número: 4

Cor(es): amarelo, rosa.

Pedra(s): pedra-do-sol.

Palavras-chave/Natureza expressiva: talento para o ensino e administração; engenhosidade; ventura.

LAMARTINE

De *Lamartine*, sign. "**propriedade de Martin; que pertence a Martin**", sobrenome de origem francesa encontrado como prenome no Brasil. **Ver Martim**.

Número: 3

Cor(es): violeta, ouro.

Pedra(s): pedra-do-sol.

Palavras-chave/Natureza expressiva: percepção aguçada; modéstia; liberdade de ação.

LANDRI

Do francês *Landry*, e este, do germânico *Landerich*, de *land* (país, terra, pátria) e *rich*, *rik* (príncipe, senhor, poderoso), sign. "**senhor do país; príncipe (senhor) da sua pátria**".

Santo(s): S. Landry, festejado em 17 de abril.

Variante(s): Landerico, Landrico (*português*); Landry, Langtry (*francês, inglês*); Landrich (*germânico*).

Número: 4

Cor(es): verde, amarelo-ouro.

Pedra(s): malaquita.

Palavras-chave/Natureza expressiva: sabedoria proveniente do contato direto com o coração; superação de desafios; conexão com os planos sutis.

LAUDELINO

Forma relativa de *Laudélio*, sign. "**de (pertencente a; da natureza de) Laudélio**". **Ver Laudélio**.

Feminino(s): Laudelina.

Número: 3

Cor(es): violeta, ouro.

Pedra(s): pirita.

Palavras-chave/Natureza expressiva: temperamento desafiador; consciência do que quer da vida; interesse pelas culturas antigas.

LAUDÉLIO

Do francês *Laudel* (imposto, tributo), sign. "**cobrador de impostos**.

Feminino(s): Laudélia.

Variante(s): Laudel (*português, francês*).

Número: 7

Cor(es): rosa, turquesa.

Pedra(s): smithsonita rosa.

Palavras-chave/Natureza expressiva: elegância; propensão para o misticismo; sentimentos nobres.

Laudo

Do latim *Laudo*, derivado de *laudo, laudare* (louvar), sign. "**eu louvo**".

Santo: S. Laudo, festejado em 22 de setembro.

Variante(s): Laudo (*latim*).

Número: 8

Cor(es): verde, violeta.

Pedra(s): calcita verde.

Palavras-chave/Natureza expressiva: espírito de liberdade; engenhosidade; visão do futuro.

Laureano

Forma relativa de *Lauro*, sign. "**de (pertencente a; da natureza de) Lauro**". Em Portugal, nome encontrado em documentos datados de 1773. **Ver Lauro.**

Santo(s): S. Lauriano, festejado em 4 de julho.

Feminino(s): Laureana.

Variante(s): Lauriano (*português*); Laureano (*espanhol*); Laurient (*francês*).

Número: 6

Cor(es): azul royal, turquesa.

Pedra(s): crisocola.

Palavras-chave/Natureza expressiva: sagacidade; vitalidade; plenitude; benignidade.

Laurêncio

O mesmo que *Lourenço*. **Ver Lourenço.**

Feminino(s): Laurência.

Número: 8

Cor(es): violeta, azul-claro.

Pedra(s): angelita.

Palavras-chave/Natureza expressiva: prodigalidade; comedimento; amor ao próximo.

Laurentino

Do latim *Laurentino*, relativo a *Laurêncio*, e este, o mesmo que *Lourenço*, sign. "**de (pertencente a; da natureza de) Laurêncio**". **Ver Lourenço.**

Santo(s): S. Laurentino, festejado em 3 de junho.

Feminino(s): Laurentina.

Variante(s): Laurentino (*espanhol*); Laurentin (*francês*).

Número: 3

Cor(es): branco, violeta.

Pedra(s): ametista.

Palavras-chave/Natureza expressiva: discernimento espiritual; autoconsciência; disposição para mudanças.

Lauri

Aportuguesamento de *Lawrie, Lauri* sobrenomes derivados de *Laurence* (*Lourenço*). **Ver Lourenço.**

Número: 7

Cor(es): magenta.

Pedra(s): iolita.

Palavras-chave/Natureza expressiva: cordialidade; diligência; busca da transcendência.

Laurício

O mesmo que *Lourenço*. **Ver Lourenço.**

Feminino(s): Laurícia.

Variante(s): Laurits, Lauritz (*nórdico*).

Número: 7

Cor(es): turquesa.

Pedra(s): sílica gema.

Palavras-chave/Natureza expressiva: fluidez emocional; empatia; busca do sentido da vida.

Laurindo

Forma relativa de *Lauro*, sign. "**de (pertencente a; da natureza de) Lauro**". O mesmo que *Laurino*. **Ver Lauro.**

Feminino(s): Laurinda.

Número: 4

Cor(es): vermelho, ouro.

Pedra(s): andaluzita.

Palavras-chave/Natureza expressiva: consciência desperta; bom senso; mente penetrante.

Laurino

Forma relativa de *Lauro*, sign. "**de (pertencente a; da natureza de) Lauro**". O mesmo que *Laurindo*. **Ver Lauro.**

Feminino(s): Laurina.

Variante(s): Laurin (*francês*).

Número: 9

Cor(es): violeta, rosa.

Pedra(s): charoíta.

Palavras-chave/Natureza expressiva: generosidade; equilíbrio; caridade.

LAURO

Do latim *Laurus*, e este do substantivo *laurus*, sign. "**o loureiro**".

Santo(s): S. Lauro, festejado em 30 de setembro (há dois santos com este nome).

Feminino(s): Laura.

Variante(s): Lauro (*espanhol, italiano*); Laure, Léry (*francês*).

Número: 4

Cor(es): amarelo, rosa.

Pedra(s): âmbar.

Palavras-chave/Natureza expressiva: inteligência aguçada; gosta de compartilhar o que aprende; temperamento espirituoso.

LÁZARO

No N. T., irmão de Marta e Maria, ressuscitado por Jesus. Origina-se do grego *Eleázaros*, e este do hebraico *Elazar*, o mesmo que *Eleazar*. Em Portugal, nome encontrado em registros datados do séc. XVII. Nome cristão até o séc. XVII, atualmente é adotado quase exclusivamente pelos judeus. **Ver Eleazar.**

Santo(s): S. Lázaro, festejado em 21 de junho (há cinco santos com este nome).

Variante(s): Lázaro (*espanhol*); Làzzaro (*italiano*); Lazare, Lazard, Lazari (*francês*); Lazarus (*inglês*).

Número: 1

Cor(es): verde, vermelho.

Pedra(s): quartzo olho-de-tigre.

Palavras-chave/Natureza expressiva: espírito virtuoso; franqueza; autodeterminação; mente lúcida, pensamentos nítidos.

LEANDRO

Na mitologia grega, jovem amante de Hero, sacerdotisa de Vênus, tragado pelo mar quando o atravessava para encontrar a amada. Do grego *Leíandros*, de *leîos* (dócil) e *andrós* (homem), sign. "**homem dócil**".

Santo(s): S. Leandro, festejado em 27 de fevereiro.

Feminino(s): Leandra.

Variante(s): Leandro (*espanhol, italiano*); Léandre, Leandri (*francês*); Leander (*inglês, latim*).

Número: 6

Cor(es): azul royal, turquesa.

Pedra(s): apatita azul.

Palavras-chave/Natureza expressiva: serenidade; inventividade; simplicidade.

LEDO

Nome com dois étimos. 1) Do adjetivo *ledo*, o mesmo que "**risonho; alegre**"; 2) Masculino de *Leda*. **Ver Leda (1ª acepção).**

Variante(s): Liedo (*espanhol*).

Número: 9

Cor(es): amarelo, violeta.

Pedra(s): adamita.

Palavras-chave/Natureza expressiva: honestidade; decisão; dom de cura.

LEIR

Hipocorístico de *Eleutério*. **Ver Eleutério.**

Número: 8

Cor(es): laranja.

Pedra(s): coral.

Palavras-chave/Natureza expressiva: impulsividade; inspiração; devotamento.

LÉLIO

Masculino de *Lélia*. Nome genérico de um tipo amoroso da comédia italiana, sempre bonito, amado e desejado pela heroína. **Ver Lélia.**

Variante(s): Lelio (*espanhol*); Lèlio (*italiano*).

Número: 8

Cor(es): laranja.

Pedra(s): andaluzita.

Palavras-chave/Natureza expressiva: descontração; prudência; prazer na realização de pequenas tarefas.

Lemuel

No A.T., nome de um rei mencionado em provérbios. Origina-se do hebraico *Lemuel*, sign. "**consagrado (devotado) a Deus**". Nome muito comum entre os puritanos ingleses.

Número: 5

Cor(es): vermelho.

Pedra(s): turmalina rosa.

Palavras-chave/Natureza expressiva: auto-aceitação; compaixão; calor humano.

Lenine

Pseudônimo de Vladimir Ilich Ulianov, um dos articuladores da Revolução Russa, derivado de 1) *Lena*, mulher por quem ele se apaixonou durante a juventude ou 2) referente ao rio *Lena*, na Sibéria, junto às margens do qual viveu durante o período de sua deportação. *Lenas*, em lituano, sign. "**calmo; tranqüilo; vagaroso**".

Variante(s): Lênin (*português*); Lenin (*português, espanhol*).

Número: 5

Cor(es): azul royal, amarelo-ouro.

Pedra(s): apatita azul.

Palavras-chave/Natureza expressiva: probidade; superação das ilusões; perseverança.

Léo

Nome com dois étimos. 1) Do latim *Leo*, lit. "**leão**"; 2) Hipocorístico de nomes começados por *Leo*, como *Leocádio*, *Leonardo* etc.

Variante(s): Leão (*português*); Leo (*espanhol*); Léon (*espanhol, francês, nórdico*); Leone (*italiano*); Lyon (*francês*); Leon (*inglês*).

Número: 5

Cor(es): branco, amarelo-ouro.

Pedra(s): topázio imperial.

Palavras-chave/Natureza expressiva: personalidade solar; perspicácia; racionalidade.

Leocádio

Do grego *Leukadios*, sign. "**natural (da ilha) de Leucádia**". O nome origina-se de *leukas*, *leukados* (branco). **Ver Albino.**

Feminino(s): Leocádia.

Variante(s): Leucádio (*português*); Leocadio (*espanhol*).

Número: 1

Cor(es): violeta, azul.

Pedra(s): ágata azul rendada.

Palavras-chave/Natureza expressiva: austeridade; dignidade; coragem.

Leodegário

Do germânico *Luttgar*, de *luit*, *Leute* (povo) e *gair*, *ger* (lança), sign. "**lança do povo**". Por extensão, "**que combate pelo povo**".

Feminino(s): Leodegária.

Variante(s): Leogário, Lodegário, Ludegário, Lutgardo (*português*); Leodegario (*espanhol*);

Léger (*francês*).

Número: 1

Cor(es): branco, vermelho.

Pedra(s): quartzo rosa.

Palavras-chave/Natureza expressiva: objetividade; doa sem esperar retribuição.

Leomir

Nome com dois étimos, originário do germânico *Leomir*. 1) De *leo* (clemente) e *mir* (famoso), sign. "**famoso por sua clemência (bondade)**"; 2) Hipocorístico de *Leodomir*, de *leodo* (príncipe) e *mir* (famoso), lit. "**príncipe famoso**".

Variante(s): Leomir (*germânico*).

Número: 9

Cor(es): violeta, rosa.

Pedra(s): quartzo rosa.

Palavras-chave/Natureza expressiva: caráter íntegro, flexível e pacífico.

Leonam

Anagrama de *Manoel*, e este, o mesmo que *Emanuel*. **Ver Emanuel.**

Número: 6

Cor(es): violeta, turquesa.

Pedra(s): sílica gema.

Palavras-chave/Natureza expressiva: interesse pelo desconhecido; excentricidade; dom do aconselhamento.

Leonardo

Do germânico *Leonhard*, de *levon* (leão), alemão, moderno *Lowe*, e *hardu* (valente, ousado, intrépido), sign. "**valente como um leão**". Em Portugal, nome encontrado em documentos datados do séc. XIII.

Santo(s): S. Leonardo, festejado em 15 de maio (há dez santos com este nome).

Feminino(s): Leonarda.

Variante(s): Leonardo (*espanhol, italiano*); Lionardo (*italiano*); Léonard, Lénard, Liénard (*francês*); Leynaert (*flamengo*); Leonard (*inglês*).

Número: 3

Cor(es): violeta, ouro.

Pedra(s): pedra-do-sol.

Palavras-chave/Natureza expressiva: percepção aguçada; liberdade de ação; modéstia.

Leôncio

Do grego *Leóntios*, sign. "**leonino; que tem as qualidades do leão**".

Santo(s): S. Leôncio, festejado em 10 de julho (há 12 santos com este nome).

Feminino(s): Leôncia.

Variante(s): Leoncio (*espanhol*); Leònzio (*italiano*); Léonce, Léontius (*francês*).

Número: 1

Cor(es): violeta, azul.

Pedra(s): halita azul.

Palavras-chave/Natureza expressiva: paz interior; resolução; coragem.

Leonel

Diminutivo de *Leão*, através do italiano *Leonello*. Nome que em Portugal já aparece no séc. XV.

Feminino(s): Leonela, Leonila.

Variante(s): Leonel (*espanhol*); Leonello, Lionello (*italiano*); Leonelli, Lionnel, Lyonnel (*francês*); Lionel (*francês, inglês*).

Número: 9

Cor(es): vermelho, verde.

Pedra(s): rubi.

Palavras-chave/Natureza expressiva: espírito empreendedor, realismo; senso de justiça.

Leônidas

Do grego *Leonídas*, de *léon* (leão) e *eîdos* (forma), sign. "**que tem a aparência de um leão**".

Santo(s): S. Leônidas, festejado em 22 de abril (há três santos com este nome).

Variante(s): Leónidas (*espanhol*); Lèonida (*italiano*); Léonidas (*francês*).

Número: 7

Cor(es): rosa, turquesa.

Pedra(s): rodocrosita.

Palavras-chave/Natureza expressiva: paixão pela vida; equilíbrio dos aspectos masculino e feminino da personalidade; coração generoso.

Leônides

Nomes com dois étimos. 1) Do latim *Leonides*, sign. "**nascido de um leão**", referindo-se a um homem bravo, corajoso, o mesmo que *Leonato* (latim *Leonatus*); 2) Variante ática de *Leonídas* (Leônidas). **Ver Leônidas.**

Variante(s): Leonides (*português*); Leónides (*espanhol*).

Número: 11

Cor(es): violeta, verde.

Pedra(s): quartzo verde.

Palavras-chave/Natureza expressiva: honestidade; ternura; magnetismo pessoal.

Leonídio

Nome com dois étimos. 1) Relativo a *Leônidas*, sign. "**de (pertencente a; da natureza de) Leônidas**"; 2) Também "**filho (parente, descendente) de Leônidas**", nome em que entra a partícula *ides*, que denota descendência. **Ver Leônidas.**

Feminino(s): Leonídia.

Número: 11

Cor(es): azul royal, amarelo.

Pedra(s): lápis-lazúli.

Palavras-chave/Natureza expressiva: autenticidade; cordialidade; desejo de agradar.

Leonildo

Do germânico *Leonild*, *Launehild*. De *Laun* (prêmio) e *hild*, *hilde* (batalha), sign. "**prêmio conquistado na batalha**", referindo-se àquele que se apossou de um bem do inimigo.

Feminino(s): Leonilda, Leonilde.

Variante(s): Lenildo (*português*).

Número: 5

Cor(es): amarelo-ouro.

Pedra(s): pedra-do-sol.

Palavras-chave/Natureza expressiva: dom do aconselhamento; senso de autovalorização; contentamento.

LEONÓRIO

Masculinos de *Leonor*. **Ver Leonor.**

Variante(s): Leonoro (*português*).

Número: 4

Cor(es): turquesa, violeta.

Pedra(s): ametista.

Palavras-chave/Natureza expressiva: talento para a oratória; facilidade de compartilhar sentimentos; generosidade.

LEOPOLDINO

Forma relativa de *Leopoldo*, sign. "**de (pertencente a; da natureza de) Leopoldo**". **Ver Leopoldo.**

Feminino(s): Leopoldina.

Número: 9

Cor(es): branco.

Pedra(s): fenacita.

Palavras-chave/Natureza expressiva: amor ao trabalho; fascínio pelo desconhecido; amor pelo que faz.

LEOPOLDO

Do germânico *Luitpald*, de *liut*, *leudi* (povo) e *bald*, *pold* (ousado, valente), sign. "**ousado (valente) para o povo; ousado (valente) em favor do povo**". Nome de muitos príncipes, reis e imperadores da Áustria, Bélgica e Hungria.

Santo(s): S. Leopoldo Mandic, festejado em 30 de julho (há três santos com este nome).

Feminino(s): Leopolda.

Variante(s): Leopoldo (*espanhol, italiano*); Léopol, Léopold (*francês*); Leopold (*inglês*).

Número: 4

Cor(es): vermelho, ouro.

Pedra(s): heliodoro.

Palavras-chave/Natureza expressiva: autoconsciência; positividade; auto-estima.

LEOVEGILDO

Do germânico *Liubegild*, *Leobegild*, de *leuba*, *Liebe* (amor) e *gild* (valor, valioso, dignidade), sign. "**que é digno de amor**".

Santo(s): S. Leovigildo, festejado em 20 de agosto.

Feminino(s): Leovegilda, Leovigilda.

Variante(s): Leogildo, Leovigildo (*português*); Leovigildo (*espanhol*).

Número: 7

Cor(es): rosa-claro.

Pedra(s): rubi.

Palavras-chave/Natureza expressiva: desapego emocional; caráter reformador e idealista.

LEVI

No A.T., terceiro filho de Jacó e Lia, nome este tomado por uma das tribos de Israel. Foi um dos patriarcas hebreus. Do hebraico *Lewi*, de *lawa*, sign. "**unido; ligado; aderido**".

Variante(s): Levi (*espanhol, italiano*); Lévi (*francês*); Levy (*inglês*).

Número: 3

Cor(es): verde.

Pedra(s): turquesa.

Palavras-chave/Natureza expressiva: talento; temperamento expansivo e paternal.

LEVINDO

Forma relativa de *Levo*, e este do latim *laevus* (canhoto), sign. "**de (pertencente a; da natureza de) Levo**".

Variante(s): Levínio (*português*).

Número: 9

Cor(es): violeta, rosa.

Pedra(s): florita.

Palavras-chave/Natureza expressiva: consciência do propósito de vida; magnanimidade; sabedoria.

LEVINO

Do latim *Laevinus*, diminutivo de *Laeviu* (Lévio), nome ligado a *laevis*, lit. "**brando, suave**".

Feminino(s): Lévia.

Número: 5

Cor(es): azul royal, amarelo-ouro.

Pedra(s): azurita.

Palavras-chave/Natureza expressiva: gosto pelo conhecimento; lucidez; percepção aguçada.

LÉVIO

Do latim *Laevius*, de *laevis*, lit. "**brando; suave**", adjetivos ligados a *laevo, are, avi, atum* (alisar, aplainar), e a *levis, leve* (leve, suave, brando, afável). Do latim *Laevinus*, diminutivo de *Laevius* (Lévio).

Feminino(s): Lévia.

Número: 9

Cor(es): vermelho, verde.

Pedra(s): turmalina rosa.

Palavras-chave/Natureza expressiva: caráter realista e empreendedor; senso de justiça apurado.

LIBÂNIO

Do grego *Libánios*, sign. "**natural (habitante) do Líbano**". O topônimo *Líbano* origina-se de uma raiz semítica *l-b-n* (branco), que deu origem ao hebraico *labhán* (branco).

Feminino(s): Libânia.

Variante(s): Libanio (*espanhol*); Libànio (*italiano*).

Número: 8

Cor(es): rosa, violeta.

Pedra(s): calcita rosa.

Palavras-chave/Natureza expressiva: boa vontade; concórdia; interesse pela espiritualidade.

LIBÉRIO

Nomes calcados no latim *Liber*, de *liber, liberi*, lit. "**livre**", nome provavelmente atribuído a um escravo liberto.

Santo(s): S. Libério, festejado em 3 de fevereiro (há três santos com este nome).

Feminino(s): Libéria, Líbera.

Variante(s): Líbero (*português*); Liberio (*espanhol*); Libèrio (*italiano*); Libère (*francês*).

Número: 7

Cor(es): turquesa.

Pedra(s): topázio azul.

Palavras-chave/Natureza expressiva: talento para comunicação de massa; alegria e bom humor.

LIBÓRIO

Significa "**natural (habitante) de Libora**", cidade situada na Península Ibérica.

Variante(s): Libòrio (*italiano*); Liboire (*francês*).

Número: 8

Cor(es): violeta, azul-claro.

Pedra(s): angelita.

Palavras-chave/Natureza expressiva: espírito pacífico; fé no divino; amor à liberdade.

LICÉRIO

Do grego *Lukhérios*, de *lyke* (luz) mais o sufixo adjetival *erios* (relativo a), sign. "**luminoso**". **Ver Lício.**

Feminino(s): Licéria.

Variante(s): Lizério (*português*); Licerio (*espanhol*).

Número: 8

Cor(es): violeta-claro, azul-claro.

Pedra(s): angelita.

Palavras-chave/Natureza expressiva: harmonia com a vontade divina; esperança; contato com as verdades espirituais.

LICÍNIO

Nome com dois étimos, originário do latim *Licinius*. 1) Relativo a *Lício*, sign. "**de (pertencente a; da natureza de) Lício**"; 2) Derivado de uma raiz *lei* (torcido, encurvado, dobrado), donde o grego *Likínios*, que se traduz como "**o que tem topete**" e "**o que tem o nariz torto**". **Ver Lício.**

Santo(s): S. Licínio, festejado em 1º de novembro (há dois santos com este nome).

Feminino(s): Licínia.

Variante(s): Licinio (*espanhol*); Licìnio (*italiano*).

Número: 8

Cor(es): violeta-claro, azul-claro.

Pedra(s): angelita.

Palavras-chave/Natureza expressiva: espírito de equipe; comunicação simples e profunda.

Lício

Nome com dois étimos. 1) Do grego *Lykios*, de *lykios*, pelo latim *Lyciu*, nome provavelmente originado de um epíteto de Apolo (Apolo Lício), porque esse deus fazia guerra aos lobos (*lykos*). Sign. "**lupino**"; 2) Masculino de *Lícia*. **Ver Lícia (1ª acepção), Linceu** e **Olímpio**.

Feminino(s): Lícia.

Variante(s): Lycio (*português*).

Número: 3

Cor(es): azul, vermelho.

Pedra(s): jaspe vermelho.

Palavras-chave/Natureza expressiva: dom da palavra e da comunicação; entusiasmo pela vida; espírito aguerrido.

Licurgo

Do grego *Lykoûrgos*, de *lykos* (lobo) e *eírgo* (afastar), sign. "**o que afasta os lobos**". Por extensão, "**caçador de lobos**".

Variante(s): Licurgo (*espanhol, italiano*); Lycurgue (*francês*); Lykurg (*alemão*).

Número: 4

Cor(es): vermelho, ouro.

Pedra(s): calcita dourada.

Palavras-chave/Natureza expressiva: progresso pessoal; confiança nos objetivos que persegue; clareza intelectual.

Lídio

Masculino de *Lídia*. **Ver Lídia**.

Número: 4

Cor(es): verde, amarelo-ouro.

Pedra(s): jade.

Palavras-chave/Natureza expressiva: lealdade; sinceridade; sentimento de alegria e harmonia interior.

Linceu

Segundo a mitologia grega, nome de um argonauta cuja vista penetrava através de muros e paredes, permitindo-lhe ver o que se passava nos céus e nos infernos. Origina-se do grego *Lygkeus*, de *lugx*, *luche* (latim *lynx*, inglês antigo *lox*), através do latim *Lynceu*, sign. "**que emite luz; brilhante**", numa alusão aos olhos. O nome ganhou o sentido de "**aquele que tem olhos penetrantes como os do lince; olhos de lince**", referindo-se ao animal de olhos vivos e penetrantes. **Ver Lício** e **Olímpio**.

Variante(s): Lincèo (*italiano*).

Número: 1

Cor(es): verde, vermelho.

Pedra(s): smithsonita verde.

Palavras-chave/Natureza expressiva: confiabilidade; autonomia; conhece seus ideais e é capaz de realizá-los.

Lincoln

De um toponímico inglês derivado do bretão *llyn* (lago) e *dun* (cidade, colônia, lugar, local), primeiramente chamado *Lindon*, mais tarde *Lindon colonia* e *Lindocolina*, sign. "**da cidade (colônia) do lago**". Posteriormente transformou-se em nome de residência.

Variante(s): Lincoln (*espanhol, inglês*).

Número: 7

Cor(es): rosa, turquesa.

Pedra(s): smithsonita rosa.

Palavras-chave/Natureza expressiva: amorosidade; comunicação expansiva, além do nível verbal (dança, música, pintura).

Lindembergue

Do germânico *Lindberg*, de *linden* (tília) e *berg* (montanha), sign. "**da montanha das tílias**". Com certeza, um nome de residência. **Ver Linda**.

Variante(s): Lindenbergue (*português*); Lindenberg (*francês*); Lindbergh (*inglês*); Lindberg (*inglês, alemão*).

Número: 8

Cor(es): verde-claro.

Pedra(s): esmeralda.

Palavras-chave/Natureza expressiva: potencial artístico; empatia; dom de "ouvir" o coração.

Lindolfo

Do germânico *Lindeloff*, *Lindloff*, de *lint* (protetor) e *Wolf* (lobo), sign. "**lobo (guerreiro) protetor**". **Ver Linda**.

Variante(s): Lindolf (*alemão*).

Número: 6

Cor(es): amarelo.

Pedra(s): apatita amarela.

Palavras-chave/Natureza expressiva: disposição de espírito; poder de tornar real seu objetivo de vida; facilidade de aprendizado.

LINEU

Latinização do germânico *linnen*, lit. "**linho**".

Feminino(s): Linéia.

Variante(s): Linneo (*espanhol*); Linnèo (*italiano*); Linné, Linnée (*francês*).

Número: 7

Cor(es): magenta.

Pedra(s): lepidolita.

Palavras-chave/Natureza expressiva: espírito desbravador; aspira o melhor; capacidade de planejamento e conclusão de projetos.

LINO

Nome com três étimos. 1) Do latim *Linus*, e este do grego *Limnos*, de *limne*, sign. "**da lagoa**"; 2) Do grego *Línos*, sign. "**linho; corda; corda de instrumento musical**", do nome de um filho de Apolo e de uma Musa a quem se atribuía a invenção da melodia; 3) Masculino de *Lina*. **Ver Lina (1ª acepção) e Lineu.**

Santo(s): S. Lino, festejado em 23 de setembro.

Feminino(s): Lina

Variante(s): Lino (*espanhol*); Lin (*francês*).

Número: 5

Cor(es): vermelho.

Pedra(s): quartzo verde.

Palavras-chave/Natureza expressiva: vitalidade; magnetismo pessoal; alegria de viver.

LISANDRO

Do grego *Lysandros*, de *lyo* (soltar) e *aner, andrós* (homem), sign. "**o que liberta os homens; libertador dos homens**".

Feminino(s): Lisandra.

Variante(s): Lizandro (*português*); Lysandro (*português antigo*); Lisandro (*espanhol, italiano*); Lysandre (*francês*); Lysander (*inglês, latim*).

Número: 11

Cor(es): violeta, verde.

Pedra(s): apofilita verde.

Palavras-chave/Natureza expressiva: talento; espírito de grupo; zelo da própria reputação.

LISÂNEAS

Do grego *Lysanias*, de *lyo* (soltar, dissipar) e *ania* (tristeza), sign. "**o que dissipa a tristeza**".

Feminino(s): Lisana, Lisane.

Variante(s): Lisânea, Lisânia, Lisanias (*português*).

Número: 8

Cor(es): laranja.

Pedra(s): cornalina.

Palavras-chave/Natureza expressiva: equilíbrio emocional; alegria contagiante; delicadeza; afabilidade.

LISARDO

Do sobrenome francês *Lezard*, derivado de *leve*, lit. "**repouso; sossego; descanso**", atribuído na França aos desocupados. Em Portugal, apareceu nas formas *Lisarte, Lisuarte*, em documentos datados do séc. XVI.

Variante(s): Lizardo (*português*); Lézard, Lezaud, Lezeau, Lizard, Lizars (*francês*).

Número: 6

Cor(es): azul royal, turquesa.

Pedra(s): turquesa.

Palavras-chave/Natureza expressiva: espírito competitivo; sentimentalismo; visão profunda da vida.

LISÍMACO

Do grego *Lysímachos*, de *lysis* (solucionar) e *máche* (combate, litígio), sign. "**o que põe fim aos combates**".

Variante(s): Lysimaco (*português antigo*); Lisímaco (*espanhol*); Lisìmaco (*italiano*); Lysimaque (*francês*).

Número: 9

Cor(es): violeta, rosa.

Pedra(s): kunzita.

Palavras-chave/Natureza expressiva: capacidade de abranger o universal; prodigalidade; dom para descobrir e interpretar os segredos da vida.

Livino

Forma relativa de Lívio, sign. "**de (pertencente a; da natureza de) Lívio**". **Ver Lívio.**

Feminino(s): Livina.

Número: 9

Cor(es): violeta, rosa.

Pedra(s): quartzo rosa.

Palavras-chave/Natureza expressiva: integridade; carinho; sabedoria; paixão pela vida.

Lívio

Do latim *Liviu*, sign. "**lívido; pálido**".

Feminino(s): Lívia.

Variante(s): Livio (*espanhol*); Lìvio (*italiano*); Live (*francês*).

Número: 4

Cor(es): verde, amarelo-ouro.

Pedra(s): pirita.

Palavras-chave/Natureza expressiva: circunspecção; inteligência superior; conexão com o coração.

Lotário

Do germânico *Hlodohari*, de *hlod* (fama, glória) e *harjs*, *heri*, *Heer* (exército), sign. "**guerreiro afamado; glória do exército**".

Santo(s): S. Lotário, festejado em 14 de junho.

Variante(s): Clotário (*português*); Lotario (*espanhol*); Lotàrio (*italiano*); Lothaire (*francês*); Lothario (*inglês*); Lothar (*inglês, alemão*).

Número: 9

Cor(es): violeta, rosa.

Pedra(s): turmalina rosa.

Palavras-chave/Natureza expressiva: fexibilidade; perfeccionismo; amor pela vida.

Loureiro

Do substantivo comum *loureiro*, árvore da família das lauráceas. Tem o mesmo significado de *Lauro*. No Brasil raramente aparece como prenome. **Ver Lauro** e **Lourenço**.

Número: 5

Cor(es): azul-claro.

Pedra(s): sílica gema.

Palavras-chave/Natureza expressiva: ponderação; força de vontade; insubmissão.

Lourenço

Do latim *Laurentius*, sign. "**natural (habitante) de Laurento**". *Laurento* é o antigo nome de uma cidade localizada às margens do mar Tirreno, hoje chamada Paterno. O nome prende-se a *laurus* (loureiro). Em Portugal apareceu pela primeira vez em obra datada de 1211, na forma *Laurencius*. É nome de um santo muito popular na Inglaterra – St. Laurence the Deacon –, onde 237 igrejas lhe são dedicadas.

Santo(s): S. Lourenço, festejado em 6 de agosto (há 26 santos com este nome).

Variante(s): Laurêncio, Laurício (*português*); Laurencio (*espanhol*); Lorenzo (*espanhol, italiano*); Laurent (*francês*); Laurence (*francês, inglês*); Lawrence (*inglês*).

Número: 4

Cor(es): vermelho, ouro.

Pedra(s): calcita dente-de-leão.

Palavras-chave/Natureza expressiva: autoconfiança; entusiasmo; energia física e mental.

Lourival

Nome de residência originário do latim *Laurivallis*, lit. "**do vale dos loureiros**". Não confundir com *Dorival*, *Dourival* e *Norival*.

Variante(s): Lorival (*português*).

Número: 11

Cor(es): violeta, verde.

Pedra(s): apofilita verde.

Palavras-chave/Natureza expressiva: inocência; probidade; sacrifício por causas elevadas.

Lucas

Do grego *Loukás*, hipocorístico de *Loukanós* (latim *Lucanus*), sign. "**da Lucânia; lucano**". *Lucânia* prende-se à raiz *lyke*, *luc*, *luk* (luz) e sign. "luminoso". *Luca* é uma variante popular do nome. Equivale a *Lúcio*. **Ver Lúcio**, **Lício** e **Linceu**.

Santo(s): S. Lucas, festejado em 18 de outubro.

Variante(s): Lucas (*espanhol, latim*); Luca (*português, italiano*); Luc (*francês, inglês*); Luka, Luke (*inglês*).

Número: 11

Cor(es): branco, rosa.

Pedra(s): rodocrosita.

Palavras-chave/Natureza expressiva: jovialidade; camaradagem; paz de espírito.

LUCIANO

Forma relativa de *Lúcio*, sign. "**de (pertencente a; da natureza de) Lúcio**". **Ver Lúcio.**

Santo(s): S. Luciano, festejado em 13 de junho (há seis santos com este nome).

Feminino(s): Luciana.

Variante(s): Luciano (*espanhol*); Lucìano (*italiano*); Lucian (*francês, inglês*); Lucien (*francês*).

Número: 3

Cor(es): azul, vermelho.

Pedra(s): angelita.

Palavras-chave/Natureza expressiva: mente ativa; solidariedade; dedicação ao trabalho.

LUCÍDIO

Do latim *Lucidius*, forma relativa de *Lúcio*, sign. "**de (pertencente a; da natureza de) Lúcio**". **Ver Lúcio.**

Santo(s): S. Lucídio, festejado em 26 de abril.

Feminino(s): Lucídia.

Variante(s): Lucídio (*espanhol*).

Número: 1

Cor(es): violeta, azul.

Pedra(s): turmalina azul.

Palavras-chave/Natureza expressiva: nobreza de caráter; liderança natural; capacidade de análise apurada.

LUCÍLIO

Do latim *Lucilius*, o mesmo que *Lucídio*. **Ver Lucídio.**

Feminino(s): Lucília.

Variante(s): Lucìlio (*italiano*).

Número: 9

Cor(es): violeta, rosa.

Pedra(s): charoíta.

Palavras-chave/Natureza expressiva: auto-estima; ética; ousadia.

LUCILO

Do latim *Lucillu*, diminutivo de Lúcio. **Ver Lúcio.**

Feminino(s): Lucila.

Número: 9

Cor(es): vermelho, verde.

Pedra(s): granada.

Palavras-chave/Natureza expressiva: simplicidade; responsabilidade; sagacidade.

LÚCIO

Do latim *Lucius*, proveniente de uma raiz *lyke*, *luc*, *luk*, que originou o latim *lux* (luz), sign. "**o luminoso**". Equivale a *Lucas*. **Ver Lício** e **Linceu.**

Santo(s): S. Lúcio, festejado em 25 de outubro (há onze santos com este nome).

Feminino(s): Lúcia.

Variante(s): Lucio (*espanhol*).

Número: 6

Cor(es): violeta, turquesa.

Pedra(s): topázio azul.

Palavras-chave/Natureza expressiva: sensibilidade para a escrita; personalidade atraente; serviço desinteressado.

LUCRÉCIO

Masculino de *Lucrécia*. **Ver Lucrécio.**

Variante(s): Lucrecio (*espanhol*); Lucrèzio (*italiano*); Lucrèce (*francês*); Lukrez (*alemão*).

Número: 5

Cor(es): amarelo-ouro.

Pedra(s): apatita amarela.

Palavras-chave/Natureza expressiva: conexão consigo mesmo; equilíbrio entre lógica e intuição; cresce com as dificuldades.

LUDGERO

Do germânico *Ludiger*, de *hlod*, *hlut* (famoso, ilustre) e *gair*, *ger* (lança), sign. "**lança (guerreiro) famosa(o)**".

Santo(s): S. Ludgero, festejado em 26 de março.

Variante(s): Hogero, Ludgério, Ludigero, Luigero, Lugero, Lugeiro, Odgero (*português*); Ludgero (*espanhol*); Oggero (*italiano*); Ludger (*francês*).

Número: 1

Cor(es): violeta, azul.

Pedra(s): lápis-lazúli.

Palavras-chave/Natureza expressiva: autoridade; moderação; comando.

Luís

Do germânico *Hlodoviko*, *Ludwig*, de *hlot*, *hlut* (famoso, ilustre, célebre) e *wig* (batalha), sign. "**famoso na batalha; guerreiro famoso (ilustre, célebre)**". Em Portugal, foi encontrado em documentos datados dos sécs. XIII e XIV.

Santo(s): S. Luís, festejado em 30 de abril (há trinta santos com este nome).

Feminino(s): Luísa.

Variante(s): Aloísio, Aluísio, Clévio, Clodoveu, Clodovil, Clóvio (*português*); Clóvis (*português, francês*); Ludovico (*português, italiano*); Luis (*espanhol*); Clodoveo (*espanhol, italiano*); Luigi (*italiano*); Louis (*francês, inglês*).

Número: 7

Cor(es): violeta.

Pedra(s): lepidolita.

Palavras-chave/Natureza expressiva: modéstia; interesse pela espiritualidade; exatidão.

Luperco

Do latim *Lupercus*, de *lupus* (lobo) e *arcere* (afastar), sign. "**o que afasta os lobos**". Por extensão, "**caçador de lobos**".

Santo(s): S. Luperco, festejado em 1º de março (há três santos com este nome).

Variante(s): Luperco (*espanhol*); Luperce (*francês*).

Número: 9

Cor(es): violeta, rosa.

Pedra(s): halita rosa.

Palavras-chave/Natureza expressiva: auto-respeito; temperamento afável e fraterno.

Lupicínio

Formas relativa de *Luperco*, sign. "**de (pertencente a; da natureza de) Luperco**". **Ver Luperco.**

Santo(s): S. Lupicínio, festejado em 21 de março (há três santos com este nome).

Variante(s): Lupercino, Lupicino (*português*); Lupicinio (*espanhol*).

Número: 9

Cor(es): branco.

Pedra(s): fenacita.

Palavras-chave/Natureza expressiva: visão ampla e clara da vida; busca do auto-aperfeiçoamento.

Lutero

Do germânico: 1) De *Hlodohari*, *Hlutheri*, o mesmo que *Lotário*; 2) Ou de *liut* (povo) e *heri* (exército), sign. "**guerreiro do povo**". **Ver Lotário.**

Variante(s): Lutero (*espanhol*); Luther (*francês, inglês*).

Número: 1

Cor(es): verde, vermelho.

Pedra(s): rubi.

Palavras-chave/Natureza expressiva: senso de justiça apurado; espírito de mártir; lidera sem dominar.

M

Magno

Do latim *Magnus*, de *magnus*, lit. "**grande**". Segundo os registros históricos, surgiu como prenome pela primeira vez em 1047, com Magnus I, rei da Noruega, em homenagem a Carlos Magno.

Santo(s): S. Magno, festejado em 19 de agosto (há sete santos com este nome).

Feminino(s): Magna.

Variante(s): Magno (*espanhol, italiano*); Magnus (*inglês, latim*).

Número: 5

Cor(es): rosa.

Pedra(s): quartzo verde.

Palavras-chave/Natureza expressiva: coragem, objetividade e otimismo.

Mair

Nome com quatro étimos. 1) Do gaélico *maer*, lit. "**oficial (de justiça)**". Na Escócia, designou o agente da justiça encarregado das intimações e outros mandados legais; 2) Do francês *Mayr*, com influência germânica, o mesmo que *Mayer*, que se originou do latim *majordomus* (mordomo), abreviadamente *major*, e era atribuído ao administrador de propriedades. Mais tarde confundiu-se com o hebraico *Meir*, assumindo o significado de "**brilhante; luzente; resplendente; resplandecente**", que hoje entra em numerosos sobrenomes judeus; 3) Do tupi *mair*, *maira*, nome com que os indígenas se referiam aos franceses. Significa "**francês; branco; estrangeiro; estrangeiro louro**"; 4) Do gaulês *Mair*, o mesmo que *Maria*. **Ver Maria.**

Variante(s): Mayr (*português*).

Número: 5

Cor(es): rosa.

Pedra(s): halita rosa.

Palavras-chave/Natureza expressiva: busca da harmonia; segurança interior; imaginação inventiva.

Malaquias

No A.T., o último dos 12 Profetas Maiores que escreveu *Profecia dos papas*. Origina-se do hebraico *Malaki*, sign. "**meu mensageiro**", referindo-se a um enviado de Deus. Está ligado ao hebraico *malákh* (mensageiro) e ao árabe *lá'aka*, *ál'aka* (ele enviou).

Santo(s): S. Malaquias, festejado em 14 de janeiro (há dois santos com este nome).

Variante(s): Malaquías (*espanhol*); Malachìa (*italiano*); Malachie (*francês*); Malachai, Malachi, Malachy (*inglês*).

Número: 4

Cor(es): vermelho, amarelo-ouro.

Pedra(s): pirita.

Palavras-chave/Natureza expressiva: ausência de preconceitos; autenticidade; mente ativa.

Malco

Forma greco-romana do aramaico *maliku*, *malka*, lit. "**rei**". Existe uma forma relativa do nome, *Málquio*, sign. "**de (pertencente a; da natureza de) Malco**". *Malquir* tem o mesmo significado de *Málquio*, com terminação arbitrária em *r*.

Santo(s): S. Malco, festejado em 10 de abril (há três santos com este nome).

Variante(s): Malquir (*português*).

Número: 8

Cor(es): rosa, violeta.

Pedra(s): charoíta.

Palavras-chave/Natureza expressiva: indulgência; gentileza; sensibilidade artística.

Manacéia

No A.T., um dos patriarcas hebreus. Décimo terceiro rei de Judá (687 a 642 a.C.), feito prisioneiro por Assurbanipal. Origina-se do hebraico *Menasheh*, sign. "**aquele que está entregue ao esquecimento (perdão)**", ligado a *nasháh* (ele esqueceu).

Variante(s): Manassés (*português*); Manasés (*espanhol*); Manasse (*italiano, alemão*); Manassé (*francês, holandês*); Manasseh, Manasses (*inglês*).

Número: 11

Cor(es): vermelho, azul.

Pedra(s): água-marinha.

Palavras-chave/Natureza expressiva: carisma; fé; facilidade de comunicação.

Manfredo

Do germânico *Manifred*, de *mana* (homem) e *frithu* (paz), sign. "**paz dos homens; homem de paz (pacífico)**". **Ver Irene.**

Variante(s): Manfredo (*espanhol, italiano*); Manfred (*inglês, francês*).

Número: 4

Cor(es): vermelho, ouro.

Pedra(s): coral.

Palavras-chave/Natureza expressiva: determinação; honra; aptidões para o ensino.

Mansueto

Do latim *Mansuetus*, de *mansueto*, e este de *manus* (mão) e *sueo* (usar), sign. "**acostumado à mão**", donde "**manso; pacífico; domesticado**". Nome atribuído primitivamente aos animais domesticados.

Santo(s): S. Mansueto, festejado em 30 de dezembro (há cinco santos com este nome).

Variante(s): Monsueto (*português*); Mansueto (*espanhol, italiano*).

Número: 9

Cor(es): vermelho, verde.

Pedra(s): quartzo verde.

Palavras-chave/Natureza expressiva: regozijo; imparcialidade; aspirações elevadas.

Mansur

Do árabe *Mansur*, calcado no verbo *nássara* (vencer), sign. "**vencedor; vitorioso**". No Corão, é um dos 99 "mais belos nomes".

Variante(s): Mansor, Manzor, Manzur (*árabe*).

Número: 5

Cor(es): vermelho

Pedra(s): granada.

Palavras-chave/Natureza expressiva: calor humano; otimismo; perseverança.

Manuel

Do hebraico, o mesmo que *Emanuel*. Em Portugal, nome encontrado em documentos datados da primeira metade do séc. XVI. **Ver Emanuel.**

Santo(s): S. Manuel, festejado em 17 de junho (há dois santos com este nome).

Feminino(s): Manuela.

Variante(s): Manoel (*português*); Manuel (*espanhol, francês*); Manòlo (*italiano*).

Número: 3

Cor(es): verde.

Pedra(s): quartzo verde.

Palavras-chave/Natureza expressiva: maturidade emocional; trabalho construtivo; sabe o que quer e como atingir seus objetivos.

Marcelino

Forma relativa de *Marcelo*, sign. "**de (pertencente a; da natureza de) Marcelo**". **Ver Márcio.**

Santo(s): S. Marcelino, festejado em 2 de junho (há doze santos com este nome).

Feminino(s): Marcelina.

Variante(s): Marcelino (*espanhol*); Marcellino (*italiano*); Marcellin (*francês*).

Número: 9

Cor(es): turquesa, magenta.

Pedra(s): diamante.

Palavras-chave/Natureza expressiva: compreensão do conhecimento antigo; amor à beleza; busca incessante de um propósito de vida.

Marcelo

Diminutivo de *Márcio*. Foi o cognome de uma *gens Claudia*. Muito comum na Itália, foi um dos nomes mais adotados pelos franceses, na forma *Marcel*, no período revolucionário. **Ver Márcio.**

Santo(s): S. Marcelo, festejado em 6 de outubro (há dezessete santos com este nome).

Feminino(s): Marcela.

Variante(s): Marcelo (*espanhol*); Marcello (*italiano*); Marcel (*francês*).

Número: 4

Cor(es): verde, amarelo-ouro.

Pedra(s): pirita.

Palavras-chave/Natureza expressiva: humor estável; honestidade; constância.

Marciano

Nome com dois étimos. 1) Relativo a *Marco*, sign. "**de (pertencente a; da natureza de) Marco**"; 2) Relativo a *Marte*, deus romano da guerra. **Ver Marco.**

Santo(s): S. Marciano, festejado em 10 de janeiro.

Feminino(s): Marciana.

Variante(s): Marciano (*espanhol*); Manziano (*italiano*); Marcien (*francês*).

Número: 11

Cor(es): violeta, verde.

Pedra(s): calcita verde.

Palavras-chave/Natureza expressiva: engenhosidade; coleguismo; apego à verdade.

Marcílio

Do latim *Marciliu*, relativo a *Marcus* (Marcos), com influência de *Marcellus* (Marcelo), sign. "**de (pertencente a; da natureza de) Marcos**". **Ver Marcos.**

Feminino(s): Marcília.

Variante(s): Marsicílio, Marsílio (*português*); Marsìlio (*italiano*); Marcilly, Marsile, Marsilie, Marsily (*francês*).

Número: 8

Cor(es): violeta, azul-claro.

Pedra(s): safira azul.

Palavras-chave/Natureza expressiva: acuidade mental; energia transformadora; alta capacidade de concentração; amor pelos animais.

Márcio

Do latim *Marcius*, de *martius*, sign. "**guerreiro; marcial**". *Martius* era o nome com que os guerreiros latinos invocavam Júpiter no começo de um combate. O mesmo que **Marco** e **Marcos**.

Santo(s): S. Márcio, festejado em 13 de abril.

Feminino(s): Márcia.

Variante(s): Marçal, Marcial, Marco, Marcos (*português*); Marcio (*espanhol*); Màrzio, Marzo (*italiano*); Martial, Marsal (*francês*).

Número: 5

Cor(es): azul royal, amarelo-ouro.

Pedra(s): cianita.

Palavras-chave/Natureza expressiva: transparência na comunicação; firmeza; encara a vida de modo prático e positivo.

Marco

O mesmo que *Marcos*. **Ver Marcos**.

Número: 5

Cor(es): vermelho.

Pedra(s): granada.

Palavras-chave/Natureza expressiva: devotamento; urbanidade; harmonia com seu destino e propósito de vida.

Marcos

Do latim *Marcus*, o mesmo que *Márcio* e *Marco*, nomes ligados a *Mars* (Marte), o deus latino da guerra. Na Inglaterra, a variante *Mark* foi muito comum durante a Idade Média. **Ver Márcio**.

Santo(s): S. Marcos, festejado em 4 de outubro (há 25 santos com este nome).

Variante(s): Marco (*português*); Marcos (*espanhol*); Marco (*italiano*); Marc (*francês*); Marcus (*inglês, latim*); Mark (*inglês*).

Número: 6

Cor(es): violeta, turquesa.

Pedra(s): quartzo verde.

Palavras-chave/Natureza expressiva: espírito altruísta e acolhedor; fé inabalável; dom para a escrita.

Mariano

Nome com dois étimos. 1) Forma relativa de *Mário*, sign. "**de (pertencente a; da natureza de) Mário**"; 2) Masculino de *Mariana*. **Ver Mariana (1ª e 2ª acepções)** e **Mário**.

Santo(s): S. Mariano, festejado em 19 de agosto (há dois santos com este nome).

Variante(s): Mariano (*espanhol, italiano*).

Número: 8

Cor(es): rosa, violeta.

Pedra(s): topázio incolor.

Palavras-chave/Natureza expressiva: desapego; empatia; sensibilidade artística.

Mariel

Nome que possui três étimos. Nos países de língua inglesa é feminino. No Brasil é comum a ambos os sexos. 1) Aglutinação de *Maria* e *Ariel*; 2) No bávaro e no francês, diminutivo de *Mary* (Maria); 3) Do inglês *Maryell*, variante de *Muriel*. **Ver Ariel, Maria** e **Muriel**.

Variante(s): Maryell (*inglês*).

Número: 4

Cor(es): verde, amarelo-ouro.

Pedra(s): âmbar.

Palavras-chave/Natureza expressiva: espírito sábio e cordato; alegria.

Marino

Do latim *Marinus*, masculino de *Marina*. No Brasil é mais comum a variante *Marinho* encontrada geralmente como sobrenome. *Marino* é raro. Como nomes de santos, muitas vezes são confundidos.

Santo(s): S. Marino, festejado em 10 de julho (há oito santos com este nome).

Variante(s): Marinho (*português*); Marino (*espanhol, italiano*).

Número: 7

Cor(es): rosa, turquesa.

Pedra(s): calcita rosa.

Palavras-chave/Natureza expressiva: personalidade auto-suficiente, calorosa e carismática.

Mário

Do latim *Marius*, de *mas*, *maris*, lit. "**homem viril**". Foi nome de uma *gens* romana. Nome muito comum nas comunidades de língua espanhola, na forma *Mario*.

Santo(s): S. Mário, festejado em 19 de janeiro (há dois santos com este nome).

Variante(s): Mario (*espanhol, italiano, alemão*).

Número: 11

Cor(es): vermelho, azul.

Pedra(s): sílica gema.

Palavras-chave/Natureza expressiva: autenticidade; desapego das convenções; espírito digno de fé.

Marlei

De *Marley*, toponímico originário do inglês antigo, com três étimos. No Brasil, nome comum a ambos os sexos. 1) De *Merlegh*, *Merleia*, *Marley*, referindo-se a uma divisa (fronteira) localizada numa área pertencente a uma vila ou a uma propriedade rural; 2) De *Marille*, *Merile*, *Marley*, referindo-se a uma área agradável próxima a uma vila ou a uma propriedade rural; 3) De *Mardelei*, *Merdelai*, *Martheley*, *Marley*, sign. "**da floresta de martas**".

Feminino(s): Marléa, Marléia.

Variante(s): Marley (*inglês*).

Número: 4

Cor(es): verde, amarelo-ouro.

Pedra(s): malaquita.

Palavras-chave/Natureza expressiva: sabedoria ancestral; autoridade natural; aptidões para administração.

Marlon

Do inglês *Marlon*. Ao que tudo indica, nome ligado à raiz *marl* (francês médio *marle*), a mesma que deu origem a *Marly*.

Número: 1

Cor(es): verde, vermelho.

Pedra(s): malaquita.

Palavras-chave/Natureza expressiva: espírito confiável; imparcialidade; clareza mental.

Marlos

Do latim *Marullus*, provavelmente da mesma raiz de *Mário*, sign. "**pequeno homem viril**". Não confundir com *Marlo*, masculino de *Marla*, e este uma variante bávara de *Maria*. **Ver Marli** e **Maria**.

Variante(s): Márolo, Márolos, Márulo (*português*).

Número: 6

Cor(es): violeta, turquesa.

Pedra(s): ágata azul rendada.

Palavras-chave/Natureza expressiva: versatilidade; manifestação criativa dos sentimentos; talento para atuar como mediador.

Martim

Do latim *Martinus*, diminutivo de *Marte*, o deus da guerra na mitologia romana. *Martim* é um aportuguesamento de *Martinus*, assim como ocorre com *Martinho*, variante que em Portugal foi encontrada em documentos datados do período de 1125 a 1139, na forma *Martinos*.

Santo(s): S. Martim Loynaz da Ascensão, festejado em 6 de fevereiro (há dois santos com este nome).

Feminino(s): Martinha, Martina.

Variante(s): Martinho, Martino (*português*); Martín (*espanhol*); Martino (*italiano*); Mertin (*francês*); Martine, Martin (*francês, inglês*); Martyn (*inglês*).

Número: 11

Cor(es): vermelho, azul.

Pedra(s): calcantita.

Palavras-chave/Natureza expressiva: ternura; empatia; cordialidade; mente alerta.

Mateus

No A.T., pai dos macabeus e chefe da revolta contra os reis da Síria, ocorrida em 166 da era cristã. Nome originário do hebraico *Mattiyyah*, redução de *Mathathiah*, *Mattithyah*, *Mattithyahu* (Matatias), através do grego *Maththaîos*, latim *Mattaeus*, sign. "**dom (presente, dádiva) de Deus**". Em Portugal, o nome foi encontrado em documentos datados da primeira metade do séc. XVI.

Santo(s): S. Mateus, festejado em 12 de novembro (há doze santos com este nome).

Variante(s): Mateu, Matias, Matatias (*português*); Mateo (*espanhol*); Matteo (*italiano*); Matthaeus (*francês*); Matheus (*inglês*); Matthew (*inglês, alemão*).

Número: 7

Cor(es): violeta.

Pedra(s): charoíta.

Palavras-chave/Natureza expressiva: interesse pela espiritualidade; amparo aos necessitados; força interna.

Matias

Do hebraico *Mattiyyah*, através do grego *Maththías*, latim *Mathias*, o mesmo que *Mateus*. **Ver Mateus.**

Santo(s): S. Matias, festejado em 14 de maio (há dez santos com este nome).

Variante(s): Macias (*português*); Matías (*espanhol*); Mattias (*italiano*); Mathias (*francês, latim*); Matthias (*francês, inglês*).

Número: 9

Cor(es): amarelo, violeta.

Pedra(s): âmbar.

Palavras-chave/Natureza expressiva: busca do equilíbrio interno; talento artístico; gosto pela religiosidade.

Mauri

Do escandinavo *Mauri*, o mesmo que *Mauro*. Não confundir com *Maury*. **Ver Mauro** e **Maury**.

Número: 8

Cor(es): laranja.

Pedra(s): coral.

Palavras-chave/Natureza expressiva: gosto pela aventura; criatividade; coragem; busca da verdade.

Maurício

Do latim *Mauriciu*, sign. "**mouro**". "**De pele escura como um mouro**". Na Irlanda é usado para substituir o nativo *Moriertagh* (Moriarty) e tem a acepção de "**guerreiro do mar**". O mesmo que *Mauro*. **Ver Mauro.**

Santo(s): S. Mauricio, festejado em 10 de julho (há cinco santos com este nome).

Feminino(s): Maurícia.

Variante(s): Mauricio (*espanhol*); Maurizio (*italiano*); Maurice (*francês, inglês*); Mauris, Maurize, Morize (*francês antigo*); Morris (*inglês*).

Número: 8

Cor(es): violeta, azul-claro.

Pedra(s): água-marinha.

Palavras-chave/Natureza expressiva: espírito livre; facilidade de concentração; capacidade de antever o futuro.

Maurílio

Forma relativa de *Mauro*, sign. "**de (pertencente a; da natureza de) Mauro**". **Ver Mauro.**

Santo(s): S. Maurilio, festejado em 13 de setembro (há dois santos com este nome).

Feminino(s): Maurília.

Variante(s): Maurílio (*italiano*).

Número: 8

Cor(es): violeta, azul-claro.

Pedra(s): ametista.

Palavras-chave/Natureza expressiva: ambição; autoridade; persistência; facilidade para acessar outras dimensões.

Maurilo

Diminutivo de *Mauro*. **Ver Mauro.**

Feminino(s): Maurila.

Variante(s): Maurilo (*espanhol*); Maurille (*francês*).

Número: 8

Cor(es): rosa, violeta.

Pedra(s): lepidolita.

Palavras-chave/Natureza expressiva: circunspecção; independência emocional; altruísmo.

Maurino

Forma relativa de *Mauro*, sign. "**de (pertencente a; da natureza de) Mauro**". **Ver Mauro.**

Santo(s): S. Maurino, festejado em 10 de junho.

Feminino(s): Maurina.

Variante(s): Maurino (*espanhol*); Maurin (*francês*).

Número: 1

Cor(es): violeta, azul.

Pedra(s): safira azul.

Palavras-chave/Natureza expressiva: sensibilidade para contatar o mundo espiritual; comunicação clara; influência, prestígio.

Mauro

Do latim *Mauru*, lit. "**mouro**". Os *mouros* foram os antigos habitantes da Mauritânia ("terra dos mouros"), vocábulo que significa "escuros; negros". O mesmo que *Maurício*. **Ver Breno** e **Melánie**.

Santo(s): S. Mauro, festejado em 16 de junho (há dezesseis santos com este nome).

Feminino(s): Maura.

Variante(s): Mauro (*espanhol, italiano*); Maur (*francês*).

Número: 5

Cor(es): rosa.

Pedra(s): rubi.

Palavras-chave/Natureza expressiva: caráter otimista, caloroso e atencioso.

Maury

Nome originário do francês *Maury*, com três étimos. Não confundir com *Mauri*. 1) Hipocorístico de *Amaury* (Amauri); 2) Diminutivo de *Maurin*, e este do latim *Maurinos*, diminutivo de *Maurus* (Mauro); 3) Diminutivo de *Maurício*. **Ver Amauri**, **Mauri**, **Maurício** e **Mauro**.

Número: 6

Cor(es): violeta, turquesa.

Pedra(s): ágata musgo.

Palavras-chave/Natureza expressiva: capacidade de ouvir o próximo; espírito receptivo e antenado com o novo; originalidade.

Max

Hipocorístico de nomes começados por *Max*, como *Maximiano*, *Maximiliano*, *Maxiano* etc. Na Alemanha, especificamente de *Maximilian* (Maximiliano).

Número: 11

Cor(es): violeta, verde.

Pedra(s): quartzo verde.

Palavras-chave/Natureza expressiva: gosto pelas reformas; fraternidade; criatividade.

Maximiano

Do latim *Maximianu*, forma relativa de *Máximo*, sign. "**de (pertencente a; da natureza de) Máximo**". Nome que surgiu pela primeira vez em Portugal, em 1773. **Ver Máximo**.

Santo(s): S. Maximiano, festejado em 8 de janeiro (há cinco santos com este nome).

Feminino(s): Maximiana.

Variante(s): Maximiano (*espanhol*); Massimiàno (*italiano*); Maximien (*francês*).

Número: 9

Cor(es): turquesa, magenta.

Pedra(s): cristal de quartzo.

Palavras-chave/Natureza expressiva: preocupaçãp com o bem-estar das pessoas; ponderação; perfeccionismo.

Maximiliano

Do latim *Maximilianu*. O nome surgiu com um imperador romano a partir da aglutinação de dois cognomes: *Maximus*, tirado de Fábio *Máximo*, e *Emiliano*, um dos Cipiões. É um dos nomes favoritos na Alemanha, também na abreviação *Max*.

Santo(s): S. Maximiliano, festejado em 21 de agosto (há dois santos com este nome).

Feminino(s): Maximiliana.

Variante(s): Maximiliano (*espanhol*); Massimiliano (*italiano*); Maximilien (*francês*); Maximilian (*inglês*).

Número: 3

Cor(es): rosa, azul-claro.

Pedra(s): safira azul.

Palavras-chave/Natureza expressiva: dinamismo; inspiração; talento para as artes em geral.

Maximino

Diminutivo de *Máximo*. **Ver Máximo**.

Santo(s): S. Maximino, festejado em 15 de dezembro (há seis santos com este nome).

Feminino(s): Maximina.

Variante(s): Maximino (*espanhol*); Massimino (*italiano*); Maximin (*francês*).

Número: 8

Cor(es): violeta, azul-claro.

Pedra(s): fenacita.

Palavras-chave/Natureza expressiva: motivação; confiança; percepção extra-sensorial.

MÁXIMO

Máximo, do latim *Maximus*, sign. "**o de maior estatura (altura)**". Nome também empregado no sentido "**aquele que agrada ou bem impressiona as pessoas**". Em Portugal, encontrado pela primeira vez no séc. XVII.

Santo(s): S. Máximo, festejado em 10 de junho (há 32 santos com este nome).

Variante(s): Máximo (*espanhol*); Massimo, Màssimo (*italiano*); Maxime (*francês*).

Número: 3

Cor(es): azul, vermelho.

Pedra(s): calcantita.

Palavras-chave/Natureza expressiva: modéstia; facilidade para assimilar o conhecimento; sabedoria para organizar e administrar.

MAXINO

Forma relativa de *Max*, sign. "**de (pertencente a; da natureza de) Max**". **Ver Max.**

Feminino(s): Maxina.

Número: 4

Cor(es): verde, amarelo-ouro.

Pedra(s): calcita dourada.

Palavras-chave/Natureza expressiva: circunspecção; desapego; dom da compreensão.

MÉCIO

Nome de étimo desconhecido. Provavelmente hipocorístico de *Domécio*, e este variante de *Domício*. **Ver Domício.**

Feminino(s): Mécia.

Número: 9

Cor(es): vermelho, verde.

Pedra(s): amazonita.

Palavras-chave/Natureza expressiva: idealismo; ousadia; altruísmo.

MELCHIOR

Do hebraico *Malkiur*, de *mélekk* (rei) e *ur* (luz), sign. "**rei da luz**". *Méllek* (rei) e *maleak* (anjo), nesse idioma, são duas formas de uma mesma palavra.

Santo(s): S. Melquior, festejado em 6 de janeiro (há três santos com este nome).

Variante(s): Belchior, Belquior, Melquior (*português*); Melchior (*espanhol, francês, inglês*); Melchiorre (*italiano*).

Número: 11

Cor(es): azul royal, amarelo.

Pedra(s): calcita azul.

Palavras-chave/Natureza expressiva: sensatez; inclinação para o misticismo; desprezo pelo convencional.

MELQUIAS

Do hebraico *Malkiah*, de *mélekh* (rei) e *Yah* (Jeová, Deus), sign. "**rei de Deus; rei divino; rei senhor**". **Ver Melchior.**

Variante(s): Melchiah (*árabe*).

Número: 7

Cor(es): rosa, turquesa.

Pedra(s): kunzita.

Palavras-chave/Natureza expressiva: dedicação integral a tudo o que faz; fraternidade; conexão com mestre interior.

MELQUISEDEQUE

No A.T., rei de Salem (Jerusalém) e sacerdote, muitas vezes apresentado pelas Escrituras como o *Messias*. Nome originário do hebraico *Malkitzédeq*, *Melchizedek*, de *mélek* (rei) e *tazadá*, *tzaddíq* (justiça), sign. "**rei da justiça**".

Variante(s): Melquisedec (*espanhol*); Melchisédech (*francês*); Melchizedec (*inglês*).

Número: 9

Cor(es): verde.

Pedra(s): smithsonita verde.

Palavras-chave/Natureza expressiva: coragem para enfrentar e revelar a verdade; altruísmo; personalidade conectada com os próprios sentimentos.

MERVAL

Hipocorístico de *Demerval*. **Ver Demerval.**

Número: 8

Cor(es): laranja.

Pedra(s): crocoíta.

Palavras-chave/Natureza expressiva: firmeza; boa fortuna; facilidade para relacionar-se e fazer amigos.

Messias

Pelo hebraico *mashiah*, o mesmo que *Cristo*. **Ver Cristo.**

Variante(s): Mesías (*espanhol*); Messie (*francês*).

Número: 4

Cor(es): amarelo.

Pedra(s): pedra-do-sol.

Palavras-chave/Natureza expressiva: superação do medo; bondade; gosta de compartilhar o conhecimento.

Miguel

Segundo as Escrituras, nome de um arcanjo-chefe das hostes celestiais e patrono dos guerreiros cristãos. Do hebraico *Mikhael*, de *mikhayáh*, mais a partícula *El*, sign. "**quem é como Deus?**". Em Portugal, o nome surgiu pela primeira vez no séc. II, na variante *Micael*. Na Inglaterra tornou-se um dos nomes favoritos no séc. XII. Nesse país e no País de Gales 687 igrejas lhe são dedicadas. **Ver Malaquias.**

Santo(s): S. Miguel, festejado em 22 de outubro (há 25 santos com este nome).

Feminino(s): Micaela.

Variante(s): Micael, Misael, Mizael (*português*); Miguel (*espanhol*); Michele (*italiano*); Michel (*francês, grego*); Mitchel, Mitchell (*inglês*); Michael (*inglês, alemão*); Micheil (*escocês*); Miquel (*alemão*).

Número: 4

Cor(es): verde, amarelo-ouro.

Pedra(s): heliodoro.

Palavras-chave/Natureza expressiva: jovialidade; sabedoria na manifestação dos sentimentos; facilidade para ensinar.

Milcíades

Do grego *Miltiades*, patronímico de *Miltós*, e este de *miltós* (*vermelhão*), sign. "**filho de Miltós**".

Santo(s): S. Milcíades, festejado em 10 de dezembro.

Variante(s): Melchíade, Melchíades, Melquíades, Milquíades (*português*); Melcíades, Milcíades (*português, espanhol*); Melchìade, Milzíade (*italiano*); Miltiade (*romeno*); Miltiades (*grego*); Miltiado (*esperanto*).

Número: 3

Cor(es): verde.

Pedra(s): crisoprásio.

Palavras-chave/Natureza expressiva: amor à liberdade; auto-estima; poder de alcançar seu objetivo ou ideal.

Milson

Do inglês antigo *Mildesone*, de *Mild, Milde* mais a partícula *son* (filho), sign. "**filho de Milde**", através das variantes *Milleson, Milsson, Mielsom, Millson, Millsum. Milde* tem o significado de "brando; suave; macio".

Variante(s): Milsom (*português*).

Número: 1

Cor(es): vermelho, verde.

Pedra(s): quartzo verde.

Palavras-chave/Natureza expressiva: influência; generosidade; lealdade aos princípios em que acredita.

Mílton

De um toponímico originado do inglês antigo, surgido nas variantes *Middeltone, Middelton, Middeltun, Milneton, Meletune, Melton, Melyon, Miletune, Miletun, Milton, Mylatun*, mais tarde, adotado como nome de residência. 1) De *Middel-tun*, sign. "**da cidade (lugar) central**" ou 2) de *Mylen-tun*, sign. "**da cidade do moinho**". O nome surgiu pela primeira vez com Milton, autor de *O paraíso perdido*. **Ver Milcíades.**

Variante(s): Milton (*espanhol, inglês*).

Número: 11

Cor(es): vermelho, azul.

Pedra(s): sílica gema.

Palavras-chave/Natureza expressiva: equilíbrio entre espírito e matéria; humanitarismo; plenitude física.

Mirabô

Aportuguesamento do francês *Mirabeau*, lit. "**admirável; maravilhoso**". Da mesma raiz vem o termo *mirabilia*, aplicado na Antigüidade aos objetos raros e maravilhosos que revelassem virtudes mágicas ou ocultas, incluindo-se também minerais, plantas e animais fantásticos, enfim, tudo que tivesse caráter sobrenatural.

Variante(s): Mirabeau, Mirabel (*francês*); Mirabella, Mirable (*inglês antigo*).

Número: 4

Cor(es): verde, amarelo-ouro.

Pedra(s): calcita dourada.

Palavras-chave/Natureza expressiva: concórdia; dinamismo; aptidões para o ensino.

Mircéia

O nome está ligado a *Myrtes*, ilha do mar Egeu, sign. "**natural (habitante) de Myrtes**". *Myrtes* vem do grego *myrtos* (baga de murta, mirta), flor na Antigüidade consagrada a Vênus. **Ver Mirtes.**

Variante(s): Myrcéa (*francês*); Mircéa (*espanhol*).

Número: 4

Cor(es): vermelho, ouro.

Pedra(s): rodocrosita.

Palavras-chave/Natureza expressiva: temperamento enérgico, prático e positivo; autenticidade.

Miro

Hipocorístico de nomes terminados em *miro*, como *Teodomiro*, *Valdimiro* etc.

Santo(s): S. Miro, festejado em 12 de novembro.

Variante(s): Mironòne (*italiano*); Myron (*inglês*).

Número: 1

Cor(es): verde, vermelho.

Pedra(s): olho de águia.

Palavras-chave/Natureza expressiva: clareza mental; senso de justiça; confiabilidade.

Misael

Do hebraico, o mesmo que *Miguel*. **Ver Miguel.**

Santo(s): S. Misael, festejado em 16 de dezembro.

Variante(s): Mizael (*português*).

Número: 5

Cor(es): rosa.

Pedra(s): quartzo rosa.

Palavras-chave/Natureza expressiva: devoção extrema; sabedoria; benevolência.

Misaque

1) Do hebraico *Meshach*, nome atribuído em Dan a *Misael*, companheiro de Daniel, para indicar que o rei de Babel doravante seria seu Mestre. De *mi-sa-ku*, sign. "**quem é como Aku**" ou "**quem pertence a Aku**". Apesar de *Aku* ser o nome de um deus lunar sumeriano, *mi* (quem) e *sa* (aquilo que) são palavras hebraicas, o que conduz a uma formação híbrida do nome; 2) Ou do persa *miz shah*, lit. "**amigo do rei**".

Número: 4

Cor(es): verde, amarelo-ouro.

Pedra(s): esmeralda.

Palavras-chave/Natureza expressiva: alegria e bom humor; sabedoria; conexão com a natureza.

Moacir

Do tupi *mbo'a'su* (fazer doer, dor) e *ira* (saído de), sign. "**saído da dor; o que magoa; o que faz doer (molesta)**".

Variante(s): Moacyr (*português*).

Número: 5

Cor(es): azul royal, amarelo-ouro.

Pedra(s): calcita dourada.

Palavras-chave/Natureza expressiva: perseverança; alegria irradiante; paz interior.

Modestino

Forma relativa de *Modesto*, sign. "**de (pertencente a; da natureza de) Modesto**". **Ver Modesto.**

Feminino(s): Modestina.

Variante(s): Modestinus (*latim*).

Número: 6

Cor(es): amarelo.

Pedra(s): citrino.

Palavras-chave/Natureza expressiva: felicidade intensa; perspicácia; serviço abnegado.

Modesto

Modesto, do latim *modestus*, lit. "**modesto; moderado**".

Santo(s): S. Modesto, festejado em 10 de novembro (há sete santos com este nome).

Feminino(s): Modesta.

Variante(s): Modesto (*espanhol, italiano*); Modeste (*francês*).

Número: 1

Cor(es): verde, vermelho.

Pedra(s): calcita verde.

Palavras-chave/Natureza expressiva: honestidade; qualidades de liderança; espírito de mártir.

Moisés

Segundo doutores judeus, é um nome de origem egípcia, derivado de *mesu*, sign. "**criança; filho**", voz que se encontra em nomes teofóricos como *Ramsés* ("filho de Rá") e *Tutmósis* ("filho de Tot").

Santo(s): S. Moisés, festejado em 18 de dezembro (há seis santos com este nome).

Variante(s): Moisés (*espanhol*); Moisè, Mosè (*italiano*); Moise (*francês*); Moses (*inglês*).

Número: 8

Cor(es): laranja.

Pedra(s): coral.

Palavras-chave/Natureza expressiva: nobreza; alegria; vivência intensa das emoções.

Moser

De *Moser*, sobrenome germânico que significa "**mercador de legumes**". Primitivamente, alcunha atribuída a alguém que se dedicava a este mister.

Variante(s): Mozer (*português*).

Número: 7

Cor(es): magenta.

Pedra(s): ametista.

Palavras-chave/Natureza expressiva: dom da cura espiritual; sensibilidade; desapego.

Mozart

Do germânico *Muothart*, de *muot* (caráter, gênio, ânimo) e *hart* (forte, marcante), sign. "**o que possui um caráter (gênio) forte (marcante)**". O nome tornou-se popular pela influência de Wolfgang Amadeus Mozart, compositor austríaco do séc. XVIII, considerado um dos maiores expoentes da arte lírica.

Variante(s): Mozarte (*português*); Motzhart (*germânico*).

Número: 3

Cor(es): azul, vermelho.

Pedra(s): sílica gema.

Palavras-chave/Natureza expressiva: dom da comunicação; bom ânimo; poder para realizar o que planejou; facilidade para fazer amigos.

Múcio

Masculino de *Múcia*. **Ver Múcia.**

Variante(s): Mùzio, Muzio (*italiano*).

Número: 7

Cor: magenta.

Pedra(s): iolita.

Palavras-chave/Natureza expressiva: espírito centrado e atencioso; gosta de cuidar dos outros.

Munir

Do árabe *Munir*, sig. "**brilhante; radiante; iluminado**". Da mesma raiz saíram o médio inglês *mone*, *moone*, inglês antigo *mona*, antigo alto-alemão, *mano*, nórdico antigo *mani*, inglês moderno *moon* (lua). Em sânscrito, *Múni* tem o significado de "santo iluminado". **Ver Anuar.**

Variante(s): Mouni (*árabe*); Munir (*árabe, indiano*).

Número: 3

Cor(es): azul, vermelho.

Pedra(s): crisocola.

Palavras-chave/Natureza expressiva: afinco no trabalho; facilidade para comunicar-se com os planos mais elevados; vigor físico.

Murilo

Do espanhol *Murillo*, sign. "**pequeno muro**", nome que primitivamente foi alcunha. É possível que tenha sido atribuído a um homem baixo e forte.

Variante(s): Murillo, Murilo (*espanhol*).

Número: 7

Cor(es): rosa, turquesa.

Pedra(s): halita rosa.

Palavras-chave/Natureza expressiva: probidade; amor pelas aventuras; força interior.

N

Nabucodonosor

Nome teofórico de origem babilônica, de Nabukudurri-usur, em que entram três elementos distintos: *Nabo*, *Adar* e *Asur*, dando-lhe os significados "**oculto**" e "**Espírito Supremo, Ser espiritual ou divino**". O sobrenome *Nabuco* e o prenome *Donosor* são hipocorísticos do nome.

Variante(s): Nabucodonosor (*espanhol, romeno*); Nabuchodonozor (*francês*); Nebuchadnezzar, Nebuchadrezzar (*inglês*).

Número: 3

Cor(es): violeta, ouro.

Pedra(s): calcita dente-de-leão.

Palavras-chave/Natureza expressiva: força de caráter; dignidade; superação das ilusões.

Napoleão

Nome que apresenta dúvidas quanto ao étimo. 1) Do grego *nápe* (floresta; vale arborizado) e *léon* (leão), sign. "**leão da floresta; leão do vale**"; 2) Ou gentílico, ainda calcado no grego *Neápolis* (cidade nova), atual nome da cidade de Nápoles, sign. "**da cidade nova**". Também "**napolitano**". Esse é o étimo provável.

Variante(s): Napoleón (*espanhol, francês, russo*); Napoleone (*italiano*); Napoleon (*inglês*).

Número: 7

Cor(es): rosa, turquesa.

Pedra(s): quartzo rosa.

Palavras-chave/Natureza expressiva: confiança; força interna; amor-próprio.

Narciso

Na mitologia grega, personagem de inigualável beleza que se apaixonou pela própria imagem refletida na água. Desesperado pela impossibilidade de juntar-se ao objeto de sua paixão, deixou-se cair na relva e foi transformado na flor de açafrão chamada narciso. Do nome de uma flor, originado do grego *Narkissos*, de *nárke* (torpor), sign. "**o que faz adormecer; narcótico**",

Santo(s): S. Narciso, festejado em 31 de outubro (há cinco santos com este nome).

Variante(s): Narciso (*espanhol, italiano*); Narcisse (*francês*); Narcissus (*inglês*).

Número: 7

Cor(es): rosa, turquesa.

Pedra(s): morganita.

Palavras-chave/Natureza expressiva: comunicação criativa do coração; disposição para perdoar; senso de justiça.

Nardo

Nome com dois étimos. 1) Hipocorístico de *Bernardo*; 2) Masculino de *Narda*. **Ver Bernardo** e **Narda (1ª acepção)**.

Número: 7

Cor(es): magenta.

Pedra(s): ametista.

Palavras-chave/Natureza expressiva: altruísmo; perseverança; lida facilmente com os desgostos da vida.

Natalício

Nome relacionado ao dia do nascimento.

Feminino(s): Natalina.

Variante(s): Natalicio (*espanhol*).

Número: 3

Cor(es): violeta, ouro.

Pedra(s): heliodoro.

Palavras-chave/Natureza expressiva: inteligência instintiva; sabedoria na tomada de decisões; sabe o que quer e como atingir seus objetivos.

Natalino

Nome relacionado ao Dia de Natal, antigamente atribuído a meninos nascidos em 25 de dezembro.

Feminino(s): Natalina.

Número: 5

Cor(es): azul royal, amarelo-ouro.

Pedra(s): halita azul.

Palavras-chave/Natureza expressiva: consciência do poder pessoal; dinamismo; gosto pelo conhecimento.

Natálio

O mesmo que *Natalino*. **Ver Natalino.**

Feminino(s): Natália.

Variante(s): Nathalio (*português*).

Número: 9

Cor(es): vermelho, verde.

Pedra(s): rubi.

Palavras-chave/Natureza expressiva: pragmatismo; responsabilidade; filantropia.

Natan

Profeta bíblico que exerceu grande influência sobre Davi. Origina-se do hebraico *Nathan*, de *netanyah*, correlato ao aramaico *yintin*, siríaco *nettel* e acadiano *nadanu*, sign. "**ele deu; dádiva**".

Feminino(s): Natania.

Variante(s): Nàthan (*italiano*); Náthán (*húngaro*); Nathan (*hebraico*).

Número: 5

Cor(es): branco, amarelo-ouro.

Pedra(s): apatita amarela.

Palavras-chave/Natureza expressiva: humor estável; companheirismo; mente clara e objetiva.

Natanael

Do hebraico *Nethanael*, sign. "**dom (dádiva de Deus)**". O ODECN apresenta o significado "**Deus tem dado**". Na Inglaterra o nome surgiu durante a Idade Média, tornando-se popular após a Reforma, principalmente na abreviação Nat.

Variante(s): Nataniel (*português*); Nataniele (*italiano*); Nathanael (*francês, inglês, alemão*); Nathaniel (*inglês*).

Número: 5

Cor(es): rosa.

Pedra(s): quartzo verde.

Palavras-chave/Natureza expressiva: busca do auto-aperfeiçoamento; força interior; empatia.

Naum

No A.T., o sétimo dos Profetas Maiores (séc. VII a.C.) que predisse a queda de Nínive. Origina-se do hebraico *Nahum*, lit. "**rico em conforto; consolador**". O nome está ligado à raiz *n-h-m* (consolar, confortar) e ao árabe *náhama* (ele sussurou). **Ver Neemias.**

Santo(s): S. Naum, festejado em 17 de julho (há dois santos com este nome).

Número: 4

Cor(es): branco, verde.

Pedra(s): smithsonita verde.

Palavras-chave/Natureza expressiva: autenticidade; espontaneidade; conexão com os planos sutis.

Navarro

Gentílico de origem espanhola. De *Navarra*, ligado a *navarro*, sign. "**natural (habitante) de Navarra**", palavra que no idioma basco sign. "planície baixa". Às vezes aparece também como sobrenome.

Variante(s): Navarro, Navarrois (*francês*).

Número: 8

Cor(es): rosa, violeta.

Pedra(s): kunzita.

Palavras-chave/Natureza expressiva: bom humor; estima; espírito de conciliação.

Nazareno

O nome significa "**natural (habitante da cidade) de Nazaré**". *Nazaré* é uma cidade palestina onde residiu a Sagrada Família até o batismo de Jesus. *Nazareno* é também um epíteto de *Jesus*. **Ver Nazário.**

Feminino(s): Nazarena.

Variante(s): Nazerino (*português*); Nazzareno, Nazèreno (*italiano*).

Número: 4

Cor(es): vermelho, ouro.

Pedra(s): opala de fogo.

Palavras-chave/Natureza expressiva: dom para o ensino; ausência de preconceitos; lucidez.

NAZIR

Nome com dois étimos. 1) Do hebraico *nazir*, da raiz *n-z-r* (separar, afastar-se, dedicar-se), sign. "**consagrado (dedicado, devotado) a Deus**". O mesmo que *Nazário*; 2) Do árabe *nazir* (supervisionar, superintender), entre os muçulmanos, nome dado ao funcionário cuja atribuição corresponde à de *governador* de um grande distrito. Significa "**supervisor; superintendente**". **Ver Nazário.**

Feminino(s): Nazira.

Número: 5

Cor(es): azul royal, amarelo-ouro.

Pedra(s): lápis-lazúli.

Palavras-chave/Natureza expressiva: calor humano; facilidade de aprendizado; intuição.

NEEMIAS

Nome de um autor hebreu de um livro bíblico que retrata a restauração de Jerusalém. Origina-se do hebraico *Nehemmiah*, da raiz *n-h-m* (consolar, confortar), e *Yah* (Deus, Senhor, Jeová), sign. "**aquele que Deus consola; consolado por Deus**". **Ver Naum.**

Variante(s): Nehemias (*português*); Nehemiah (*inglês*); Nehemia (*alemão*).

Número: 3

Cor(es): azul, vermelho.

Pedra(s): quartzo azul.

Palavras-chave/Natureza expressiva: obstinação; faculdades sensitivas.

NEI

Do alsaciano, forma arcaica de *nouveau*, lit. "**novo**", que aludia a qualquer pessoa (imigrante) chegada ao país. Ainda que raramente, no Brasil a variante Ney é adotada por ambos os sexos. **Ver Ney** na seção "Nomes Femininos".

Variante(s): Nay, Ney (*francês*).

Número: 1

Cor(es): vermelho, violeta.

Pedra(s): calcita vermelha.

Palavras-chave/Natureza expressiva: vigor físico; magnetismo pessoal; persistência.

NEILDO

Aportuguesamento de *Neild*, de sobrenome inglês antigo derivado de *Neil*, e este de *niadh*, sign. "**campeão**". **Ver Nélson.**

Feminino(s): Neilda (*português*).

Número: 5

Cor(es): azul royal, amarelo-ouro.

Pedra(s): topázio imperial.

Palavras-chave/Natureza expressiva: perseverança; paz e alegria interior; temperamento acolhedor.

NEILOR

De um toponímico originário do inglês antigo, que aparece nas variantes *Nailer*, *Nayler*, *Naylar*, *Naylor*. O primeiro elemento do nome está calcado na raiz *nay* (água, ilha, rio); o segundo, ao que tudo indica, é o arcaico *lor*, *lorn* (perdido). O nome, que se tornou antropônimo, é traduzido como "**(da) ilha (rio) perdida(o)**".

Número: 1

Cor(es): violeta, azul.

Pedra(s): calcita azul.

Palavras-chave/Natureza expressiva: capacidade de "ouvir" o outro; lidera sem dominar e faz o que precisa ser feito.

NEIMAR

Masculino de *Neimá*, e este o mesmo que *Noêmia*. **Ver Noêmia.**

Número: 6

Cor(es): azul royal, turquesa.

Pedra(s): turquesa.

Palavras-chave/Natureza expressiva: sexto sentido apurado; paz mental; encara a vida com leveza e naturalidade.

NÉLIO

Hipocorístico de *Cornélio*. **Ver Cornélio.**

Número: 1

Cor(es): verde, vermelho.

Pedra(s): malaquita.

Palavras-chave/Natureza expressiva: temperamento desafiador; pensamentos claros; consegue enxergar e avaliar os vários aspectos de uma questão.

Nélson

Do anglo-saxão *Neil* ou *Niel*, de *niadh* (campeão), mais a partícula *son* (filho), *Niel'son*, sign. "**filho de Niel (Neil)**". Na Inglaterra, originariamente foi sobrenome.

Feminino(s): Nelsi.

Variante(s): Neildo, Neílson, Nílson (*português*); Neildson (*inglês*).

Número: 7

Cor(es): magenta.

Pedra(s): ametista.

Palavras-chave/Natureza expressiva: temperamento acolhedor e altruísta; interesse pela espiritualidade.

Nemésio

Do grego *Nemesios*, sign. "**consagrado a Nêmesis**". Nêmesis foi a deusa mitológica grega da vingança e da justiça divina, cujo nome se traduz por "justiça retributiva".

Variante(s): Namácio, Namésio (*português*); Némese (*francês*).

Número: 8

Cor(es): rosa, violeta.

Pedra(s): cristal de quartzo.

Palavras-chave/Natureza expressiva: abnegação; precaução; independência emocional.

Nereu

Na mitologia grega, deus marinho mais antigo que Netuno. O nome origina-se do grego *Nereús*, de *náo* (fluir, nadar), da raiz indo-européia *ana* (fluir, banhar-se), relacionada a um conceito de umidade, ligado ao jônico *nerós*, sign. "**de águas límpidas**" ou "**de águas abundantes**".

Variante(s): Nereo (*espanhol*); Nèreo (*italiano*); Nérée (*francês*); Nereus (*inglês*).

Número: 9

Cor(es): vermelho, verde.

Pedra(s): hematita.

Palavras-chave/Natureza expressiva: intrepidez; desembaraço; objetividade; imparcialidade.

Nerval

Nome de residência originário do francês antigo *Nerval*, de *ner* (escuro, negro, sombrio) e *val* (vale), sign. "**do vale escuro**". O nome não tem ligação com o adjetivo *nerval*, relacionado aos nervos, como sugeriu um autor.

Número: 9

Cor(es): vermelho, verde.

Pedra(s): jade.

Palavras-chave/Natureza expressiva: pragmatismo; abnegação; decisão.

Nésio

Do grego, relativo a *nesos* (ilha), sign. "**ilhéu; insulano; homem da ilha**".

Feminino(s): Nésia.

Número: 8

Cor(es): laranja.

Pedra(s): cornalina.

Palavras-chave/Natureza expressiva: desenvolvimento da consciência por meio dos reveses da vida; emotividade; conhecimento instintivo.

Nestor

Na mitologia grega, rei de Pilos que lutou contra os centauros na contenda contra os lapitas. Origina-se do grego *Néstor*, de *néstor*, sign. "**aquele que abençoa**", através do latim *Nestor*, *Nestoris* (Nestor, Nestório). Alguns autores traduzem por "o que volta sobre seus passos: o que regressa". Ocorre que há uma palavra, *nóstos* (retornar), que primitivamente significou "*bênção*", daí a confusão.

Santo(s): S. Nestor, festejado em 8 de outubro (há cinco santos com este nome).

Variante(s): Nestório (*português*); Nestor (*espanhol, italiano, inglês, latim*); Nestòrio (*italiano*).

Número: 1

Cor(es): verde, vermelho.

Pedra(s): smithsonita verde.

Palavras-chave/Natureza expressiva: positivismo; segurança interior; dom da cura.

Nevile

Do francês *Neufville, Neville*, sign. "**da vila nova**". O mesmo que *Villeneuve*. É um nome de residência que passou a antropônimo. **Ver Newton.**

Variante(s): Neville (*francês, inglês*); Nevil, Nevill (*inglês*).

Número: 4

Cor(es): verde, amarelo-ouro.

Pedra(s): jade.

Palavras-chave/Natureza expressiva: confiança; busca da felicidade; mente alerta.

Névio

Do latim *Naevius* (marca, pinta), sign. "**o que tem uma marca (no corpo ou no rosto)**". Nome que primitivamente deve ter sido alcunha.

Santo(s): S. Névio, festejado em 27 de julho.

Feminino(s): Névia.

Número: 11

Cor(es): vermelho, azul.

Pedra(s): amazonita.

Palavras-chave/Natureza expressiva: facilidade para relacionar-se e administrar as frustrações; paz de espírito.

Newton

Do inglês *Newton*, o mesmo que *Nílton*. **Ver Nílton.**

Número: 1

Cor(es): verde, vermelho.

Pedra(s): hematita.

Palavras-chave/Natureza expressiva: arrojo; vanguardismo; honestidade.

Nicácio

Do grego *Nikasios*, sign. "**natural (habitante) da Nicásia**". Nicásia é uma pequena ilha grega cujo nome está ligado à raiz *niké* (vencer), razão pela qual algumas fontes o traduzem indevidamente como "o vitorioso".

Santo(s): S. Nicácio, festejado em 11 de outubro (há três santos com este nome).

Variante(s): Nicásio (*português*); Nicasio (*espanhol*); Nicaise (*francês*).

Número: 9

Cor(es): violeta, rosa.

Pedra(s): halita violeta.

Palavras-chave/Natureza expressiva: espírito progressista, filantrópico e humanista.

Nicandro

Do grego *Nikandros*, de *níke* (vencer) e *aner, andrós* (homem), sign. "**aquele que vence (supera) os homens (adversários)**". Em Portugal, encontrado no A.E.L. de 1838.

Santo(s): S. Nicanor, festejado em 10 de janeiro.

Variante(s): Nicandro (*português, italiano*); Nicànore (*italiano*); Nicandre (*francês*).

Número: 11

Cor(es): violeta, verde.

Pedra(s): esmeralda.

Palavras-chave/Natureza expressiva: individualismo; sinceridade; estabilidade.

Nicanor

Do grego *Nikánor*, o mesmo que *Nicandro*. **Ver Nicandro.**

Número: 11

Cor(es): vermelho, azul.

Pedra(s): amazonita.

Palavras-chave/Natureza expressiva: personalidade vigorosa; sabe manter a calma nos momentos difíceis; equilíbrio entre espírito e matéria.

Nicolau

Do grego *Nikólaos*, de *níke* (vitória) e *laos* (povo), sign. "**o que conduz o povo à vitória**" ou "**aquele que vence com o povo**". Nome de muitos papas e imperadores, foi encontrado em Portugal por volta de 1211.

Santo(s): S. Nicolau, festejado em 10 de outubro (há 26 santos com este nome).

Variante(s): Nicolás (*espanhol*); Nicola, Nicolo, Nicollo (*italiano*); Nicolai (*italiano*); Nicolas (*francês*); Nicholas (*inglês*).

Número: 3

Cor(es): azul, vermelho.

Pedra(s): ágata azul.

Palavras-chave/Natureza expressiva: inteligência instintiva; dom da oratória; talento para escrever.

Nicolino

Forma relativa de *Nicolau*, sign. "**de (pertencente a; da natureza de) Nicolau**".

Santo(s): S. Nicolino Magalotti, festejado em 29 de novembro.

Variante(s): Nicoline (*francês*).

Número: 1

Cor(es): verde, magenta.

Pedra(s): jade.

Palavras-chave/Natureza expressiva: amorosidade; compaixão; sabe que caminho seguir na vida.

Nídio

Hipocorístico de *Leonídio*. **Ver Leonídio.**

Feminino(s): Nídia.

Número: 6

Cor(es): azul royal, turquesa.

Pedra(s): safira azul.

Palavras-chave/Natureza expressiva: criatividade; espontaneidade; devoção ao ideal de vida.

Nielsen

De origem anglo-saxônica, o mesmo que *Nélson*. **Ver Nélson.**

Número: 6

Cor(es): azul royal, turquesa.

Pedra(s): quartzo azul.

Palavras-chave/Natureza expressiva: predomínio das emoções sobre a razão; método; criatividade; carisma.

Nildo

Nome com dois étimos. 1) Hipocorístico de nomes terminados em *nildo*, como *Leonildo*, *Ronildo* etc.; 2) Masculino de *Nilda*. **Ver Nilda (1ª acepção).**

Número: 9

Cor(es): vermelho, verde.

Pedra(s): amazonita.

Palavras-chave/Natureza expressiva: perseverança; lealdade; aptidões para trabalhos relacionados à assistênca social.

Nildson

Do inglês *Neild*, sobrenome originado de *Neil*, mais a partícula *son* (filho), sign. "**filho de Neild**". **Ver Nélson.**

Número: 6

Cor(es): azul royal, turquesa.

Pedra(s): safira azul.

Palavras-chave/Natureza expressiva: idealismo; serenidade emocional; espontaneidade.

Nilo

Do egípcio *itrw*, hebraico *yor*, grego *potamós*, lit. "**o rio**", nome aplicado com sentido genérico. Curiosamente em sânscrito *nil* traduz-se por "azul", e *Azul* é o nome de um afluente que o Nilo (rio sagrado dos egípcios) recebe em Cartum, antes de atravessar a Núbia e o Egito.

Santo(s): S. Nilo, festejado em 12 de novembro (há dois santos com este nome).

Variante(s): Nilo (*espanhol, italiano*); Nil (*francês*).

Número: 5

Cor(es): vermelho

Pedra(s): quartzo rosa.

Palavras-chave/Natureza expressiva: vigor; magnetismo pessoal; alegria de viver.

Nílson

O mesmo que *Nélson*. **Ver Nélson.**

Feminino(s): Nilsa.

Número: 11

Cor(es): vermelho, azul.

Pedra(s): sodalita.

Palavras-chave/Natureza expressiva: procedimento ou convívio cordial, afetuoso.

Nílton

Gentílico surgido de *Newton*, toponímico inglês formado de *new* (novo) e *town* (cidade), sign. "**da (natural, habitante) cidade nova**". Há quem pretenda ser uma variante de *Mílton*, o que deve ser descartado.

Número: 3

Cor(es): vermelho, azul.

Pedra(s): topázio azul.

Palavras-chave/Natureza expressiva: criatividade; dedicação ao trabalho; talento e sabedoria para organizar e administrar.

Niseu

Nome com dois étimos. 1) Do latim *Nyseus*, um dos epítetos de Baco, sign. "**do Niso**", monte mitológico onde teria nascido Dioniso (Baco); 2) Patronímico originado do latim *Nyseus*, sign. "**filho de Dioniso**". **Ver Dioniso.**

Número: 5

Cor(es): rosa.

Pedra(s): calcita rosa.

Palavras-chave/Natureza expressiva: harmonia; amorosidade; capacidade criadora.

Nísio

Do latim *Nysius*, um dos cognomes de Baco, porque este deus teria fundado a cidade de *Nysa*. **Ver Dioniso.**

Feminino(s): Nísia (*português*).

Número: 3

Cor(es): azul, vermelho.

Pedra(s): cianita.

Palavras-chave/Natureza expressiva: ações que visam ao fim utilitário das coisas; sabedoria nas decisões; capacidade de superar a negatividade.

Nivaldo

Do germânico *Nivard*, de *niv* (jovem) e *hard* (forte), sign. "**jovem forte**".

Feminino(s): Nivalda.

Variante(s): Nival (*francês*).

Número: 5

Cor(es): azul royal, amarelo-ouro.

Pedra(s): safira azul.

Palavras-chave/Natureza expressiva: percepção profunda do mundo que o cerca; dinamismo; sabedoria ancestral.

Noé

No A.T., patriarca hebreu que, sob os desígnios divinos, construiu a Arca que preservou os homens e os animais durante o Dilúvio. Do hebraico *Noah*, lit. "**descanso, repouso**", correlato ao aramaico *nuah* e acadiano *nahu* (descansar) e etíope *naha* (ele estava estendido). **Ver Aramis.**

Santo(s): S. Noé Magwall, festejado em 3 de junho.

Variante(s): Noé (*espanhol, francês*); Noè (*italiano*).

Número: 7

Cor(es): violeta.

Pedra(s): charoíta.

Palavras-chave/Natureza expressiva: capacidade de autotransformação; determinação; sabe que seu exemplo pode influenciar os outros.

Noel

Do francês antigo *Nouel*, *Noel* – este último usado no norte da França –, tradução do latim *natalis*, sign. "**Natal**", abreviação de *Christi natalis dies*. Na Inglaterra, *Noel* foi nome de batismo atribuído a crianças de ambos os sexos nascidos no dia de Natal, tornando-se muito popular a partir de 1200 d.C.

Santo(s): S. Noel Pinot, festejado em 21 de fevereiro.

Feminino(s): Noélia.

Variante(s): Noel (*espanhol, francês, inglês*); Noal, Nouvel (*francês*).

Número: 1

Cor(es): azul

Pedra(s): lápis-lazúli.

Palavras-chave/Natureza expressiva: sensibilidade; percepção do que precisa ser feito; probidade.

Norberto

Do germânico *Nordberctus*, de *nort* (norte) e *berth* (famoso, ilustre, brilhante), sign. "**famoso homem do Norte**".

Santo(s): S. Norberto, festejado em 6 de junho.

Feminino(s): Norberta.

Variante(s): Norberto (*espanhol, italiano*); Norbert (*francês, inglês, alemão*); Nobert (*francês*).

Número: 8

Cor(es): violeta, azul-claro.

Pedra(s): lepidolita.

Palavras-chave/Natureza expressiva: autoconfiança; dons espirituais; superação da negatividade.

NORIVAL

Gentílico de origem céltica, sign. "**natural (habitante) do vale do Norte**". Não confundir com *Lorival, Lourival.*

Número: 1

Cor(es): violeta, azul.

Pedra(s): topázio azul.

Palavras-chave/Natureza expressiva: habilidades psíquicas e de comunicação; devoção.

NÓRMAN

Do inglês antigo *Northman*, alemão, antigo *Nordemann*, sign. "**homem do Norte**". Na Inglaterra foi um nome muito popular no período anterior à conquista normanda, desaparecendo por volta do séc. XIV, para ser redivivo nos tempos atuais.

Feminino(s): Norma.

Variante(s): Norman (*inglês*).

Número: 3

Cor(es): azul, vermelho.

Pedra(s): água-marinha.

Palavras-chave/Natureza expressiva: faculdades sensitivas desenvolvidas; inspiração; dom da oratória.

NÓRTON

Nome de residência originário do inglês antigo *Noroton, Nortuna, Nortune, Nordtone, Norotune, Nortun*, inglês moderno *Norton*. A tradução usual é "da cidade do Norte", mas a interpretação correta do nome é "**da residência (aldeia) situada ao norte (de outra)**".

Número: 6

Cor(es): azul royal, turquesa.

Pedra(s): sílica gema.

Palavras-chave/Natureza expressiva: intuição; criatividade; alegria.

NUNO

Do latim *Nonniu*, calcado em *nonnus*, que na linguagem infantil significava "**pai; aio**". Nome encontrado em obras portuguesas redigidas nos sécs. XIII, XIV e XV, na forma *Nunho*, talvez por influência do espanhol *Nuño.*

Santo(s): S. Nuno Álvares Pereira, festejado em 6 de novembro.

Variante(s): Nuño (*espanhol*).

Número: 1

Cor(es): vermelho, violeta.

Pedra(s): calcita vermelha.

Palavras-chave/Natureza expressiva: personalidade enérgica; sabe concretizar seus objetivos; aptidões para a prática de esportes.

O

OBERDAN

Do sobrenome francês *Hoberdon*, diminutivo de *Hobart* (antigo *Hobert*), calcado em *habe*, sign. "**falcão**" ou "**esmerilhão**", ambas, aves de rapina. É provável que primitivamente tenha sido cognome atribuído a um homem rapace.

Variante(s): Oberdã (*português*); Hoberdon (*francês*).

Número: 5

Cor(es): azul royal, amarelo-ouro.

Pedra(s): pirita.

Palavras-chave/Natureza expressiva: personalidade magnética; emprega com sabedoria a energia disponível; boa memória.

ODAIR

Do germânico, o mesmo que *Oto, Oton*. **Ver Oto, Otom.**

Número: 11

Cor(es): vermelho, azul.

Pedra(s): calcantita.

Palavras-chave/Natureza expressiva: caráter protetor; capacidade de manter a calma nos momentos difíceis; amigo das horas difíceis.

Odemir

Do árabe, corruptela de *wad-Emir*, sign. "**rio (água) do Emir**". O nome vem de um rio da vila portuguesa de *Odemira*, à qual deve ter dado o nome, localizada na província de Alentejo, já existente na época romana. Do nome da cidade originou-se o antropônimo.

Variante(s): Odemiro (*português*).

Número: 1

Cor(es): violeta, azul.

Pedra(s): celestita.

Palavras-chave/Natureza expressiva: sensibilidade psíquica; amor à beleza e à harmonia.

Odílio

Do germânico, diminutivo de *Oto*, e este calcado no tema *od*, *ot* (*aud*, *odo*), que dá idéia de bens, posses, sign. "**rico; opulento**". **Ver Audir**, **Audo**, **Odair** e **Oto,** nomes aos quais equivale.

Feminino(s): Odília.

Variante(s): Odálio, Odélio, Odelino, Odilo, Odylo, Otílio (*português*); Odilón (*espanhol*); Odilóne (*italiano*); Odelin, Odilon (*francês*); Odell (*inglês*); Odelio (*germânico*).

Número: 1

Cor(es): violeta, azul.

Pedra(s): albita.

Palavras-chave/Natureza expressiva: ideais elevados; senso de autoridade; clareza na comunicação.

Odilo

Do belga *Odilo*, o mesmo que *Odílio*. **Ver Odílio**.

Feminino(s): Odila.

Número: 1

Cor(es): verde, vermelho.

Pedra(s): rubi.

Palavras-chave/Natureza expressiva: imparcialidade; fidedignidade; foco nas metas que dispõe atingir.

Odilon

Do francês *Odilon*, o mesmo que *Odílio*. **Ver Odílio**.

Santo(s): S. Odilon, festejado em 15 de outubro (há dois santos com este nome).

Número: 6

Cor(es): azul royal, turquesa.

Pedra(s): turquesa.

Palavras-chave/Natureza expressiva: alegria intensa; visão profunda da vida; compaixão.

Odir

Nome com dois étimos. 1) Hipocorístico de *Odirlei*; 2) O mesmo que *Oto*. **Ver Odirlei** e **Oto**.

Número: 1

Cor(es): verde, vermelho.

Pedra(s): malaquita.

Palavras-chave/Natureza expressiva: retidão; imparcialidade; capacidade de análise.

Odirlei

De *Adderley*, toponímico originado do inglês antigo. O primeiro elemento é o antropônimo *Aldred*. O segundo é *leah* (lugar aberto em uma floresta; clareira). O nome refere-se a alguém que habitava uma "**clareira localizada numa floresta pertencente a (um) Aldred**".

Variante(s): Aderlei, Aderley, Adirlei, Adirley, Dirlei, Dirley, Odirley (*português*).

Número: 9

Cor(es): turquesa, magenta.

Pedra(s): calcita rosa.

Palavras-chave/Natureza expressiva: altruísmo; aptidão artística para a pintura e poesia; sensibilidade superior.

Odorico

Do germânico *aud*, *odo*, *od*, *oto*, tema que dá idéia de bens, posses, propriedades, e *rik* (senhor, príncipe), sign. "**senhor da propriedade**".

Santo(s): S. Odorico de Pordenone, festejado em 3 de novembro.

Variante(s): Odorico (*espanhol, italiano*); Odorique (*francês*).

Número: 7

Cor(es): turquesa.

Pedra(s): quartzo azul.

Palavras-chave/Natureza expressiva: dom de cura nos níveis mental e espiritual; engenhosidade; mente ágil e elástica.

Oduvaldo

O mesmo que *Edvaldo*. **Ver Edvaldo.**

Santo(s): Oduvaldo, festejado em 26 de maio.

Feminino(s): Oduvalda.

Número: 4

Cor(es): amarelo, rosa.

Pedra(s): pedra-do-sol.

Palavras-chave/Natureza expressiva: superação do medo; benevolência; gosta de compartilhar o conhecimento.

Oiama

Do japonês *Oyama*, lit. "**montanha grande**".

Número: 3

Cor(es): verde.

Pedra(s): hidenita.

Palavras-chave/Natureza expressiva: espírito realizador; afeto; amor à liberdade.

Olavo

Do germânico *Olafr*, antigo nórdido *An-leifr*, *Aleifr*, composto de *ano* (ancestral, antepassado) e *leifr* (herança, legado, resto), correlato ao inglês antigo *laefan*, sign. "**herança dos ancestrais**" ou "**a herança ancestral**". Tornou-se um dos nomes favoritos nos países nórdicos, desde que ali surgiu por volta do ano 1000.

Número: 2

Cor(es): azul

Pedra(s): ágata azul rendada.

Palavras-chave/Natureza expressiva: talento para a escrita e oratória; espírito solidário e protetor.

Oldair

De origem germânica, calcados no tema *wald*, *oldo*, sign. "**governador**".

Feminino(s): Olda.

Variante(s): Older, Oldir, Oldo (*português*).

Número: 5

Cor(es): azul royal, amarelo-ouro.

Pedra(s): turmalina azul.

Palavras-chave/Natureza expressiva: tranqüilidade; consciência do poder pessoal; personalidade magnética.

Oldemário

O mesmo que *Adelmar*. **Ver Adelmar.**

Número: 11

Cor(es): azul royal, amarelo.

Pedra(s): lápis-lazúli.

Palavras-chave/Natureza expressiva: superação das limitações; determinação; espontaneidade; estima.

Olegário

Do germânico *Oilagar*, de *oila*, *ola* (bens, patrimônio) e *egar* (lança), sign. "**lança que defende seus bens**". Equivale a *Edgar*. **Ver Edgar.**

Santo(s): S. Olegário, festejado em 6 de março.

Variante(s): Oldegar, Oldegário (*português*); Audagar (*germânico*).

Número: 1

Cor(es): verde, magenta.

Pedra(s): esmeralda.

Palavras-chave/Natureza expressiva: honestidade; compaixão; fé na vida.

Olímpio

Do grego *olympos*, latim *Olympius*, *Olympia*, Olympium, sign. "**consagrado a Zeus olímpico**".

Santo(s): S. Olimpio, festejado em 12 de junho (há dois santos com este nome).

Feminino(s): Olímpia.

Variante(s): Olimpião (*português*); Olimpio (*espanhol*); Olympio (*francês*).

Número: 8

Cor(es): violeta, azul-claro.

Pedra(s): fluorita.

Palavras-chave/Natureza expressiva: auto-realização; poder de transformação; cautela.

Olimpo

Do latim *Olympus, Olympi*, origina-se do grego *Ólympos* e é a denominação mitológica da morada celeste dos deuses do panteão helênico. Tornou-se antropônimo e sua origem está na raiz *lap* (brilhar), com o significado de "**brilhante; todo resplandecente**".

Variante(s): Olympe (*francês*).

Número: 8

Cor(es): rosa, violeta.

Pedra(s): charoíta.

Palavras-chave/Natureza expressiva: espiritualidade; energia transformadora; apraz-lhe fazer o bem.

Olindo

O mesmo que *Olinto*. **Ver Olinto.**

Feminino(s): Olinda.

Variante(s): Olindo (*espanhol, italiano*).

Número: 6

Cor(es): azul royal, turquesa.

Pedra(s): apatita azul.

Palavras-chave/Natureza expressiva: temperamento pacífico; inteligência criativa; simplicidade.

Olinto

Do grego *Ólynthos*, latim *Olynthus*, do nome de uma cidade da Trácia, sign. "**figo que não amadurece**". A variante *Olindo* sofreu uma alteração em sua forma original, com a mudança do *t* para o *d*, como era esperado.

Feminino(s): Olinta.

Variante(s): Olynthe (*francês*).

Número: 4

Cor(es): verde, amarelo-ouro.

Pedra(s): esmeralda.

Palavras-chave/Natureza expressiva: jovialidade; coração sábio; conexão com a natureza.

Olivério

Do francês antigo *Olivier*, lit. "**oliveira**", e este do latim *olivarius*. Foi um dos nomes favoritos ingleses durante a Idade Média, na forma *Oliver*.

Santo(s): S. Olivério de Plunkett, festejado em 11 de julho.

Feminino(s): Olivéria.

Variante(s): Olivário (*português*); Oliverio (*espanhol*); Oliviero (*italiano*); Olivier (*francês, inglês*); Oliver (*inglês, alemão*).

Número: 6

Cor(es): amarelo-claro

Pedra(s): topázio imperial.

Palavras-chave/Natureza expressiva: empatia; compaixão; talento para ensinar.

Olívio

Masculino de *Olívia*. **Ver Olívia.**

Variante(s): Olivo (*espanhol*).

Número: 1

Cor(es): violeta, azul.

Pedra(s): ágata azul rendada.

Palavras-chave/Natureza expressiva: personalidade orientada pelos ideais em que acredita; proteção espiritual; intuição.

Olney

De *Olney*, toponímico *inglês*, com dois étimos. 1) De *Ollaneg, Olnei*, sign. "**da ilha de Olla**". *Olla* é um nome próprio de étimo desconhecido; 2) Nome de residência originário do inglês antigo *ana leah, Anelegh, Olney*, sign. "**da clareira (atalho ou caminho em uma floresta) deserta**".

Variante(s): Olnei (*português*).

Número: 8

Cor(es): laranja.

Pedra(s): andaluzita.

Palavras-chave/Natureza expressiva: mente receptiva e desprendida; sabedoria; criatividade.

Omar

Nome com dois étimos. 1) Do árabe *ámara* (viver muito), sign. "**o que tem longa vida**"; 2) Do germânico *Otmar*, o mesmo que *Audomar, Audomário*. **Ver Audomário.**

Feminino(s): Omara.

Variante de ambas as acepções: Omar (*espanhol, italiano*).

Número: 5

Cor(es): vermelho.

Pedra(s): quartzo verde.

Palavras-chave/Natureza expressiva: vitalidade; magnetismo pessoal; alegria de viver.

Onofre

Do germânico *Hunifrid*, de *hun* (gigante, força) e *frith*, *frid* (paz), sign. "**suporte da paz; força da paz**", com influência de um grego *Onouphrios*.

Santo(s): S. Onofre, festejado em 12 de junho.

Variante(s): Humfredo, Onofre (*espanhol*); Onòfrio, Onofredo (*italiano*); Humfroy (*francês*); Humphrey (*inglês*).

Número: 1

Cor(es): violeta, azul.

Pedra(s): água-marinha.

Palavras-chave/Natureza expressiva: honestidade; brio; franqueza.

Orestes

Do grego *Oréstes*, de *óros* (montanha), sign. "**montanhês; que reside em uma montanha**". Equivale ao hebraico *Aarão*.

Santo(s): S. Orestes, festejado em 13 de dezembro (há dois santos com este nome).

Variante(s): Orestes (*espanhol*); Oreste (*italiano*, *francês*); Orest (*inglês*, *alemão*, *russo*).

Número: 11

Cor(es): vermelho, azul.

Pedra(s): calcita azul.

Palavras-chave/Natureza expressiva: vigor físico; gosto pela originalidade; contato com o transcendental.

Oriel

Nome com dois étimos. 1) Do hebraico *Oriel*, sign. "**Deus é luz**", o mesmo que *Uriel*; 2) Do germânico *Aurildis*, *Orieldis*, composto de *aus* (fogo) e *hildi* (luta, disputa), sign. "**aquele que luta com vigor**".

Variantes da 1ª acepção: Uria, Urias (*hebraico*); Uriel (*inglês*, *hebraico*).

Número: 5

Cor(es): azul royal, amarelo-ouro.

Pedra(s): heliodoro.

Palavras-chave/Natureza expressiva: gosto pelo conhecimento; facilidade de aprendizado; consciência do poder pessoal.

Orígenes

Do grego *Origénes*, e este do egípcio *Har*, *Hor* (Hórus) e do grego *genes* (descendência), sign. "**descendente de Hórus**". Horus foi um deus do panteão egípcio.

Variante(s): Orígines (*português*); Orígene (*italiano*); Origène (*francês*).

Número: 11

Cor(es): azul royal, amarelo.

Pedra(s): azurita.

Palavras-chave/Natureza expressiva: discernimento espiritual; desapego; sabedoria.

Orlando

Variante de *Rolando*. **Ver Rolando.**

Variante(s): Orlando (*italiano*).

Número: 7

Cor(es): rosa, turquesa.

Pedra(s): rodocrosita.

Palavras-chave/Natureza expressiva: interesse pelos mistérios da vida; equilíbrio; afeto.

Orsino

Diminutivo de *Orson*. Os Orsini constituíram poderosa família romana da época renascentista, e desta saíram cinco papas, trinta cardeais e grandes *condottieri*. **Ver Órson.**

Feminino(s): Orsina.

Número: 9

Cor(es): violeta, rosa.

Pedra(s): quartzo rosa.

Palavras-chave/Natureza expressiva: consciência do propósito de vida; caridade; magnanimidade.

Órson

Do inglês *Orson*, e este do latim *Orsinus*, de *ursus*, lit. "**urso**".

Variante(s): Orso (*italiano*); Urson (*inglês*).

Número: 9

Cor(es): vermelho, verde.

Pedra(s): esmeralda.

Palavras-chave/Natureza expressiva: cumprimento dos deveres; concretização dos objetivos; humildade.

Oscar

Do inglês antigo *Osgar*, composto de *os* (deus) e *gar* (lança), sign. "**lança de Deus; combatente divino**". O nome corresponde ao nórdico *Asgeirr*, usado na Inglaterra antes da conquista normanda, tendo surgido em poemas irlandeses sob a forma *Osgar*.

Santo(s): S. Oscar, festejado em 3 de fevereiro.

Feminino(s): Oscarina.

Variante(s): Óscar (*espanhol*); Oscar (*italiano, francês, inglês*); Oskar (*alemão*).

Número: 2

Cor(es): azul.

Pedra(s): larimar.

Palavras-chave/Natureza expressiva: solidariedade; ensina pelo exemplo; sabe ouvir o coração.

Oséas

Do hebraico *Oshea*, lit. "**salvo**". Alguns autores traduzem incorretamente por "Jeová (Deus) salva" ou "salvo por Deus".

Santo(s): S. Oséias, festejado em 4 de julho.

Variante(s): Oséias (*português*); Oseas (*espanhol*); Osèa (*italiano*); Hosea (*inglês*); Hoseah, (*hebraico*).

Número: 5

Cor(es): branco, amarelo-ouro.

Pedra(s): adamita.

Palavras-chave/Natureza expressiva: contato com a alma; brilho; poder de encantar, seduzir.

Osias

No A.T., nome de um rei de Judá. Variante grega do hebraico *Uzziah*, lit. "**força (fortaleza) de Deus; minha força é Deus**". Equivale a *Oziel*.

Variante(s): Ozias, Uzias (*português*).

Número: 9

Cor(es): amarelo, violeta.

Pedra(s): âmbar.

Palavras-chave/Natureza expressiva: imaginação fértil; intuição; percepção acentuada.

Osíris

Do zenda *Ahura* (sânscrito *Asura*), que passou ao egípcio pelas formas *Asura*, *Asuris*, *Asiris*, *Osiris*, sign. "**sopro (espírito) criador; Espírito Supremo; ser espiritual ou divino**".

Variante(s): Osires, Ozíris, Ozires (*português*); Osire (*espanhol*).

Número: 8

Cor(es): rosa, violeta.

Pedra(s): diamante.

Palavras-chave/Natureza expressiva: preocupação com o outro; calor humano; auto-estima.

Osman

Nome com dois étimos. 1) Do germânico *Ansemund*, *Osmond*, *Osmund*, *Osman*, de *os* (ases), nome dos deuses benfazejos do panteão escandinavo, e *munto* (proteção), sign. "**protegido pelos ases (deuses)**"; 2) Do árabe *Uthmán*, turco *Othman*, nome do fundador do império otomano, derivado de *Othmandjik*, vila ao sul de Sinope, onde ele teria nascido. O étimo árabe é desconhecido.

Variantes da 1ª acepção: Osmane, Osmânio, Osmano (*português*); Osmundo (*português, espanhol*); Osmondo (*italiano*); Osmont (*francês*); Osmond (*francês, inglês, germânico*); Osman, Osmand (*inglês*).

Variantes 2ª acepção: Osmânio, Osmano (*português*); Ottoman, Uthmán (*árabe*); Othman (*árabe, turco*).

Número: 8

Cor(es): verde, violeta.

Pedra(s): calcita verde.

Palavras-chave/Natureza expressiva: capacidade de antever o futuro; ponderação; espírito de liberdade; capacidade de ouvir os outros.

Osmani

Do turco *Osmanli*, sign. "**de Osman**". **Ver Osman (2ª acepção)**.

Variante(s): Hosmani (*português*).

Número: 8

Cor(es): laranja.

Pedra(s): coral.

Palavras-chave/Natureza expressiva: espírito aventureiro; emotividade; gosto pela companhia dos amigos.

Osmar

Do germânico *Ansmar*, *Ansmir*, de *os* (ases), nome dos deuses benfazejos do panteão escandinavo, e *mar*, *mir* (brilho, glória), sign. "**glória dos ases (deuses)**".

Variante(s): Osmir, Ormiro (*português*).

Número: 3

Cor(es): verde.

Pedra(s): esmeralda.

Palavras-chave/Natureza expressiva: criatividade; liberdade; amor-próprio.

Osmir

O mesmo que *Osmar*. **Ver Osmar**.

Número: 11

Cor(es): vermelho, azul.

Pedra(s): quartzo azul.

Palavras-chave/Natureza expressiva: comunicação direta, sem meio-termo; protege o próximo e deseja o melhor para a humanidade.

Osni

Nome de étimo incerto. Do hebraico *Ozni*, provavelmente sign. "**orelha**". Por extensão, "**minha audição**" e "**atento**".

Feminino(s): Oseni.

Variante(s): Osny (*português*).

Número: 3

Cor(es): verde.

Pedra(s): crisoprásio.

Palavras-chave/Natureza expressiva: aptidões artísticas; honestidade; lealdade.

Osório

1) Metátese antiga de *Orósio*, atraída pela terminação *ius* (latim *Orosius*), sign. "**montanhês**", equivalente ao hebraico *Abraão* e ao grego *Orestes*; 2) Do basco, sign. "**matador de lobos**"; 3) ou ambas as hipóteses.

Número: 1

Cor(es): violeta, azul.

Pedra(s): apatita azul.

Palavras-chave/Natureza expressiva: eficiência; sucesso pessoal; disciplina em tudo o que faz.

Osvaldo

Do germânico *Ansovald*, de *os* (ases) e *walt* (força), sign. "**força (poder) dos ases (deuses)**". Os ases são deuses benfazejos do panteão escandinavo.

Santo(s): S. Osvaldo, festejado em 5 de agosto (há dois santos com este nome).

Feminino(s): Osvalda.

Variante(s): Osualdo, Ozualdo (*português*); Oswaldo (*português, espanhol*); Osvaldo (*espanhol, italiano*); Ansaldo (*italiano*); Oswald (*francês, inglês*); Orwell, Osvald (*inglês*).

Número: 7

Cor(es): magenta.

Pedra(s): ametista.

Palavras-chave/Natureza expressiva: caráter amigável e atencioso; busca o divino, mas com realismo.

Osvaldino

Forma relativa de *Osvaldo*, sign. "**de (pertencente a; da natureza de) Osvaldo**". **Ver Osvaldo.**

Feminino(s): Osvaldina.

Variante(s): Oswaldino (*português*).

Número: 3

Cor(es): violeta, ouro.

Pedra(s): calcita dente-de-leão.

Palavras-chave/Natureza expressiva: inteligência instintiva; força interior; autoconhecimento.

Osvino

Do germânico *Ansewin*, de *Anse*, *ansi*, *os* (ases), termo designativo dos deuses do panteão escandinavo, e *wine* (amigo), sign. "**amigo dos ases; amigo dos deuses**".

Feminino(s): Osvina.

Santo(s): S. Osvino, festejado em 20 de agosto.

Variante(s): Ansuíno, Osuíno (*português*); Ansovino (*espanhol, italiano*); Oswin (*inglês, alemão*).

Número: 4

Cor(es): verde, amarelo-ouro.

Pedra(s): ágata musgo.

Palavras-chave/Natureza expressiva: harmonia emocional; sentimento de felicidade interior; erudição.

Otacílio

Nome de étimo duvidoso, possivelmente do grego *otakoustés*, através do latim *Octaciliu*, sign. "**o que escuta**".

Variante(s): Octacílio (*português*).

Número: 3

Cor(es): violeta, ouro.

Pedra(s): lepidolita.

Palavras-chave/Natureza expressiva: compreensão ampla da vida; sabedoria espiritual; dom de transmitir conhecimentos.

Otaviano

Forma relativa de *Otávio*, sign. "**de (pertencente a; da natureza de) Otávio**". **Ver Otávio.**

Feminino(s): Otaviana.

Variante(s): Ottaviano (*italiano*); Octavien (*francês*).

Número: 7

Cor(es): rosa, turquesa.

Pedra(s): turmalina rosa.

Palavras-chave/Natureza expressiva: talento criador; lisura; busca do sentido da vida.

Otávio

Do latim *Octavius*, de *octavus*, sign. "**oitavo**". Atribuído pelos romanos ao oitavo filho, foi nome de uma *gens* cujo mais famoso membro foi o imperador Augusto.

Santo(s): S. Otávio, festejado em 20 de novembro.

Feminino(s): Otávia.

Variante(s): Octávio (*português*); Octavio (*espanhol*); Ottàvio (*italiano*); Octave (*francês*).

Número: 1

Cor(es): verde, vermelho.

Pedra(s): hematita.

Palavras-chave/Natureza expressiva: prestígio; pioneirismo; encara os desafios sob novas perspectivas.

Otelo

Diminutivo de *Oto*. **Ver Oto** e **Odílio.**

Variante(s): Otelo (*espanhol*); Otello (*italiano*); Othello (*inglês*).

Número: 4

Cor(es): amarelo.

Pedra(s): adamita.

Palavras-chave/Natureza expressiva: alegria; busca do auto-aperfeiçoamento; habilidade para transmitir o conhecimento com simplicidade.

Otílio

O mesmo que *Odílio*. **Ver Odílio.**

Número: 8

Cor(es): rosa, violeta.

Pedra(s): ametista.

Palavras-chave/Natureza expressiva: desprendimento; espírito de equipe; talento para trabalhar com computadores.

Otilo

O mesmo que *Odílio*. **Ver Odílio.**

Número: 8

Cor(es): laranja.

Pedra(s): calcita laranja.

Palavras-chave/Natureza expressiva: dom do aconselhamento; contato com o subconsciente; mente receptiva e desapegada.

Oto

Do germânico *Audo, Eutha, Odo, Otton*, calcado no tema *od, ot* (*aud, odo*), que dá idéia de bens, posses, sign. "**rico; opulento; poderoso**". **Ver Odílio.**

Variante(s): Audir, Eudes, Odair (*português*); Audo (*português, francês*); Otón (*espanhol*); Otto (*espanhol, inglês, alemão*); Eude (*italiano*); Othon (*francês*).

Número: 5

Cor(es): branco, amarelo-ouro.

Pedra(s): âmbar.

Palavras-chave/Natureza expressiva: divulgação dos conceitos da nova era; centramento; consciência do poder pessoal.

Oton

O mesmo que *Oto.* **Ver Oto.**

Santo(s): S. Otão, festejado em 16 de janeiro (há três santos com este nome).

Número: 1

Cor(es): vermelho, violeta.

Pedra(s): cianita.

Palavras-chave/Natureza expressiva: aptidão para a prática de esportes; tenacidade; senso de responsabilidade.

Otoniel

No A.T., juiz de Israel, filho de Kenaz, que tomou a cidade de Debir e posteriormente libertou os israelitas do jugo de um rei da Mesopotâmia. Origina-se do hebraico *Athniel*, sign. "**leão de Deus**".

Variante(s): Othoniel, Otni, Otniel (*português*); Othniel (*inglês*).

Número: 9

Cor(es): violeta, rosa.

Pedra(s): turmalina rosa.

Palavras-chave/Natureza expressiva: espiritualidade; compaixão; afeto.

Ovídio

Do latim *Ovidius*, calcado em *ovis, is*, lit. "**ovelha**". Por extensão, "**indivíduo de gênio pacífico**".

Variante(s): Ovidio (*espanhol*); Ovìdio (*italiano*); Ovide (*francês*); Ovid (*inglês*).

Número: 11

Cor(es): violeta, verde.

Pedra(s): ágata-musgo.

Palavras-chave/Natureza expressiva: temperamento amistoso; simpatia; prazer pelas boas coisas da vida.

Oziel

No A.T., filho de Caath e neto de Levi, chefe da família dos ozielitas, que era encarregada de conduzir os vasos sagrados do Tabernáculo. Do hebraico *Uziel*, sign. "**força (fortaleza) de Deus; força do Senhor**". Equivale a *Osias*. **Ver Osias.**

Variante(s): Osiel (*português*).

Número: 4

Cor(es): verde, amarelo-ouro.

Pedra(s): pirita.

Palavras-chave/Natureza expressiva: espontaneidade; maturidade emocional; diplomacia.

P

Pascoal

Pascoal foi nome atribuído antigamente às crianças que nasciam durante a Páscoa. Em Portugal, foi encontrado em documentos datados dos sécs. XVII e XVIII.

Santo(s): S. Pascoal Baylon, festejado em 17 de maio (há dois santos com este nome).

Feminino(s): Pascoalina, Pascualina.

Variante(s): Paschoal (*português*); Pascual (*espanhol, francês*); Pasquale (*italiano*); Pascal (*francês, inglês*); Pasqual (*francês*); Pascoe (*inglês*).

Número: 4

Cor: amarelo.

Pedra(s): apatita amarela.

Palavras-chave/Natureza expressiva: gratidão; hospitalidade; liderança; zelo.

Pascoalino

Masculino de *Pascoalina*, e este feminino de *Pascoal.* **Ver Pascoal.**

Variante(s): Pascualino (*português*); Pasqualino (*italiano*).

Número: 6

Cor(es): amarelo.

Pedra(s): apatita amarela.

Palavras-chave/Natureza expressiva: afabilidade; perspicácia; desinibição.

Patrício

Do latim *Patricius*, sign. "**patrício; nobre**", nome relacionado aos descendentes dos primeiros senadores estabelecidos por Rômulo, em Roma.

Santo(s): S. Patrício, festejado em 16 de março.

Feminino(s): Patrícia.

Variante(s): Patricio (*espanhol*); Patrizio (*italiano*); Patrice (*francês*); Patrick (*francês, inglês*).

Número: 1

Cor(es): verde, magenta.

Pedra(s): esmeralda.

Palavras-chave/Natureza expressiva: persistência; satisfação interior; perfeccionismo em tudo o que faz.

Paulino

Forma relativa de *Paulo*, sign. "**de (pertencente a; da natureza de) Paulo**". **Ver Paulo.**

Santo(s): S. Paulino, festejado em 12 de julho.

Feminino(s): Paulina.

Variante(s): Paulino (*espanhol*); Paolino (*italiano*); Paulin (*francês, inglês*); Paulinus (*inglês, latim*).

Número: 7

Cor(es): rosa, turquesa.

Pedra(s): smithsonita rosa.

Palavras-chave/Natureza expressiva: comunicação sincera; interesse pelos mistérios da vida; gosto apurado.

Paulo

Do latim *Paullus*, de *paullo*, sign. "**pouco; de baixa estatura**". Na Inglaterra, ocorreu antes da conquista normanda, como nome adotado apenas pelos monges.

Santo(s): S. Paulo, festejado em 1º de junho (há cerca de cinqüenta santos com este nome).

Feminino(s): Paula.

Variante(s): Pablo (*espanhol*); Paol, Paolo (*italiano*); Paul (*francês, inglês, alemão*).

Número: 2

Cor(es): azul, rosa.

Pedra(s): celestita.

Palavras-chave/Natureza expressiva: personalidade pacifista; quietude; inclinação para a arte e o ensino.

Pedro

Do grego *Pétros*, de *petra*, lit. "**pedra**", através do latim *Petrus*, tradução do aramaico *Cephas*, nome atribuído por Jesus a Simão, filho de Jonas. Desde a Antigüidade tem sido um dos nomes cristãos mais comuns. Em Portugal, surgiu pela primeira vez na forma *Petrus*, por volta do séc. IX.

Santo(s): S. Pedro, festejado em 29 de junho (há cerca de 117 santos com este nome).

Feminino(s): Pedra.

Variante(s): Pedro (*espanhol*); Pero, Pier, Piero, Pierro, Pietro (*italiano*); Piers (*francês*); Pierre (*francês*); Peter (*inglês, alemão*); Pieter (*alemão*).

Número: 4

Cor(es): verde, amarelo-ouro.

Pedra(s): calcita amarela.

Palavras-chave/Natureza expressiva: inteligência emocional; decisão; pertinácia.

Perceval

Do francês antigo *Perceval*, o mesmo que *Parsifal*. 1) De *percer* (atravessar, varar, penetrar) e *val* (vale), sign. "**aquele que atravessa (penetra) o vale**"; 2) Ou do árabe *faris-al-fal*, sign. "**cavaleiro do bom agouro**".

Variante(s): Persival (*português*); Percival (*português, francês, inglês*); Parseval, Perseval (*francês*); Perceval (*francês, francês antigo, inglês*); Parsefal (*inglês*).

Número: 1

Cor(es): violeta, azul.

Pedra(s): lápis-lazúli.

Palavras-chave/Natureza expressiva: independência; compaixão; fé na vida.

Perci

Do inglês *Percy*, hipocorístico de *Perceval*. **Ver Perceval.**

Variante(s): Percy, Piercy (*inglês*).

Número: 6

Cor(es): azul royal, turquesa.

Pedra(s): apatita azul.

Palavras-chave/Natureza expressiva: originalidade; versatilidade; sexto sentido apurado; encara a vida com leveza e naturalidade.

Peri

Nome com dois étimos. 1) Do tupi-guarani *pi'ri*, sign. "**junco**"; 2) Do persa *Peri*, derivado do zende *pairika*, sign. "**fada**", nome genérico dos gênios (masculinos e femininos) benéficos e fantásticos da cosmogonia iraniana.

Número: 3

Cor(es): azul, vermelho.

Pedra(s): ajoíta.

Palavras-chave/Natureza expressiva: racionalidade; competitividade; caráter expansivo e paternal.

Péricles

Do grego *Periklês*, do sufixo aumentativo *peri*, e de *kléos* (glória, fama), sign. "**o muito glorioso (famoso)**".

Variante(s): Pericles (*espanhol*); Pèricle (*italiano*); Périclès (*francês*); Perikles (*alemão*).

Número: 6

Cor(es): amarelo.

Pedra(s): apatita amarela.

Palavras-chave/Natureza expressiva: espontaneidade emocional; atração magnética; disposição para enfrentar desafios.

Perri

Do inglês *Perry*, diminutivo de *Peter* (Pedro). **Ver Pedro.**

Variante(s): Perry (*inglês*).

Número: 3

Cor(es): violeta, ouro.

Pedra(s): pirita.

Palavras-chave/Natureza expressiva: vocação para seguir profissões relacionadas à cura; intuição; conhecimento amplo.

Pérsio

Significa "**natural (habitante) da Pérsia**".

Variante(s): Percio (*português*); Perse (*francês*).

Número: 1

Cor(es): violeta, azul.

Pedra(s): calcita azul.

Palavras-chave/Natureza expressiva: responsabilidade; faculdades psíquicas e de comunicação apuradas.

Petrarca

Do grego *pétros* (pedra) e *arki* (governo), lit. "**governo de pedra**", por extensão "**governo duro (forte); que governa com dureza**".

Número: 1

Cor(es): violeta, azul.

Pedra(s): calcita azul.

Palavras-chave/Natureza expressiva: visão global e universalista; eficiência; vocação para trabalhos que proporcionam melhoria de condições sociais a seus beneficiários.

Petrônio

Do latim *Petronius*, nome que apresenta dúvidas quanto ao significado. 1) De *petra*, lit. "**pedra**"; 2) Ou de *petronius*, "**cão que caça em penhascos**", primitivamente alcunha atribuída a um criador dessa espécie de cão de caça.

Santo(s): S. Petrônio, festejado em 4 de outubro (há dois santos com este nome).

Variante(s): Petronio (*espanhol*); Petrònio (*italiano*); Pétrone (*francês*).

Número: 4

Cor(es): turquesa, violeta.

Pedra(s): cianita.

Palavras-chave/Natureza expressiva: companheirismo; generosidade; poder criativo.

Pio

Nome com dois étimos, atribuído a muitos papas. 1) Do latim *Pius*, lit. "**cumpridor do dever; honrado; piedoso; sagrado**"; 2) Masculino de *Pia*. **Ver Pia (1ª acepção)** e **Eusébio.**

Santo(s): S. Pio (Padre Pio), festejado em 2 de maio (há dois santos com este nome).

Variante(s): Pío (*espanhol*); Pio (*italiano*); Pie (*francês*).

Número: 4

Cor(es): amarelo.

Pedra(s): calcita amarela.

Palavras-chave/Natureza expressiva: alia o conhecimento à sabedoria e ao amor e serve de inspiração aos demais.

Plácido

Do latim *Placidus*, lit. "**plácido; sereno**". Em Portugal, nome encontrado em registros datados da segunda metade do séc. XVII.

Santo(s): S. Plácido, festejado em 5 de outubro (há cinco santos com este nome).

Feminino(s): Plácida.

Variante(s): Plácido (*espanhol*); Plàcido (*italiano*); Placide (*francês*).

Número: 6

Cor(es): azul royal, turquesa.

Pedra(s): sílica gema.

Palavras-chave/Natureza expressiva: percepção aguçada; sagacidade; confiança.

Plauto

Do latim *Plautus*, sign. "**aquele que tem os pés chatos (ou largos)**".

Variante(s): Plauto (*espanhol*); Plàuto (*italiano*); Plaute (*francês*).

Número: 4

Cor(es): amarelo.

Pedra(s): topázio imperial.

Palavras-chave/Natureza expressiva: alegria; amor incondicional pelo próximo; facilidade para transmitir o conhecimento.

Plínio

Do latim *Plinius*, de *plenus, a, um*, lit. "**completo; cheio; pleno**". Por extensão, "**rico; abundante**".

Variante(s): Plinio (*espanhol*); Plìnio (*italiano*); Pline (*francês*).

Número: 3

Cor(es): violeta, ouro.

Pedra(s): pirita.

Palavras-chave/Natureza expressiva: força interior; afeição; facilidade para assimilar o conhecimento.

Pompeu

Do latim *Pompejus*, e este do osco-umbro, o mesmo que *Quintus*, lit. "**quinto**", nome atribuído ao quinto filho.

Variante(s): Pompeio (*português*); Pompeyo (*espanhol*); Pompèo (*italiano*); Pompée (*francês*); Pompejus (*alemão, latim*).

Número: 5

Cor(es): azul royal, amarelo-ouro.

Pedra(s): safira azul.

Palavras-chave/Natureza expressiva: dom da organização; ponderação; confiança em Deus e na vida.

Pompílio

Do latim *Pompilius*, forma relativa de *Pompeu*, sign. "**de (pertencente a; da natureza de) Pompeu**". **Ver Pompeu.**

Variante(s): Pompilio (*espanhol*); Pompìlio (*italiano*).

Número: 6

Cor(es): amarelo-claro.

Pedra(s): topázio imperial.

Palavras-chave/Natureza expressiva: talento; discrição; dom da iniciativa; contato com o mestre interno.

Ponciano

Forma relativa de *Pôncio*, sign. "**de (pertencente a; da natureza de) Pôncio**". **Ver Pôncio.**

Feminino(s): Ponciana.

Variante(s): Ponciano (*espanhol*); Ponziàno (*italiano*).

Número: 6

Cor(es): amarelo.

Pedra(s): citrino.

Palavras-chave/Natureza expressiva: alegria; versatilidade; poder pessoal.

Pôncio

Do grego *pontios*, sign. "**do mar: marinho**". Equivale a *Marinho*. **Ver Maria.**

Feminino(s): Pôncia.

Variante(s): Poncio (*espanhol*); Ponce (*espanhol, francês*); Pònzio (*italiano*).

Número: 9

Cor(es): violeta, rosa.

Pedra(s): ametista.

Palavras-chave/Natureza expressiva: amor-próprio; caridade; vocação para o ensino; atração pela originalidade.

Porfírio

Do grego *Porphyrios*, de *porphyreos* (púrpura, vermelho), sign. "**revestido de púrpura**". Por extensão, "**rei**".

Feminino(s): Porfíria.

Variante(s): Porphírio (*português*); Porfírio (*espanhol*); Porfìrio (*italiano*); Porphyre (*francês*).

Número: 7

Cor(es): coral claro.

Pedra(s): coral.

Palavras-chave/Natureza expressiva: caráter gentil e atencioso; utilização sábia da força interior.

Possidônio

Do grego *Posidónios*, através do latim *Posidonius*, sign. "**consagrado a Poseidon**". Poseidon é o nome do mitológico deus grego dos mares e dos tremores de terra, cujo significado é "Senhor da terra".

Variante(s): Posidônio, Possídio (*português*).

Número: 9

Cor(es): branco.

Pedra(s): fenacita.

Palavras-chave/Natureza expressiva: religiosidade; vigor; coragem; humildade.

Prisciliano

Forma relativa de Priscilo. **Ver Priscilo.**

Feminino(s): Prisciliana.

Variante(s): Presciliano (*português*); Prisciliano (*espanhol*); Priscillien (*francês*).

Número: 8

Cor(es): turquesa-claro.

Pedra(s): larimar.

Palavras-chave/Natureza expressiva: alinhamento entre alma e mente; criatividade; modéstia.

Priscilo

Diminutivo de *Prisco*, sign. "**de (pertencente a; da natureza de) Prisco**". **Ver Prisco.**

Feminino(s): Priscila.

Número: 11

Cor(es): azul royal, amarelo.

Pedra(s): lápis-lazúli.

Palavras-chave/Natureza expressiva: desapego emocional; sensatez; inclinação para o misticismo.

Prisco

Do latim *Priscus*, sign. "**o antigo; o velho; o venerável**". Equivale a *Gerôncio*.

Feminino(s): Prisca.

Variante(s): Prisco (*espanhol, italiano*).

Número: 8

Cor(es): rosa, violeta.

Pedra(s): charoíta.

Palavras-chave/Natureza expressiva: devoção; abnegação; serenidade emocional.

Procópio

Do grego *Prokópios*, de *prokope* (progresso), sign. "**aquele que progride; aquele que leva adiante (as coisas)**".

Santo(s): S. Procópio, festejado em 4 de julho (há três santos com este nome).

Variante(s): Procopio (*espanhol*); Procòpio (*italiano*); Procope (*francês*); Prokop (*alemão*).

Número: 8

Cor(es): verde-claro.

Pedra(s): esmeralda.

Palavras-chave/Natureza expressiva: autodeterminação; complacência; sociabilidade.

Prudêncio

Do latim *Prudentius*, de *prudens, prudentis*, sign. "**o que vê adiante; prudente; previdente**".

Variante(s): Prudente (*português, espanhol*); Prudencio (*espanhol*); Prudènzio (*italiano*); Prudent (*francês*).

Número: 6

Cor(es): amarelo-claro

Pedra(s): topázio imperial.

Palavras-chave/Natureza expressiva: caráter flexível; empático e justo.

Públio

Do latim *Publius*, calcado em *publicus, a, um*, sign. "**do povo; popular**".

Variante(s): Publio (*espanhol*); Pùblio (*italiano*).

Número: 3

Cor(es): azul, vermelho.

Pedra(s): angelita.

Palavras-chave/Natureza expressiva: talento para o ensino de disciplinas espirituais; emoções fortes; mente ágil e ativa.

Q

Quinciano

Forma relativa de *Quíncio*, sign. "**de (pertencente a; da natureza de) Quíncio**". Nome ligado a *Quintius* ("o quinto") e que os antigos romanos atribuíam ao quinto filho.

Santo(s): S. Quinciano, festejado em 1º de abril (há cinco santos com este nome).

Feminino(s): Quinciana.

Número: 4

Cor(es): turquesa, violeta.

Pedra(s): ametista.

Palavras-chave/Natureza expressiva: flexibilidade; liderança natural; comunicação criativa do coração a serviço do próximo.

Quintiliano

Forma relativa de *Quintílio*, sign. "**de (pertence a; da natureza de) Quintílio**". Por extensão, tem o significado de "**retórico**", relacionando-se a Marco Fabio Quintiliano, célebre orador romano nascido no ano 30 da era cristã, que teve como discípulos Plínio e Adriano, e cujos discursos eram muito populares. **Ver Quintílio.**

Santo(s): S. Quintiliano, festejado em 13 de abril.

Feminino(s): Quintiliana.

Variante(s): Cintiliano (*português*); Quintiliano (*espanhol, italiano*); Quintilien (*francês*).

Número: 6

Cor(es): branco, azul

Pedra(s): turmalina azul.

Palavras-chave/Natureza expressiva: espírito questionador; caráter realista; aceita a vida como ela se apresenta.

Quintílio

Quintílio, do latim *Quintilius*, lit. "**nascido no quintil**", ou seja, no quinto mês (julho) do primitivo calendário romano. **Ver Quinciano.**

Santo(s): S. Quintílio, festejado em 8 de março.

Feminino(s): Quintília.

Variante(s): Quintilio (*espanhol, italiano*); Quintilius (*latim*).

Número: 9

Cor(es): branco.

Pedra(s): apofilita incolor.

Palavras-chave/Natureza expressiva: pureza; visão justa; coragem para explorar o desconhecido.

Quintino

Forma relativa de *Quintus* (Quinto), sign. "**de (pertencente a; da natureza de) Quinto**". Nome encontrado em Portugal, em documentos datados dos sécs. XVII e XVIII. Na Inglaterra, Quintino surgiu no séc. XI, na forma Quentin. **Ver Quinciano.**

Santo(s): S. Quintino, festejado em 4 de outubro (há dois santos com este nome).

Feminino(s): Quintina.

Variante(s): Quintín (*espanhol*); Quintino (*italiano*); Quentin (*francês, inglês*); Quintin (*inglês*).

Número: 11

Cor(es): azul royal, amarelo.

Pedra(s): calcita azul.

Palavras-chave/Natureza expressiva: autodeterminação; maturidade emocional; sabe o que deseja da vida.

Quirino

Do grego *Kyrînos*, através do latim *Quirinus*, forma relativa de *Ciro*, sign. "**de (pertencente a; da natureza de) Ciro**". **Ver Ciro.**

Santo(s): S. Quirino, festejado em 4 de junho (há quatro santos com este nome).

Feminino(s): Quirina.

Variante(s): Cirino, Clínio, Clino (*português*); Quirino (*espanhol*); Quirìno (*italiano*); Quirin (*francês*).

Número: 4

Cor(es): turquesa, violeta.

Pedra(s): lepidolita.

Palavras-chave/Natureza expressiva: caráter generoso; facilidade de compartilhar sentimentos; coragem na tomada de decisões.

R

Radamés

Do egípcio *Ramses*, sign. "**o deus Rá procriou; filho de Rá (o Sol)**", através do espanhol *Radamés*.

Variante(s): Ramsés (*português*).

Número: 7

Cor: magenta.

Pedra(s): ametista.

Palavras-chave/Natureza expressiva: caráter enérgico e realizador, cumpre com responsabilidade as tarefas que lhe são delegadas.

Rafael

Do hebraico *Rephael*, sign. "**curado por Deus; Deus curou**". O primeiro elemento do nome vem de *raphá* (ele curou), correlato ao árabe *ráfa'a'* (ele melhorou, ele se restabeleceu). Nome muito comum entre judeus e cristãos italianos durante a Idade Média.

Santo(s): S. Rafael, festejado em 29 de setembro.

Feminino(s): Rafaela.

Variante(s): Rafael (*espanhol*); Raffaele, Rafaello (*italiano*); Raphel (*francês*); Raphael (*francês, inglês*).

Número: 7

Cor: magenta.

Pedra(s): iolita.

Palavras-chave/Natureza expressiva: tendência a aprofundar-se nos estudos; resistência às doenças; talento para a psicologia.

Raimundo

Do germânico *Ragnemundus*, de *ragin* (conselho) e *mundo* (proteção), sign. "**sábio protetor; aquele que protege com seus conselhos**".

Santo(s): S. Raimundo de Tolosa, festejado em 8 de julho (há sete santos com este nome).

Variante(s): Raimundo, Rámon (*espanhol*); Raimondo (*italiano*); Raimond (*francês*); Raymond (*francês, inglês*); Raymund (*inglês*).

Número: 5

Cor(es): amarelo-ouro.

Pedra(s): calcita dourada.

Palavras-chave/Natureza expressiva: conexão com a sabedoria e o poder interior; capacidade de assimilação; brilho e destaque pessoal.

Rainer

Do germânico *Raganher*, composto de *ragan*, *ragin* (conselho) e *harja* (povo, multidão), sign. "**conselheiro do povo**", através do inglês antigo *Rayner*, *Rainer*.

Santo(s): S. Raineiro de Todi, festejado em 5 de novembro; S. Raniero, festejado em 17 de junho (há três santos com este nome).

Variante(s): Raineiro, Rainerto, Ragnério, Ranieri, Raniério, Reinério, Reinerto (*português*); Rainerio,

Reinerio (*espanhol*); Rainèri, Raniero (*italiano*); Régnier (*francês*); Rainer, Reiner (*inglês, alemão*).

Número: 11

Cor(es): violeta, verde.

Pedra(s): calcita verde.

Palavras-chave/Natureza expressiva: senso comunitário; naturalidade; preocupação com o bem-estar comum.

Raís

Masculino de *Raísa*. **Ver Raísa.**

Número: 2

Cor(es): azul, rosa.

Pedra(s): larimar.

Palavras-chave/Natureza expressiva: quietude; solidariedade; gosto pela solidão.

Ramiro

Do germânico *Ranimir*, sign. "**guerreiro famoso (célebre, ilustre)**". Em Portugal, nome que surgiu na primeira metade do séc. XII, em documentos datados de 1101 a 1107, na forma *Ranemirus*.

Santo(s): S. Ramiro, festejado em 13 de março.

Feminino(s): Ramira.

Variante(s): Ramiro (*espanhol*); Ramìro (*italiano*); Ramire (*francês*).

Número: 11

Cor(es): violeta, verde.

Pedra(s): smithsonita verde.

Palavras-chave/Natureza expressiva: confiança; respeito pelas diferenças; senso de independência.

Ramon

Do espanhol *Ramón*, o mesmo que *Raimundo*. **Ver Raimundo**.

Variante(s): Ramón (*espanhol*).

Número: 7

Cor(es): púrpura.

Pedra(s): cristal de quartzo.

Palavras-chave/Natureza expressiva: espírito visionário e progressista; sensibilidade para ir até a raiz do problema.

Randolfo

Do inglês antigo *Randwul*, de *rand* (escudo, proteção) e *wulf* (lobo), sign. "**lobo (guerreiro) protetor**". Em Portugal o nome foi encontrado na forma *Randulfus*, em obras escritas no período que vai de 1125 a 1139.

Variante(s): Ranulfo (*português, espanhol*); Ragnolfo, Rainolfo, Randolfo, Ranolfo (*espanhol, italiano*); Randolphe (*francês*); Randal, Randall, Randolf, Randolph (*inglês*).

Número: 4

Cor(es): vermelho, ouro.

Pedra(s): calcita laranja.

Palavras-chave/Natureza expressiva: concentração; segurança interior; temperamento prático.

Raul

Raul, do francês *Raoul*, e este latinização do germânico *Rathwulf, Radulf*, sign. "**lobo conselheiro**". Por extensão, "**combatente prudente**". Não confundir com Rodolfo.

Feminino(s): Raulina.

Variante(s): Raúl (*espanhol*); Raul (*italiano, francês, inglês*); Ralf, Ralph (*inglês*); Raolf (*alemão*).

Número: 7

Cor(es): violeta.

Pedra(s): fluorita.

Palavras-chave/Natureza expressiva: amor pelas aventuras; força interior; probidade.

Raulino

Masculino de *Raulina* e este feminino de *Raul*. **Ver Raul**.

Variante(s): Raulin, Roulin (*francês*); Raoulin, Raulyn, Rawlin (*inglês antigo*).

Número: 9

Cor(es): violeta, rosa.

Pedra(s): kunzita.

Palavras-chave/Natureza expressiva: auto-estima; visão otimista da vida; humanismo.

Ravi

Do sânscrito *Ravi*, sign. "**o Sol**". Nos "Vedas" é um dos doze Adityas, ou filhos de Aditi, a deusa-mãe ou o espaço cósmico. Da mesma raiz vem *Rava*, deus supremo dos finlandeses, criador dos deuses do fogo e do ar.

Número: 5

Cor(es): rosa

Pedra(s): rubi.

Palavras-chave/Natureza expressiva: otimismo; perseverança; calor humano.

Reginaldo

Do germânico *Reginald*, de *ragan* (conselho) e *wald* (governador), sign. "**o que governa por meio de conselhos**". Na Inglaterra medieval o nome apareceu nas variantes *Rainald* e *Reynold*, às vezes latinizado *Rainaldus*, *Reynoldus* e *Reginaldus*.

Santo(s): S. Reginardo, festejado em 25 de maio (há três santos com este nome).

Variante(s): Reinol, Ronaldo (*português*); Reinaldo (*português, espanhol*); Rinaldo (*português, italiano*); Renaldo (*espanhol*); Reynaldo (*espanhol, francês*); Reginald (*inglês, alemão*).

Número: 4

Cor(es): turquesa, violeta.

Pedra(s): cianita.

Palavras-chave/Natureza expressiva: comunicação expansiva; talento para a escrita e para as artes em geral.

Régis

Masculino de *Regina*. **Ver Regina.**

Variante(s): Régio (*português*); Rèzio (*italiano*); Regis (*inglês*).

Número: 4

Cor(es): verde, amarelo-ouro.

Pedra(s): topázio imperial.

Palavras-chave/Natureza expressiva: integridade; espontaneidade; autenticidade.

Reinaldo

O mesmo que *Reginaldo*. **Ver Reginaldo.**

Santo(s): S. Reinaldo de Concorezzo, festejado em 18 de agosto.

Variante(s): Reynaldo (*espanhol*); Reynald (*inglês*).

Número: 6

Cor(es): amarelo.

Pedra(s): apatita amarela.

Palavras-chave/Natureza expressiva: facilidade para absorver informações; atração magnética; boa vontade.

Reinardo

Do germânico *Reginhard*, de *ragan*, *regin* (conselho) e *hard* (forte), sign. "**forte no conselho**". **Ver Rainério** e **Reginaldo.**

Santo(s): S. Reinardo, festejado em 7 de março.

Variante(s): Regnard, Regnart, Reignard, Reinhard, Reinhardt, Reinard, Reinaud, Renard, Renaud (*francês*); Reynard (*inglês*).

Número: 3

Cor(es): violeta, branco.

Pedra(s): ametista.

Palavras-chave/Natureza expressiva: superação do negativismo; inspiração; contato com a espiritualidade.

Remi

Hipocorístico de *Remígio*, oriundo do francês *Remy*. **Ver Remígio.**

Santo(s): S. Remi, festejado em 1º de outubro.

Variante(s): Remy (*português*); Rémy (*francês*).

Número: 9

Cor(es): vermelho, verde.

Pedra(s): quartzo verde.

Palavras-chave/Natureza expressiva: amor à verdade e à justiça; humildade.

Remígio

Do latim *Remigius*, derivado de *remex*, *remigis*, sign. "**remador**", nome que é considerado apodo místico latino, como *Remedius* (Remédio), com o qual se confundiu.

Santo(s): S. Remígio, festejado em 1º de outubro (há três santos com este nome).

Variante(s): Remigio (*espanhol*); Remìgio (*italiano*).

Número: 4

Cor(es): turquesa, violeta.

Pedra(s): lepidolita.

Palavras-chave/Natureza expressiva: companheirismo; dinamismo; serenidade.

Renan

Do francês *Renan*. 1) Nome de origem céltica, calcado em *ron*, sign. "**amigo, companheiro**"; 2) Ou originário do germânico *Runant*, nome surgido no séc. VIII, derivado de *run* (mistério), sign. "**misterioso**".

Variante(s): Renano, Renão (*português*); Renán (*espanhol*); Renan, Renon (*francês*).

Número: 7

Cor: magenta.

Pedra(s): iolita.

Palavras-chave/Natureza expressiva: calma; afeição; magnetismo pessoal.

Renato

Do latim *Renatus*, de *renatus, a, um*, sign. "**renascido; ressuscitado; nascido pela segunda vez**". Nome que se tornou comum na França, pela influência de S. René ou Renatus, bispo de Angers que viveu no séc. V. Na Inglaterra o nome surgiu por volta do séc. XVII, na forma *Renatus*.

Santo(s): S. Renato, festejado em 12 de novembro (há três santos com este nome).

Feminino(s): Renata.

Variante(s): Renato (*espanhol, italiano*); René (*francês, inglês*); Renate (*alemão*).

Número: 1

Cor(es): verde, vermelho.

Pedra(s): granada.

Palavras-chave/Natureza expressiva: franqueza; autodeterminação; tenacidade.

René

Do francês *René*, o mesmo que *Renato*. Nome comum a ambos os sexos. **Ver Renato**.

Variante(s): Rene (*alemão, holandês*).

Número: 6

Cor(es): violeta, turquesa.

Pedra(s): crisoprásio.

Palavras-chave/Natureza expressiva: inventividade; versatilidade; dom da palavra.

Renuar

Do germânico *Reginward*, através do francês *Renouard, Renoir*, composto de *ragan, regin* (conselho) e *wald* (guardião), sign. "**guardião; conselheiro; protetor conselheiro**". Na França é encontrado em nomes compostos, geralmente como o segundo elemento.

Variante(s): Renouard, Renoir (*francês*).

Número: 5

Cor(es): azul royal, amarelo-ouro.

Pedra(s): topázio imperial.

Palavras-chave/Natureza expressiva: otimismo; sabedoria; visão positiva da vida.

Ricardo

Do germânico *Ricohard*, de *rik* (príncipe) e *hard* (forte), sign. "**príncipe forte**". Em Portugal, foi encontrado em documento datado de 1773. Nas formas *Richard* e *Ricard*, foi um nome muito comum na Inglaterra medieval.

Santo(s): S. Ricardo, festejado em 3 de abril (há 21 santos com este nome).

Feminino(s): Ricarda.

Variante(s): Ricardo (*espanhol*); Riccardo (*italiano*); Richard, Ricard (*francês, inglês*).

Número: 5

Cor(es): amarelo-ouro.

Pedra(s): âmbar.

Palavras-chave/Natureza expressiva: força interior; capacidade de planejamento; gosto pela aventura.

Rildo

Masculino de *Rilda*. Dissimilação de *Hildo*. **Ver Rilda**.

Número: 4

Cor(es): verde, amarelo-ouro.

Pedra(s): calcita dourada.

Palavras-chave/Natureza expressiva: sabedoria; diplomacia; autoridade.

Rinaldo

O mesmo que *Reginaldo*. **Ver Reginaldo**.

Santo(s): S. Rinaldo, festejado em 7 de janeiro (há dois santos com este nome).

Número: 1

Cor(es): violeta, azul.

Pedra(s): calcantita.

Palavras-chave/Natureza expressiva: paz interior; capacidade de comunicar-se de forma profunda; aceita responsabilidades com alegria.

Rivadávia

Nome de origem geográfica galega, extraído do sobrenome do primeiro presidente da Argentina. De *riba d'Avia*, sign. "**à margem do Rio Ávia**".

Número: 6

Cor(es): amarelo.

Pedra(s): âmbar.

Palavras-chave/Natureza expressiva: desinibição; cordialidade; nível intelectual superior.

Roberto

Do germânico *Hrodebert*, de *hruot* (glória) e *berhto* (brilhante, afamado, ilustre), sign. **"aquele que a glória tornou famoso; famoso e glorioso"**. Em Portugal o nome foi encontrado em registros datados dos sécs. XIII e XIV, na forma *Ruberte*. Nome de muitas personalidades célebres. Tem o mesmo significado de Romário.

Santo(s): S. Roberto, festejado em 15 de setembro.

Feminino(s): Roberta.

Variante(s): Ruberto (*português*); Roberto (*espanhol, italiano*); Ruperto (*italiano*); Robert (*francês, inglês*); Robart (*francês*); Rupert (*francês, inglês, alemão*); Rubert (*inglês*); Ruprecht (*alemão*).

Número: 3

Cor(es): violeta, ouro.

Pedra(s): ametista.

Palavras-chave/Natureza expressiva: amor à liberdade; intuição; consciência do que quer da vida, das metas a serem alcançadas.

Robson

Do inglês *Robinson*, *Robson*, compostos de *Robin*, diminutivo de *Roberto*, mais a partícula *son* (filho), sign. "**filho de Robin (Robertinho)**". **Ver Roberto.**

Variante(s): Robinson (*português*).

Número: 11

Cor(es): vermelho, azul.

Pedra(s): crisocola.

Palavras-chave/Natureza expressiva: engenhosidade; vigilância; empatia.

Ródinei

Forma aportuguesada do inglês *Rodney*, nome de origem geográfica, mais tarde nome de residência. De *rod* (clareira numa floresta) e *nay*, *ney* (rio, ilha), sign. "**da clareira próxima ao rio (à ilha)**".

Variante(s): Rodinei, Rodnei (*português*); Rodney (*inglês*).

Número: 11

Cor(es): azul royal, amarelo.

Pedra(s): azurita.

Palavras-chave/Natureza expressiva: benevolência; superação das limitações; alma que se fortalece e cresce com as dificuldades.

Rodolfo

Do germânico *Ruodolf*, de *hruot* (fama) e *wulf*, Wolf (lobo), sign. "**combatente famoso**". Alguns autores confundem-no com *Raul*, em vista da semelhança entre *Radulf* e *Ruodolf*.

Santo(s): S. Rodolfo Crockett, festejado em 1º de outubro (há oito santos com este nome).

Variante(s): Rudulfo (*português*); Rudolfo (*português*); Rodolfo (*espanhol, italiano*); Rodolphe (*francês*); Rudolf (*inglês, alemão*).

Número: 4

Cor(es): vermelho, ouro.

Pedra(s): heliodoro.

Palavras-chave/Natureza expressiva: fortaleza de caráter; autoconsciência; autodeterminação.

Rodoval

Do germânico *Hrodowald*, de *hruot* (fama) e *wald* (governador), sign. "**o que governa com a fama; governador (governante) famoso**".

Variante(s): Rodeval, Rodoaldo, Rudoaldo, Rodovaldo, Rodovalho (*português*); Rodewald, Rowaldt, Rutwald (*alemão*).

Número: 6

Cor(es): azul royal, turquesa.

Pedra(s): turquesa.

Palavras-chave/Natureza expressiva: capacidade de perceber o que aos outros escapa; paz mental; interesse pelo desconhecido.

Rodrigo

Do germânico *Hrodric*, de *hruot* (fama) e *rik* (príncipe, chefe), sign. "**príncipe famoso**". A variante *Roderick* é usada na Escócia para substituir o nativo *Ruaidhri* ("o vermelho").

Santo(s): S. Rodrigo, festejado em 13 de março.

Variante(s): Roderico, Rui (*português*); Rodrigo (*espanhol, italiano*); Roderic (*francês, inglês*); Rudéric (*francês*); Roderick (*inglês, alemão*); Broderick, Rodrick (*inglês*); Roderich, Ruediger (*alemão*).

Número: 5

Cor(es): azul-claro.

Pedra(s): celestita.

Palavras-chave/Natureza expressiva: comunicação serena e harmoniosa; confiança em Deus e na vida; ideais elevados.

Rogério

Do germânico *Rodger*, de *hruot* (fama) e *gair*, *ger* (lança), sign. "**célebre na lança; lanceiro célebre; lança de glória**". Juntamente com o correspondente *Rogerus*, *Roger* tornou-se um dos nomes favoritos ingleses durante a Idade Média.

Santo(s): S. Rogério James, festejado em 15 de novembro (há três santos com este nome).

Feminino(s): Rogéria.

Variante(s): Rogelio, Rogerio (*espanhol*); Ruggero, Ruggiero (*italiano*); Roger (*francês, inglês*); Rogerie (*francês*); Rodger (*inglês, alemão*); Rudiger, Rutger (*alemão*).

Número: 6

Cor(es): amarelo-claro

Pedra(s): topázio imperial.

Palavras-chave/Natureza expressiva: independência; alegria; ligação com os animais e a natureza.

Rolando

Do germânico *Hrodland*, *Ruotlant*, de *hrout* (glória) e *land* (terra), sign. "**da terra gloriosa**" ou "**glória de sua terra**". A variante *Roland*, uma das favoritas na Inglaterra medieval, foi introduzida naquele país pelos normandos. *Rouland* e *Rowland* também não foram incomuns, principalmente nos sécs. XVII e XVIII.

Santo(s): S. Rolando dos Médicis, festejado em 15 de setembro.

Feminino(s): Rolanda.

Variante(s): Orlando (*português, espanhol, italiano*); Rolando (*português, espanhol, italiano*); Roldán (*espanhol*); Roldàno (*italiano*); Roland (*francês, inglês, alemão*); Rolland, (*inglês*).

Número: 7

Cor(es): rosa, turquesa.

Pedra(s): quartzo rosa.

Palavras-chave/Natureza expressiva: compreensão das necessidades do próximo; autocura; senso de justiça apurado.

Romano

Do latim *Romanus*, de *romanus*, lit. "**romano**". Em Portugal o nome surgiu em obra datada de 1199, na forma *Romanus*. *Romão* é uma variante popular de origem portuguesa.

Santo(s): S. Romano de Ruão, festejado em 23 de outubro (há treze santos com este nome).

Feminino(s): Romana.

Variante(s): Romão (*português*); Romano (*espanhol, italiano*); Román (*espanhol, russo*); Romain (*francês*); Roman (*inglês*).

Número: 4

Cor(es): verde, amarelo-ouro.

Pedra(s): heliodoro.

Palavras-chave/Natureza expressiva: amor à natureza; coragem; espírito de equipe.

Romário

Do germânico *Hrommar*, de *hrom* (glória) e *mar* (ilustre, brilhante, famoso), sign. "**aquele que a glória tornou famoso; famoso e glorioso**". Tem o mesmo significado de *Roberto*. **Ver Roberto.**

Número: 8

Cor(es): violeta, azul-claro.

Pedra(s): angelita.

Palavras-chave/Natureza expressiva: distinção; paz de espírito; inspiração de fundo espiritual.

Romeu

Do italiano *Romeu*, lit. "**romeiro**". Nome de origem religiosa, atribuído antigamente a filhos devotos que participavam de romarias. Foi encontrado em obras portuguesas redigidas nos sécs. XIII e XIV.

Variante(s): Romeo (*espanhol*); Romèo (*italiano*); Romeu (*italiano, francês*); Roméo (*francês*).

Número: 9

Cor(es): vermelho, verde.

Pedra(s): esmeralda.

Palavras-chave/Natureza expressiva: entusiasmo, disposição; probidade; delicadeza e atenção no trato.

Romualdo

Do germânico *Romwald*, *Hromwald*, de *hruom*, *hrom* (glória, fama) e *wald* (governador), sign. "**governador glorioso (famoso)**".

Santo(s): S. Romualdo, festejado em 17 de junho (há dois santos com este nome).

Variante(s): Romaldo (*português*); Romualdo (*espanhol*); Romuàldo (*italiano*); Romuald (*francês*).

Número: 9

Cor(es): violeta, rosa.

Pedra(s): calcita rosa.

Palavras-chave/Natureza expressiva: espírito progressista e apaixonado; força interior.

Rômulo

Do latim *Romulus*, provavelmente derivado do grego *rhóme* (força), sign. "**forte**". O nome surgiu com o lendário fundador de Roma.

Santo(s): S. Rômulo, festejado em 13 de outubro (há sete santos com este nome).

Feminino(s): Rômula.

Variante(s): Rómulo (*espanhol*); Romolo (*italiano*).

Número: 4

Cor(es): verde, amarelo-ouro.

Pedra(s): pirita.

Palavras-chave/Natureza expressiva: sabedoria ancestral; autenticidade; boa noção de tempo-espaço.

Ronaldo

Do escocês *Ranald*, *Ronald*, equivalentes das formas inglesas *Reynold* ou *Rainald*, e estas derivadas do nórdico *Rognvaldr*. O mesmo que *Reginaldo*. **Ver Reginaldo.**

Santo(s): S. Ronaldo, festejado em 20 de agosto.

Variante(s): Rainald, Reynold (*inglês*); Ronald (*inglês, alemão, holandês*).

Número: 7

Cor(es): rosa, turquesa.

Pedra(s): smithsonita rosa.

Palavras-chave/Natureza expressiva: imaginação criativa; coração sábio; gosto pela rotina.

Ronan

Do gaélico *ronan*, lit. "**garantia; penhor**", e também "**selo; sinete**". Nome que os antigos bretões usavam como equivalente de *Ronald* (*Ronaldo*). **Ver Ronaldo.**

Feminino(s): Rona.

Número: 8

Cor(es): laranja.

Pedra(s): opala de fogo.

Palavras-chave/Natureza expressiva: sagacidade; criatividade; animação, vitalidade.

Rone

Aportuguesamento do inglês *Ronnie*, *Ronny*, e estes diminutivos de *Ronald* (Ronaldo). **Ver Ronaldo.**

Variante(s): Roney (*nórdico*).

Número: 7

Cor(es): magenta.

Pedra(s): ametista.

Palavras-chave/Natureza expressiva: amparo aos necessitados; bom-gosto; força nos momentos de transição.

Roosevelt

Do inglês antigo, nome de residência derivado de um toponímico formado do gaélico *roos* (planície) e *wealt* (ondulado, pouco firme), sign. "**da planície ondulada**", referindo-se a alguém que nasceu ou morou em um lugar com essa característica. Já foi encontrada a tradução equivocada "campo de rosas".

Número: 5

Cor(es): amarelo-ouro.

Pedra(s): pedra-do-sol.

Palavras-chave/Natureza expressiva: inteligência brilhante; gosto pelo conhecimento; alinhamento com a alma.

Roque

Nome com três étimos. Em Portugal foi encontrado em documentos datados da primeira metade do séc. XVI. 1) Do latim *Rocu, Rochus*, do nome de um santo originado do germânico *hroc, hrocch* (gritar, bramir, rugir), onomatopéias originadas de *rohon* e que expressam o grito de guerra. Sign. "**aquele que grita (berra)**"; 2) Hipocorístico de nomes germânicos cujo primeiro elemento é *hroc, hrocch* (**significado no item anterior**), como *Rocbert, Rohfrid, Rochwin*; 3) Do francês *Rocque*, lit. "**rocha**", nome atribuído aos habitantes de localidades de onde se retiravam rochedos para linhas de defesa fortificadas.

Santo(s): S. Roque, festejado em 16 de agosto (há dois santos com este nome).

Variante(s): Roque (*espanhol*); Roch (*francês*); Rock (*inglês*).

Número: 4

Cor(es): verde, amarelo-ouro.

Pedra(s): jade.

Palavras-chave/Natureza expressiva: responsabilidade; dom inato para as artes e ciências; estabilidade e equilíbrio menta.

Rosalvo

Masculino de *Rosalva*. **Ver Rosalva.**

Variante(s): Rosalbo (*português*).

Número: 3

Cor(es): azul, vermelho.

Pedra(s): calcantita.

Palavras-chave/Natureza expressiva: capacidade de transformar as idéias em ações; amor ao próximo; entusiasmo pela vida.

Rosário

Masculino de *Rosária*, nome atribuído provavelmente aos meninos nascidos no dia do *Rosário*. A variante feminina vem sempre acompanhada de *Maria*, como em *Maria do Rosário*.

Feminino(s): Rosária.

Variante(s): Rosario (*espanhol*); Rosàrio (*italiano*).

Número: 5

Cor(es): amarelo-ouro.

Pedra(s): apatita amarela.

Palavras-chave/Natureza expressiva: gosto pelo conhecimento; alegria na simplicidade; calor humano.

Rosauro

Masculino de *Rosaura*. **Ver Rosaura.**

Número: 8

Cor(es): rosa, violeta.

Pedra(s): fluorita.

Palavras-chave/Natureza expressiva: independência emocional; altruísmo; fé nos poderes superiores.

Rosendo

Do germânico *Rodosindus*, sign. "**o que segue por um caminho glorioso**" ou "**aquele que segue para a glória**".

Feminino(s): Rosenda.

Variante(s): Rodesindo, Rodosendo, Rodosindo, Rozendo, Rudesindo, Rudosindo (*português*).

Número: 9

Cor(es): violeta, rosa.

Pedra(s): iolita.

Palavras-chave/Natureza expressiva: espírito amoroso e fraterno; sabedoria.

Rossano

Do italiano *Rossano*, do nome de uma vila próxima ao golfo de Tarento. O nome vem do latim, de um antigo *Roscianum*, derivado de *Roscium* (Róscio), e este de *ros, rois*, sign. "**rócio; orvalho**".

Feminino(s): Rossana.

Variante(s): Rossano (*italiano*).

Número: 11

Cor(es): azul, vermelho.

Pedra(s): lápis-lazúli.

Palavras-chave/Natureza expressiva: objetividade; racionalidade; espírito realizador.

Rossini

Do sobrenome do maestro Gioacchino Rossini. A origem deste nome prende-se ao francês *Roussin*, *Roussy* sign. "**ruivo; arruivado**". *Rossino* é a forma aportuguesada de *Rossini*. Equivalem a *Rufino* e *Rutílio*. **Ver Rufino** e **Rutílio**.

Feminino(s): Rossina.

Variante(s): Rossino (*português*).

Número: 4

Cor(es): vermelho, ouro.

Pedra(s): calcita dourada.

Palavras-chave/Natureza expressiva: busca do progresso pessoal; confiança nos objetivos; clareza intelectual.

Rubem

No A.T., primogênito de Jacó que deu nome a uma das tribos de Israel. Origina-se do hebraico *Reubhén*, sign. "**eis aqui um filho**", de *reu*, imperfeito de *ra'ah* (ele viu), e *ben* (filho). Não confundir com *Rubens*. **Ver Rubens**.

Variante(s): Reuben, Reubin, Reuven (*inglês*); Rubén (*espanhol*); Rúbem (*italiano*); Ruben (*alemão*).

Número: 5

Cor(es): rosa.

Pedra(s): granada.

Palavras-chave/Natureza expressiva: carisma; inteligência emocional; vive o aqui e agora.

Rubens

Do latim *rubens*, *rubentis*, sign. "**vermelho, avermelhado; rubro; ardente**". Ao que tudo indica, o nome surgiu pela primeira vez com o pintor flamengo Pedro Paulo Rubens (1577-1640), passando posteriormente a prenome. Não confundir com *Rubem*, *Rúben*. **Ver Rubem**.

Variante(s): Rúbio, Rúbrio (*português*).

Número: 7

Cor: magenta.

Pedra(s): ametista.

Palavras-chave/Natureza expressiva: aprecia cuidar dos outros e dos animais; facilidade ao lidar com os desapontamentos; ligação com o lado espiritual da vida.

Rudiar

Do nome do escritor inglês *Rudyard* Kipling, derivado de um antigo toponímico, nas variantes *Rudegeard*, *Rudierd*, *Rudeyard*, *Rudyard*, sign. "**do pequeno lago (açude) onde os 'rudds' são apanhados**". Entre os antigos ingleses, *rudd* era o nome de um peixe de coloração vermelha, derivado do gaélico *ruadh* (vermelho), sem tradução para o português. Nome já encontrado no Brasil, na forma original.

Variante(s): Rudyard (*inglês*).

Número: 8

Cor(es): rosa, violeta.

Pedra(s): charoíta.

Palavras-chave/Natureza expressiva: gentileza; afabilidade; benignidade.

Rufino

Do latim *Rufinus*, diminutivo de *rufus* (ruivo), sign. "**pequeno ruivo**". Equivale a *Rossini*, *Rossino* e *Rutílio*. Em Portugal, surgiu pela primeira vez no A. E. L. de 1838.

Santo(s): S. Rufino, festejado em 14 de junho (há sete santos com este nome).

Feminino(s): Rufina.

Variante(s): Rufino (*espanhol, italiano*); Ruffino (*italiano*); Rufin (*francês*); Rufus (*inglês*).

Número: 11

Cor(es): violeta, verde.

Pedra(s): malaquita.

Palavras-chave/Natureza expressiva: direcionamento na vida por meio da espiritualidade; cortesia nas relações.

Rui

Do espanhol *Ruy*, abreviação de *Rodrigo*, através das formas *Roí*, *Ruí*. O mesmo ocorreu com

Ruyz, *Ruiz*, abreviação de *Rodrigues* ("filho de Rodrigo"), o que vem comprovar o étimo.

Número: 3

Cor(es): verde.

Pedra(s): hidenita.

Palavras-chave/Natureza expressiva: fraternidade; fidelidade aos próprios sentimentos; sabe o que quer da vida.

Rustam

Nome do mais célebre herói épico persa. Suas aventuras são relatadas no livro dos Reis, de Firdusi. Considerado o Hércules persa, Rustam foi o paladino incansável que durante toda a vida lutou contra os turcos. Do persa *Rustam*, de *rustami*, sign. "**que tem valor (coragem, bravura); corajoso; bravo**". Há um francês *Rustan* que além de ter outros significados – três étimos – é também variante de *Rustam*. **Ver Rustan.**

Variante(s): Roustan, Rustan, Rustain, Rustin (*francês*); Rustem (*persa*).

Número: 2

Cor(es): azul, rosa.

Pedra(s): quartzo azul.

Palavras-chave/Natureza expressiva: serenidade; solidariedade; age em vez de reagir.

Rustan

Nome com três étimos. 1) Variante de *Rustam*; 2) Do germânico *Hrodestan*, de *hlod*, *Hrod* (glória) e *stang* (lança), sign. "**lança gloriosa**"; 3) Do francês *Roustain*, *Roustan*, sign. "**da lagoa (lago, pântano) vermelha (o)**", em alusão às águas estagnadas, primitivamente um nome de residência atribuído a quem habitou em local com essas características. **Ver Rustam.**

Variantes da 2ª acepcão: Florestan (*português*); Rostaing, Rostang (*francês*); Rostagnus (*latim*).

Variante da 3ª acepcão: Rostain, Roustan, Roustain (*francês*).

Número: 3

Cor(es): verde.

Pedra(s): esmeralda.

Palavras-chave/Natureza expressiva: honestidade; lealdade; poder de persuasão.

Rutílio

Do latim *Rutilius*, forma relativa de *Rutilus* (Rútilo), prenome originário de *rutilus, a, um*, sign. "**ruivo; brilhante; dourado; ardente**". O nome equivale a *Rossini* e *Rufino*. **Ver Rossini** e **Rufino.**

Santo(s): S. Rutílio, festejado em 22 de fevereiro.

Feminino(s): Rutília.

Variante(s): Rotílio (*português*); Rutílio, Rutilo (*espanhol*); Rutìlio (*italiano*).

Número: 5

Cor(es): amarelo-ouro.

Pedra(s): calcita amarela.

Palavras-chave/Natureza expressiva: sensibilidade emocional; civilidade; devotamento.

S

Sabino

Do latim *Sabinus*, relativo aos sabinos, sign. "**da raça dos sabinos**", povo itálico que conquistou Roma no ano 280, cujo nome deriva de *Sabinus*, filho do deus Sancus, e que tem o significado de "parentes; consangüíneos; aliados pelo sangue", correlato ao germânico *sippa* (relação sangüínea, aliança) e ao inglês antigo *sibb* (relação, parentesco, paz).

Santo(s): S. Sabino, festejado em 13 de março (há oito santos com este nome).

Feminino(s): Sabina.

Variante(s): Sabino (*espanhol, italiano*); Sabin (*francês, inglês*); Sabinus (*latim*).

Número: 6

Cor(es): violeta, turquesa.

Pedra(s): turquesa.

Palavras-chave/Natureza expressiva: maturidade; consciência espiritual; manifestação correta dos sentimentos.

Sacha

Do russo, hipocorístico de *Alexandre*. **Ver Alexandre.**

Número: 5

Cor(es): branco, amarelo-ouro.

Pedra(s): calcita dourada.

Palavras-chave/Natureza expressiva: humor imperturbável; camaradagem; satisfação com a vida.

Sadi

Nome do mais famoso poeta persa, nascido em Shiraz, em 1184, cujo túmulo ainda hoje existe. Do árabe *Sadi*, de *sad*, sign. "**próspero; feliz; que tem boa sorte**".

Variante(s): Saad, Saadi, Sadi, Saeed, Said (*árabe*).

Número: 6

Cor(es): branco, violeta.

Pedra(s): fluorita.

Palavras-chave/Natureza expressiva: espírito pacifista, intuitivo e com grande poder de realização.

Sadino

Sobrenome poético adotado por Bocage, relacionado com o rio *Sado*, que banha sua cidade natal. *Sado* parece significar "rio".

Feminino(s): Sadina.

Número: 8

Cor(es): laranja.

Pedra(s): andaluzita.

Palavras-chave/Natureza expressiva: faculdade de governar-se; prudência; gosto pela vida.

Saladino

Do árabe. 1) De *silah-ed-edin*, lit. "**arma da fé (religião)**"; 2) Ou de *Salah-ed-edin*, lit. "**felicidade da religião**".

Feminino(s): Saladina.

Variante(s): Saladino (*espanhol, italiano*); Saladin (*francês*).

Número: 3

Cor(es): azul, vermelho.

Pedra(s): turmalina azul.

Palavras-chave/Natureza expressiva: talento para o ensino de disciplinas espirituais; visão aguçada para perceber o que os outros não vêem; sabe como manter as emoções sob controle.

Salatiel

Do hebraico *Shaletiel*, correlato ao aramaico *tzelothá*, forma enfática de *tzelo* (oração, súplica), e ao árabe *saláh*, de mesmo significado, cuja tradução é "**aquele que eu pedi (supliquei) a Deus**". Nome provavelmente atribuído a um filho ardentemente desejado. Foi usado como nome cristão na Inglaterra, durante o séc. XVI.

Variante(s): Salathuel (*inglês*); Sealthiel, Sealtiel, Shaltiel (*hebraico*).

Número: 7

Cor: magenta.

Pedra(s): ametista.

Palavras-chave/Natureza expressiva: perfeccionismo; interesse por processos relacionados ao despertar da consciência; facilidade para livrar-se das amarguras do passado.

Salomão

No A.T., rei de Israel, filho de Davi, conhecido por sua profunda sabedoria. Compôs obras poéticas de grande inspiração, entre elas o lírico "Cântico dos Cânticos". Nome originário do hebraico *Shelomon*, de *shalom* (paz), sign. "**o pacífico**".

Santo(s): S. Salomão, festejado em 1º de novembro (há três santos com este nome).

Feminino(s): Salomé.

Variante(s): Solimão, Solimar (*português*); Salim (*português, árabe*); Salomón (*espanhol*); Salomone (*italiano*); Salomon (*francês, inglês, alemão*); Solomon (*inglês*).

Número: 4

Cor(es): amarelo, rosa.

Pedra(s): citrino.

Palavras-chave/Natureza expressiva: determinação; demonstra maestria em tudo o que faz; calor humano.

Salústio

Do latim *Sallustius*, de *salus* (salvação), sign. "**salvador**".

Variante(s): Salustio (*espanhol*); Sallùstio (*italiano*); Sallust, Salluste (*francês*); Sallustius (*belga, latim*).

Número: 8

Cor(es): verde, violeta.

Pedra(s): ametista.

Palavras-chave/Natureza expressiva: ponderação; espírito de vanguarda; habilidades de organização.

Salvador

Nome de origem religiosa, ligado a Jesus Cristo, *o Salvador* enviado à Terra para redimir a humanidade. Tem o mesmo significado de *Salústio*. Em Portugal, nome encontrado em obras redigidas no período que compreendeu os anos de 1125 a 1139. **Ver Salústio.**

Santo(s): S. Salvador de Horta, festejado em 18 de março.

Variante(s): Salvadore (*espanhol*); Salvatore (*italiano*); Sauveur (*francês*).

Número: 11

Cor(es): vermelho, azul.

Pedra(s): ágata azul rendada.

Palavras-chave/Natureza expressiva: vigor; desapego, principalmente às convenções; aspira o melhor para a humanidade

Salviano

Do latim *Salvianus*, forma relativa de *Sálvio*, sign. "**de (pertencente a; da natureza de) Sálvio**". **Ver Sálvio.**

Feminino(s): Salviana.

Variante(s): Salviano (*espanhol*); Salvien (*francês*).

Número: 3

Cor(es): azul, vermelho.

Pedra(s): quartzo azul.

Palavras-chave/Natureza expressiva: temperamento sagaz e competitivo; antevisão.

Salvino

Diminutivo de *Sálvio*. **Ver Sálvio.**

Santo(s): S. Salvino, festejado em 4 de setembro.

Feminino(s): Salvina.

Número: 11

Cor(es): vermelho, azul.

Pedra(s): calcantita.

Palavras-chave/Natureza expressiva: espírito inovador; busca da paz interior; facilidade para lidar com o aspecto prático da vida.

Sálvio

Do latim *Salvius*, de *salvus*, lit. "**são; salvo; saudável**".

Santo(s): S. Sálvio, festejado em 28 de outubro (há seis santos com este nome).

Feminino(s): Sálvia.

Variante(s): Salvio (*espanhol*); Sàlvio (*italiano*); Salvius (*latim*).

Número: 6

Cor(es): violeta, turquesa.

Pedra(s): topázio azul.

Palavras-chave/Natureza expressiva: jovialidade; confiança em Deus; caráter altruísta e acolhedor.

Samuel

Do hebraico *Shemuel*, lit. "**seu nome é Deus**", relacionado ao aramaico *shem*, *shema*, *shum* (nome) e *El* (deus, Senhor). Na Inglaterra o nome surgiu no séc. XII, nas formas *Samuel* e *Samwell*.

Santo(s): S. Samuel, festejado em 10 de outubro (há quatro santos com este nome).

Feminino(s): Samuela.

Variante(s): Samuel (*espanhol, francês, inglês*); Samuèle (*francês*).

Número: 8

Cor(es): verde, violeta.

Pedra(s): esmeralda.

Palavras-chave/Natureza expressiva: espírito de vanguarda; habilidade de organização; ponderação.

Sandro

Do italiano, hipocorístico de *Alessandro*. **Ver Alexandre.**

Feminino(s): Sandra.

Número: 8

Cor(es): laranja.

Pedra(s): calcita laranja.

Palavras-chave/Natureza expressiva: sociabilidade; inteligência instintiva; conexão com o reino angélico.

Santiago

Do espanhol *Santiago*, aglutinação de *São Tiago*. **Ver Tiago.**

Variante(s): Santiago (*espanhol*).

Número: 5

Cor(es): azul royal, amarelo-ouro.

Pedra(s): azurita.

Palavras-chave/Natureza expressiva: destreza; dinamismo; alegria.

Sátiro

Do grego *Satyros*, lit. "**sátiro**", designação dos gênios mitológicos dos bosques e dos montes, nascidos primeiramente de Mercúrio e da ninfa Iftimé. **Ver Sileno.**

Santo(s): S. Sátiro, festejado em 12 de janeiro (há dois santos com este nome).

Variante(s): Sàtiro (*italiano*).

Número: 5

Cor(es): azul royal, amarelo-ouro.

Pedra(s): calcantita.

Palavras-chave/Natureza expressiva: tranqüilidade; consciência do poder pessoal; personalidade magnética.

Saturnino

Do latim *Saturninus*, sign. "**dedicado (consagrado) a Saturno**". Saturno é uma antiga divindade latina associada ao Cronos grego, filho de Urano e Géia, e Senhor do Universo.

Santo(s): S. Saturnino, festejado em 14 de outubro (há dezessete santos com este nome).

Feminino(s): Saturnina.

Variante(s): Saturnino (*espanhol*); Saturnìno (*italiano*); Saturnin (*francês*).

Número: 1

Cor(es): verde, magenta.

Pedra(s): jade.

Palavras-chave/Natureza expressiva: temperamento "nômade"; senso de liberdade interior; amor pela vida.

Saul

No A.T., nome do primeiro rei dos hebreus, substituído por Davi após a intervenção de Samuel. Do hebraico *Chaul*, do verbo *cha'al*, sign. "**o implorado; o desejado; o solicitado; o conseguido por meio de orações**". Nome de origem religiosa, atribuído a um filho ardentemente desejado. Na Inglaterra, tornou-se nome cristão no séc. XVII.

Variante(s): Saúl (*espanhol, russo*); Sàul, Saùlle (*italiano*); Saul (*inglês*).

Número: 8

Cor(es): amarelo, azul.

Pedra(s): apatita azul.

Palavras-chave/Natureza expressiva: espírito de justiça; habilidade organizacional; equilíbrio entre razão e emoção.

Saulo

No N. T., hebreu convertido ao cristianismo que se tornou discípulo dos apóstolos de Jesus e difundiu com ardor a nova Doutrina. Inicialmente batizado Saulo de Tarso, mudou o prenome para Paulo durante a conversão. Forma helenizada do hebraico *Chaul*, o mesmo que *Saul*. **Ver Saul.**

Variante(s): Sauli (*italiano*).

Número: 5

Cor(es): branco, amarelo-ouro.

Pedra(s): âmbar.

Palavras-chave/Natureza expressiva: entusiasmo; polidez; tenacidade.

Savino

Do latim *sabina*, inglês *savine*, *sabine*, sign. "**zimbro; junípero**", ou (*Juniperus communis*), planta cujos frutos são utilizados no preparo do gim ou da genebra e na aromatização de conservas ou carnes defumadas. Provavelmente foi sobrenome de uma pessoa que cultivava ou comercializava essa planta. Não confundir com *Sabino*.

Santo(s): S. Savino, festejado em 11 de julho (há três santos com este nome).

Feminino(s): Savina

Variante(s): Savin (*francês*).

Número: 8

Cor(es): laranja.

Pedra(s): cornalina.

Palavras-chave/Natureza expressiva: cautela; desprendimento; capacidade de ir até o âmago das questões.

Sebastião

Do grego *Sebastianós*, de *sebastós*, através do latim *Sebastianus*, lit. "**sagrado**". O nome deve estar relacionado aos habitantes de Sebastia, antiga cidade da Capadócia, cujo significado é o mesmo. Desde a Idade Média, tornou-se muito comum na Espanha e na França, nas formas *Sebastian*, *Bastian* e *Bastien*. Equivale a *Augusto*. **Ver Augusto**.

Santo(s): S. Sebastião, festejado em 20 de janeiro (há nove santos com este nome).

Feminino(s): Sebastiana.

Variante(s): Sebastián (*espanhol, russo*); Sebastiano (*italiano*); Sébastien, Sebastien (*francês*); Sebastian (*inglês*).

Número: 1

Cor(es): verde, vermelho.

Pedra(s): smithsonita verde.

Palavras-chave/Natureza expressiva: imparcialidade; integridade; franqueza.

Selmar

Do germânico *sel* (terra, lar) e *mar* (célebre, famoso, ilustre), sign. "**célebre em sua própria terra (lar)**". Nome que no Brasil é comum a ambos os sexos.

Número: 5

Cor(es): vermelho.

Pedra(s): quartzo verde.

Palavras-chave/Natureza expressiva: vitalidade; magnetismo pessoal; alegria de viver.

Serafim

Segundo Isaías, nome dos anjos da primeira hierarquia, cuja função é louvar e adorar a Deus. Do hebraico *Seraphim*, de *seraph* (arder), sign. "**ardente; incandescente**", relacionado ao acadiano *sharapu* (arder) e ao antigo egípcio *srf* (esquentar). Também apodo atribuído a uma *pessoa de rara beleza*.

Santo(s): S. Serafim, festejado em 12 de outubro.

Variante(s): Xerafim (*português*); Serafín (*espanhol*); Serafino (*italiano*); Séraphim, Seraphin (*francês*); Seraf, Seraph (*inglês*).

Número: 8

Cor(es): rosa, violeta.

Pedra(s): iolita.

Palavras-chave/Natureza expressiva: interesse pela espiritualidade; humor sensível; força interior.

Serapião

Do grego *Serapion*, sign. "**consagrado a Serápis**". Serápis foi um deus egípcio, cujo nome, segundo Plutarco, significa "aquele que dispôs o Universo em ordenação magnífica (bela)". Origina-se de *Osor-Apis*, nome do Ápis morto e convertido em Osíris (defunto).

Santo(s): S. Serapião, festejado em 13 de julho (há onze santos com este nome).

Variante(s): Serapio, Serapión (*espanhol*).

Número: 3

Cor(es): violeta, ouro.

Pedra(s): heliodoro.

Palavras-chave/Natureza expressiva: sabedoria espiritual; inteligência aguçada; dom de cura.

Sérgio

Nome de étimo obscuro, originado do latim *Sergiu*, aceito pela maioria dos estudiosos como derivado de *servus*, *servi*, sign. "**servo; escravo**". Equivale a *Sérvio*. **Ver Sérvio**.

Santo(s): S. Sérgio, festejado em 20 de março (há cinco santos com este nome).

Variante(s): Sergio (*espanhol*); Sèrgio (*italiano*); Serge (*francês, russo*).

Número: 1

Cor(es): violeta, azul.

Pedra(s): ajoíta.

Palavras-chave/Natureza expressiva: eficiência e sucesso pessoal; disciplina em tudo o que faz.

Servílio

Do latim *Servilius*, calcado em *servilis*, e este preso a *servus*, *servi*, sign. "**servil**". **Ver Sérgio** e **Sérvio**.

Feminino(s): Servília.

Variante(s): Servilio (*espanhol*); Servìlio (*italiano*).

Número: 1

Cor(es): verde, magenta.

Pedra(s): esmeralda.

Palavras-chave/Natureza expressiva: independência emocional; sensatez; austeridade.

Sérvio

Do latim *Servius*, de *servus*, ligado a *servio*, *servire*, sign. "**servo; escravo**". **Ver Sérgio**.

Santo(s): S. Sérvio, festejado em 17 de agosto.

Feminino(s): Sérvia.

Variante(s): Servio (*espanhol*); Sèrvio (*italiano*).

Número: 7

Cor(es): rosa, turquesa.

Pedra(s): calcita rosa.

Palavras-chave/Natureza expressiva: coração acessível; paixão pela vida; perfeccionismo.

Sérvulo

Do latim *servulu*, nome derivado da mesma família etimológica de *Servius*, sign. "**pequeno escravo**". Na antiga Roma era uma designação atribuída a escravos de menor importância. **Ver Sérgio.**

Santo(s): S. Sérvulo, festejado em 24 de maio (há três santos com este nome).

Feminino(s): Sérvula.

Número: 4

Cor(es): verde, amarelo-ouro.

Pedra(s): topázio imperial.

Palavras-chave/Natureza expressiva: alegria; honestidade; habilidade para o ensino.

Severiano

Forma relativa de *Severo*, sign. "**de (pertencente a; da natureza de) Severo**". **Ver Severo.**

Santo(s): S. Severiano, festejado em 21 de fevereiro (há três santos com este nome).

Feminino(s): Severiana.

Variante(s): Severiano (*espanhol*); Sévérien (*francês*).

Número: 9

Cor(es): turquesa, magenta.

Pedra(s): topázio incolor.

Palavras-chave/Natureza expressiva: contato com a alma; determinação e criatividade.

Severino

Diminutivo de *Severo*. Há uma antiga forma desse nome, *Severim*, encontrada em Portugal, em documentos datados do séc. XVIII.

Santo(s): S. Severino, festejado em I9 de novembro (há onze santos com este nome).

Feminino(s): Severina.

Variante(s): Severino (*espanhol, italiano*); Séverin (*francês*); Severinus (*latim*); Severin (*nórdico*).

Número: 8

Cor(es): violeta, azul-claro.

Pedra(s): angelita.

Palavras-chave/Natureza expressiva: modéstia; fé; desejo de ajudar os outros.

Severo

Do latim *Severus*, e este de *severus*, lit. "**severo**". Foi nome de alguns imperadores romanos.

Santo(s): S. Severo, festejado em 1º de fevereiro (há catorze santos com este nome).

Variante(s): Severo (*espanhol*).

Número: 3

Cor(es): azul, vermelho.

Pedra(s): água-marinha.

Palavras-chave/Natureza expressiva: clareza de inteligência; criatividade; racionalidade.

Sidney

Nome com dois étimos, surgido na Grã-Bretanha. 1) Nos textos latinos aparece como uma redução de *S. Denis*, também conhecido como *S. Dionísio*. Ao que tudo indica, surgiu pela primeira vez com a família cujo patriarca foi William Sidney; 2) De *Sidney*, feminino irlandês que é modificação de *Sidony* (*Sidônia*). **Ver Dênis** e **Sidônio.**

Santo(s): S. Sidnei Hodgson, festejado em 10 de dezembro.

Variante(s): Sidnei (*português*); Sidney (*italiano*); Sydney (*inglês*).

Número: 4

Cor(es): verde, amarelo-ouro.

Pedra(s): apatita amarela.

Palavras-chave/Natureza expressiva: companheirismo; diplomacia; superação de conflitos emocionais.

Sidônio

Gentílico relativo aos habitantes de *Sidon*, antiga cidade da Palestina. Significa "**habitante (natural) de Sidon**". *Sidon* está ligado ao fenício *zidon* e tem o significado de "lugar de pesca". Não confundir com *Sidrônio* ("férreo; homem de grande firmeza").

Santo(s): S. Sidônio, festejado em 14 de novembro (há dois santos com este nome).

Feminino(s): Sidônia.

Variante(s): Sidonio (*espanhol*); Sidònio (*italiano*); Sidoine (*francês*).

Número: 4

Cor(es): vermelho, amarelo-ouro.

Pedra(s): pirita.

Palavras-chave/Natureza expressiva: mente diligente; autenticidade; ausência de preconceitos.

Sigismundo

Do germânico *Siegmund*, de *Sieg* (vitória) e *mund* (proteção), sign. "**protetor da vitória**". Foi nome de alguns reis da Polônia.

Santo(s): S. Sigismundo, festejado em 1º de maio.

Feminino(s): Sigismunda.

Variante(s): Segismundo (*português*); Seigmundo (*português, espanhol*); Sigismundo (*espanhol*); Sigismondo (*italiano*); Sigismond (*francês*); Sigmund (*inglês, alemão*); Siegmond (*inglês*).

Número: 4

Cor(es): turquesa, violeta.

Pedra(s): cianita.

Palavras-chave/Natureza expressiva: comunicação criativa com o coração a serviço do próximo; determinação; prodigalidade.

Silas

Do grego *Sílas*, contração de *Silouanos*, e este transliteração do latim *Silvanus*, sign. "**habitante da floresta**". Na Inglaterra, nome surgido antes da Reforma, muito comum no séc. XVII, ocasionalmente encontrado na forma *Silvanus*. O mesmo que *Silvano*. **Ver Silvano**.

Santo(s): S. Silas, festejado em 13 de julho.

Número: 6

Cor(es): branco, violeta.

Pedra(s): apofilita incolor.

Palavras-chave/Natureza expressiva: disciplina interior; força de caráter; busca da espiritualidade.

Sileno

Na mitologia romana, filho de Mercúrio e de uma ninfa, Sileno era representado como um velho calvo e obeso, algumas vezes com cornos, sempre cambaleando embriagado sobre um asno. Do grego *Seilenós*, e este do trácio *zílai* (vinho), através do latim *Silenus*, sign. "**inflado com vinho**".

Feminino(s): Silena, Silene.

Variante(s): Sileno (*espanhol*); Silèno (*italiano*); Silène (*francês*).

Número: 11

Cor(es): vermelho, azul.

Pedra(s): amazonita.

Palavras-chave/Natureza expressiva: meticulosidade; equilíbrio e sabedoria na tomada de decisões; sabe manter a calma nos momentos difíceis.

Silésio

Significa "**habitante (natural) da Silésia**". A Silésia, antiga região polonesa habitada pelos vândalos silingas, tem seu nome provavelmente ligado ao tcheco *sled* (seguimento), o que é reforçado pelo fato de que os silesianos foram o último povo de origem eslava a atingir a Alemanha.

Variante(s): Selésio (*português*); Silésie (*francês*); Schlesien (*alemão*); Silezie (*holandês*).

Número: 7

Cor(es): rosa, turquesa.

Pedra(s): halita rosa.

Palavras-chave/Natureza expressiva: sinceridade; busca da verdade; compreensão das necessidades alheias.

SILVANO

Na mitologia romana, deus da floresta e dos campos, identificado com o Pã dos gregos. É representado como um velho de aparência jovial, com pés e orelhas de bode. Do latim *Silvanus*, lit. "**habitante da floresta**". O mesmo que *Silas*. **Ver Silas.**

Santo(s): S. Silvano festejado em 15 de maio (há treze santos com este nome).

Feminino(s): Silvana.

Variante(s): Silvano (*espanhol, francês*); Silvàno (*italiano*); Sylvain (*francês*); Silvan (*francês, inglês*).

Número: 11

Cor(es): vermelho, azul.

Pedra(s): angelita.

Palavras-chave/Natureza expressiva: gosto pelo original; contato com o Eu Superior; bondade; autoconfiança.

SILVÉRIO

Do latim *Silverius*, calcado em *silva, silvae*, sign. "**da selva; da floresta**". **Ver Silas** e **Silvano, Silvestre, Silvino** e **Sílvio.**

Santo(s): S. Silvério, festejado em 20 de junho.

Feminino(s): Silvéria.

Variante(s): Silverio (*espanhol*); Silvèrio (*italiano*); Silvère (*francês*).

Número: 1

Cor(es): verde, magenta.

Pedra(s): calcita verde.

Palavras-chave/Natureza expressiva: espírito de liderança; imparcialidade; mente analítica.

SILVESTRE

Do latim *Silvestre*, e este do adjetivo *silvester*, lit. "**silvestre; da selva**". Na Inglaterra, nome que apareceu pela primeira vez em torno do ano 1200 e foi comum durante a Idade Média. Em Portugal, foi encontrado em documentos datados dos sécs. XVII e XVIII.

Santo(s): S. Silvestre I, festejado em 31 de dezembro (há seis santos com este nome).

Variante(s): Silvestre (*espanhol, francês, latim*); Silvestro (*italiano*); Sylvestre (*francês*); Sylvester (*inglês*); Silvester (*inglês, holandês*).

Número: 3

Cor(es): violeta, ouro.

Pedra(s): heliodoro.

Palavras-chave/Natureza expressiva: persistência; camaradagem; superação das ilusões.

SILVINO

Do latim *Silvinus*, nome calcado em *silva, silvae*, sign. "**da selva; da floresta; silvestre**". **Ver Silas, Silvano, Silvestre** e **Sílvio.**

Santo(s): S. Silvino, festejado em I7 de fevereiro (há dois santos com este nome).

Feminino(s): Silvina.

Variante(s): Silvin (*francês*).

Número: 1

Cor(es): violeta, azul.

Pedra(s): apatita azul.

Palavras-chave/Natureza expressiva: idealismo; senso ético; magnetismo pessoal.

SÍLVIO

Do latim *Silvius*, calcado em *silva, silvae* (floresta), sign. "**habitante da floresta**". **Ver Silas, Silvano, Silvestre** e **Silvino.**

Santo(s): S. Sílvio, festejado em 21 de abril.

Feminino(s): Sílvia.

Variante(s): Silvio (*espanhol*); Sìlvio (*italiano*); Sylvi (*nórdico*); Sylvio (*alemão*).

Número: 5

Cor(es): azul royal, amarelo-ouro.

Pedra(s): cianita.

Palavras-chave/Natureza expressiva: decisão; precisão; hospitalidade.

SÍMACO

Do grego *Symmachos*, de *syn* (com) e *máchomai* (lutar, combater), sign. "**aliado (solidário) na batalha; o que combate com o aliado**".

Santo(s): S. Símaco, festejado em 19 de julho.

Variante(s): Symaco (*português*); Símaco (*espanhol*); Sìmmaco (*italiano*).

Número: 6

Cor(es): violeta, turquesa.

Pedra(s): angelita.

Palavras-chave/Natureza expressiva: criatividade; tranqüilidade; influência positiva mediante o silêncio.

Simão

1) O nome sofreu a influência de um grego *Símon* ("o que tem o nariz achatado"), mas está preso ao hebraico *Shimon*, o mesmo que *Simeão*. Em Portugal, apareceu em documentos datados dos sécs. XIII e XIV; 2) Na Inglaterra, país onde ganhou grande popularidade, graças à influência do apóstolo Simão Pedro, ocorre com dois étimos. Além da origem hebraica (conforme citação no item anterior) há uma antiga variante, *Simon* que, juntamente com *Simond* e *Simund*, constitui uma versão do germânico *Sigmund* – nome que possui outro significado. **Ver Sigismundo** e **Simeão**.

Santo(s): S. Simão, festejado em 6 de novembro (há catorze santos com este nome).

Variante(s): Simón (*espanhol*); Simoni (*italiano*); Simon (*francês, inglês, alemão, húngaro, latim*); Shimon (*hebraico*).

Número: 3

Cor(es): verde.

Pedra(s): crisocola.

Palavras-chave/Natureza expressiva: sucesso; lealdade aos ideais em que acredita; temperamento comunicativo.

Simas

Do grego *Símas*, *Simês* ou *Símmas*, lit. "**o de nariz arrebitado**". Em Portugal, nome encontrado no período que vai da segunda metade do séc. XVII à primeira do séc. XVIII.

Número: 7

Cor(es): violeta.

Pedra(s): amestista.

Palavras-chave/Natureza expressiva: percepção aguçada; influência positiva sobre os outros; confiança em si mesmo.

Simeão

Do hebraico *Shimon*, de *shamá* (ele ouviu), sign. "**ouvinte**", correlato ao aramaico-siríaco *shema*, ugárico *shm*, árabe *sámi'a*, acadiano *shemu* (ouvir).

Santo(s): S. Simeão, festejado em festejado em 1º de julho (há doze santos com este nome).

Variante(s): Simão (*português*); Simeón (*espanhol, russo*); Simeòne (*italiano*); Siméon (*francês*); Simeon (*inglês*).

Número: 8

Cor(es): laranja.

Pedra(s): coral.

Palavras-chave/Natureza expressiva: interesse pela espiritualidade; gosto pela aventura e pela companhia dos amigos; emotividade.

Sinclair

Redução de *Saint Clair*, nome de uma cidade francesa. *Clair* tem a tradução de "**claro; límpido; brilhante**".

Variante(s): Santeclair, Santecler (*português*); Saint-Clair (*francês*); Sincklair, Sinclaire, Sinclar (*inglês*).

Número: 4

Cor(es): vermelho, ouro.

Pedra(s): calcita dente-de-leão.

Palavras-chave/Natureza expressiva: autoconfiança; entusiasmo; força, vigor.

Sindoval

Do germânico *Sindval*, *Sindvald*, de *sind* (expedição militar) e *waldan* (comandar, governar, administrar), sign. "**o que comanda a expedição militar**".

Variante(s): Sindovaldo (*português*).

Número: 6

Cor(es): azul royal, turquesa.

Pedra(s): crisocola.

Palavras-chave/Natureza expressiva: espontaneidade; inteligência emocional; atração pelo mar.

Sinésio

Do grego *Synesios*, de *synesis* (entendimento, compreensão), sign. "**aquele que possui entendimento (inteligência)**".

Variante(s): Sinésios (*português*).

Número: 9

Cor(es): violeta, rosa.

Pedra(s): rubi.

Palavras-chave/Natureza expressiva: docilidade; empatia; filantropia.

Sinval

O mesmo que *Sindoval*. **Ver Sindoval.**

Número: 5

Cor(es): vermelho.

Pedra(s): morganita.

Palavras-chave/Natureza expressiva: sensibilidade; amor-próprio; ternura.

Sofonias

No A.T., o nono Profeta Menor, contemporâneo de Josias, que anuncia a queda do reino de Judá. Do hebraico *Tsefaniah*, de *saphon* (esconder, proteger, ocultar) e *Iah* (Jeová), sign. "**aquele que Jeová (o Senhor, Deus) protege**".

Santo(s): S. Sofonias, festejado em 3 de dezembro.

Variante(s): Sofonia, Zefania (*português*); Séphaniah (*hebraico*).

Número: 7

Cor(es): turquesa.

Pedra(s): larimar.

Palavras-chave/Natureza expressiva: facilidade para lidar com a tecnologia; caráter versátil e inventivo.

Sotero

Do grego *Sotér*, de *soter*, através do latim *Soter, Soteris*, sign. "**salvador**". Epíteto de alguns deuses do panteão greco-romano, entre eles, Zeus, Apolo e Dioniso.

Variante(s): Sotero (*espanhol*); Sòtero (*italiano*); Sotér (*grego*).

Número: 5

Cor(es): vermelho.

Pedra(s): quartzo rosa.

Palavras-chave/Natureza expressiva: amorosidade; sabedoria; benevolência.

Stênio

Na mitologia grega, nome de uma das górgonas, monstros que tinham os cabelos entrelaçados de serpentes, garras de abutre e dentes tão longos e afiados como as presas do javali. Tem origem no grego *Sthénos*, de *sthénos* (força), através do latim *Stheno*, sign. "**forte**".

Feminino(s): Stênia.

Variante(s): Esteno (*português*); Stênio (*português*); Steno (*italiano*).

Número: 1

Cor(es): verde, vermelho.

Pedra(s): quartzo verde.

Palavras-chave/Natureza expressiva: coração aberto; vanguardismo; lealdade a si mesmo.

T

Taciano

Do latim *Tatianus*, relativo a *Tácio*, "**de (pertencente a; da natureza de) Tácio**". **Ver Tácio.**

Santo(s): S. Taciano, festejado em 12 de setembro (há dois santos com este nome).

Feminino(s): Taciana.

Variante(s): Tassiano, Tatiano (*português*).

Número: 9

Cor(es): vermelho, verde.

Pedra(s): esmeralda.

Palavras-chave/Natureza expressiva: filantropia; lealdade; obstinação; passionalidade.

Tácio

Do latim *Tatius*, nome relacionado com *tata* (pai), uma palavra de origem sabina. O significado provável do nome é "**pai da criação**".

Santo(s): S. Tácio, festejado em 6 de janeiro.

Feminino(s): Tácia.

Variante(s): Tássio (*português*); Tàzio (*italiano*).

Número: 3

Cor(es): verde.

Pedra(s): cobaltocalcita.

Palavras-chave/Natureza expressiva: amor à liberdade; espírito fraterno e libertário.

Tácito

Do latim *Tacitus*, de *tacitus, a, um*, lit. "**tácito; silencioso**". Nome que originariamente foi alcunha.

Feminino(s): Tácita.

Variante(s): Tácito (*espanhol*); Tácito (*italiano*); Tacite (*francês*).

Número: 5

Cor(es): vermelho.

Pedra(s): granada.

Palavras-chave/Natureza expressiva: obstinação; cordialidade; força interior.

Tadeu

Do hebraico *Taddáy*, através do grego *Thaddaios*, latim *Thaddaeus*, correlatos ao aramaico *tedhayya* e ao árabe *thady*, sign. "**peito; seio; íntimo; coração**".

Santo(s): S. Tadeu, festejado em 25 de outubro (há dois santos com este nome).

Variante(s): Tadeo (*espanhol*); Taddèo (*italiano*); Thadé, Thadée (*francês*); Thaddeus (*inglês*); Thadeus (*inglês, latim*); Thaddaus (*alemão*).

Número: 6

Cor(es): branco, violeta.

Pedra(s): sugilita.

Palavras-chave/Natureza expressiva: personalidade forte e marcante; mente flexível; pensa e age de modo independente.

Tales

Do grego *Tháles*, da raiz *thálo* (verdejar, florir, florescer), sign. "**verdejante; que está florindo**". **Ver Tália**.

Variante(s): Tales (*espanhol*); Thalès (*francês*); Thales (*inglês, latim*).

Número: 3

Cor(es): branco, azul.

Pedra(s): topázio azul.

Palavras-chave/Natureza expressiva: satisfação; precaução; percepção para alcançar o sucesso.

Tancredo

Do germânico *Thancharat*, de *thanc* (pensar, refletir) e *radi* (conselho), sign. "**o que aconselha depois de refletir; o que aconselha com reflexão**".

Variante(s): Tancredo (*espanhol*); Tancrèdi (*italiano*); Tancrède (*francês*); Tancred (*inglês*).

Número: 8

Cor(es): rosa, violeta.

Pedra(s): apofilita incolor.

Palavras-chave/Natureza expressiva: empatia; otimismo; desejo de ajudar o próximo.

Tanir

Masculino de *Tanira*. **Ver Tanira**.

Número: 8

Cor(es): laranja.

Pedra(s): andaluzita.

Palavras-chave/Natureza expressiva: habilidades administrativas; controle e organização; inteligência aguçada; amigo das horas difíceis.

Tarcísio

O mesmo que *Tarsísio*. **Ver Tarsísio**.

Santo(s): S. Tarcísio, festejado em 15 de agosto.

Feminino(s): Tarsísia.

Variante(s): Tarcísio, Tarcízio, Tarciso, Tarcizo (*português*); Tarcìsio (*italiano*).

Número: 4

Cor(es): vermelho, ouro.

Pedra(s): coral.

Palavras-chave/Natureza expressiva: auto-aceitação; dignidade; aptidões para o ensino.

Tárik

Do árabe *Tariq*, de *tariga*, lit. "**via; caminho**".

Variante(s): Táric (*português*).

Número: 5

Cor(es): vermelho.

Pedra(s): rubi.

Palavras-chave/Natureza expressiva: simpatia; autodeterminação; tenacidade

Tarquínio

Do latim *Tarquinius*, lit. "**habitante (natural) de Tarquinios**", nome que se refere a uma antiga cidade etrusca.

Feminino(s): Tarquínia.

Variante(s): Tarquino (*espanhol*); Tarquínio (*italiano*); Tarquin (*francês*).

Número: 7

Cor(es): rosa-claro.

Pedra(s): cobaltocalcita.

Palavras-chave/Natureza expressiva: independência emocional; auto-estima; gosto pelas reformas.

Tarsílio

Do grego, forma relativa de *Társeas*, sign. "**de (pertencente a; da natureza de) Társeas**". *Társeas* origina-se de *thrasys*, lit. "ousado; corajoso".

Feminino(s): Tarsília.

Número: 4

Cor(es): vermelho, ouro.

Pedra(s): cornalina.

Palavras-chave/Natureza expressiva: espírito crítico; auto-superação; intelecto cultura.

Tarsilo

Diminutivo de *Társeas*. **Ver Tarsílio.**

Feminino(s): Tarsila.

Variante(s): Tarcílio, Tarcilo (*português*); Tarsilio, Tarsilo (*espanhol*); Tarsilio (*italiano*).

Número: 4

Cor(es): verde, amarelo-ouro.

Pedra(s): calcita dourada.

Palavras-chave/Natureza expressiva: responsabilidade moral; estabilidade emocional; dom da compreensão.

Tarsísio

O mesmo que *Tarcísio*. **Ver Tarcísio.**

Número: 11

Cor(es): violeta, verde.

Pedra(s): quartzo verde.

Palavras-chave/Natureza expressiva: honestidade; franqueza; senso de justiça.

Tarso

Ao que tudo indica, é o nome fenício genérico atribuído a *toda cidade onde os minérios eram fundidos*. Originariamente, traduz-se por "lugar de fundição", mas por influência de Paulo de Tarso, apóstolo cristão, tornou-se gentílico, passando a significar "**natural de Tarso**".

Variante(s): Tarse (*francês*).

Número: 1

Cor(es): azul.

Pedra(s): cianita.

Palavras-chave/Natureza expressiva: tenacidade; sensitividade; amor pelo trabalho.

Tassiano

O mesmo que *Taciano*. **Ver Taciano.**

Feminino(s): Tassiana.

Número: 8

Cor(es): violeta, azul-claro.

Pedra(s): cristal de quartzo.

Palavras-chave/Natureza expressiva: espírito motivado; confiança no fluxo da vida; percepção extra-sensorial.

Tassilo

Diminutivo de *Tássio*. **Ver Tássio.**

Santo(s): S. Tassilo, festejado em 13 de dezembro.

Feminino(s): Tassila.

Número: 5

Cor(es): azul royal, amarelo-ouro.

Pedra(s): cianita.

Palavras-chave/Natureza expressiva: poder de influenciar positivamente os acontecimentos; condolência; harmonia com os ritmos da vida.

Tássio

O mesmo que *Tácio*. **Ver Tácio.**

Feminino(s): Tássia.

Número: 2

Cor(es): azul, rosa.

Pedra(s): halita rosa.

Palavras-chave/Natureza expressiva: capacidade de nutrir a si mesmo e ao outro; busca da harmonia; criatividade.

TASSO

Nome de origem francesa, derivado de *Eustace* (Eustáquio), através das variantes *Tasset, Tassot.* **Ver Eustáquio.**

Número: 11

Cor(es): branco, rosa.

Pedra(s): morganita.

Palavras-chave/Natureza expressiva: magnetismo pessoal; sinceridade; senso de companheirismo.

TATIANO

O mesmo que *Taciano.* **Ver Taciano.**

Número: 8

Cor(es): verde, violeta.

Pedra(s): ágata musgo.

Palavras-chave/Natureza expressiva: talento para a arte; generosidade; habilidade no aconselhamento.

TELÊMACO

Na mitologia grega, filho de Ulisses e de Penélope, cujas aventuras são minuciosamente descritas no primeiro livro da *Odisséia,* de Homero. Origina-se do grego *Telémachos,* de *têle* (longe) e *mach,* raiz de *máchomai* (combater), sign. "**o que combate de longe**".

Santo(s): S. Telêmaco, festejado em 1º de janeiro.

Variante(s): Telémaco (*espanhol*); Telèmaco (*italiano*); Télémaque (*francês*); Telemach (*alemão*).

Número: 11

Cor(es): vermelho, azul.

Pedra(s): água-marinha.

Palavras-chave/Natureza expressiva: paz de espírito; profissões relacionadas à cura; facilidade para relacionar-se.

TÉLIO

Forma relativa de *Telo,* sign. "**de (pertencente a; da natureza de) Telo**". *Telo* origina-se do germânico, com os significados "adequado; conveniente" e "aquele que se adapta".

Feminino(s): Télia.

Número: 7

Cor: magenta.

Pedra(s): lepidolita.

Palavras-chave/Natureza expressiva: pioneirismo; humildade; pessoa que se doa com facilidade.

TELMO

Nome originário de uma divisão silábica incorreta de *Sant'Elmo.* **Ver Elmo.**

Feminino(s): Telma.

Variante(s): Thelmo (*português*); Telmo (*espanhol*).

Número: 2

Cor(es): azul, rosa.

Pedra(s): amazonita.

Palavras-chave/Natureza expressiva: espírito desbravador; temperamento caloroso; mentalidade "paz e amor".

TEMÍSTOCLES

Do grego *Temistoklês,* de *thémis* (justiça) e *kléos* (glória, celebridade), sign. "**o que se tornou glorioso (célebre) por sua justiça**".

Santo(s): S. Temístocles, festejado em 21 de dezembro.

Variante(s): Temístocles (*espanhol*); Temìstocle (*italiano*); Thémistocle (*francês*).

Número: 5

Cor(es): amarelo-ouro.

Pedra(s): pedra-do-sol.

Palavras-chave/Natureza expressiva: harmonia com os ritmos da vida; amor pela aventura; gosto pela simpllicidade.

TÉO

Nome com dois étimos. 1) Do grego *théos,* lit. "**deus**". Na acepção pagã, o nome primitivamente se referia a um deus qualquer do panteão grego. Mais tarde passou a significar "**Deus Supremo**"; 2) Hipocorístico de nomes começados por *Teo*, como *Teobaldo*, *Teodemiro*, *Teotônio* etc. **Ver Dioniso.**

Variante(s): Teo (*espanhol, italiano*); Theo (*italiano*); Théos (*francês*).

Número: 4

Cor(es): branco, verde.

Pedra(s): esmeralda.

Palavras-chave/Natureza expressiva: autodeterminação; sabe qual é seu lugar no mundo e guia-se por seus ideais.

Teobaldo

Do germânico *Theudobald*, de *thiuda* (povo) e *balths* (audaz, corajoso), sign. "**audaz (corajoso) perante o povo**". Os nomes germânicos começados por *theuda*, *thiuda*, transformaram-se em *theo*, por influência do grego *theo*, raiz encontrada em nomes como *Teodoro*, *Teofrasto* etc.

Santo(s): S. Teobaldo, festejado em 21 de maio (há cinco santos com este nome).

Variante(s): Teobaldo (*espanhol, italiano*); Tebaldo (*italiano*); Théobald, Thibaut (*francês*); Tebald, Theobold, Tibald, Theobald (*inglês*).

Número: 11

Cor(es): vermelho, azul.

Pedra(s): quartzo azul.

Palavras-chave/Natureza expressiva: amor pelo novo; auto-superação; espírito libertário e protetor.

Teócrito

Do grego *Theókritos*, de *théos* (deus) e *kritós* (escolhido, julgado), sign. "**escolhido (julgado) por um deus**". Posteriormente o significado passou a "**escolhido (julgado) por Deus**". **Ver Téo (1ª acepção).**

Variante(s): Teócrito (*espanhol*); Teòcrito (*italiano*); Théocrite (*francês*); Teokrit (*alemão*).

Número: 6

Cor(es): amarelo.

Pedra(s): adamita.

Palavras-chave/Natureza expressiva: intelecto aguçado; compaixão; estima.

Teodemiro

Do germânico *Theodemer*, de *thiuda* (povo) e *mêrs* (conhecido), sign. "**conhecido (famoso) pelo povo**". **Ver Teobaldo.**

Santo(s): S. Teodomiro, festejado em 25 de julho.

Variante(s): Ditemar, Ditemaro, Teodemar, Teodemaro, Teodemir, Teodomaro, Teodomiro, Teomar, Teomaro, (*português*); Teodomiro (*espanhol*); Teodemiro (*italiano*); Théodemir, Théodomir (*francês*); Dietmar (*alemão*).

Número: 5

Cor(es): azul-claro.

Pedra(s): água-marinha.

Palavras-chave/Natureza expressiva: força de vontade; ponderação; talento para lidar com a mídia.

Teodomaro

O mesmo que *Teodomiro*. **Ver Teodomiro.**

Santo(s): S. Teodomaro, festejado em 17 de maio.

Número: 7

Cor: magenta.

Pedra(s): ametista.

Palavras-chave/Natureza expressiva: zelo; desapego; dom da autocura.

Teodorico

Do germânico *Thiudoricus*, de *thiuda* (povo) e *rik* (príncipe, senhor), sign. "**príncipe (senhor) do povo**". Em Portugal, surgiu no A.E. L., na edição de 1838. Tornou-se nome cristão na Inglaterra por volta de 1630.

Santo(s): S. Teodorico, festejado em 1º de julho (há seis santos com este nome).

Feminino(s): Teodorica.

Variante(s): Diderico (*português*); Teodorico (*espanhol, italiano*); Thierri (*italiano*); Theodoric, Thierry, Thièry (*francês*); Theodoric (*inglês*); Dietrich, Theodorich (*alemão*).

Número: 5

Cor(es): azul-claro.

Pedra(s): turmalina azul.

Palavras-chave/Natureza expressiva: facilidade para perdoar; desprendimento; sabe colher o que plantou.

Teodoro

Do grego *Theódoros*, de *théos* (deus) e *dôron* (dom, dádiva), sign. "**dádiva de um deus; dádiva divina (de Deus)**". É o inverso de *Doroteu* (*dôron* + *théos*). Nome que surgiu na Inglaterra por volta do séc. XVII, originando os célticos *Tudor* e *Tewdwr*. Na Rússia é muito popular nas formas *Fedor* e *Feodor*.

Santo(s): S. Teodoro, festejado em 29 de julho (há 24 santos com este nome).

Feminino(s): Teodora.

Variante(s): Deodoro, Diodoro, Fédor, Theodoro (*português*); Teodoro (*espanhol*); Teodòro (*italiano*); Théodore (*francês*); Theodor (*inglês, alemão*).

Número: 11

Cor(es): violeta, verde.

Pedra(s): crisopásio.

Palavras-chave/Natureza expressiva: intuição; mente aberta para o novo; altruísmo.

Teodósio

Do grego *Theodósios*, de *théos* (deus) e *dósis* (dom, dádiva), sign. "**dádiva de um deus; dádiva divina (de Deus)**". O mesmo que *Teodoro*. Em Portugal, foi encontrado em documentos que datam da primeira metade do séc. XVII à primeira metade do séc. XVIII.

Santo(s): S. Teodósio, festejado em 25 de outubro (há seis santos com este nome).

Feminino(s): Teodósia.

Variante(s): Teodócio, Teudósio (*português*); Teodosio (*espanhol*); Teodòsio (*italiano*); Théodose (*francês*).

Número: 3

Cor(es): violeta, ouro.

Pedra(s): pirita.

Palavras-chave/Natureza expressiva: humildade; faculdade de julgamento claro e sensato; força interior.

Teódoto

Do grego *Theódotos*, de *théos* (deus) e *dotós*, do verbo *dídomi* (dar), sign. "**dado por um deus; dado por Deus**". Provavelmente foi nome atribuído a uma criança ansiosamente esperada. O mesmo que *Deodato, Deusdedit, Deodoro, Teodoro, Jonathan* e *Natanael, Nataniel.*

Santo(s): S. Teódoto, festejado em 18 de maio (há sete santos com este nome).

Variante(s): Teódoto (*espanhol*); Teodàto (*italiano*); Théodote (*francês*).

Número: 4

Cor(es): verde, amarelo-ouro.

Pedra(s): jade.

Palavras-chave/Natureza expressiva: confiança; ligação com a natureza; atividades relacionadas com apoio a moribundos.

Teódulo

Do grego *Theódulos*, de *théos* (deus) e *doûlos* (servo), sign. "**servo de Deus**". Tem o mesmo significado de *Abdala*. **Ver Téo**.

Santo(s): S. Teódulo, festejado em 18 de junho (há onze santos com este nome).

Variante(s): Theódulo (*português*); Teòdolo, Teòdulo (*italiano*).

Número: 11

Cor(es): vermelho, azul.

Pedra(s): topázio azul.

Palavras-chave/Natureza expressiva: senso comunitário; altruísmo; gosto pela singularidade.

Teófilo

Do grego *théos* (deus) e *phílos* (amigo), sign. "**amigo de (um) deus; amigo de Deus**". O nome é o inverso de *Filoteu* (*phílos+théos*). Foi adotado como nome cristão na Inglaterra pós-Reforma, tornando-se comum por volta do séc. XVII. **Ver Téo.**

Santo(s): S. Teófilo, festejado em 23 de julho (há catorze santos com este nome).

Variante(s): Teofilo (*espanhol*); Teòfilo (*italiano*); Théophile (*francês*); Theophilus (*inglês*); Gottlieb (*alemão*).

Número: 1

Cor(es): violeta, azul.

Pedra(s): halita azul.

Palavras-chave/Natureza expressiva: paz interior; idealismo; bravura em face do perigo.

Teotônio

Nome de origem germânica, latinizado *Theutonius*. Provavelmente de *teutones* (teutões), calcado em *thiuda* (povo), sign. "**do povo; popular**".

Santo(s): S. Teotônio, festejado em 18 de fevereiro.

Feminino(s): Teotônia.

Número: 5

Cor(es): amarelo-ouro.

Pedra(s): topázio imperial.

Palavras-chave/Natureza expressiva: força, poder; harmonia; amor pela aventura.

Tércio

Do latim *Tertius*, de *tertius*, lit. "**terceiro**", nome que os antigos romanos atribuíam ao terceiro filho.

Santo(s): S. Tércio, festejado em 6 de dezembro.

Feminino(s): Tércia.

Variante(s): Társio (*português*); Tercio (*espanhol*); Tèrzio, Terzo (*italiano*).

Número: 7

Cor(es): rosa, turquesa.

Pedra(s): quartzo rosa.

Palavras-chave/Natureza expressiva: espírito sonhador, perfeccionista e cordial.

Terêncio

Do latim *Terentius*, provavelmente derivado de *Terensis*, deusa da debulha dos pães, calcado em *terere* (malhar os cereais), sign. "**o que mói; o que debulha**". *Terentius* foi nome de uma *gens* romana.

Santo(s): S. Terêncio, festejado em 10 de abril (há dois santos com este nome).

Feminino(s): Terência.

Variante(s): Terencio (*espanhol*); Terènzio (*italiano*); Térence (*francês*); Terence, Terrance, Terrence (*inglês*); Terenz (*alemão*).

Número: 8

Cor(es): violeta-claro, azul-claro.

Pedra(s): angelita.

Palavras-chave/Natureza expressiva: espírito de equipe; comunicação gentil e profunda.

Teresio

Do espanhol, masculino de *Teresa*. **Ver Teresa.**

Variante(s): Terásio, Terázio, Tereso, Terezo (*português*).

Número: 1

Cor(es): violeta, azul.

Pedra(s): cianita.

Palavras-chave/Natureza expressiva: arrojo; sucesso; personalidade inspirada por ideais elevados.

Tereso

Masculino de *Teresa*. **Ver Teresa.**

Número: 1

Cor(es): vermelho, violeta.

Pedra(s): cianita.

Palavras-chave/Natureza expressiva: tenacidade; faculdades sensitivas desenvolvidas; espírito empreendedor.

Tertuliano

Do latim *Tertullus*, forma relativa de *Tércio*, sign. "**de (pertencente a; da natureza de) Tércio**". **Ver Tércio.**

Santo(s): S. Tertuliano, festejado em 27 de abril.

Feminino(s): Tertuliana.

Variante(s): Tertuliano (*espanhol*); Tertulliano (*italiano*); Tertullien (*francês*).

Número: 9

Cor(es): turquesa, magenta.

Pedra(s): topázio incolor

Palavras-chave/Natureza expressiva: compaixão; adaptabilidade; sabe dar e receber amor.

Thierri

Do francês *Thierry*, calcado em *Thietrich*, e este modificação do velho nome germânico *Theodoric* (Teodorico). O mesmo que *Teodorico*. **Ver Teodorico.**

Variante(s): Thierry (*francês*).

Número: 6

Cor(es): amarelo-claro

Pedra(s): topázio imperial.

Palavras-chave/Natureza expressiva: espírito de liderança; caráter protetor e compreensivo.

Thiers

Do francês *Thiers*, variante de *Théodore* (Teodoro). Há no francês antigo a forma *Thier*, que se traduz por "terceiro", mas que não tem correlação com Thiers. **Ver Teodoro.**

Variante(s): Thiers (*francês*).

Número: 7

Cor(es): rosa, turquesa.

Pedra(s): cobaltocalcita.

Palavras-chave/Natureza expressiva: harmonia interior; personalidade calorosa e carismática.

Thompson

Do inglês *Thompson*, de *Thomas*, mais a partícula *son* (filho), sign. "**filho de Tomás**". **Ver Tomás.**

Número: 3

Cor(es): violeta, ouro.

Pedra(s): heliodoro.

Palavras-chave/Natureza expressiva: liberdade de ação; inclinação para lidar com o conhecimento oculto; conhecimento amplo.

Tiago

Como *Telmo*, que se origina de uma divisão silábica irregular de *Sant'Elmo*, o mesmo acontece com *Tiago*, que tem sua origem em Sant'Iago. *Iago* é uma forma modificada de *Jacó*. **Ver Jacó.**

Santo(s): S. Tiago Thompson, festejado em 28 de novembro (há 42 santos com este nome).

Variante(s): Thiago (*espanhol*).

Número: 7

Cor: magenta.

Pedra(s): ametista.

Palavras-chave/Natureza expressiva: perfeccionismo; busca do auto-aperfeiçoamento; talento para a medicina.

Tiano

Masculino de *Tiana*. **Ver Tiana.**

Número: 5

Cor(es): vermelho.

Pedra(s): rodocrosita.

Palavras-chave/Natureza expressiva: dinamismo; amor-próprio; brandura.

Tibério

Do latim *Tiberius*, sign. "**nascido às margens do (junto ao) rio Tibre**", ou em homenagem ao deus desse rio. *Tiberis, Tibris ou Thybris*, nomes latinos do rio Tibre, derivam da raiz *tib*, designativa de corrente de água descida da montanha.

Santo(s): S. Tibério, festejado em 10 de novembro.

Variante(s): Tiberio (*espanhol, italiano*); Tibère (*francês*).

Número: 6

Cor(es): amarelo.

Pedra(s): adamita.

Palavras-chave/Natureza expressiva: cordialidade; naturalidade; facilidade de aprendizado.

Tibúrcio

Do latim *Tiburtius*, nome com dois étimos. 1) Relativo a *Tiburtus* (Tiburto), nome do fundador da cidade de *Tibur* (atual *Tivoli*), sign. "**de (pertencente a; da natureza de) Tiburto**"; 2) Também gentílico, cujo significado é "**habitante (natural) de Tibure**". O nome está ligado à raiz *tib*, a mesma encontrada em *Tibério*. **Ver Tibério.**

Santo(s): S. Tibúrcio, festejado em 14 de abril (há três santos com este nome).

Feminino(s): Tibúrcia.

Variante(s): Tiburcio (*espanhol*); Tibùrzio (*italiano*); Tiburce (*francês*).

Número: 7

Cor(es): turquesa.

Pedra(s): crisocola.

Palavras-chave/Natureza expressiva: intuição; amplo poder de comunicação; inclinação para as artes.

Ticiano

Do latim *Titianus*, forma relativa de *Tício*, sign. "**de (pertencente a; da natureza de) Tício**", e este forma relativa de *Tito*. **Ver Tício** e **Tito**.

Santo(s): S. Ticiano, festejado em 16 de janeiro (há três santos com este nome).

Feminino(s): Ticiana.

Variante(s): Ticiano (*espanhol*); Tiziano (*italiano*).

Número: 8

Cor(es): rosa, violeta.

Pedra(s): ametista.

Palavras-chave/Natureza expressiva: benevolência; paciência; inclinação para ajudar o próximo.

Tício

Forma relativa de *Tito*. **Ver Tito**.

Feminino(s): Ticia.

Número: 11

Cor(es): vermelho, azul.

Pedra(s): calcita azul.

Palavras-chave/Natureza expressiva: espírito reformador; age em vez de reagir e ensina pelo exemplo.

Timóteo

Do grego *Timótheo*, de *tim*, raiz de *timáo* (honrar) e *theós* (deus), sign. "**que honra a um deus; que honra a Deus**". Em Portugal o nome foi encontrado em documentos datados do séc. XVII. Na Inglaterra só foi adotado após a Reforma; na Irlanda é nome muito popular, geralmente na abreviação *Tim*, em representação do nativo *Tadhgh*. **Ver Téo**.

Santo(s): S. Timóteo, festejado em 10 de junho (há doze santos com este nome).

Variante(s): Timoteo (*espanhol*); Timòteo (*italiano*); Timothée (*francês*); Timothy (*inglês*).

Número: 7

Cor(es): rosa, turquesa.

Pedra(s): kunzita.

Palavras-chave/Natureza expressiva: compaixão; sentimentos elevados; conexão com o mestre interior.

Tirso

Do grego *thyrsos*, latim *Thyrsis*, de *thyrsus* (tirso, lança enramada de Baco), sign. "**o inspirado**". O *tirso* era a insígnia de Baco, que consistia num bastão enfeitado por hera e pâmpanos, que levava a figura do deus como cetro e era usado com caráter mágico-religioso. O nome latino era empregado de forma figurada, sign. "**furor poético; estro; inspiração**".

Santo(s): S. Tirso, festejado em 24 de setembro.

Variante(s): Tirsis (*português*); Tirso (*espanhol, italiano*).

Número: 9

Cor(es): vermelho, verde.

Pedra(s): heliotrópio.

Palavras-chave/Natureza expressiva: carisma; humildade; amor pela beleza acima de tudo.

Tito

Do latim *Titus*. Ao que tudo indica, o étimo está ligado a *tata*, voz infantil que significa "**pai**". Há também as traduções "**respeitável**" e "**venerável**", que se correlacionam. **Ver Átila**.

Santo(s): S. Tito, festejado em 16 de agosto (há dois santos com este nome).

Feminino(s): Tita.

Variante(s): Tito (*espanhol, italiano*); Tite (*francês*).

Número: 1

Cor(es): vermelho, violeta.

Pedra(s): hematita.

Palavras-chave/Natureza expressiva: eficiência; disciplina; reflexão.

Tobias

No A.T., santo hebreu da tribo de Neftali, morto aos 102 anos, cuja história foi tratada no Livro de Tobias. Nome que se origina do hebraico *Tobhiyyah*, de *táb, sign.* "**agradável a Deus**", raiz correlata ao árabe *tába* (agradável aos sentidos) e de mesmo significado. O primeiro elemento do nome é o hebraico *El, Yah* (Deus). Na Inglaterra, a variante *Tobias* tornou-se popular no séc. XVII.

Santo(s): S. Tobias, festejado em 2 de novembro.

Variante(s): Tobías (*espanhol, grego*); Tobia (*italiano*); Tobie (*francês*); Tobias (*inglês, alemão*); Tobiah (*hebraico*).

Número: 3

Cor(es): verde.

Pedra(s): crisoprásio.

Palavras-chave/Natureza expressiva: boa fortuna; realização; sensibilidade artística.

Tomás

De *Tomás*, derivado do aramaico *teoma*, lit. "**gêmeo**", relacionado com o siríaco *toma*, hebraico *teom*, provenientes de uma raiz semítica *w-a-m* (par, parelha). Equivale a *Dídimo*.

Santo(s): S. Tomás, festejado em 18 de agosto (há 56 santos com este nome).

Feminino(s): Tomásia.

Variante(s): Thomaz, Tomaz (*português*); Tomás (*espanhol*); Tomaso, Tommaso (*italiano*); Thomas (*francês, inglês*); Thoma (*alemão*).

Número: 5

Cor(es): branco, amarelo-ouro.

Pedra(s): pirita.

Palavras-chave/Natureza expressiva: alegria de viver; capacidade de compreensão; desapego.

Tomé

De *Thome*, abreviação medieval inglesa de *Thomas*. O mesmo que *Tomás*. **Ver Tomás.**

Santo(s): S. Tomé, festejado em 3 de julho (há três santos com este nome).

Variante(s): Tome (*espanhol*).

Número: 8

Cor(es): verde, violeta.

Pedra(s): malaquita.

Palavras-chave/Natureza expressiva: ponderação; visão do futuro; aprecia os prazeres da vida.

Tônio

Hipocorístico de *Antônio*. **Ver Antônio.**

Feminino(s): Tônia.

Número: 1

Cor(es): verde, vermelho.

Pedra(s): heliotrópio.

Palavras-chave/Natureza expressiva: vanguardismo; visão global; confiabilidade.

Torquato

Do latim *Torquatus*, do adjetivo *torquatus, a, um*, sign. "**aquele que traz um colar**". Em Portugal, surgiu em documentos datados do séc. XVII, na forma *Torcato*.

Santo(s): S. Torquato, festejado em 15 de maio (há dois santos com este nome).

Feminino(s): Torcata.

Variante(s): Torcato (*português*); Torcuato (*espanhol*); Torquato (*italiano*); Torquat (*francês*).

Número: 1

Cor(es): violeta, azul.

Pedra(s): lápis-lazúli.

Palavras-chave/Natureza expressiva: autoridade; senso estético; liberalidade.

Tristão

Do céltico *Drustan*, *Drystan*, de *drest* ou *drust*, lit. "**algazarra; tumulto**". A forma *Tristan* (Tristão) teve a influência do francês *triste* (triste, infeliz, melancólico), originou-se com o romance medieval *Tristão e Isolda* e foi encontrada como nome cristão na Inglaterra por volta de 1189.

Feminino(s): Tristana.

Variante(s): Tristán (*espanhol*); Tristano (*italiano*); Tristan (*francês, alemão*); Trystan (*francês*); Tristam (*inglês*).

Número: 3

Cor(es): azul, vermelho.

Pedra(s): calcita azul.

Palavras-chave/Natureza expressiva: poder de dar ordens e de se fazer obedecer; facilidade para empreender "viagens interiores"; dom da oratória.

Túlio

Do latim *Tullius*, relativo a *Tulo*, sign. "**de (pertencente a; da natureza de) Tulo**". O nome relaciona-se a *Tullo*, de *tollo, tollere* (levantar, erguer, elevar, gerar, criar), e está ligado à tradição latina do *pater familias*, que "*erguia*" o recém-nascido que queria "*criar*", em lugar de lançá-lo à rua, visto que ao pai era concedido o direito de repudiar o filho nascido.

Feminino(s): Túlia.

Variante(s): Tulio (*espanhol*); Tullio (*italiano*).

Número: 5

Cor(es): vermelho.

Pedra(s): topázio incolor.

Palavras-chave/Natureza expressiva: otimismo; método; calor humano.

Turíbio

Do grego *Thorybios*, de *thórybos* (ruído, estrondo), sign. "**ruidoso; estrepitoso**". Provavelmente, nome que no início foi alcunha ou atribuído a um recém-nascido que chorava muito.

Santo(s): S. Turíbio Afonso de Mongrovejo, festejado em 23 de março.

Variante(s): Toríbio (*português*); Toribio (*espanhol*).

Número: 4

Cor(es): vermelho, ouro.

Pedra(s): opala de fogo.

Palavras-chave/Natureza expressiva: dom para o ensino; liberalidade; busca do novo.

U

Ubaldino

Forma relativa de *Ubaldo*, sign. "**de (pertencente a; da natureza de) Ubaldo**". **Ver Ubaldo.**

Número: 6

Cor(es): azul royal, turquesa.

Pedra(s): apatita azul.

Palavras-chave/Natureza expressiva: desembaraço; serenidade; amor ao próximo.

Ubaldo

Do germânico *Hugbald*, de *hug* (espírito, pensamento) e *bald* (ousado, audaz), sign. "**espírito audaz; audaz no pensamento**".

Santo(s): S. Ubaldo Adimari, festejado em 9 de abril (há dois santos com este nome).

Variante(s): Hubaldo, Huguebaldo (*português*); Ubaldo (*espanhol, italiano*); Uboldo (*italiano*).

Número: 1

Cor(es): azul.

Pedra(s): safira azul.

Palavras-chave/Natureza expressiva: decisão; sabedoria para lidar com as decepções; constância.

Ubirajara

Do tupi *übürai'yara*, lit. "**senhor da vara; senhor da lança**". Nome provavelmente atribuído a um guerreiro hábil no manejo da lança.

Número: 9

Cor(es): violeta, rosa.

Pedra(s): kunzita.

Palavras-chave/Natureza expressiva: auto-estima; visão otimista da vida; espírito humanista.

Ubiratã

Do tupi *übü'ra* (pau) e *á'tã* (duro), lit. "**pau rijo; lança rija**", nome indígena do pau-ferro.

Variante(s): Ubiratan (*português*).

Número: 9

Cor(es): vermelho, verde.

Pedra(s): ônix.

Palavras-chave/Natureza expressiva: espírito empreendedor; senso de justiça; realismo.

Ulderico

Do germânico *Udalric*, de *uodal* (solar, propriedade herdada) e *rick* (príncipe, senhor), sign. "**senhor (dono) de um solar**".

Variante(s): Udalrico, Uldarico (*português*); Ulderico (*italiano*); Udalric (*francês, inglês*).

Número: 6

Cor(es): amarelo.

Pedra(s): calcita amarela.

Palavras-chave/Natureza expressiva: alegria e espontaneidade; clareza intelectual.

Ulisses

Na mitologia grega, herói e rei de Ítaca, filho de Laertes e esposo de Penélope. Dele partiu o estratagema de presentear os troianos com um cavalo de madeira (cavalo-de-tróia) e assim penetrar na defesa inimiga para derrotá-la. Origina-se do grego *Odysseús*, derivado do verbo *odyssomai* (irritar), sign. "**o irritado**". O nome é adotado na Irlanda para representar os nativos *Ulick* e *Uileos*.

Variante(s): Ulises (*espanhol*); Ulisse (*italiano*); Ulysse (*francês*); Ulysses (*inglês, latim*).

Número: 5

Cor(es): vermelho.

Pedra(s): jaspe vermelho.

Palavras-chave/Natureza expressiva: abnegação; carisma; sabe colher o que plantou.

Ulrico

Do inglês antigo *Wulfric*, de *wulf* (lobo) e *rick* (príncipe, senhor), sign. "**senhor dos lobos**". Por extensão, "**senhor dos guerreiros avassaladores**". Às vezes o nome é considerado, incorretamente, variante de *Uldarico*.

Santo(s): S. Ulrico, festejado em 20 de fevereiro.

Variante(s): Ulrico (*espanhol*); Ulrìco (*italiano*); Ulry (*francês*); Ulric (*francês, inglês*); Ulrich (*francês, inglês, alemão*); Ulrick (*inglês*).

Número: 6

Cor(es): azul royal, turquesa.

Pedra(s): crisocola.

Palavras-chave/Natureza expressiva: sagacidade; talento para as artes e literatura.

Urbano

Do latim *Urbanus*, do adjetivo *urbanus*, de *urbs, urbis*, sign. "**da cidade de Roma**". Foi nome de muitos papas.

Santo(s): S. Urbano, festejado em 7 de dezembro (há dez santos com este nome).

Variante(s): Urbano (*espanhol*); Urbàno (*italiano*); Urbain (*francês*); Urban (*inglês*).

Número: 8

Cor(es): laranja.

Pedra(s): calcita laranja.

Palavras-chave/Natureza expressiva: sociabilidade; busca da transcendência; luta pela igualdade de direitos.

Urbino

Do latim *Urbino*, nome de uma antiga cidade italiana situada na Úmbria, derivado de *urbs, urbis* (cidade), sign. "**da cidade; citadino**". Por extensão, "**civilizado**".

Variante(s): Urbin (*francês*).

Número: 7

Cor(es): rosa, turquesa.

Pedra(s): rodocrosita.

Palavras-chave/Natureza expressiva: fraternidade; auto-suficiência; força interior.

Uri

Do hebraico, abreviação de *Uryyah* (Uria), o mesmo que *Uriel*. **Ver Uriel**.

Número: 3

Cor(es): verde.

Pedra(s): quartzo verde.

Palavras-chave/Natureza expressiva: honestidade; benevolência; sinceridade.

Uriel

Do hebraico *Uryyah*, de *ur* (luz, ouro) e *Yah*, *El* (Senhor, Jeová), sign. "**o Senhor é minha luz**". Na Inglaterra a variante *Uriah* foi adotada como nome cristão durante a Reforma. **Ver Melchior**.

Variante(s): Oriel, Uria, Urias (*português*); Urías (*espanhol*); Urièle (*italiano*); Uriah (*inglês*); Uriel, Uriyyahu (*hebraico*).

Número: 11

Cor(es): vermelho, azul.

Pedra(s): celestita.

Palavras-chave/Natureza expressiva: originalidade; direcionamento na vida por meio da espiritualidade; aspira ao melhor para a humanidade.

V

Vágner

Do germânico *Wagner*, sign. "**fabricante de vagões**". Nome que inicialmente foi alcunha atribuída a um homem que se dedicava a essa atividade.

Variante(s): Wagner (*português, francês, inglês, alemão*).

Número: 4

Cor(es): verde, amarelo-ouro.

Pedra(s): esmeralda.

Palavras-chave/Natureza expressiva: brilho intelectual; alegria; coragem na tomada de decisões.

Válber

O mesmo que *Guálber*, *Gualberto*. **Ver Guálber.**

Variante(s): Valberto (*português*).

Número: 6

Cor(es): violeta, turquesa.

Pedra(s): calcita azul.

Palavras-chave/Natureza expressiva: talento para a escrita; humildade; serviço desinteressado visando ao bem de outrem.

Valdeci

Modificação de *Valdeck*, e este o mesmo que *Waldeck*, *Waldick*. **Ver Waldeck.**

Número: 11

Cor(es): vermelho, azul.

Pedra(s): topázio azul.

Palavras-chave/Natureza expressiva: serenidade mental; busca da paz interior; existência voltada para o desenvolvimento espiritual.

Valdeck

O mesmo que *Waldeck*. **Ver Waldeck.**

Número: 4

Cor(es): amarelo.

Pedra(s): âmbar.

Palavras-chave/Natureza expressiva: alegria; afeto; atração pelo não-convencional.

Valdemar

Do germânico *Waldemar*, de *walde* (senhor) e *mar* (famoso, célebre, brilhante), sign. "**senhor famoso (célebre, brilhante)** ".

Variante(s): Valdemir, Valdomir, Waldemir, Waldemiro, Waldomir, Waldomiro (*português*); Waldemar (*português, francês, alemão*); Valdemaro (*espanhol*); Valdemàro (*italiano*); Valdemar (*francês*).

Número: 4

Cor(es): verde, amarelo-ouro.

Pedra(s): ágata musgo.

Palavras-chave/Natureza expressiva: espírito aventureiro; amor à verdade; prazer de viver.

Valdemiro

O mesmo que *Valdemar*. **Ver Valdemar.**

Número: 9

Cor(es): turquesa, magenta.

Pedra(s): fluorita.

Palavras-chave/Natureza expressiva: poder de atrair, cativar; prazer de agradar os outros; sensibilidade para vivenciar o belo.

Valder

O mesmo que *Válter*. **Ver Válter.**

Número: 8

Cor(es): laranja.

Pedra(s): calcita laranja.

Palavras-chave/Natureza expressiva: poder criativo; altruísmo; intuição.

Valderez

Modificação de *Válter*, através do inglês antigo *Wealdhere*, com acréscimo arbitrário de um *z* final. **Ver Válter.**

Número: 3

Cor(es): violeta, ouro.

Pedra(s): olho-de-tigre.

Palavras-chave/Natureza expressiva: integridade; autoconsciência; interesse pela espiritualidade.

Valdevino

O mesmo que *Balduíno*, como atesta *Valdevinos* ou *Baldovinos*, personagem do ciclo carolíngio. Alguns autores traduzem erroneamente, atribuindo o significado "amigo do soberano", de *walde* e *win*. **Ver Balduíno.**

Variante(s): Valdivino (*português*).

Número: 5

Cor(es): amarelo-ouro.

Pedra(s): heliodoro.

Palavras-chave/Natureza expressiva: brilho pessoal; manifestação positiva das emoções; amor pela vida.

Valdir

Nome originário da raiz germânica *weald* (força, poder, lei, governo). Modificação de *Valdo*, com a inclusão do *ir* final, ocorrência comum no Brasil. No russo há um *Waldi* ("senhor; soberano"), originário da mesma raiz. O mesmo que *Valdo*. Ver **Valdo.**

Variante(s): Valdeir, Waldir, Waldyr (*português*).

Número: 3

Cor(es): azul, vermelho.

Pedra(s): angelita.

Palavras-chave/Natureza expressiva: concretizador de idéias; obstinação; espírito competitivo.

Valdívio

Do inglês antigo *Wealdtheof*, de *weald*, *wálden*, *wélden* (poder, domínio, lei, governo) e *theof* (ladrão), relacionado ao médio inglês *theef* e saxão antigo *thiof*. Provavelmente significa "**ladrão (dominador) poderoso**". Ao que tudo indica, o nome surgiu com Waltheof of Northumbria, executado em 1076 por William I e mais tarde canonizado pelos ingleses. No norte da Inglaterra, assumiu as formas *Waldeve* e *Waldive*.

Feminino(s): Valdívia.

Variante(s): Valdivo (*português*); Waldeve, Waldive (*inglês*).

Número: 4

Cor(es): vermelho, ouro.

Pedra(s): andaluzita.

Palavras-chave/Natureza expressiva: senso de responsabilidade; sabedoria; lucidez.

Valdo

Hipocorístico de nomes germânicos começados ou terminados em *valdo*, como *Oduvaldo*, *Osvaldo*, *Valdomiro* etc., cujos elementos *weald*, *vald* significam "**força; poder; lei; governo**".

Feminino(s): Valda.

Variante(s): Waldo (*inglês*).

Número: 9

Cor(es): amarelo, violeta.

Pedra(s): calcita amarela.

Palavras-chave/Natureza expressiva: charme; discernimento; interesse pela espiritualidade.

Valdomiro

O mesmo que *Valdemar*. **Ver Valdemar.**

Variante(s): Valdomir, Waldomiro (*português*).

Número: 1

Cor(es): verde, magenta.

Pedra(s): hidenita.

Palavras-chave/Natureza expressiva: amor pela natureza; vive a vida apaixonadamente e executa as tarefas com alegria.

Valentim

O mesmo que *Valentino*. **Ver Valentino.**

Número: 6

Cor(es): azul royal, turquesa.

Pedra(s): turmalina.

Palavras-chave/Natureza expressiva: temperança; personalidade sedutora; percepção aguçada.

Valentino

Do latim *Valentinus*, diminutivo de *valens*, *valentis*, sign. "**valente; forte; vigoroso; cheio de saúde**". Em Portugal, a variante *Valentim* foi encontrada em documentos datados da primeira metade do séc. XVI. Na Inglaterrra, a forma *Valentine* ocorreu ocasionalmente no séc. XII e a partir do séc. XVII tornou-se mais popular, sendo adotada indistintamente por ambos os sexos.

Santo(s): S. Valentim, festejado em 16 de julho (há onze santos com este nome).

Variante(s): Valentim (*português antigo*); Valentín (*espanhol, russo*); Valentino (*italiano*); Valentin (*francês, alemão*); Valentine (*inglês*).

Número: 4

Cor(es): vermelho, ouro.

Pedra(s): heliodoro.

Palavras-chave/Natureza expressiva: autoconsciência; pensar e agir positivos; auto-estima.

VALERIANO

Forma relativa de *Valério*, sign. "**de (pertencente a; da natureza de) Valério**". A variante *Valerian* foi encontrada na Inglaterra, no séc. XIII, e até hoje é adotada pela família *Wellesley*. **Ver Valério.**

Santo(s): S. Valeriano, festejado em 14 de abril (há dez santos com este nome).

Feminino(s): Valeriana.

Variante(s): Valeriano (*espanhol*); Valeriàno (*italiano*); Valérièn (*francês*); Valerian (*inglês*); Valerianus (*latim*).

Número: 7

Cor(es): turquesa.

Pedra(s): turquesa.

Palavras-chave/Natureza expressiva: comunicação criativa; interesse por assuntos de vanguarda; pioneirismo espiritual.

VALÉRIO

Masculino de *Valéria*, nome que possui o mesmo significado de *Valentim, Valentino*. **Ver Valéria.**

Santo(s): S. Valério, festejado em 14 de junho.

Feminino(s): Valéria.

Variante(s): Valerio (*espanhol, italiano*); Valère, Valeri, Valéry (*francês*).

Número: 1

Cor(es): violeta, azul.

Pedra(s): celestita.

Palavras-chave/Natureza expressiva: liderança; confiabilidade; sucesso nos empreendimentos.

VALFRIDO

Do germânico *Walfried*, de *walt* (poderoso) e *Friede* (paz), sig. "**poderoso portador da paz; pacificador poderoso**".

Variante(s): Valdefrido, Valfredo, Vilfredo, Walfredo, Walfrido (*português*); Valfrido (*espanhol*); Gualfrèdo, Valfrèdo (*italiano*).

Número: 6

Cor(es): amarelo.

Pedra(s): âmbar.

Palavras-chave/Natureza expressiva: inteligência emocional; mansidão; facilidade de aprendizado.

VALKIR

Masculino de *Valquíria*. **Ver Valquíria.**

Variante(s): Valquir, Walkir, Walkyr, Walquir (*português*).

Número: 1

Cor(es): verde, vermelho.

Pedra(s): crisoprásio.

Palavras-chave/Natureza expressiva: imparcialidade; clareza mental; honestidade.

VALMIR

Do germânico *Walamir*, de *wala* (amado, eleito, escolhido) e *mir* (famoso, célebre, brilhante), sign. "**amado famoso; eleito famoso; escolhido por sua celebridade**".

Variante(s): Vlamir, Wlamir (*português*); Walmir (*português, germânico*).

Número: 3

Cor(es): azul, vermelho.

Pedra(s): topázio azul.

Palavras-chave/Natureza expressiva: dinamismo mental; vivências e experiências de conotação espiritual; afinco no trabalho.

VALMOR

Nome português de origem geográfica, contração de "**vale maior**". Inicialmente foi alcunha e depois sobrenome. A variante *Walmor*, já encontrada no Brasil, sofreu a influência de *Walmir*.

Variante(s): Walmor (*português*).

Número: 9

Cor(es): vermelho, verde.

Pedra(s): quartzo verde.

Palavras-chave/Natureza expressiva: responsabilidade; pragmatismo; filantropia.

Valdinei

Aportuguesamento (incorreto) do inglês *Walt Disney*, nome do produtor cinematográfico norte-americano.

Feminino(s): Valdinéia.

Variante(s): Valnei (*português*).

Número: 4

Cor(es): verde, amarelo-ouro.

Pedra(s): calcita dourada.

Palavras-chave/Natureza expressiva: sabedoria; diplomacia; entusiasmo.

Valnei

O mesmo que *Valdinei*. **Ver Valdinei.**

Número: 9

Cor(es): vermelho, verde.

Pedra(s): hematita.

Palavras-chave/Natureza expressiva: ousadia; visão universalista; amor à verdade.

Válter

Do germânico *Waldhar*, de *wald*, *waldan* (governar, comandar) e *her* (exército), sign. "**comandante do exército**". Na variante *Walter*, foi um dos nomes favoritos normandos, tendo sido introduzido na Inglaterra durante a Conquista, gerando uma série de sobrenomes, como *Walters*, *Watt*, *Watts*, *Watkin*, *Watson* etc. É o inverso de *Haroldo* (*her+wald*).

Santo(s): S. Valter Pierson, festejado em 6 de junho.

Variante(s): Guálter, Gualtério, Valder, Wálter (*português*); Walter (*espanhol, inglês, alemão*); Gautier, Welter (*francês*); Walther (*francês, alemão*); Balter, Walthari (*alemão*).

Número: 6

Cor(es): violeta, turquesa.

Pedra(s): celestita.

Palavras-chave/Natureza expressiva: sobriedade; comedimento; talento para mediador.

Vander

Nome com dois étimos. 1) Hipocorístico de *Vanderlei*; 2) Do inglês antigo *Wander*, modificação de *Genoveva*. **Ver Vanderley** e **Genoveva**.

Número: 1

Cor(es): verde, vermelho.

Pedra(s): granada.

Palavras-chave/Natureza expressiva: firmeza; passionalidade; espírito lutador.

Vanderley

Do holandês *van der Ley*, nome de origem geográfica que significa "**(da terra) da ardósia**". A *ardósia* é uma espécie de xisto argiloso usado para cobrir casas ou utilizado na fabricação de quadros em que se escreve a giz. Nome inicialmente atribuído a morador de local onde esse mineral era abundante.

Variante(s): Vanderlei, Wanderlei, Wanderley (*português*).

Número: 7

Cor(es): turquesa.

Pedra(s): água-marinha.

Palavras-chave/Natureza expressiva: fluidez emocional; amor pelo conhecimento; capacidade de decidir, de tomar decisões.

Vandick

Do sobrenome do pintor holandês Antonio Van Dick (em holandês, *Antoon Van Duck*), sign. "**do dique**". Inicialmente nome de residência, com o decorrer do tempo transformou-se em prenome.

Variante(s): Vandique, Wandick (*português*); Van Dyke (*inglês*).

Número: 1

Cor(es): verde, vermelho.

Pedra(s): quartzo verde.

Palavras-chave/Natureza expressiva: franqueza; confiabilidade; vanguardismo.

Vando

Masculino de *Vanda*. **Ver Vanda.**

Número: 2

Cor(es): azul, rosa.

Pedra(s): quartzo rosa.

Palavras-chave/Natureza expressiva: afeto; criatividade; serenidade mental.

Vantuil

Antropônimo originado do sobrenome de governador holandês dos sécs. XVI e XVII, Wouter *Van Twiller*, com o significado de "**(natural de; habitante de) Twiller**". *Van Twiller* passou a sobrenome de origem geográfica pela ligação com a antiga cidade de Twiller (atual *Twello*), cujo significado é "**mato curtinho**". *Van* é uma preposição que indica origem.

Variante(s): Wantuil (*português*).

Número: 9

Cor(es): vermelho, verde.

Pedra(s): jade.

Palavras-chave/Natureza expressiva: imparcialidade; integridade; profissões relacionadas à assistência social.

Vasco

Nome com dois étimos. 1) Derivado de *Valasco, Velasco*, de origem ibérica, relacionado a uma palavra vasconça traduzida por "**corvo**"; 2) Do basco, latim *vascones*, traduzido por "**bascos**", povo europeu cujo nome deriva de *Bsac-hos* ("povo serrano"), ou de *baso-coa* ("natural da floresta").

Variante(s): Vasco (*espanhol, italiano*).

Número: 6

Cor(es): branco, violeta.

Pedra(s): lepidolita.

Palavras-chave/Natureza expressiva: abnegação; força interior; disposição para o serviço desinteressado.

Venâncio

Do latim *Venantius*, derivado de *vens, venantis*, particípio presente de *venari* (caçar), sign. "**aquele que está caçando; caçador**".

Santo(s): S. Venâncio, festejado em 5 de agosto (há seis santos com este nome).

Feminino(s): Venância.

Variante(s): Venancio (*espanhol*); Venànzio (*italiano*); Venance (*francês*).

Número: 11

Cor(es): violeta, verde.

Pedra(s): quartzo verde.

Palavras-chave/Natureza expressiva: criatividade; originalidade; capacidade de superar as deficiências; desprezo pelo convencional.

Venceslau

Do antigo eslavo *Wenceslava*, sign. "**cercado de glória**". **Ver Cléa.**

Santo(s): S. Venceslau, festejado em 28 de setembro.

Variante(s): Venceslao, Wenceslao (*espanhol*); Venceslào (*italiano*); Venceslas (*francês*).

Número: 3

Cor(es): azul, vermelho.

Pedra(s): ajoíta.

Palavras-chave/Natureza expressiva: felicidade; sensitividade; boa fortuna.

Veridiano

Nome de um deus germânico protetor das verduras. Do latim *Viridianus*, derivado de *viridis*, lit. "**verde**".

Feminino(s): Veridiana.

Variante(s): Viridiano (*português*).

Número: 7

Cor(es): rosa-claro.

Pedra(s): rubi.

Palavras-chave/Natureza expressiva: capacidade para dar e receber amor; auto-aceitação; independência emocional.

Verner

O mesmo que *Guarnério*. **Ver Guarnério.**

Número: 1

Cor(es): violeta, azul.

Pedra(s): safira azul.

Palavras-chave/Natureza expressiva: sensibilidade espiritual; franqueza; autoridade.

Vicente

Do latim *vincente*, particípio presente do verbo *vincere* (vencer), que indica ação progressiva, sign. "**o que está vencendo**". Por extensão, "**vencedor**". Em Portugal, o nome foi encontrado em documento datado de 1172, na variante *Vicen-*

tius. Há também uma forma arcaica *Vincente*, muito usada até o séc. XVIII.

Santo(s): S. Vicente, festejado em 20 de abril (há 32 santos com este nome).

Variante(s): Vicentius (*português antigo*); Vicêncio (*português*); Vicenzo, Vicencio, Vicente (*espanhol*); Vincenzo (*italiano*); Vincent (*francês, inglês*); Vincente (*inglês*).

Número: 6

Cor(es): azul royal, turquesa.

Pedra(s): sílica gema.

Palavras-chave/Natureza expressiva: facilidade de aprendizado; firmeza; exatidão.

Vicentino

Forma relativa de *Vicente*, sign. **"de (pertencente a; da natureza de) Vicente". Ver Vicente.**

Feminino(s): Vicentina.

Variante(s): Vicentini (*italiano*).

Número: 3

Cor(es): violeta, ouro.

Pedra(s): pirita.

Palavras-chave/Natureza expressiva: fidelidade; afetuosidade; pudor; despretensão.

Vilmar

Do germânico *Villemar*, de *wilja* (vontade) e *mers* (brilhante, ilustre), sign. "**brilhante na vontade**".

Feminino(s): Vilmara.

Variante(s): Guilmaro, Vilimar, Vilmaro (*português*); Wilmar, Willmar (*alemão*).

Número: 3

Cor(es): azul, vermelho.

Pedra(s): albita.

Palavras-chave/Natureza expressiva: mente ágil e diligente; espírito aguerrido; gosto por emoções fortes.

Vinício

Do latim *Vinicius*, ligado a *vinum*, *vini*, lit. "**da natureza do vinho**".

Variante(s): Vinícius (*português*); Vinicio (*espanhol*).

Número: 9

Cor(es): turquesa, magenta.

Pedra(s): cristal de quartzo.

Palavras-chave/Natureza expressiva: preocupação com o bem-estar dos outros; atenção aos detalhes; coragem para explorar o desconhecido.

Virgílio

Nome de origem latina ligado a *virgo*, sign. "**virgem; virginal**". O mesmo que *Virgínio*.

Santo(s): S. Virgílio, festejado em 27 de novembro (há dois santos com este nome).

Feminino(s): Virgília.

Variante(s): Virgilio (*espanhol*); Virgìlio (*italiano*); Virgile (*francês*); Virgil (*inglês*).

Número: 11

Cor(es): violeta-claro.

Pedra(s): ametista.

Palavras-chave/Natureza expressiva: filantropia; interesse pela espiritualidade; capacidade de autotransformação.

Virgínio

Masculino de *Virgínia*. **Ver Virgínia**.

Número: 4

Cor(es): rosa, azul-claro.

Pedra(s): safira azul.

Palavras-chave/Natureza expressiva: sensibilidade; equilíbrio; facilidade para expressar os sentimentos.

Viriato

Nome de origem celta, de *viria*, sign. "**ornado com um bracelete**", através do latim *Viriatus*. Ao que parece, primitivamente, deve ter sido alcunha.

Variante(s): Viriathe (*francês*).

Número: 4

Cor(es): verde, amarelo-ouro.

Pedra(s): pirita.

Palavras-chave/Natureza expressiva: bom humor; circunspeção; conexão com o coração.

Vital

Do latim *Vitalis*, sign. "**cheio de vida**". Nome de muitos santos, foi introduzido na Inglaterra pelos normandos, tornando-se comum por volta dos sécs. XII e XIII, freqüentemente na variante francesa *Viel*. *Vitalino* tem o mesmo significado.

Santo(s): S. Vital, festejado em 29 de agosto (há quinze santos com este nome).

Variante(s): Vital (*espanhol, francês*); Vitàle (*italiano*); Vitalis (*inglês, latim*).

Número: 4

Cor(es): vermelho, ouro.

Pedra(s): calcita dourada.

Palavras-chave/Natureza expressiva: busca do progresso pessoal; clareza intelectual; confiança nos objetivos traçados.

Vitalino

O mesmo que *Vital*. **Ver Vital.**

Número: 3

Cor(es): azul, vermelho.

Pedra(s): ágata azul rendada.

Palavras-chave/Natureza expressiva: espírito obstinado e competitivo; sabe concretizar as idéias.

Vítor

Nome derivado do latim *Victor*, calcado em *victor*, lit. "**vencedor; vitorioso**". Nome de muitos santos e mártires, foi encontrado na Inglaterra na forma *Victor* por volta de 1200. Na França tornou-se popular a partir da Revolução de 1789 e, na Inglaterra, na segunda metade do séc. XIX.

Santo(s): S. Vítor, festejado em 1º de abril (há 26 santos com este nome).

Variante(s): Víctor (*espanhol*); Vittore (*italiano*); Victor (*italiano, francês, inglês, latim*); Viktor (*alemão*).

Número: 3

Cor(es): azul, vermelho.

Pedra(s): celestita.

Palavras-chave/Natureza expressiva: sabe manter as emoções sob controle e pôr em prática o que idealizou; vive o presente.

Vitorino

Forma relativa de *Vitório*, sign. "**de (pertencente a; da natureza de) Vitório**". **Ver Vitória.**

Santo(s): S. Vitorino, festejado em 15 de abril (há nove santos com este nome).

Feminino(s): Vitorina.

Variante(s): Vittorino (*italiano*); Victorin (*francês*).

Número: 5

Cor(es): azul-claro.

Pedra(s): apatita azul.

Palavras-chave/Natureza expressiva: confiança em Deus e na vida; mente lúcida; desapego material.

Vitório

Masculino de *Vitória*. **Ver Vitória.**

Santo(s): S. Vitório, festejado em 10 de março (há seis santos com este nome).

Feminino(s): Vitória.

Variante(s): Vittòrio (*italiano*).

Número: 9

Cor(es): turquesa, magenta.

Pedra(s): calcita rosa.

Palavras-chave/Natureza expressiva: capacidade de amar profundamente; fé em Deus; comunicação criativa com a sabedoria e o coração.

Vivaldo

Nome de étimo incerto. Possível origem germânica, com o significado "**forte na guerra**".

Santo(s): S. Vivaldo, festejado em 11 de maio.

Feminino(s): Vivalda.

Número: 4

Cor(es): verde, amarelo-ouro.

Pedra(s): smithsonita verde.

Palavras-chave/Natureza expressiva: mente lúcida; superação da negatividade; conexão com os planos sutis.

Viviano

Do latim *Vivianus*, ligados ao adjetivo *vivus, a, um*, sign. "**animado; vivo; cheio de vida**". A forma *Vivian* (português *Viviano*) surgiu na Inglaterra (séc. XII) e foi também adotada pelo sexo feminino.

Santo(s): S. Viviano, festejado em 28 de agosto.

Feminino(s): Viviana.

Variante(s): Bibiano (*português*); Viviano (*espanhol, italiano*); Vivian, Vivien, Vyvyan (*inglês*).

Número: 11

Cor(es): violeta, verde.

Pedra(s): quartzo verde.

Palavras-chave/Natureza expressiva: dom da cura; sabe tirar proveito das dificuldades para crescer; amigo das horas difíceis.

Vivino

O mesmo que *Viviano*. **Ver Viviano**.

Feminino(s): Vivina.

Número: 1

Cor(es): violeta, azul.

Pedra(s): calcita azul.

Palavras-chave/Natureza expressiva: equilíbrio; visão universalista; coração nobre.

Vladimir

Do eslavo *vladi* (senhor) e *mir* (paz), sign. "**senhor da paz**". Há quem veja no nome uma variante de *Valdemir*, *Valdemiro*, o que é inaceitável.

Santo(s): S. Vladimir, festejado em 15 de julho (há dois santos com este nome).

Variante(s): Ladimir, Vladmir, Wladimir, Wladimiro, Wladmir (*português*); Vladimiro (*espanhol*); Vladimìro (*italiano*).

Número: 7

Cor(es): turquesa.

Pedra(s): amazonita.

Palavras-chave/Natureza expressiva: flexibilidade; versatilidade; diligência.

Vlamir

O mesmo que *Valmir*. **Ver Valmir**.

Número: 3

Cor(es): azul, vermelho.

Pedra(s): crisocola.

Palavras-chave/Natureza expressiva: objetividade; racionalidade; poder de realização.

Volmar

Do inglês antigo *Wulfmaer*, de *wul* (lobo) e *maer* (famoso, ilustre), sign. "**lobo famoso**". Por extensão, "guerreiro famoso".

Variante(s): Volmar, Volmer, Wolmar, Wolmer (*português*).

Número: 9

Cor(es): vermelho, verde.

Pedra(s): quartzo vermelho.

Palavras-chave/Natureza expressiva: busca da verdade e da justiça; praticidade; sabe manter as emoções em equilíbrio.

Volnei

Nome de residência *inglês*, originado do toponímico *Wolney*, sign. "**(da) ilha infestada de lobos**".

Variante(s): Volnei (*português*); Volney, Wolney (*inglês*).

Número: 5

Cor(es): azul royal, amarelo-ouro.

Pedra(s): halita azul.

Palavras-chave/Natureza expressiva: disciplina; serenidade; memória privilegiada.

W

Waldeck

Nome de residência originário do germânico *wald* (floresta) e *eck* (recanto, canto, pedaço), sign. "**do recanto da floresta**". Como a maioria dos nomes de residência, provavelmente a princípio foi alcunha, tornando-se, posteriormente, sobrenome e depois prenome.

Variante(s): Valdeck, Valdeque, Valdick, Valdique, Waldeck (*português*).

Número: 5

Cor: vermelho.

Pedra(s): morganita.

Palavras-chave/Natureza expressiva: maestria; disciplina; expressão e ação positivas.

Waldick

O mesmo que *Waldeck*. **Ver Waldeck**.

Número: 5

Cor(es): rosa.

Pedra(s): quartzo verde.

Palavras-chave/Natureza expressiva: busca do autoconhecimento; força interior; empatia.

Wallace

De *Wallace*, sobrenome escocês equivalente ao inglês *Walsh*, *Welsh*, sign. "**natural de Gales; gaulês**". Já foi encontrada a forma aportuguesada *Uálace*, tradução fonética do inglês, que deve ser evitada.

Número: 3

Cor(es): verde.

Pedra(s): turmalina melancia.

Palavras-chave/Natureza expressiva: espírito de liberdade; amor-próprio; satisfação interior.

Walney

Nome derivado de um toponímico inglês calcado no nórdico antigo *Vogney*, sign. "**da ilha dos grampus**". *Grampus* é uma palavra originária do inglês antigo, designativo de uma espécie de baleia semelhante ao golfinho, que habita os mares do hemisfério setentrional, sem tradução na língua portuguesa. Não confundir com *Wolney*.

Variante(s): Valnei, Valney (*português*).

Número: 8

Cor(es): laranja.

Pedra(s): calcita laranja.

Palavras-chave/Natureza expressiva: amor pela aventura; criatividade; avidez por novidades.

Walton

Nome de residência com dois étimos, originário de um toponímico inglês derivado de 1) *Walatun*, sign. "**da cidade (lugar) dos bretões**"; 2) *Weald-tun*, sign. "**da cidade (lugar) localizada numa planície da floresta**".

Número: 4

Cor: amarelo.

Pedra(s): topázio imperial.

Palavras-chave/Natureza expressiva: carisma; dom da compreensão; desapego.

Wanderley

O mesmo que *Vanderlei*, *Vanderley*. **Ver Vanderley**.

Número: 8

Cor(es): violeta, azul-claro.

Pedra(s): angelita.

Palavras-chave/Natureza expressiva: gentileza; autoconfiança; inspiração de origem espiritual.

Warner

O mesmo que *Guarnério*. **Ver Guarnério**.

Número: 7

Cor(es): rosa, turquesa.

Pedra(s): morganita.

Palavras-chave/Natureza expressiva: sentimentos nobres; compaixão; serenidade.

Washington

Nome de origem geográfica originário do inglês *Wassyngton*, sign. "**da cidade (lugar) do povo de Wassa**". *Wassa* é um antropônimo derivado do inglês antigo *Wapsige*, traduzido por "caçada". *Wasingetune*, *Wassingatune*, *Wassingetone*, *Wassinton*, *Wassyngtona*, *Wessingatun*, *Wessinton* são as antigas formas do toponímico. Existem algumas formas bizarras do nome – *Oazinguiton*, *Uóshinton*, *Uoston*, *Woxington* – encontradas no Brasil, que devem ser evitadas.

Número: 3

Cor(es): rosa, azul-claro.

Pedra(s): safira azul.

Palavras-chave/Natureza expressiva: desapego, principalmente relacionado a fatos relacionados ao passado; bom gosto.

Watson

De *Watson*, sobrenome inglês composto de *Walt*, *Watt* (Válter), mais a partícula *son* (filho), sign. "**filho de Válter**". **Ver Válter**.

Variante(s): Watson (*inglês*).

Número: 2

Cor(es): azul.

Pedra(s): água-marinha.

Palavras-chave/Natureza expressiva: espírito solidário e protetor; talento para a escrita e oratória.

Wéber

Do germânico *Weber*, sign. "**tecelão**". Inicialmente foi alcunha atribuída a alguém que se dedicou a essa profissão.

Número: 8

Cor(es): laranja.

Pedra(s): cornalina.

Palavras-chave/Natureza expressiva: expansividade; alegria; talento para o humor.

Wellington

De *Wellington*, nome de residência inglês originado de um toponímico que significa "**do lugar (povoado) próximo a um curso d'água (rio)**". *Walintone, Walitone, Welingtun, Weliton, Welintona, Welintun, Wellinton, Weolingtun, Weolintum, Weolyntone e Wolinton* são as antigas formas do toponímico. A variante *Uélinton*, encontrada no Brasil, deve ser evitada.

Número: 5

Cor(es): azul-claro.

Pedra(s): cianita.

Palavras-chave/Natureza expressiva: forte conexão com a sabedoria interior; simplicidade; amor pela aventura; desprendimento.

Welton

De *Welton*, nome de residência inglês originado de um toponímico que significa "**da cidade (lugar) próxima a uma fonte (corrente de água)**". *Waletune, Wellatuna, Welleton, Welletona, Welletuna, Welletune e Welintone* são as antigas formas do toponímico.

Variante(s): Welton (*inglês*).

Número: 8

Cor(es): laranja.

Pedra(s): cornalina.

Palavras-chave/Natureza expressiva: fraternidade; fortaleza; cordialidade; autoconfiança.

Wendel

Do germânico. De *Vandal*, lit. "**vândalo**", designação de um antigo povo germânico; ou significando "**torneiro**".

Variante(s): Vendel (*português*); Wendell (*inglês, alemão*).

Número: 7

Cor: magenta.

Pedra(s): ametista.

Palavras-chave/Natureza expressiva: poder de autotransformação; atenção aos detalhes; receptividade.

Werner

Do germânico *Werner*, o mesmo que *Gualtério*. **Ver Gualtério.**

Número: 11

Cor(es): violeta, verde.

Pedra(s): hidenita.

Palavras-chave/Natureza expressiva: temperamento brando e fraterno; misticismo.

Weslei

Do inglês *Wesley*, inicialmente nome de residência originado do inglês antigo, sign. "**(natural, morador) da campina do Oeste**".

Número: 1

Cor(es): verde, vermelho.

Pedra(s): calcita verde.

Palavras-chave/Natureza expressiva: idealismo; mente analítica; espírito de liderança.

William

Do inglês *William*, o mesmo que *Guilherme*. **Ver Guilherme.**

Número: 7

Cor(es): rosa, turquesa.

Pedra(s): turmalina rosa.

Palavras-chave/Natureza expressiva: auto-suficiência; consciência desperta; comunicação cordial.

Willy

Do inglês *Willy*, diminutivo de *William*, o mesmo que *Guilherme*. **Ver Guilherme.**

Variante(s): Wil, Will, (*inglês*).

Número: 9

Cor(es): vermelho, verde.

Pedra(s): quartzo verde.

Palavras-chave/Natureza expressiva: humildade; perseverança; honestidade.

Wilson

Do inglês *Wilson*, de *Will*, diminutivo de *William* (Guilherme), mais a partícula *son* (filho), sign. "**filho de Guilherme**". **Ver Guilherme.**

Feminino(s): Wilza.

Variante(s): Ílson, Uílson, Vílson (*português*).

Número: 11

Cor(es): vermelho, azul.

Pedra(s): ágata azul rendada.

Palavras-chave/Natureza expressiva: simpatia; companheirismo; sabe crescer com as dificuldades.

Wilton

Nome com três étimos, originários de toponímicos ingleses. Não confundir com Hílton. 1) De *Widtune, Wiltona, Wiltone, Wiltuna*, localidade de Cumberland, que sign. "**da cidade (lugar) situada (o) entre salgueiros**"; 2) De *Wulton, Wylton, Wilton*, localidade de Somerset, sign. "**da cidade (lugar) onde há uma fonte**"; 3) De *Uuiltun, Wiltun, Wiltune*, localidade de Wiltshire, sign. "**da cidade (lugar) do rio Wylye**".

Variante(s): Wilton (*inglês*).

Número: 3

Cor(es): azul, vermelho.

Pedra(s): rubi.

Palavras-chave/Natureza expressiva: espírito prático e racional; habilidade para superar obstáculos.

Winston

Nome derivado de *Winestona*, antigo toponímico inglês cuja tradução é "**da cidade (lugar) fraterna(o)**". Na Inglaterra tornou-se nome cristão adotado pela família Churchill desde 1620.

Número: 6

Cor(es): azul royal, turquesa.

Pedra(s): apatita azul.

Palavras-chave/Natureza expressiva: decisão; amor pelas viagens; inventividade.

Wolney

O mesmo que *Volnei*. **Ver Volnei.**

Número: 4

Cor(es): verde, amarelo-ouro.

Pedra(s): pirita.

Palavras-chave/Natureza expressiva: inteligência aguçada; circunspecção; conexão com a "voz" interna.

XYZ

Xavier

Nome de residência originado do basco *Yxemerry*, sign. "**da casa nova**". Sobrenome já encontrado no Brasil como prenome, por influência estrangeira. Tornou-se popular com S. Francisco Xavier (1506-1552).

Variante(s): Javier (*espanhol*); Xavier (*espanhol, francês, inglês*); Yxemerry (*basco*); Etchaberri, Jaberri, Javerri, Javier, Xéver (*francês*); Xaver (*francês, alemão*).

Número: 7

Cor(es): rosa, turquesa.

Pedra(s): cobaltocalcita.

Palavras-chave/Natureza expressiva: gosto apurado; auto-exame constante.

Ximenes

Sobrenome às vezes usado como prenome. Do antigo espanhol *Ximenes*, patronímico de *Ximene*, o mesmo que *Ximon*, e este modificação de *Simon* (Simão). Significa "**filho de Simão**". **Ver Simão.**

Variante(s): Jiménez (*espanhol*); Ximenes (*espanhol antigo*).

Número: 8

Cor(es): rosa, violeta.

Pedra(s): quartzo verde.

Palavras-chave/Natureza expressiva: independência emocional; altruísmo; positivismo.

Xisto

Nome de origem duvidosa. Em Portugal foi encontrado em documentos datados da primeira metade do séc. XVII. 1) Provavelmente do latim *Sextus, Sixtus, Xistus*, através do francês arcaico *Sixte*, lit. "**sexto**", nome atribuído ao sexto filho; 2) Ou do grego *xystós*, sign. "**polido; educado**".

Número: 6

Cor(es): violeta, turquesa.

Pedra(s): ajoíta.

Palavras-chave/Natureza expressiva: espírito inventivo; dom da oratória; interesse pela mídia.

Yuri

Do russo *Yuri*, diminutivo de *Georg* (*Jorge*). **Ver Jorge.**

Variante(s): Iório, Írio, Iuri, Jório (*português*); Youri (*francês*).

Número: 1

Cor(es): verde, vermelho.

Pedra(s): malaquita.

Palavras-chave/Natureza expressiva: integridade; espírito de vanguarda; lidera sem dominar.

Yves

Do francês *Yves*, o mesmo que *Ivo*. **Ver Ivo.**

Número: 8

Cor(es): verde, violeta.

Pedra(s): apofilita verde.

Palavras-chave/Natureza expressiva: equanimidade; talento para o ensino; criatividade artística.

Zacarias

Do hebraico *Zekharyahu*, *Zekharyah*, lit. "**lembrado por Deus**", de *zakhár* (ele lembrou), correlato ao aramaico-siríaco *dekhar*, árabe *dhákara* (ele lembrou). O segundo elemento do nome é *Yah* (Deus, Senhor, Jeová). Na Inglaterra o nome surgiu no séc. XVI, mas tornou-se popular no séc. XVII com os puritanos.

Santo(s): S. Zacarias, festejado em 10 de junho (há sete santos com este nome).

Variante(s): Zacarías (*espanhol*); Zacharie (*francês*); Zachery (*inglês*); Zacharias (*inglês, alemão, hebraico, latim*); Sacharja, Zechariah (*alemão*); Zachariah (*hebraico*).

Número: 6

Cor(es): azul royal, turquesa.

Pedra(s): crisocola.

Palavras-chave/Natureza expressiva: defende aquilo em que acredita; encontra seu caminho nas mais variadas situações da vida; é mestre do próprio destino.

Zair

Do árabe *zahir*, lit. "**pequeno; delgado**". Foi nome de um lugar próximo a Edom, onde Jeorão, rei de Judá, estabeleceu acampamento antes de atacar os edomitas.

Feminino(s): Zaíra.

Número: 9

Cor(es): vermelho, verde.

Pedra(s): amazonita.

Palavras-chave/Natureza expressiva: perseverança; lealdade; talento para assistênca social.

Zanoni

Do italiano *Zanoni*, patronímico que sign. "**filho de Zenão**". **Ver Zenão.**

Número: 7

Cor(es): rosa, turquesa.

Pedra(s): rodocrosita.

Palavras-chave/Natureza expressiva: paixão pela vida; equilíbrio dos aspectos masculino e feminino da personalidade; coração acessível.

Zaqueu

Do hebraico *Zakkáy*, de *zakhah* (ele era puro, ele era inocente), correlato ao árabe *dháka* (ele era puro), aramaico-siríaco *dekha*, *dekhí* (ele era limpo, luminoso), lit. "**puro; inocente**". Foi um nome cristão muito comum na Inglaterra do séc. XVII. **Ver Inocêncio** e **Acácio.**

No A.T., juiz e chefe dos publicanos de Jericó, que viveu na época de Jesus.

Feminino(s): Zaquia.

Variante(s): Zaqueo (*espanhol*); Zachée (*francês*); Zachaus (*alemão*); Zacheus (*holandês, belga, latim*); Zakkáy (*grego*).

Número: 1

Cor(es): rosa, turquesa.

Pedra(s): rodocrosita.

Palavras-chave/Natureza expressiva: tenacidade; prevenção; personalidade magnética.

Zélio

Masculino de *Zélia*. *Zelito* é o diminutivo do nome. **Ver Zélia.**

Número: 4

Cor(es): verde, amarelo-ouro.

Pedra(s): topázio imperial.

Palavras-chave/Natureza expressiva: excelência; austeridade; companheirismo; aptidão para administração e organização.

Zenão

Do grego *Zénon*, lit. "**o que dá vida; vivaz**". Foi nome de muitos santos.

Santo(s): S. Zenão, festejado em 12 de abril (há doze santos com este nome).

Variante(s): Zenón (*espanhol*); Zénon (*francês*); Zenon (*inglês*); Zeno (*nórdico*).

Número: 7

Cor: magenta.

Pedra(s): ametista.

Palavras-chave/Natureza expressiva: zelo; desapego; dom da autocura.

Zenóbio

Do latim *Caenobius*, de *Caenobium*, lit. "**monastério**", derivado do grego *koinóbios*, de *koinós* (comum) e *bíos* (vida), que se traduz como "vida em comum". Modernamente, na acepção "**o que leva uma vida monástica**". A tradução "muito vigoroso" deve ser descartada.

Santo(s): S. Zenóbio, festejado em 25 de maio (há cinco santos com este nome).

Variante(s): Cenobio, Zenobio (*espanhol*).

Número: 5

Cor(es): amarelo-ouro.

Pedra(s): calcita dourada.

Palavras-chave/Natureza expressiva: pioneirismo; desapego; temperamento acolhedor.

Zenodoro

Do grego *Zenódoros*, de *Zén*, forma poética de *Zeús* (Zeus, Deus) e *dôron* (dádiva, dom, presente), através do latim *Zenodoru*, sign. "**dádiva (presente) de Zeus (Deus)**". Provavelmente nome atribuído a uma criança consagrada a Zeus. Tem o mesmo significado de *Dorotéia.*

Número: 4

Cor(es): turquesa, violeta.

Pedra(s): lepidolita.

Palavras-chave/Natureza expressiva: maleabilidade; generosidade; amor ao próximo.

Zoroastro

Do persa *Zaradusht*, de *zara* (ouro) e *thustra* (brilhante), sign. "**brilhante como o ouro; ouro resplandescente**". "**Suprema Inteligência; Divina Luz**". O persa *zara, zahra*, ainda tem os sentidos de "branco, florescente, luz da noite", e também é nome do planeta Vênus. **Ver Melchior.**

Variante(s): Zaratustra (*português*); Zoroastro (*espanhol*).

Número: 3

Cor(es): violeta, branco.

Pedra(s): cristal de quartzo.

Palavras-chave/Natureza expressiva: eloqüência; entusiasmo; esperança.

Zósimo

Do grego *Zósimos*, do adjetivo *zósimos*, lit. "**cheio de vida**".

Santo(s): S. Zósimo, festejado em 18 de dezembro (há dez santos com este nome).

Variante(s): Zózimo (*português*).

Número: 7

Cor(es): rosa, turquesa.

Pedra(s): crisocola.

Palavras-chave/Natureza expressiva: integridade; franqueza; cordialidade.

Zoilo

Do grego *Zoilos*, de *dzoé* (vida), sign. "**vital; vivaz**". Nome que vem da mesma raiz de *Zenão* e *Zósimo.*

Santo(s): S. Zoilo, festejado em 27 de junho.

Variante(s): Zoilo (*espanhol*).

Número: 8

Cor(es): laranja.

Pedra(s): coral.

Palavras-chave/Natureza expressiva: espontaneidade; poder de transformação; conexão com a alma.

ZUÍNGLIO

Do sobrenome do reformador protestante suíço Ulrich Zwingli. O nome vem do suíço *zwingli*, sign. "**gêmeo**". **Ver Dídimo**, **Tiago** e **Jacó**, nomes aos quais equivale.

Número: 5

Cor(es): azul-claro.

Pedra(s): água-marinha.

Palavras-chave/Natureza expressiva: ponderação; força de vontade; poder de atração.

ZULMIRO

Masculino de *Zulmira*. **Ver Zulmira.**

Número: 6

Cor(es): amarelo.

Pedra(s): âmbar.

Palavras-chave/Natureza expressiva: amor à natureza; contentamento; facilidade para absorver informações.

Nomes femininos

A

Abigail

No A.T., primeira mulher de Nabal, casada mais tarde com David. Origina-se do hebraico *Abhigáyil*, de *abh* (pai) e *gil* (regozijar-se), sign. "**aquela cujo pai é alegria; meu pai é alegre**". Alguns autores traduzem erroneamente por "fonte de glória".

Variante(s): Abigail (*espanhol, francês, inglês, holandês*); Abigaille (*italiano*); Abaigeal, Gobnait (*irlandês*); Avigéa (*russo*); Avigayil (*hebraico*).

Número: 5

Cor(es): azul royal, amarelo-ouro.

Pedra(s): azurita.

Palavras-chave/Natureza expressiva: busca do auto-aperfeiçoamento; força interior; empatia.

Acácia

Do grego *akákios*, sign. "**inocência; que não tem malícia; que não tem maldade**". Nome de uma árvore que na maçonaria está relacionada à lenda do Terceiro Grau. Nas Escrituras esta planta recebe o nome de *shittah* (plural *shittim*) e era considerada sagrada entre os hebreus.

Masculino(s): Acácio.

Número: 9

Cor(es): amarelo, violeta.

Pedra(s): calcita amarela.

Palavras-chave/Natureza expressiva: alegria; carisma; valentia.

Acidália

Do grego *Akidalíe*, nome de uma fonte da Beócia consagrada a Vênus e às Graças, sign. "**a que dá cuidados (proteção); a que protege**". Foi também um dos epítetos da deusa Vênus.

Variante(s): Cidália, Sidália (*português*).

Número: 4

Cor(es): verde, amarelo-ouro.

Pedra(s): calcita dourada.

Palavras-chave/Natureza expressiva: companheirismo; diplomacia; fé profunda.

Acila

Acila é uma modificação de *Alicia*, e este, variante italiana de *Alice*. *Acilina* é a forma relativa do nome, sign. "**de (pertencente a; da natureza de) Acila**". **Ver Alice.**

Variante(s): Acylla.

Número: 8

Cor(es): verde, violeta.

Pedra(s): apofilita verde.

Palavras-chave/Natureza expressiva: equanimidade; coragem; visão do futuro.

Acília

Anagrama de *Alicia*, e este variante italiana de *Alice*. Na variante portuguesa ocorreu mudança de tonicidade. **Ver Alice.**

Número: 3

Cor(es): verde, rosa.

Pedra(s): crisoprásio.

Palavras-chave/Natureza expressiva: amor à liberdade; poder de realização; auto-estima.

Acilina

Forma relativa de *Acila*, sign. "**de (pertencente a; da natureza de) Acila**". **Ver Acila.**

Número: 4

Cor(es): verde, amarelo-ouro.

Pedra(s): pirita.

Palavras-chave/Natureza expressiva: sabedoria ancestral; autenticidade; superação da negatividade.

Ada

Nome com cinco étimos. 1) Hipocorístico de nomes como *Adolfa*, *Adosina* etc.; 2) Do germânico *Eada*, com influência do hebraico *Édhen*, sign. "**lugar de delícias**"; 3) Do inglês *Ada*, hipocorístico de *Adelaide*; 4) Variação feminina do hebraico *iddo*, abreviatura de *addayah*, lit. "**O Senhor (Jeová, Javé) concedeu benefícios**"; 5) Do hebraico *Adah*, lit. "**ornamento; beleza**", nome da mulher de Lameque. **Ver Adelaide.**

Santa(s): S. Ada, festejada em 4 de dezembro.

Variantes da 1ª, 2ª e 3ª acepções: Ada (*italiano, francês, inglês, holandês*); Adda (*inglês*).

Número: 6

Cor(es): vermelho.

Pedra(s): rubi.

Palavras-chave/Natureza expressiva: plenitude; altruísmo; hospitalidade.

Adabela

Nome composto, formado da aglutinação de *Ada* com o adjetivo *bela*. **Ver Ada.**

Variante(s): Adabel (*português*), Adabelle (*inglês*).

Número: 8

Cor(es): verde, violeta.

Pedra(s): smithsonita verde.

Palavras-chave/Natureza expressiva: ponderação; engenhosidade; facilidade de expressão.

Adail

Anagrama do holandês *Alida* e este variante de *Adelaide*; ou do árabe *addalil*, derivado de *dalla* (ensinar, mostrar o caminho conduzindo ou apontando com o dedo), sign. "**líder; guia; sentinela avançada**", que originou o substantivo *adail*.

Masculino(s): Adaílo.

Variante(s): Adaí (*português*).

Número: 9

Cor(es): amarelo, violeta.

Pedra(s): adamita.

Palavras-chave/Natureza expressiva: idealismo; retidão; humanismo.

Adair

Nome com dois étimos. 1) Nomes célticos de residência, derivados de *Athadara*, toponímico que significa "**passagem da vau sobre carvalhos**"; 2) Do árabe *Adaira*, sign. "**o circuito; a coisa que circunda**".

Variante(s): Adaíra (*português*).

Número: 6

Cor(es): violeta, turquesa.

Pedra(s): sílica gema.

Palavras-chave/Natureza expressiva: receptividade; contato com o "guia" interior; disposição para enfrentar desafios.

Adalcinda

Do germânico *Adalseinda*, de *adal* (nobre) e *sint* (donzela), sign. "**donzela nobre**".

Masculino(s): Adalsindo.

Variante(s): Adalcina, Adalsenda, Adalsinda, Adalzenda, Adalzinda, Adelsinda, Adelzinda, Adosinda, Adozinda (*português*); Adalseinda (*germânico*).

Número: 4

Cor(es): amarelo, rosa.

Pedra(s): apatita amarela.

Palavras-chave/Natureza expressiva: gratidão; autoconfiança; entusiasmo.

Adalgisa

Nome que oferece dúvidas quanto ao significado do segundo elemento. Do germânico. 1) De *adal* (nobre) e *gisa*, raízes originárias do alemão antigo cujo significado moderno equivale a *Geissel* (refém), traduzido como "**nobre refém**"; 2) O segundo elemento pode ser *gisal* (lança). Nesse caso, a tradução seria "**lança da nobreza; lanceira nobre**".

Masculino(s): Adalgiso.

Variante(s): Adalgisa (*italiano*).

Número: 9

Cor(es): vermelho, verde.

Pedra(s): jade.

Palavras-chave/Natureza expressiva: compreensão das necessidades do próximo; sabedoria; alegria.

Adália

Nome com dois étimos. 1) Do germânico *Adel*, *Adale*, o mesmo que *Adélia*; 2) Do árabe *Adaliah*, sign. "**adepta do bom direito; partidária da justiça**". Nome pelo qual eram conhecidos os sectários de Ali. **Ver Adélia.**

Masculino(s): Adálio.

Variantes da 1ª acepção: Adalia (*inglês*); Adel, Adale (*germânico*).

Número: 1

Cor(es): vermelho, violeta.

Pedra(s): olho-de-tigre.

Palavras-chave/Natureza expressiva: espírito de liderança; magnestimo pessoal; independência emocional.

Adalina

O mesmo que *Adelina*. **Ver Adelina.**

Masculino(s): Adalino.

Variante(s): Adalina (*inglês*).

Número: 6

Cor(es): violeta, turquesa.

Pedra(s): ajoíta.

Palavras-chave/Natureza expressiva: espírito inventivo; dom da palavra; interesse pela mídia.

Adalinda

Do germânico *Adallindes*, o mesmo que *Adelina*. **Ver Adelina (1ª acepção).**

Número: 1

Cor(es): verde, vermelho.

Pedra(s): heliotrópio.

Palavras-chave/Natureza expressiva: caráter franco; imparcialidade; equilíbrio emocional.

Adalzira

Do germânico *adal* (nobre) e *zîre* (beleza, ornamento), sign. "**ornamento da nobreza; beleza nobre; nobre ornamento**".

Masculino(s): Adalziro.

Número: 9

Cor(es): violeta, rosa.

Pedra(s): turmalina rosa.

Palavras-chave/Natureza expressiva: espiritualidade; compaixão; amorosidade.

Adamina

Feminino de *Adão*. **Ver Adão.**

Masculino(s): Adamino.

Variante(s): Adamina (*inglês*).

Número: 7

Cor(es): magenta.

Pedra(s): apofilita incolor.

Palavras-chave/Natureza expressiva: pioneirismo; humildade; dom da palavra.

Adela

Nome com três étimos. 1) Hipocorístico de nomes como *Adelaide, Adelinda, Adeltrudes* etc.; 2) Do germânico *Athala*, o mesmo que *Adélia*. Introduzido na Inglaterra pelos normandos, o nome caiu em desuso e foi redivivo pelos normandos, no séc. XIX; 3) Do árabe, derivado da raiz *adil* (força), sign. "**a forte**". **Ver Adélia.**

Variante(s): Adela, Adella (*inglês*).

Número: 5

Cor(es): branco, amarelo-ouro.

Pedra(s): citrino.

Palavras-chave/Natureza expressiva: racionalismo; boa vontade; alto astral.

Adelaide

Do germânico *Adelheid, Adalheidis*, composto de *adal, athal* (nobre) e *haidu* (espécie, qualidade), sign. "**de estirpe nobre; de nobre linhagem**". O mesmo que *Alice*. A popularidade da rainha Adelaide tornou o nome popular na Inglaterra do séc. XIX, também abreviado nas formas *Ada* e *Addy*.

Santa(s): S. Adelaide , festejada em 15 de junho (há quatro santas com este nome).

Variante(s): Alaíde, Alaíse, Alayde, Aleíde, Alice (*português*); Adelaida, Adelasia (*espanhol*); Adèlaide (*espanhol, italiano*); Adélaide, Alais, Allais, Aleyde (*francês*); Adelaide (*inglês*); Adalhaid (*inglês antigo, germânico*); Adelheid (*alemão*).

Número: 5

Cor(es): azul royal, amarelo-ouro.

Pedra(s): safira azul.

Palavras-chave/Natureza expressiva: capacidade de planejar; confiança; positividade.

Adélia

Do germânico *Athala*, da raiz *athal*, lit. "**nobre**". Nome introduzido na Inglaterra por volta do séc. IV e adotado na França, na forma *Adèle*, em virtude da popularidade de Santa Adela.

Santa(s): S. Adélia, festejada em 24 de novembro (há quatro santas com este nome).

Masculino(s): Adélio.

Variante(s): Adália, Adila, Adília, Atília, Edil (*português*); Adela (*português, inglês, polonês*); Adilia (*espanhol*); Adele, Adèlia (*italiano*); Adèle, Azele (*francês*); Adelle (*inglês*); Edila, Idelia (*germânico*).

Número: 5

Cor(es): rosa.

Pedra(s): kunzita.

Palavras-chave/Natureza expressiva: sensibilidade; amor-próprio; ternura.

ADELINA

Nome com dois étimos. 1) Do germânico *Ethelyna*, de *athal* (nobre) e *lind* (serpente), sign. "**serpente nobre; serpente da nobreza**". *Serpente*, neste caso com a acepção de *força, energia, proteção*; 2) Diminutivo do italiano *Adele*. **Ver Adélia** e **Linda (1ª acepção)** e **simbolismo em Ermelindo**.

Santa(s): S. Adelina, festejada em 20 de outubro (há duas santas com este nome); S. Adelinda, festejada em 28 de agosto.

Masculino(s): Adelino.

Variante(s): Adalina, Adalinda, Adelena, Adelinda, Edelena, Edelina, Edeline, Edolina, Etelinda (*português*); Alena (*português, inglês*); Adaline (*francês*); Adelin, Adeline (*francês, inglês*); Edelin (*inglês*); Adelind (*alemão*).

Número: 1

Cor(es): verde, vermelho

Pedra(s): malaquita.

Palavras-chave/Natureza expressiva: amor-próprio; busca da realização profissional; auto-superação.

ADEMILDE

Nome de étimo incerto. Ao que tudo indica, do germânico *athal* (nobre) e *hild* (combate), sign. "**combatente nobre; aquela que combate com nobreza**".

Número: 8

Cor(es): rosa, violeta.

Pedra(s): iolita.

Palavras-chave/Natureza expressiva: benevolência; paciência; prazer de ajudar o próximo.

ÁDILA

Do árabe *Aadila*, lit. "**justa; honesta**". Não confundir com *Adila*.

Masculino(s): Ádilo.

Variante(s): Aadila (*árabe*).

Número: 9

Cor(es): amarelo, violeta.

Pedra(s): safira violeta.

Palavras-chave/Natureza expressiva: caráter inventivo e expansivo; habilidade organizacional.

ADILA

O mesmo que *Adélia*. Não confundir com *Ádila*. **Ver Adélia**.

Masculino(s): Adilo.

Número: 9

Cor(es): amarelo, violeta.

Pedra(s): safira violeta.

Palavras-chave/Natureza expressiva: caráter inventivo e expansivo; habilidade organizacional.

ADÍLIA

O mesmo que *Adélia*. **Ver Adélia**.

Masculino(s): Adílio.

Número: 9

Cor(es): amarelo, violeta.

Pedra(s): calcita amarela.

Palavras-chave/Natureza expressiva: integridade; autoconfiança; entusiasmo pela vida.

ADILÉIA

Nome calcado em *Adila*, o mesmo que *Adélia*, com uma terminação arbitrária em *éia*, como ocorre com muitos nomes no Brasil.

Número: 5

Cor(es): azul royal, amarelo-ouro.

Pedra(s): topázio imperial.

Palavras-chave/Natureza expressiva: gosto pelo conhecimento; talento para lidar com a mídia; harmonia com o propósito de vida.

ADINA

Nome com três étimos. 1) Feminino de *Adino*; 2) Diminutivo italiano de *Ada*; 3) Do árabe *Aadina*, sign. "**delicada**". **Ver Adino (1ª acepção)** e **Ada**.

Número: 2

Cor(es): azul, rosa.

Pedra(s): halita rosa.

Palavras-chave/Natureza expressiva: talento criativo; capacidade de nutrir a si mesmo e ao outro; busca da harmonia.

Ádina

O mesmo que *Adna*. **Ver Adna.**

Número: 2

Cor(es): azul, rosa.

Pedra(s): larimar.

Palavras-chave/Natureza expressiva: engenhosidade; magnanimidade; gosto pela solidão.

Adir

Ver este nome na seção "Nomes Masculinos".

Adna

O mesmo que *Edna*. Não confundir com *Adina*. Há uma variante, *Adinah*, que sofreu a influência de *Dinah*. **Ver Edna.**

Número: 11

Cor(es): branco, rosa.

Pedra(s): quartzo rosa.

Palavras-chave/Natureza expressiva: lealdade; otimismo; espírito "nômade".

Adnete

Diminutivo de *Ada*. **Ver Ada.**

Número: 4

Cor(es): amarelo, rosa.

Pedra(s): âmbar.

Palavras-chave/Natureza expressiva: gosto pelas novidades; alegria; afeto.

Adosinda

O mesmo que *Auzenda*. **Ver Auzenda.**

Número: 4

Cor(es): verde, amarelo-ouro.

Pedra(s): topázio imperial.

Palavras-chave/Natureza expressiva: sabedoria; autoridade; diplomacia.

Adriana

Feminino de *Adriano*. O nome surgiu pela primeira vez na Inglaterra, no masculino, e só muito raramente foi encontrado naquele país.

Variante(s): Adriana (*espanhol, italiano, inglês, holandês, belga*); Adrien (*francês*); Adrianne (*francês, inglês*); Adrienne (*francês, alemão*); Adrea (*inglês*); Adriane (*inglês, alemão*).

Número: 3

Cor(es): azul, vermelho.

Pedra(s): água-marinha.

Palavras-chave/Natureza expressiva: equilíbrio; competitividade; talento para o ensino de disciplinas espirituais.

Aéde

Feminino de *Aêdo*, através do latim *Aede*, e este do grego *aoidos* (cantor). Significa "**cantora**". Segundo Varrão e Pausânias, foi nome das três Musas primitivas. Não confundir com *Aidê*. **Ver Aêdo.**

Número: 6

Cor(es): branco, violeta.

Pedra(s): ametista.

Palavras-chave/Natureza expressiva: força interior; espírito abnegado e veraz.

Afra

Do latim *Afra*, sign. "**africana**".

Santa(s): S. Afra, festejada em 24 de maio (há duas santas com este nome).

Número: 8

Cor(es): verde, violeta.

Pedra(s): esmeralda.

Palavras-chave/Natureza expressiva: cautela; vanguardismo; habilidade organizacional.

Afrodísia

Feminino de *Afrodísio*. As Afrodísias eram as festas gregas em honra de Vênus. **Ver Afrodísio.**

Número: 1

Cor(es): verde, vermelho.

Pedra(s): smithsonita verde.

Palavras-chave/Natureza expressiva: persistência; impulsividade; valor; espírito lutador; não se entrega facilmente.

Ágata

Do grego *Agathe*, feminino de *Agatão*. Há duas variantes medievais francesas, *Agace* e *Agacia*, que se tornaram populares no séc. XIII. **Ver Agatão**.

Santa(s): Ágata Hildegarda, festejada em 5 de fevereiro (há três santas com este nome).

Variante(s): Águeda (*português*); Agueda (*espanhol*); Agata (*italiano, irlandês, polonês*); Agathe (*francês, alemão*); Agatha (*inglês*); Agda (*nórdico*).

Número: 3

Cor(es): branco, azul.

Pedra(s): sílica gema.

Palavras-chave/Natureza expressiva: sensibilidade emocional; contato com experiências transcendentes; afinco no trabalho.

Agenora

Feminino de *Agenor*. **Ver Agenor**.

Número: 7

Cor(es): rosa, turquesa.

Pedra(s): calcita rosa.

Palavras-chave/Natureza expressiva: maleabilidade; paixão pela vida; personalidade equilibrada.

Aglaé

O mesmo que *Aglaia*. **Ver Aglaia**.

Número: 8

Cor(es): verde, violeta.

Pedra(s): calcita verde.

Palavras-chave/Natureza expressiva: liberdade; amor ao próximo; aprecia a companhia dos amigos.

Aglaia

Na mitologia grega, uma das três Graças, mulher de Vulcano, representada com um botão de rosa na mão, símbolo do universo em manifestação. Origina-se do grego *Aglaía*, de *aglaía* (brilho, elegância), através do latim *Aglaia*, sign. "**a brilhante; a resplendente**".

Variante(s): Aglaia, Eglé, Eglê (*português*); Aglae (*espanhol*); Egle (*italiano*); Aglaé, Aglaea, (*francês*).

Número: 4

Cor(es): amarelo, rosa.

Pedra(s): topázio imperial.

Palavras-chave/Natureza expressiva: facilidade para transmitir o conhecimento; amor ao ensino; inteligência emocional.

Aglaíce

Tradução fonética de *Aglais*, variante de *Aglaia*. **Ver Aglaia**.

Variante(s): Aglaisse (*português*).

Número: 11

Cor(es): vermelho, azul.

Pedra(s): calcita azul.

Palavras-chave/Natureza expressiva: dom da cura; sabe tirar proveito das dificuldades para crescer; amiga de todas as horas.

Aglair

Transformação intencional de *Aglais*, com terminação arbitrária em *r*. **Ver Aglaíce**.

Número: 3

Cor(es): azul, vermelho.

Pedra(s): ágata azul rendada.

Palavras-chave/Natureza expressiva: facilidade de expressão; amor ao trabalho; talento para a escrita.

Agnéia

Do sânscrito *agneya*, lit. "**nascida do fogo**". **Ver Agni**.

Número: 1

Cor(es): verde, vermelho.

Pedra(s): calcita vermelha.

Palavras-chave/Natureza expressiva: intuição; franqueza; imparcialidade.

Agnela

Feminino de *Agnelo*. **Ver Agnelo**.

Número: 4

Cor(es): amarelo, rosa.

Pedra(s): adamita.

Palavras-chave/Natureza expressiva: carisma; busca do auto-aperfeiçoamento; capacidade de transmitir o conhecimento com simplicidade.

Agnes

Do grego *hagnes*, através do latim *Agnes*, lit. "**pura; casta**". Com *Elizabeth* e o masculino *John* (João), foi um dos nomes mais populares na Inglaterra, no período compreendido entre os sécs. XII e XVI. Equivale a *Ariadne* e *Catarina*. **Ver Ariadne** e **Catarina**.

Variante(s): Anese, Anésia, Anice, Anícia, Anísia, Inês (*português*); Inez (*português, espanhol*); Ines, Ynes, Ynez (*espanhol*); Agnesa, Agnese (*italiano*); Agnès (*francês*); Agnes (*inglês, alemão*); Agneis, Anes, Anneis (*inglês*).

Número: 1

Cor(es): vermelho, violeta.

Pedra(s): calcita vermelha.

Palavras-chave/Natureza expressiva: método; persistência; vocação para o serviço social.

Agnélia

Forma relativa de *Agnelo*, sign. "**de (pertencente a; da natureza de) Agnelo**". **Ver Agnelo.**

Número: 4

Cor(es): verde, amarelo-ouro.

Pedra(s): topázio imperial.

Palavras-chave/Natureza expressiva: alegria; amor à natureza; estabilidade emocional.

Agni

Do sânscrito *agni*, lit. "**fogo**". Originariamente masculino, é o nome do deus hindu – filho de Shiva – que personifica o *fogo divinizado* (*ou o Sol nos céus*) e o *fogo terrestre* (ou *o fogo do lar e dos altares*).

Número: 4

Cor(es): amarelo, rosa.

Pedra(s): apatita amarela.

Palavras-chave/Natureza expressiva: reconhecimento; inteligência brilhante; temperamento acolhedor.

Agostinha

Feminino de *Agostinho*. **Ver Agostinho.**

Santa(s): Agostinha Pietrantoni, festejada em 12 de novembro.

Número: 4

Cor(es): vermelho, ouro.

Pedra(s): calcita laranja.

Palavras-chave/Natureza expressiva: concentração; segurança interior; mentalidade prática.

Águeda

Do espanhol *Agueda*, o mesmo que *Ágata*. Em Portugal, nome que surgiu em documentos encontrados na primeira metade do séc. XVI. **Ver Ágata.**

Número: 3

Cor(es): verde, rosa.

Pedra(s): crisoprásio.

Palavras-chave/Natureza expressiva: busca da prosperidade; lealdade aos ideais que defende; espírito franco e expansivo.

Aída

Nome surgido com a ópera homônima de Verdi. Do árabe *Aa'ida*, sign. "**a que retorna**", significado condizente com a ação da escrava etíope de Verdi.

Variante(s): Aida (*italiano*).

Número: 6

Cor(es): branco, violeta.

Pedra(s): safira violeta.

Palavras-chave/Natureza expressiva: disciplina; personalidade firme e marcante.

Aidê

O mesmo que *Haidê*. **Ver Haidê.**

Número: 1

Cor(es): vermelho, violeta.

Pedra(s): granada.

Palavras-chave/Natureza expressiva: motivação; ambição; auto-superação.

Aidil

1) Transformação intencional de *Aída*, com terminação arbitrária em *il*; 2) Ou anagrama de *Lídia*, o que é mais provável.

Variante(s): Aydil (*português*).

Número: 8

Cor(es): laranja.

Pedra(s): calcita laranja.

Palavras-chave/Natureza expressiva: desapego; amor pela vida; capacidade de ir até o âmago da questão.

Ailda

Anagrama de *Alida*. **Ver Alida.**

Variante(s): Aylda (*português*).

Número: 9

Cor(es): amarelo, violeta.

Pedra(s): apatita amarela.

Palavras-chave/Natureza expressiva: senso de retidão; visão justa; generosidade; prodigalidade.

Ailsa

Do germânico *Ailsa*, sign. "**menina alegre (animada)**".

Variante(s): Aylsa (*português*).

Número: 6

Cor(es): branco, violeta.

Pedra(s): fluorita.

Palavras-chave/Natureza expressiva: alegria; espontaneidade; clareza intelectual.

Aimar

Do inglês *Aymar*, *Aylmer*, e este do inglês antigo *Aethelmaer*, de *aethel* (nobre) e *maere* (famoso, ilustre, brilhante), o mesmo que *Adelmar*. Nome que na Inglaterra surgiu durante a conquista normanda, no Brasil é comum a ambos os sexos, em virtude da terminação neutra em *r*. **Ver Adelmar.**

Variante(s): Aylmar, Aylmer (*inglês*).

Número: 6

Cor(es): violeta, turquesa.

Pedra(s): amazonita.

Palavras-chave/Natureza expressiva: fé; senso de integridade; interesse pelo desconhecido.

Aimée

Do francês *Aimée*, de *aimée*, particípio passado de *aimer* (amar), sign. "**a amada**". **Ver Amata, Davina, Filomena** e **Mabel,** nomes aos quais equivale.

Variante(s): Aime (*francês*).

Número: 6

Cor(es): violeta, turquesa.

Pedra(s): amazonita.

Palavras-chave/Natureza expressiva: confiança; compaixão; visão profunda da vida.

Alaíde

Modificação do francês *Aleyde*, o mesmo que *Adelaide*. **Ver Adelaide.**

Santa(s): S. Alaíde, festejada em 15 de junho.

Número: 5

Cor(es): rosa.

Pedra(s): rubi.

Palavras-chave/Natureza expressiva: alegria na simplicidade; desapego material; calor humano.

Alaína

Feminino de *Alan* calcado no inglês *Alaina*. **Ver Alan.**

Variante(s): Alaina (*inglês*).

Número: 2

Cor(es): azul, rosa.

Pedra(s): topázio azul.

Palavras-chave/Natureza expressiva: amorosidade; busca da harmonia; sensibilidade estética.

Alaíra

Feminino de *Alair*, e este o mesmo que *Lair*. **Ver Lair.**

Número: 6

Cor(es): violeta, turquesa.

Pedra(s): calcantita.

Palavras-chave/Natureza expressiva: iniciativa; integridade; devoção ao objetivo de vida.

Alaís

Do francês *Alais*, o mesmo que *Adelaide*. **Ver Adelaide.**

Número: 6

Cor(es): branco, violeta.

Pedra(s): topázio incolor

Palavras-chave/Natureza expressiva: idealismo; força de caráter; percepção clara.

Alana

Feminino de *Alan*. **Ver Alan.**

Variante(s): Alaína, Alane, Alena, Alene (*português*); Alaine, Alana, Alanis, Alanna, Alayne, Allene (*inglês*); Alanne (*francês*).

Número: 11

Cor(es): branco, rosa.

Pedra(s): rubelita

Palavras-chave/Natureza expressiva: poder e força interior; tenacidade na execução de tarefas; temperamento amistoso.

Alane

O mesmo que *Alana*. **Ver Alana.**

Número: 6

Cor(es): branco, violeta.

Pedra(s): sugilita.

Palavras-chave/Natureza expressiva: inteireza de caráter; firmeza; ordem.

Alarice

Feminino de *Alarico*. **Ver Alarico.**

Variante(s): Alarica (*português*).

Número: 4

Cor(es): verde, amarelo-ouro.

Pedra(s): calcita dourada.

Palavras-chave/Natureza expressiva: responsabilidade; firmeza emocional; conexão com os planos sutis.

Alba

Do latim *alba*, sign. "**alva; muito branca**". Corresponde ao hebraico *Zephirah* (Zefira), adotado como antropônimo em Israel. Em espanhol *alba* tem o significado de "aurora; primeira luz da manhã".

Variante(s): Alba (*italiano, inglês*); Albe (*francês*).

Número: 7

Cor(es): verde oliva

Pedra(s): topázio imperial.

Palavras-chave/Natureza expressiva: amorosidade; liderança natural; talento para escrever.

Alberice

Feminino de *Alberico*. **Ver Alberico.**

Número: 1

Cor(es): violeta, azul.

Pedra(s): albita.

Palavras-chave/Natureza expressiva: influência; prestígio; autoridade.

Alberta

Feminino de *Alberto*. **Ver Alberto.**

Santa(s): S. Alberta, festejada em 2 de março.

Variante(s): Alberta, Albertha, Elbertha (*inglês*).

Número: 5

Cor(es): rosa.

Pedra(s): quartzo verde.

Palavras-chave/Natureza expressiva: vitalidade; magnetismo pessoal; alegria de viver.

Albertina

Forma relativa de *Alberta*, sign. "**de (pertencente a; da natureza de) Alberta**". **Ver Alberta.**

Masculino(s): Albertino.

Variante(s): Elbertina, Elbertine (*inglês*); Albertina (*inglês, holandês, nórdico*); Albertine (*inglês, francês, alemão*).

Número: 1

Cor(es): violeta, azul.

Pedra(s): apatita azul.

Palavras-chave/Natureza expressiva: idealismo; amor ao belo; senso estético.

Albina

Feminino de *Albino*. **Ver Albino.**

Santa(s): S. Albina, festejada em 16 de dezembro.

Variante(s): Albigna, Albina (*inglês*).

Número: 3

Cor(es): verde, rosa.

Pedra(s): turmalina melancia.

Palavras-chave/Natureza expressiva: amor à liberdade; amor-próprio; satisfação interior.

Alcéia

Feminino de *Alceu*. **Ver Alceu.**

Número: 4

Cor(es): amarelo, rosa.

Pedra(s): citrino.

Palavras-chave/Natureza expressiva: amor ao próximo; aptidões para o ensino; alma conscienciosa.

ALCESTE

Feminino de *Alceu*. Na mitologia grega, Alceste foi a mulher de Admeto, que consentiu morrer no lugar do marido, sendo mais tarde resgatada dos infernos por Hércules. Simboliza a *mulher perfeita*. **Ver Alceu.**

Variante(s): Alceste (*italiano, francês, inglês*); Alcestis (*inglês, latim*).

Número: 2

Cor(es): azul, rosa.

Pedra(s): rodocrosita.

Palavras-chave/Natureza expressiva: solidariedade; simpatia; despertar espiritual.

ALCÍDIA

Feminino de *Alcides, Alcídio*. **Ver Alcides.**

Variante(s): Alcídea (*português*).

Número: 3

Cor(es): azul, vermelho.

Pedra(s): jaspe vermelho.

Palavras-chave/Natureza expressiva: espírito competitivo, obstinado e hábil na concretização de planos e idéias.

ALCINA

Feminino de *Alcino, Alcindo*. **Ver Alcino.**

Variante(s): Alcinda (*português*); Alcina (*italiano, inglês*).

Número: 4

Cor(es): amarelo, rosa.

Pedra(s): topázio imperial.

Palavras-chave/Natureza expressiva: benevolência; flexibilidade; prazer de compartilhar o conhecimento.

ALCIONE

Do nome de uma ave bela e melancólica que, segundo a crença, faz seu ninho nas ondas e ali choca os ovos durante os sete dias anteriores e posteriores ao solstício de inverno. Na mitologia grega, filha de Éolo e mulher de Ceyx. Não suportando a dor causada pela morte do marido, ocorrida durante um naufrágio, atirou-se ao mar, despertando essa prova de fidelidade a clemência dos deuses, que os transformaram em alciões. Origina-se do grego *Alkuon*, de *als* (o mar) e *kuon* (que faz o ninho), sign. "**que faz o ninho no mar**". No Brasil, nome comum a ambos os sexos.

Variante(s): Alcião, Alcion (*português*); Alcyone (*francês, latim*).

Número: 5

Cor(es): azul royal, amarelo-ouro.

Pedra(s): calcita dourada.

Palavras-chave/Natureza expressiva: dinamismo; lucidez; personalidade magnética.

ALCY

Hipocorístico de *Alcina*. **Ver Alcina.**

Número: 5

Cor(es): branco, amarelo-ouro.

Pedra(s): pirita.

Palavras-chave/Natureza expressiva: dinamismo, vivacidade; bom senso; perseverança.

ALDA

Nome de origem germânica, com dois étimos, encontrado em obras portuguesas redigidas nos sécs. XIII e XIV. 1) Hipocorístico de femininos germânicos cujo primeiro elemento é *Ald*, como *Aldegunda* ("combatente nobre"), no qual se encontra a raiz indo-européia *al* (alimentar, crescer); 2) Também na acepção de "**a sábia; a experiente; que possui riqueza interior**".

Masculino(s): Aldo.

Variante(s): Alda (*espanhol, italiano, inglês, alemão*); Alde (*francês*); Aude (*inglês antigo*).

Número: 9

Cor(es): turquesa, verde.

Pedra(s): esmeralda.

Palavras-chave/Natureza expressiva: intuição; visão universalista; talento criativo para a pintura e a poesia.

Aldina

Feminino de *Aldino*. **Ver Aldino.**

Variante(s): Aldine (*português, inglês*); Aldyne (*inglês*).

Número: 5

Cor(es): rosa.

Pedra(s): kunzita.

Palavras-chave/Natureza expressiva: auto-aceitação; compaixão; solidariedade.

Aldinéia

Forma relativa de *Aldina*, sign. "**de (pertencente a; da natureza de) Aldina**". **Ver Aldina.**

Número: 1

Cor(es): violeta, azul.

Pedra(s): topázio azul.

Palavras-chave/Natureza expressiva: disciplina; eficiência e sucesso pessoal.

Alécia

Feminino de *Alexis*. **Ver Alexis.**

Variante(s): Aleixa, Aléxia (*português*); Alexie (*francês*).

Número: 4

Cor(es): amarelo, rosa.

Pedra(s): pedra-do-sol.

Palavras-chave/Natureza expressiva: poder de concentração; contato com o mestre interior; vocação para trabalhar com computadores.

Aleíde

Do francês *Aleyde*, o mesmo que *Adelaide*. **Ver Adelaide.**

Variante(s): Aleide (*português*).

Número: 9

Cor(es): vermelho, verde.

Pedra(s): heliotrópio.

Palavras-chave/Natureza expressiva: espírito empreendedor; senso de justiça; realismo.

Alena

Feminino aportuguesado de *Allen*, variante inglesa de *Allan* (*Alan*). O mesmo que *Alana*. **Ver Alan.**

Variante(s): Alene (*português*).

Número: 6

Cor(es): branco, violeta.

Pedra(s): charoíta.

Palavras-chave/Natureza expressiva: auto-superação; espiritualidade; maestria na condução do próprio destino.

Alesia

Do latim *Alesia*, o mesmo que *Alice*. **Ver Alice.**

Número: 2

Cor(es): azul, rosa.

Pedra(s): quartzo azul.

Palavras-chave/Natureza expressiva: paz de espírito; facilidade de relacionar-se; talento para a escrita e oratória.

Alexa

Nome com dois étimos. 1) Feminino de *Alex*; 2) Feminino de *Alexo*, e este variante de *Aléxio*, *Alexis*. **Ver Alex** e **Alécio.**

Número: 7

Cor(es): violeta.

Pedra(s): halita violeta.

Palavras-chave/Natureza expressiva: visão; espiritualidade; fé em Deus.

Alexandra

Feminino de *Alexandre*. Nome encontrado na Inglaterra por volta do ano de 1205, na forma *Alisaundre*; na Rússia é um nome muito comum, na variante *Aleksándra*. **Ver Alexandre.**

Santa(s): S. Alexandra, festejada em 17 de julho (há três santas com este nome).

Variante(s): Sandra (*português, inglês, francês*); Alejandra (*espanhol*); Alessandra, Alissandra (*italiano*); Alexane (*francês*); Alexandra (*francês, inglês*).

Número: 8

Cor(es): rosa, violeta.

Pedra(s): rodocrosita.

Palavras-chave/Natureza expressiva: sociabilidade; auto-estima; calor humano.

Alexandrina

Forma relativa de *Alexandra*, sign. "**de (pertencente a; da natureza de) Alexandra**". **Ver Alexandra.**

Santa(s): S. Alexandrina de Letto, festejada em 3 de abril.

Variante(s): Alejandrina (*espanhol*); Alexandrine (*francês*); Alexandrina (*inglês, romeno*).

Número: 4

Cor(es): turquesa., violeta.

Pedra(s): turmalina azul.

Palavras-chave/Natureza expressiva: condolência; carinho; liberalidade.

Alexane

Do francês *Alexane*, o mesmo que *Alexandra*. **Ver Alexandra.**

Número: 8

Cor(es): laranja.

Pedra(s): calcita laranja.

Palavras-chave/Natureza expressiva: sagacidade; desprendimento; receptividade.

Aléxia

Feminino de *Alexis*. Não confundir com *Alésia*. **Ver Alexis.**

Variante(s): Alécia (*português*); Alexa (*português, inglês*); Alejo (*espanhol*); Alèssia (*italiano*); Alexia (*francês, inglês, alemão*); Alex (*francês*).

Número: 7

Cor(es): magenta.

Pedra(s): fluorita.

Palavras-chave/Natureza expressiva: perfeccionismo; interesse pelo despertar da consciência; facilidade de livrar-se de amarguras do passado.

Alexina

Forma relativa de *Aléxia*, sign. "**de (pertencente a; da natureza de) Aléxia**". **Ver Aléxia.**

Masculino(s): Alexino.

Variante(s): Alexine (*inglês*).

Número: 3

Cor(es): azul, vermelho.

Pedra(s): halita azul.

Palavras-chave/Natureza expressiva: dignidade; temperança; sensatez.

Alfreda

Masculino de *Alfredo*. **Ver Alfredo.**

Santa(s): S. Alfreda, festejada em 2 de agosto.

Número: 11

Cor(es): azul royal, amarelo.

Pedra(s): lápis-lazúli.

Palavras-chave/Natureza expressiva: vivência do aqui e agora; sensitividade; preocupação com o bem comum.

Alice

Do germânico *Adalheidis* (Adelaide), através do francês antigo, nas formas *Adaliz, Aaliz, Aliz*. O mesmo que *Adelaide*. Por volta do séc. XII a literatura tornou este nome muito popular na França e na Inglaterra através das variantes latinizadas *Alesia* e *Alicia*. **Ver Adelaide.**

Santa(s): S. Alice Rich, festejada em 24 de agosto.

Variante(s): Adelaide, Alaísia, Alícia (*português*); Alicia (*espanhol, italiano, inglês, sueco*); Alizia (*espanhol, italiano, sueco*); Alice (*espanhol, italiano, francês, inglês, alemão*); Alissa, Alithia (*inglês*).

Número: 3

Cor(es): verde, rosa.

Pedra(s): malaquita.

Palavras-chave/Natureza expressiva: satisfação; tenacidade; reflexão.

Alicina

Forma relativa de *Alice*, sign. "**de (pertencente a; da natureza de) Alice**". **Ver Alice.**

Masculino(s): Alicino.

Número: 4

Cor(es): verde, amarelo-ouro.

Pedra(s): ágata musgo.

Palavras-chave/Natureza expressiva: conexão com a verdade; sentimento de prazer e harmonia interior.

Alida

Nome com dois étimos. 1) Do holandês, o mesmo que *Adelaide*; 2) Originário do inglês *Aldith*,

Alith, Alid, inglês antigo *Ealdguth*, de *eald* (velha) e *gyth* (batalha), sign. "**velha combatente; combatente experiente**". No começo do séc. XIV foi um nome comum na Inglaterra, na forma *Alditha*. **Ver Adelaide.**

Variante(s): Adelida, Aldita, Aldite (*português*); Aldith, Alditha (*inglês*); Alida (*inglês, holandês*).

Número: 9

Cor(es): amarelo, violeta.

Pedra(s): iolita.

Palavras-chave/Natureza expressiva: vocação para o ensino; pureza; clareza emocional.

Alídia

Forma relativa de *Alida*, sign. "**de (pertencente a; da natureza de) Alida**". **Ver Alida.**

Variante(s): Alidia (*inglês*).

Número: 9

Cor(es): vermelho, verde.

Pedra(s): esmeralda.

Palavras-chave/Natureza expressiva: busca da justiça e da verdade; auto-estima; caráter ético e responsável.

Alienor

Do provençal *Aliénor*, variante de *Helen* (Helena). O nome teria sido introduzido na Inglaterra em 1122, através de Eleanor of Aquitaine. Entre os sécs. XII e XV, adquiriu as formas *Alienor, Eleanor, Elianor*. **Ver Helena.**

Variante(s): Alienora, Alionor, Eleanora, Eleonor, Elianora, Leonor, Leonora (*português, espanhol*); Heleanor (*português, espanhol, polonês*); Eleonora (*português, romeno*); Aliénor, Eléonore, Léonor, Léonore (*francês*); Alienor, Eleanor, Elinor (*inglês, inglês antigo*); Lenore (*alemão*).

Número: 11

Cor(es): violeta, verde.

Pedra(s): ágata musgo.

Palavras-chave/Natureza expressiva: intuição; autoridadade natural; maturidade emocional.

Alina

Do latim *Alina, Alyna*, variantes de *Adelina*. Na forma *Aline*, foi um nome muito comum na Inglaterra dos sécs. XII e XV. **Ver Adelina.**

Variante(s): Aliona (*francês*); Aline (*francês, inglês*); Alena, Alline, Alene (*inglês*); Alina, Alyna, (*inglês, latim*).

Número: 1

Cor(es): vermelho, violeta.

Pedra(s): quartzo vermelho.

Palavras-chave/Natureza expressiva: vigor; sabedoria para lidar com as frustrações; lida bem com a energia monetária.

Alínia

Forma relativa de *Alina*, sign. "**de (pertencente a; da natureza de) Alina**". **Ver Alina.**

Masculino(s): Alínio.

Número: 1

Cor(es): verde, vermelho.

Pedra(s): granada.

Palavras-chave/Natureza expressiva: independência; humanitarismo; espírito de mártir.

Alíria

Feminino de *Alírio*. **Ver Alírio.**

Número: 5

Cor(es): azul royal, amarelo-ouro.

Pedra(s): turmalina azul.

Palavras-chave/Natureza expressiva: brilho pessoal; expressão positiva das emoções; devotamento.

Aliriana

Forma relativa de *Alíria*, sign. "**de (pertencente a; da natureza de) Alíria**". **Ver Alíria.**

Variante(s): Aliriane (*português*).

Número: 6

Cor(es): amarelo.

Pedra(s): âmbar.

Palavras-chave/Natureza expressiva: desinibição; bom humor; perspicácia; intuição e sabedoria na tomada de decisões.

Alissa

Do inglês *Alissa*, variante de *Alice*. **Ver Alice.**

Número: 7

Cor(es): violeta.

Pedra(s): ametista.

Palavras-chave/Natureza expressiva: autoconfiança; sintonia com o plano divino; influência positiva sobre os outros.

Almerinda

Feminino de *Almerindo*. **Ver Almerindo.**

Número: 5

Cor(es): amarelo-ouro.

Pedra(s): âmbar.

Palavras-chave/Natureza expressiva: autovalorização; realização pessoal pelo trabalho; mente privilegiada.

Almira

Nome com dois étimos. 1) Feminino de *Almiro*; 2) Nos Estados Unidos é masculino, uma forma familiar de *Elmer*, o mesmo que *Aylmer* (Aimar). **Ver Américo** e **Aimar.**

Variante(s): Elmira (*português*).

Número: 9

Cor(es): vermelho, verde.

Pedra(s): hematita.

Palavras-chave/Natureza expressiva: consciência do propósito de vida; humildade; magnanimidade.

Aloara

Nome de origem bárbara, o mesmo que *Alarica*. **Ver Alarico.**

Número: 3

Cor(es): verde, rosa.

Pedra(s): quartzo verde.

Palavras-chave/Natureza expressiva: discernimento; interesse pelo misticismo; capacidade de colocar sonhos e idéias em prática.

Aloísia

O mesmo que *Heloísa*. **Ver Heloísa.**

Variante(s): Alouise (*inglês*).

Número: 3

Cor(es): azul, vermelho.

Pedra(s): lápis-lazúli.

Palavras-chave/Natureza expressiva: temperamento prático e racional; poder de realização.

Altair

Ver Altair na seção "Nomes Masculinos".

Variante(s): Altaíra (*português*).

Número: 7

Cor(es): magenta.

Pedra(s): fluorita.

Palavras-chave/Natureza expressiva: caráter cuidadoso e atencioso; facilidade para lidar com desapontamentos.

Altéia

Na mitologia grega, filha de Téstis e mãe de Meleagro. Num ímpeto de fúria, Altéia atirou ao fogo um tição ao qual se prendia a vida do filho, enforcando-se mais tarde, perseguida pelo remorso. Do grego *Althaía*, de *althéskein* (tratar, curar, sarar), através do latim *Althea*, sign. "**a que cura**". *Altéia* é outro nome atribuído à malva ou malvaísco, flor que simboliza as dores e os sofrimentos.

Número: 3

Cor(es): verde, rosa.

Pedra(s): crisoprásio.

Palavras-chave/Natureza expressiva: afetuosidade; honestidade; lealdade.

Alvina

Feminino de *Alvino*. **Ver Alvino.**

Número: 5

Cor(es): rosa.

Pedra(s): quartzo verde.

Palavras-chave/Natureza expressiva: busca do autoconhecimento; força interior; empatia.

Alzira

Feminino de *Alziro*. **Ver Alzir.**

Variante(s): Elzira (*português*).

Número: 4

Cor(es): verde, amarelo-ouro.

Pedra(s): jade.

Palavras-chave/Natureza expressiva: lealdade; sinceridade; sentimento de alegria, paz e harmonia interior.

AMABEL

Variante inglesa de *Amabília*. **Ver Amabília** e **Mabel.**

Número: 7

Cor(es): violeta.

Pedra(s): lepidolita.

Palavras-chave/Natureza expressiva: modéstia; incorruptibilidade; autotransformação.

AMABÍLIA

Do latim *Amabilis*, lit. "**amável; amorosa**". **Ver Mabel.**

Masculino(s): Amabílio.

Variante(s): Mabília (*português*); Amable (*espanhol*); Amabelle, Mabel (*francês, inglês*); Amabel (*inglês*).

Número: 3

Cor(es): azul, vermelho.

Pedra(s): turmalina azul.

Palavras-chave/Natureza expressiva: visão abrangente; mente superativa; capacidade de transformação interior.

AMADA

Feminino de *Amado*, o mesmo que *Amata*. **Ver Amado** e **Amata.**

Santa(s): S. Amada, festejada em 20 de fevereiro (há três santas com este nome).

Número: 11

Cor(es): vermelho, azul.

Pedra(s): água-marinha.

Palavras-chave/Natureza expressiva: superação das limitações; determinação; espontaneidade; estima.

AMÁLIA

Do germânico *amal* (trabalho), sign. "**mulher ativa (trabalhadora)**". *Amal* foi um hipocorístico germânico de nomes como *Amalberga*, que passou a ter vida própria na forma *Amelia*, por influência de *Amalie*. Em hebraico *Amal* também é traduzido como "trabalho" e foi nome de um personagem bíblico da tribo de Asher. **Ver Amélia.**

Masculino(s): Amálio.

Variante(s): Amília, Amélia, Emélia (*português*); Amalia (*espanhol, alemão*); Amàlia (*italiano*); Amailia (*francês*); Amaliah, Amilia (*inglês*).

Número: 1

Cor(es): vermelho, violeta.

Pedra(s): quartzo vermelho.

Palavras-chave/Natureza expressiva: lealdade; otimismo; foco na realização dos objetivos traçados; vocação para o serviço assistencial.

AMALINA

Forma relativa de *Amália*, sign. "**de (pertencente a; da natureza de) Amália**". **Ver Amália.**

Masculino(s): Amalino.

Número: 6

Cor(es): amarelo.

Pedra(s): âmbar.

Palavras-chave/Natureza expressiva: espírito vivaz; dom da persuasão; disposição para enfrentar desafios.

AMÂNCIA

Feminino de *Amâncio*. **Ver Amâncio.**

Número: 6

Cor(es): violeta, turquesa.

Pedra(s): fluorita.

Palavras-chave/Natureza expressiva: inventividade; versatilidade; dom da oratória.

AMANDA

Feminino de *Amando*. Na Inglaterra o antropônimo *Amanda* surgiu no séc. XVII e hoje é nome muito comum no país. **Ver Amando.**

Variante(s): Amanda (*inglês*).

Número: 7

Cor(es): violeta.

Pedra(s): charoíta.

Palavras-chave/Natureza expressiva: fortaleza; fé inabalável; criatividade.

AMANDINA

Feminino de *Amandino*. **Ver Amandino.**

Variante(s): Amantina (*português*); Amandine (*francês*).

Número: 3

Cor(es): azul, vermelho.

Pedra(s): ágata azul rendada.

Palavras-chave/Natureza expressiva: espírito batalhador que sabe o que quer e como atingir seus objetivos; facilidade para absorver informações.

Amarilda

Transformação de *Amarílida*, o mesmo que *Amarília*. **Ver Amarília.**

Masculino(s): Amarildo.

Número: 5

Cor(es): azul royal, amarelo-ouro.

Pedra(s): heliodoro.

Palavras-chave/Natureza expressiva: inteligência emocional; pioneirismo; carisma.

Amariles

O mesmo que *Amarília*. **Ver Amarília.**

Número: 6

Cor(es): azul royal, turquesa.

Pedra(s): halita azul.

Palavras-chave/Natureza expressiva: simplicidade; jovialidade; devoção ao objetivo de vida.

Amarília

Do grego *Amaryllís*, de *amarusso*, do verbo *amára*, através do latim *Amaryllis, Amaryllidis*, que gerou as variantes portuguesas *Amarilda, Amarílhida, Amarílhides, Amarílida, Amarílides, Amarylhida, Amarylides*, todas com o mesmo significado. O nome é traduzido por "**eu brilho**". Em Ovídio, Teócrito e Virgílio são nomes de camponesas. As variantes latinas *Amaryllis, Amarylis* são comuns a ambos os sexos.

Masculino(s): Amarílio.

Variante(s): Amarilda, Amariles, Amarílhida, Amarílides, Amarilis, Amarylhida, Amarylides (*português*); Amarilis (*espanhol*).

Número: 1

Cor(es): violeta, azul.

Pedra(s): cianita.

Palavras-chave/Natureza expressiva: paz interior; objetividade; pioneirismo espiritual.

Amata

Do latim *amata*, lit. "**amada**". Nome que surgiu durante a época romana. O mesmo que *Aimée, Amada, Davina, Filomena* e *Mabel*.

Masculino(s): Amato.

Variante(s): Amata (*espanhol, italiano*).

Número: 9

Cor(es): turquesa, verde.

Pedra(s): apatita verde.

Palavras-chave/Natureza expressiva: paciência; modéstia; alma talentosa e observadora.

Ambrósia

Do grego *Ambrosíe*, da partícula privativa *a*, e *brotós* (mortal), através do latim *Ambrosia*, sign. "**de natureza divina (imortal)**". A ambrósia, a bebida dos deuses olímpicos, segundo a tradição, era nove vezes mais doce que o mel e possuía a virtude de conferir a imortalidade.

Masculino(s): Ambrósio.

Variante(s): Ambrosia, Ambrosie, Ambroisie (*francês*).

Número: 6

Cor(es): azul royal, turquesa.

Pedra(s): água-marinha.

Palavras-chave/Natureza expressiva: intuição; sabedoria; inteligência emocional.

Ambrosina

Forma relativa de *Ambrósia*, sign. "**de (pertencente a; da natureza de) Ambrósia**". **Ver Ambrósia.**

Masculino(s): Ambrosino.

Variante(s): Ambrosine (*francês, inglês*); Ambroisine (*francês*).

Número: 11

Cor(es): violeta, verde.

Pedra(s): quartzo verde.

Palavras-chave/Natureza expressiva: equilíbrio emocional; caráter amistoso; decisões corretas.

Amélia

Variante de *Amália*. Já em 1751, Amélia tornara-se símbolo da esposa admirável, no romance homônimo de Henry Fielding, autor também de Tom Jones. No Brasil, Amélia é a mulher perfeita na canção de Ataulfo Alves e Mário Lago. **Ver Amália.**

Masculino(s): Amélio.

Variante(s): Amèlia (*italiano*); Amélie (*francês*); Amely (*inglês*); Amelia, Melia (*belga*); Ilma (*húngaro*).

Número: 5

Cor(es): rosa.

Pedra(s): kunzita.

Palavras-chave/Natureza expressiva: sensibilidade emocional; amor-próprio; afetividade.

Amelina

Forma relativa de *Amélia*, sign. "**de (pertencente a; da natureza de) Amélia**". **Ver Amélia.**

Masculino(s): Amelino.

Variante(s): Emelina (*português*); Emeline, Hameline (*francês*); Ameline (*francês, inglês, alemão*); Emmeline (*inglês*).

Número: 1

Cor(es): verde, vermelho.

Pedra(s): granada.

Palavras-chave/Natureza expressiva: equanimidade; honradez; reconhece o que precisa ser feito e o faz.

Amelinda

O mesmo que *Amelina*. **Ver Amelina.**

Masculino: Amelindo.

Número: 5

Cor(es): azul royal, amarelo-ouro.

Pedra(s): azurita.

Palavras-chave/Natureza expressiva: gosto pelo conhecimento; amor-próprio; afetuosidade.

Amina

Do semítico *Ameena*, de *amin*, lit. "**leal; fiel; aquela em que se pode confiar**". Foi o nome da mãe do profeta Maomé.

Variante(s): Amína (*espanhol*); Amina (*italiano*); Amine (*inglês*).

Número: 2

Cor(es): azul, rosa.

Pedra(s): larimar.

Palavras-chave/Natureza expressiva: criatividade; capacidade de nutrir a si mesmo e ao outro; busca da harmonia.

Amira

Feminino de *Amir*. **Ver Amir.**

Número: 6

Cor(es): violeta, turquesa.

Pedra(s): larimar.

Palavras-chave/Natureza expressiva: hospitalidade; poder de comunicação; interesse pela mídia.

Amneris

Nome com influência egípcia, criado pelo libretista Piave para a ópera *Aída*, de Verdi. De *Ammon-Ra*, o Deus criador egípcio identificado com o Sol, e *Eris*, a deusa grega da discórdia. Amneris, a filha do faraó, é a rival de Aída pelo amor de Radamés. Nome já encontrado no Brasil.

Variante(s): Anéris, Anerys (*português*).

Número: 7

Cor(es): rosa, turquesa.

Pedra(s): turmalina rosa.

Palavras-chave/Natureza expressiva: senso estético; caráter cordial e sonhador.

Amparo

Do substantivo *amparo*, título invocativo da Virgem Maria, usado sempre junto a *Maria* (Maria do Amparo).

Número: 1

Cor(es): verde, vermelho.

Pedra(s): hematita.

Palavras-chave/Natureza expressiva: idealismo; mente analítica; espírito de liderança.

Ana

Do hebraico *Hannah* (Graça), sign. "**cheia de Graça**". Nome antigo, atestado em vários evangelhos apócrifos, foi um dos favoritos no Império Bizantino. Em Portugal foi encontrado pela primeira vez em registros datados da primeira metade do séc. XVI. Na Inglaterra, ocorreu pela primeira vez no começo do séc. XIII, na forma *Anna*.

Santa(s): S. Ana Josefa Leroux, festejada em 22 de outubro (há nove santas com este nome).

Variante(s): Ana (*espanhol, romeno, iugoslavo*); Anna (*italiano, francês, inglês, alemão*); Anne (*francês, inglês, alemão*).

Número: 7

Cor(es): verde oliva.

Pedra(s): peridoto.

Palavras-chave/Natureza expressiva: gentileza; docilidade; equílibrio emocional.

Anabel

Do inglês *Annabella*. 1) Latinização das antigas formas inglesas *Annabel, Anabill, Anabille, Anabul, Annable, Annaple*, sign. "**bela e graciosa**" (Ana + bela); 2) Aglutinação de *Anna-Isabelle*, o que pode ser atestado pelo nome da esposa de Lord Byron, célebre poeta inglês, Anna-Isabelle Milbanke (Lady Byron), familiarmente chamada *Annabella*. **Ver Ana** e **Amabel**.

Variante(s): Anabela (*português*); Annabel, Annabella, Annebell (*inglês*).

Número: 8

Cor(es): verde, violeta.

Pedra(s): calcita verde.

Palavras-chave/Natureza expressiva: criatividade; positividade; independência emocional.

Anadir

Modificação intencional de *Nadir*, com a adição arbitrária do *a*. **Ver Nadir**.

Variante(s): Anadyr (*português*).

Número: 11

Cor(es): vermelho, azul.

Pedra(s): calcita azul.

Palavras-chave/Natureza expressiva: direcionamento na vida por meio da espiritualidade; cortesia nas relações.

Anaelisa

Aglutinação de *Ana* e *Elisa*. **Ver Ana** e **Elisa**.

Variante(s): Anaelise, Aneli, Anelis, Anelise (*português*); Annelise (*inglês*); Annelie, Anneliese (*alemão*); Annelies (*belga*).

Número: 8

Cor(es): laranja.

Pedra(s): crocoíta.

Palavras-chave/Natureza expressiva: solidariedade; criatividade; sabe manter o equilíbrio entre a razão e a emoção.

Anaíde

Tradução fonética do alemão *Aneide*, com deslocamento posterior da tonicidade, o mesmo que *Eneida*. **Ver Eneida**.

Variante(s): Aneíde, Naíde (*português*).

Número: 7

Cor(es): magenta.

Pedra(s): fenacita.

Palavras-chave/Natureza expressiva: apreço; personalidade cativante, serena e equlíbrada.

Anaís

Do inglês antigo *Annais*, o mesmo que *Agnes*. **Ver Agnes**.

Variante(s): Anais (*francês*).

Número: 8

Cor(es): verde, violeta.

Pedra(s): calcita verde.

Palavras-chave/Natureza expressiva: interesse pela espiritualidade, humor sensível, força interior.

Anália

Diminutivo de *Ana*, calcado no modelo inglês *Analy*, com influência de *Amália*. **Ver Ana**.

Variante(s): Anélia (*português*); Analia (*espanhol*); Anely (*francês*); Analy (*inglês*).

Número: 2

Cor(es): azul, rosa.

Pedra(s): ágata azul rendada.

Palavras-chave/Natureza expressiva: afeto; quietude; talento criador.

Analice

Forma aglutinada de *Ana* e *Alice*. **Ver Ana** e **Alice**.

Número: 9

Cor(es): azul, rosa.

Pedra(s): celestita.

Palavras-chave/Natureza expressiva: integridade; personalidade tipo "paz e amor"; temperamento flexível e pacífico.

Analu

Hipocorístico de *Ana Lúcia*. **Ver Ana** e **Lúcia.**

Número: 4

Cor(es): branco, verde.

Pedra(s): esmeralda.

Palavras-chave/Natureza expressiva: gosto pela originalidade; autodeterminação; alma que persegue seus ideais.

Analúcia

Forma aglutinada de *Ana* e *Lúcia*. **Ver Ana** e **Lúcia.**

Número: 8

Cor(es): laranja.

Pedra(s): coral.

Palavras-chave/Natureza expressiva: intuição; criatividade; sentidos aguçados.

Ananda

Do sânscrito *Ananda*, de *ananda*, lit. "**bem-aventurança; alegria; felicidade**". Foi o nome do discípulo favorito de Buda. No Brasil é um nome comum a ambos os sexos.

Número: 8

Cor(es): laranja.

Pedra(s): cornalina.

Palavras-chave/Natureza expressiva: otimismo; espiritualidade; inclinação para as artes.

Ananéris

Nome criado em homenagem a *Ana Néri* (1814-1880), pioneira brasileira da enfermagem. Ana Néri ficou conhecida como "A mãe dos brasileiros" por ter prestado assistência aos feridos da Guerra do Paraguai. Em 1923 seu nome foi atribuído à primeira escola de enfermagem do Brasil. **Ver Ana** e **Néria.**

Variante(s): Annaneris (*português*).

Número: 9

Cor(es): violeta, rosa.

Pedra(s): fluorita.

Palavras-chave/Natureza expressiva: magnanimidade; consciência do propósito de vida; autoaperfeiçoamento.

Anastácia

Feminino de *Anastácio*. Nome que já aparece no séc. III com a santa martirizada em Sírmio, no ano 304 da era cristã, durante o império de Diocleciano. Nos sécs. XVI e XVII, aparece na Inglaterra nas formas *Anstey, Anstice, Anstes, Anstis, Anastase* e *Anastatia*. **Ver Anastácio.**

Santa(s): S. Anastácia, festejada em 15 de abril (há quatro santas com este nome).

Variante(s): Anastasia (*espanhol, francês, inglês, alemão*); Anastasie, Astasie (*francês*); Anstace (*inglês*); Anastase (*inglês, inglês antigo*); Anastatia (*inglês antigo*).

Número: 6

Cor(es): violeta, turquesa.

Pedra(s): halita violeta.

Palavras-chave/Natureza expressiva: bom humor; condescendência; destreza.

Andréa

Como feminino de *André*, exprime "**extrema feminilidade**". A variante *Andréa* teve influência do masculino italiano *Andrea* (Andrea del Verochio, Andrea del Sarto). **Ver André.**

Variante(s): Andréia (*português*).

Número: 7

Cor(es): magenta.

Pedra(s): rubi.

Palavras-chave/Natureza expressiva: espírito enérgico e realizador; cumpre com responsabilidade as tarefas que lhe são delegadas.

Andréia

Feminino de uma antiga variante *Andreu*, o mesmo que *Andréa*. **Ver Andréa.**

Número: 7

Cor(es): rosa, turquesa.

Pedra(s): cobaltocalcita.

Palavras-chave/Natureza expressiva: compaixão; sentimentos elevados; conexão com o mestre interior.

Anecy

Do anglo-saxão *Annecy*, diminutivo de *Ann* (*Ana*). **Ver Ana.**

Masculino(s): Anécio.

Variante(s): Aneci, Anécia (*português*).

Número: 3

Cor(es): verde, rosa.

Pedra(s): apatita verde.

Palavras-chave/Natureza expressiva: poder de deliberação; direcionamento na vida; interesse pela ecologia.

Aneli

Diminutivo de *Ana*, calcado no francês *Anely*. **Ver Ana.**

Masculino(s): Anélio.

Variante(s): Anélia (*português*).

Número: 5

Cor(es): rosa.

Pedra(s): quartzo verde.

Palavras-chave/Natureza expressiva: coragem; praticidade; otimismo.

Anésia

O mesmo que *Agnes*. **Ver Agnes.**

Número: 4

Cor(es): amarelo, rosa.

Pedra(s): coral.

Palavras-chave/Natureza expressiva: amor pela natureza; espírito de equipe; coragem.

Anete

Diminutivo de *Ana*, com influência da variante anglo-alemã *Annette*. **Ver Ana.**

Variante(s): Annete (*inglês*, *alemão*); Annett, Annette (*alemão*).

Número: 9

Cor(es): amarelo, violeta.

Pedra(s): apatita amarela.

Palavras-chave/Natureza expressiva: generosidade; caridade; coragem para mudar.

Ângela

Feminino de *Ângelo*. **Ver Ângelo.**

Santa(s): S. Angela de Foligno, festejada em 4 de janeiro (há duas santas com este nome).

Variante(s): Angela (*espanhol*, *italiano*, *inglês*, *alemão*); Angéle (*francês*); Angella (*inglês*); Engel (*alemão*).

Número: 4

Cor(es): amarelo, rosa.

Pedra(s): pedra-do-sol.

Palavras-chave/Natureza expressiva: auto-aceitação; hospitalidade; talento para administração.

Angélica

Feminino de *Angélico*. Nome que passou a ser adotado na Inglaterra, França e Alemanha por volta do séc. XVIII, respectivamente nas variantes *Angelica*, *Angélique* e *Angelika*. É também o nome de uma flor que simboliza a *inspiração*. **Ver Angélico.**

Variante(s): Anjélica (*português*); Angélica (*espanhol*); Angèlica (*italiano*); Angélique (*francês*); Angelica, Anjelica (*inglês*); Angelika (*alemão*).

Número: 7

Cor(es): rosa, turquesa.

Pedra(s): pedra-da-lua.

Palavras-chave/Natureza expressiva: sentimentos nobres; compaixão; busca da hamonia.

Angelina

Nome com dois étimos. 1) Forma relativa de *Ângela*, sign. "**de (pertencente a; da natureza de) Ângela**" ; 2) Foi o nome atribuído à Virgem em virtude da saudação feita pelo anjo Gabriel, quando do nascimento de Jesus, ganhando o sentido de "**de natureza angelical**".

Santa(s): S. Angelina, festejada em 15 de julho.

Masculino(s): Angelino.

Variante(s): Angelina (*italiano*, *inglês*, *holandês*, *búlgaro*); Angéline (*francês*); Angeline (*inglês*).

Número: 9

Cor(es): violeta, rosa.

Pedra(s): halita violeta.

Palavras-chave/Natureza expressiva: amor à vida e à liberdade; sabedoria no trato de assuntos espirituais.

Angelita

Diminutivo de *Ângela*. **Ver Ângela.**

Masculino(s): Angelito.

Número: 6

Cor(es): azul royal, turquesa.

Pedra(s): crisocola.

Palavras-chave/Natureza expressiva: vivacidade; ausência de conflitos emocionais; gosto pelo aprendizado.

Anice

O mesmo que *Agnes*. **Ver Agnes.**

Masculino(s): Anício.

Variante(s): Anícia (*português*).

Número: 5

Cor(es): rosa.

Pedra(s): rodocrosita.

Palavras-chave/Natureza expressiva: sensibilidade; amor-próprio; afeto.

Aniela

Do polonês *Aniela*, forma diminutiva de *Agnes*. **Ver Agnes.**

Variante(s): Aniela (*polonês*).

Número: 6

Cor(es): violeta, turquesa.

Pedra(s): ajoíta.

Palavras-chave/Natureza expressiva: correção; índole pacífica; percepção clara e imediata.

Anilda

1) Provável aglutinação de *Ana* e *Hilda* ou de 2) nomes iniciados em *An* e *Hilda*.

Número: 5

Cor(es): rosa.

Pedra(s): quartzo verde.

Palavras-chave/Natureza expressiva: vitalidade; magnetismo pessoal; alegria de viver

Anilza

Nome calcado no modelo *Nilza*, com anteposição do *a* inicial. O mesmo que *Nilza*. **Ver Nilza.**

Masculino(s): Anildo.

Número: 9

Cor(es): vermelho, verde.

Pedra(s): heliotrópio.

Palavras-chave/Natureza expressiva: caráter compreensivo e protetor; capacidade de entender o conflito, a dor e o sofrimento.

Anis

Do inglês antigo *Annys*, o mesmo que *Agnes*. **Ver Agnes** e **Anésia.**

Masculino(s): Aniso.

Número: 7

Cor(es): violeta.

Pedra(s): sugilita.

Palavras-chave/Natureza expressiva: respeitabilidade; modéstia; fé.

Anísia

Aportuguesamento do anglo-saxão *Anneyce*, *Anneyse*, *Annise*, o mesmo que *Agnes*. **Ver Agnes** e **Anésia.**

Santa(s): S. Anísia, festejada em 30 de dezembro.

Masculino(s): Anísio.

Número: 7

Cor(es): violeta.

Pedra(s): lepidolita.

Palavras-chave/Natureza expressiva: autotransformação; espiritualidade; espírito pacifista.

Anita

Diminutivo de *Ana*. **Ver Ana.**

Variante(s): Anita (*inglês, alemão*).

Número: 9

Cor(es): amarelo, violeta.

Pedra(s): topázio imperial.

Palavras-chave/Natureza expressiva: alegria de viver; mentalidade prática; coragem para enfrentar mudanças.

Anora

Nome com três étimos. 1) Antiga variante de *Ana*; 2) Evolução anglo-normanda de *Honoria* (*Honora, Onora, Annora*), ocorrida entre os sécs. XII e

XIV, o mesmo que *Honória*; 3) Variante inglesa de *Eleonora*. **Ver Ana, Honória e Eleonora.**

Número: 4

Cor(es): amarelo.

Pedra(s): adamita.

Palavras-chave/Natureza expressiva: carisma; busca do auto-aperfeiçoamento; postura positiva diante da vida.

Antéia

Do grego *anthelos*, de *anthós* (flor), sign. "**florida**". Nome muito usado pelos poetas pastorais do séc. XVII. Na mitologia grega foi atribuído a várias deusas, principalmente a Juno – venerada em Argos – e a Vênus, adorada na ilha de Creta.

Variante(s): Anthia, Antia (*francês*); Anthea (*inglês, latim*).

Número: 5

Cor(es): rosa.

Pedra(s): granada.

Palavras-chave/Natureza expressiva: tranqüilidade; consciência do poder pessoal; magnetismo pessoal.

Antoinette

Do francês *Antoinette*, o mesmo que *Antonieta*. Pronuncia-se *antuanéte*. **Ver Antonieta.**

Número: 6

Cor(es): amarelo.

Pedra(s): âmbar.

Palavras-chave/Natureza expressiva: desinibição; cordialidade; intelectualismo.

Antonela

Diminutivo de *Antônia*. **Ver Antônia.**

Variante(s): Antoniella (*português*).

Número: 1

Cor(es): verde, vermelho.

Pedra(s): quartzo olho-de-tigre.

Palavras-chave/Natureza expressiva: sensatez; imparcialidade; alinhamento com a verdade.

Antônia

Feminino de *Antônio*. **Ver Antônio.**

Santa(s): S. Antônia de Bréscia, festejada em 27 de outubro (há três santas com este nome).

Variante(s): Antonia (*espanhol, italiano, francês, belga*); Antonie (*alemão*).

Número: 11

Cor(es): vermelho, azul.

Pedra(s): crisocola.

Palavras-chave/Natureza expressiva: caráter justo, franco e honesto.

Antonieta

Diminutivo de *Antônia*, calcado no francês *Antoinette*. **Ver Antônia.**

Variante(s): Antonieta (*espanhol*); Antonella, Antonietta (*italiano*); Antoinette (*francês*); Antonetta (*sueco, eslavo*); Antoaneta (*búlgaro*).

Número: 9

Cor(es): violeta, rosa.

Pedra(s): ametista.

Palavras-chave/Natureza expressiva: compreensão das necessidades do outro; alegria; honestidade.

Antonina

Forma relativa de *Antônia*, sign. "**de (pertencente a; da natureza de) Antônia**". **Ver Antônia.**

Santa(s): S. Antonina, festejada em 3 de maio.

Variante(s): Antonina (*espanhol, búlgaro, russo*); Antonine (*francês*).

Número: 7

Cor(es): rosa, turquesa.

Pedra(s): smithsonita rosa.

Palavras-chave/Natureza expressiva: senso estético; misticismo; interesse pelos mistérios da vida.

Anunciação

Nome de origem religiosa, relativo à *Anunciação* do arcanjo Gabriel à Virgem, comemorada em 25 de março. Geralmente é adotado como sobrenome ou após *Maria* (Maria da Anunciação).

Variante(s): Anunciación (*espanhol*).

Número: 9

Cor(es): violeta, rosa.

Pedra(s): quartzo rosa.

Palavras-chave/Natureza expressiva: caráter íntegro, complacente e amistoso.

Anunciata

Aportuguesamento dos italianos *Annunciata*, *Annunziata*, o mesmo que *Anunciação*. **Ver Anunciação**.

Variante(s): Annunciata, Annunziata (*italiano*).

Número: 3

Cor(es): azul, vermelho.

Pedra(s): celestita.

Palavras-chave/Natureza expressiva: capacidade de transformação interior; acesso ao conhecimento; faz a coisa certa na hora certa.

Aparecida

Nome de origem religiosa, relacionado a uma lenda do séc. XVIII. Ao suspenderem uma rede lançada às águas do rio Paraíba, dois admirados pescadores içaram a cabeça de uma Virgem, e em seguida o resto da imagem, o que a tradição afirma ter originado o milagre da abundância de peixes naquelas águas a partir de então. A santa foi batizada com o nome de Nossa Senhora Aparecida. No Brasil é comum formar um composto com *Maria* (Maria Aparecida).

Número: 4

Cor(es): vermelho, amarelo-ouro.

Pedra(s): pirita.

Palavras-chave/Natureza expressiva: sucesso oriundo da perseverança; autenticidade; tolerância.

Apolônia

Do grego, sign. "**consagrada a Apolo**". *Appoline* é o nome pelo qual os ingleses denominavam santa Apollonia, mártir alexandrina do séc. III. Foi um dos nomes favoritos ingleses, muito popular antes da Reforma.

Variante(s): Apolina (*português*); Apolonia (*espanhol*); Apollònia (*italiano*); Apollonie (*francês*); Apolline (*francês, inglês*); Apollonia (*inglês, alemão*).

Número: 11

Cor(es): violeta, verde.

Pedra(s): calcita verde.

Palavras-chave/Natureza expressiva: capacidade de ver sempre os dois lados de uma questão; equilíbrio entre razão e emoção; bondade.

Arabela

Nome que surgiu na Inglaterra, nas formas *Orabilis*, *Orabell*, *Arbel* e *Arable*. *Orabilis* é a forma mais antiga do nome, sign. "**capaz de ser sensibilizada pelas súplicas**", encontrado em meados do séc. XIII.

Variante(s): Arabella (*italiano, inglês, francês, holandês*); Arabel, Arabelle (*francês*); Arabel, Arabela (*inglês*).

Número: 4

Cor(es): amarelo, rosa.

Pedra(s): citrino.

Palavras-chave/Natureza expressiva: flexibilidade; liderança natural; amor incondicional pelo próximo.

Aracele

Uma antiga forma – *Aracoeli* – indica a origem latina do nome. De *ara* (altar) e *coeli* (celeste, celestial), lit. "**altar celestial**".

Variante(s): Aracéli, Araceli, Aracélia, Aracoeli (*português*).

Número: 9

Cor(es): vermelho, verde.

Pedra(s): rubi.

Palavras-chave/Natureza expressiva: contato com a alma; dons artísticos; sabe dar e receber amor.

Araci

Do tupi *a'ra sü*, lit. "**mãe do dia; filha da luz**", denominação tupi da *cigarra*.

Variante(s): Aracy (*português*).

Número: 5

Cor(es): rosa.

Pedra(s): rubi.

Palavras-chave/Natureza expressiva: temperamento afável, caloroso e comunicativo.

Araminta

Do inglês *Araminta*, aglutinação de *Arabell* e *Aminta*. Na Inglaterra, o nome surgiu pela primeira vez em 1606, com Araminta Roberts, filha do Conde de Radnor. **Ver Arabela** e **Aminta**.

Variante(s): Araminta, Arminta (*inglês*).

Número: 5

Cor(es): azul royal, amarelo-ouro.

Pedra(s): safira azul.

Palavras-chave/Natureza expressiva: inteligência superior; expressão e ação positivas; ligação com a alma.

Areci

O mesmo que *Darcy*, nome surgido com uma família inglesa (Darcy ou D'Arci), cujo patriarca foi Norman d'Areci. **Ver Darci**.

Número: 9

Cor(es): vermelho, verde.

Pedra(s): hematita.

Palavras-chave/Natureza expressiva: filantropia; senso do dever; caráter humanista e progressista.

Areta

Nome com dois étimos. 1) Do árabe *Haritas*, através do grego *Arétas*, *Aréthas*, de *harita*, sign. "**aquele que trabalha com metal**". Foi nome de muitos reis da Arábia, entre os quais Aretas II, que ameaçou Jerusalém e tornou-se rei de Damasco. Em alguns países é usado como feminino, em virtude da terminação característica; 2) Do grego *Areté*, de *aretá* (virtude, coragem), sign. "**a virtuosa; a corajosa**". Na mitologia grega, esposa de Alcino, rei dos feácios que acolhera Ulisses.

Santa(s): S. Areta, festejada em 1º de outubro.

Variante(s): Aretha, Aritha (*inglês*); Arétas, Areté, Aréthas (*grego*); Haritas (*árabe*).

Número: 9

Cor(es): amarelo, violeta.

Pedra(s): topázio imperial.

Palavras-chave/Natureza expressiva: talento para a pintura e poesia; perseverança; força intelectual.

Aretusa

Na mitologia grega, ninfa predileta de Diana, filha de Nereu e Dóris. Ao banhar-se nas águas do rio Alfeu, foi perseguida pelo deus do rio e, ao tentar fugir, foi metamorfoseada por Diana numa fonte que brotou na ilha Urtígia. Do grego *Aréthousa*, de *arthousa*, sign. "**a que se banha**".

Variante(s): Arèthuse (*francês*); Arethusa (*inglês*, *latim*).

Número: 4

Cor(es): amarelo, rosa.

Pedra(s): quartzo rosa.

Palavras-chave/Natureza expressiva: devoção extrema; sentimento de realização e satisfação pela vida; alma cujos exemplos servem de inspiração aos demais.

Argentina

Nome derivado do latim *argentum*, sign. "**branca como a prata**", provavelmente em homenagem à Argentina.

Número: 8

Cor(es): violeta-claro, azul-claro.

Pedra(s): angelita.

Palavras-chave/Natureza expressiva: motivação; confiança; alinhamento com a vontade divina.

Ariadne

Na mitologia grega, filha de Minos que se apaixonou por Teseu e o ajudou a escapar do labirinto onde matara o Minotauro. Origina-se do grego *Ariadne*, de *ádne* (casta), precedido de *ari*, partícula superlativa, sign. "**a muito casta; castíssima**". É a forma cretense de *Agnes*. Equivale a *Agnes* e *Catarina*. **Ver Agnes** e **Catarina**.

Santa(s): S. Ariadna, festejada em 30 de outubro; S. Ariadne, festejada em I7 de setembro.

Masculino(s): Ariano.

Variante(s): Ariádena (*português*); Ariana (*português, espanhol, francês*); Ariadna (*português, espanhol, romeno, latim*); Arianna (*italiano*); Ariane, Ariadná (*francês*); Ariadne (*inglês, alemão*).

Número: 7

Cor(es): rosa, turquesa.

Pedra(s): pedra-da-lua.

Palavras-chave/Natureza expressiva: brandura; compaixão; hamonia.

Ariana

Nome com dois étimos. 1) O mesmo que *Ariadne*; 2) Feminino de *Ariano*. **Ver Ariano (1ª e 2ª acepções).**

Número: 8

Cor(es): laranja.

Pedra(s): andaluzita.

Palavras-chave/Natureza expressiva: emocional; altruísmo; positivismo.

Arícia

Do latim *Aricia*. Na mitologia grega, Arícia foi uma princesa ateniense, filha de Teseu e esposa de Hipólito, última remanescente da família dos Palântidas. Também uma antiga cidade perto de Roma. Nome ligado ao grego *Áres* – o deus da guerra – sign. "**da natureza de Ares**".

Masculino(s): Arício.

Variante(s): Arísia.

Número: 5

Cor(es): azul royal, amarelo-ouro.

Pedra(s): turmalina azul.

Palavras-chave/Natureza expressiva: tranqüilidade; sabedoria; magnetismo pessoal.

Aricina

Na mitologia grega, epíteto de Diana, cultuada na floresta de *Arícia*. Segundo Virgílio, a Diana de Arícia era piedosa e acessível aos apelos dos mortais. **Ver Arícia.**

Número: 1

Cor(es): verde, vermelho.

Pedra(s): hematita.

Palavras-chave/Natureza expressiva: espontaneidade; criatividade; quietude; amor à vida.

Ariela

Feminino de *Ariel*. **Ver Ariel.**

Variante(s): Ariele (*português*); Ariela, Ariella, Arielle (*inglês*).

Número: 1

Cor(es): violeta, azul.

Pedra(s): safira azul.

Palavras-chave/Natureza expressiva: êxito; fidalguia; espírito de chefia.

Ariete

Do italiano *Arieta*, lit. "**Áries**", nome de uma constelação boreal e do primeiro signo do zodíaco, cuja tradução literal é "carneiro".

Variante(s): Arietha, Arita (*português*); Arieta (*italiano*).

Número: 4

Cor(es): verde, amarelo-ouro.

Pedra(s): calcita dourada.

Palavras-chave/Natureza expressiva: circunspecção; decisão; vigilância.

Arimá

Anagrama de *Maria*. **Ver Maria.**

Número: 6

Cor(es): violeta, turquesa.

Pedra(s): amazonita.

Palavras-chave/Natureza expressiva: empatia; originalidade; versatilidade.

Aristéia

Feminino de *Aristeu*. **Ver Aristeu.**

Variante(s): Aristhéa (*português*).

Número: 1

Cor(es): violeta, azul.

Pedra(s): safira azul.

Palavras-chave/Natureza expressiva: inspiração; espírito de vanguarda; habilidades psíquicas e de comunicação.

Arlana

Femininos de *Arlan*, *Arlando*. **Ver Arlan.**

Variante(s): Arlanda (*português*).

Número: 2

Cor(es): azul, rosa.

Pedra(s): amazonita.

Palavras-chave/Natureza expressiva: solidariedade; domínio dos processos de pensamento; gosto pela solidão.

Arlene

Nome de origem céltica ou gaélica, através do inglês moderno *Arlene*, sign. "**penhor; garantia**". Por extensão, "**refém; a que dá garantias**". É um nome comum na Irlanda. **Ver Gisele (1ª acepção).**

Variante(s): Arlinda (*português*); Earlene, Arlen, Arlena, Arleen, Arleyne, Arline (*inglês*).

Número: 1

Cor(es): verde, vermelho.

Pedra(s): pedra-do-sol.

Palavras-chave/Natureza expressiva: pioneirismo; confiabilidade; lisura; legitimidade.

Arlete

Nome com dois étimos. 1) De *Arlette*, toponímico derivado do inglês antigo *alrett*, *elrett*, também nas variantes *Attenerlette*, *Erlette*, sign. "**do bosque (floresta) de amieiros**"; 2) Do germânico *Harlet*, sign. "**comandante do exército**", nome adotado na Antigüidade como masculino.

Variante(s): Arle, Arlett (*inglês*).

Número: 7

Cor(es): magenta.

Pedra(s): cristal de quartzo.

Palavras-chave/Natureza expressiva: amor à beleza; dinamismo; gosto pela rotina.

Armênia

Feminino de *Armênio*. **Ver Armênio.**

Variante(s): Arménie (*francês*).

Número: 7

Cor(es): rosa, turquesa.

Pedra(s): halita rosa.

Palavras-chave/Natureza expressiva: sinceridade; apego à exatidão; talento artístico.

Armêria

Nome de origem celta, de *al mor*, sign. "**(que está) à beira-mar**". Do nome de uma planta do gênero cravo romano.

Masculino(s): Armério.

Número: 11

Cor(es): violeta, verde.

Pedra(s): malaquita.

Palavras-chave/Natureza expressiva: capacidades sensitivas e espirituais; mente hábil; vive o presente.

Armia

Anagrama de *Maria*, criado pelo poeta Manuel Maria du Bocage para ocultar sua amante Maria da Costa. Posteriormente o nome apareceu em *Poesias*, de Raimundo Correia. **Ver Maria.**

Número: 6

Cor(es): violeta, turquesa.

Pedra(s): larimar.

Palavras-chave/Natureza expressiva: talento literário; poder de atração; serviço desinteressado.

Armida

Nome criado por Tasso para sua *Jerusalém libertada*. Nessa obra, Armida é uma heroína sedutora que mantém o guerreiro Reinaldo longe de seu exército de cruzados, sob o fascínio de seus encantos. Simboliza a *mulher que seduz com sua beleza*. Origina-se do persa *aramida*, *armida*, lit. "**descansada; repousada; quieta**".

Número: 1

Cor(es): verde, vermelho.

Pedra(s): hematita.

Palavras-chave/Natureza expressiva: passionalidade; amor à liberdade; capacidade de analisar sob vários ângulos uma questão.

Arminda

Feminino de *Armindo*. **Ver Armindo.**

Número: 6

Cor(es): azul royal, turquesa.

Pedra(s): turquesa.

Palavras-chave/Natureza expressiva: paz de espírito; humildade; sabedoria.

Armínia

Feminino de *Armínio*. **Ver Armínio.**

Número: 11

Cor(es): violeta, verde.

Pedra(s): apatita verde.

Palavras-chave/Natureza expressiva: altruísmo; sensibilidade psíquica; preocupação com o bem comum.

Artêmis

Do grego *Ártemis*, através do latim *Artemis*, sign. "**luz suave do Sol e do calor criador; manifestação luminosa de Deus**". **Ver Diana.**

Santa(s): S. Artemis, festejada em 30 de outubro.

Masculino(s): Artêmio, Artemiso.

Variante(s): Artêmia, Artemisa, Artemise (*português*); Arteme (*espanhol*); Arthémise, Artémise (*francês*).

Número: 4

Cor(es): verde, amarelo-ouro.

Pedra(s): heliodoro.

Palavras-chave/Natureza expressiva: ligação com os planos sutis; habilidade para o ensino; jovialidade.

Artemísia

O nome tem o significado de "**consagrada a Artêmis**". **Ver Artêmis.**

Masculino(s): Artemísio.

Variante(s): Artemisia (*espanhol, inglês, latim*); Artemìsia (*italiano*).

Número: 5

Cor(es): amarelo-ouro.

Pedra(s): pirita.

Palavras-chave/Natureza expressiva: uso sábio da energia disponível; boa memória; intuição.

Asclepina

Feminino de *Asclepino*. **Ver Asclepino.**

Número: 8

Cor(es): rosa, violeta.

Pedra(s): charoíta.

Palavras-chave/Natureza expressiva: preocupação com o próximo; cordialidade; auto-estima.

Aspásia

Do grego *Aspasia*, de *aspásios*, e este de *aspázesthai* (boas-vindas, boa acolhida), sign. "**a que dá uma boa acolhida**".

Masculino(s): Aspásio.

Variante(s): Aspasia (*espanhol, inglês, holandês, grego, latim*); Aspàsia (*italiano*); Aspasie (*francês*).

Número: 3

Cor(es): verde, rosa.

Pedra(s): crisoberilo.

Palavras-chave/Natureza expressiva: lealdade; conformidade; solidariedade.

Assunta

Do latim *assumptio*, lit. "**elevação; arrebatamento**". O mesmo que *Assunção*, título invocativo da Virgem relacionado à sua *assunção* aos céus (15 de agosto).

Variante(s): Asunción (*espanhol*); Assunta (*italiano*).

Número: 5

Cor(es): branco, amarelo-ouro.

Pedra(s): citrino.

Palavras-chave/Natureza expressiva: consciência do próprio valor; centramento; consciência do poder pessoal.

Astartéia

Variante do hebraico *Achthoreth* (Astarot). Na mitologia grega, deusa que os sidônios identificavam com Vênus e ligava-se ao culto primitivo do fogo. Modernamente passou a significar "**riquezas (especialmente provenientes do aumento do gado)**" e "**senhora dos rebanhos**", pelo fato de ter sido representada em Canaã e na Fenícia sob a forma de uma vaca.

Variante(s): Astarte (*italiano*); Achthoreth, Astaro, Astoret (*hebraico*); Istar (*árabe*).

Número: 4

Cor(es): verde, amarelo-ouro.

Pedra(s): jade.

Palavras-chave/Natureza expressiva: fidelidade; sentimento de alegria e harmonia interior.

Astréia

Na mitologia grega, deusa da Justiça, filha de Júpiter e de Têmis. Habitou entre os homens durante a Idade de Ouro, subindo aos céus e transformando-se na constelação de Virgem quando o crime espalhou-se pela Terra. Do grego *Astraia*, pelo latim *Astraea*, sign. "**estrelada**". Nome muitas vezes erroneamente confundido com *Astéria*.

Variante(s): Astréa (*português*); Astrèa (*italiano*); Astrée (*francês*); Astra (*inglês, russo*).

Número: 1

Cor(es): verde, vermelho.

Pedra(s): smithsonita verde.

Palavras-chave/Natureza expressiva: crédito; vanguardismo; amor à beleza e à harmonia.

Astrid

Do germânico *Ansitruda*, de *ansi* (deus) e *drudi* (força), sign. "**força divina**". Desde os tempos antigos o nome tem sido adotado pelas famílias reais da Escandinávia.

Variante(s): Astred, Astrid, Astrud (*inglês*).

Número: 7

Cor(es): violeta.

Pedra(s): iolita.

Palavras-chave/Natureza expressiva: inclinação para a filosofia; dom de cura nos níveis mental e espiritual.

Atália

Do hebraico *Athaliah*, sign. "**Deus (Jeová) é exaltado**".

Santa(s): S. Atália, festejada em 3 de dezembro.

Variante(s): Atalia (*espanhol*, *italiano*); Athalie (*francês*); Athalia (*inglês*, *holandês*, *latim*).

Número: 8

Cor(es): verde, violeta.

Pedra(s): quartzo verde.

Palavras-chave/Natureza expressiva: harmonia; boa vontade; capacidade de organização.

Atília

O mesmo que *Adília*. **Ver Adília.**

Número: 7

Cor(es): magenta.

Pedra(s): diamante.

Palavras-chave/Natureza expressiva: cuidados; desapego; interesse pelo misticismo.

Auda

Feminino de *Audo*. **Ver Audo.**

Número: 9

Cor(es): turquesa, verde.

Pedra(s): quartzo verde.

Palavras-chave/Natureza expressiva: temperamento empreendedor; vigor; coragem.

Augusta

Feminino de *Augusto*. Nome primeiramente adotado pelas princesas germânicas do séc. XVI. Na Inglaterra tornou-se popular no séc. XIX nas formas reduzidas *Gus* e *Gussie*. **Ver Augusto.**

Santa(s): S. Augusta de Serravalle, festejada em 27 de março.

Variante(s): Augusta (*espanhol*, *italiano*, *francês*, *inglês*, *alemão*); Auguste (*alemão*).

Número: 9

Cor(es): amarelo, violeta.

Pedra(s): citrino.

Palavras-chave/Natureza expressiva: vibração, entusiasmo; busca do conhecimento; prazer de viver.

Áurea

Do latim *aurum* (ouro), sign. "**da natureza do ouro; da qualidade do ouro**". **Ver Golda** e **Núbia.**

Santa(s): S. Áurea de Córdova, festejada em 19 de julho (há cinco santas com este nome).

Masculino(s): Áureo, Áurio.

Variante(s): Áuria (*português*); Aura (*português*, *espanhol*, *francês*, *inglês*, *finlandês*); Áurea (*espanhol*); Aure, Oria, Orianna, Orianne (*francês*); Auri (*finlandês*).

Número: 1

Cor(es): vermelho, violeta.

Pedra(s): turmalina azul.

Palavras-chave/Natureza expressiva: empatia; persistência; expressão criativa.

Aurélia

Feminino de *Aurélio*. Foi nome de uma *gens* romana (*gens* Aurelia). **Ver Aurélio.**

Santa(s): S. Aurélia de Estrasbur, festejada em 15 de outubro (há três santas com este nome).

Variante(s): Aurelia (*espanhol*, *inglês*, *romeno*, *holandês*, *belga*); Aurèlia (*italiano*); Aurèlie (*francês*).

Número: 4

Cor(es): verde, amarelo-ouro.

Pedra(s): heliodoro.

Palavras-chave/Natureza expressiva: amor pela natureza; espírito de equipe; coragem.

Aureliana

Forma relativa de *Aurélia*, sign. "**de (pertencente a; da natureza de) Aurélia**". **Ver Aurélia.**

Variante(s): Aureliane, Aurelina (*português*).

Número: 1

Cor(es): violeta, azul.

Pedra(s): topázio azul.

Palavras-chave/Natureza expressiva: nobreza; liderança; capacidade de análise apurada.

Auriana

Forma relativa de *Áurea*, sign. "**de (pertencente a; da natureza de) Áurea**". Prenome usado desde a época romana. **Ver Áurea.**

Variante(s): Auriane, Aurina, Aurínia (*português*).

Número: 11

Cor(es): vermelho, azul.

Pedra(s): sílica gema.

Palavras-chave/Natureza expressiva: sensatez; inclinação para o misticismo; desprezo pelo convencional.

Auricéa

Ao que tudo indica, nome inventado, calcado em *Auricélia*, ou mais provavelmente em *Auricléia*. **Ver Auricléia.**

Variante(s): Airicéia (*português*).

Número: 4

Cor(es): verde, amarelo-ouro.

Pedra(s): jade.

Palavras-chave/Natureza expressiva: aceitação das responsabilidades; dom para as artes e ciências; equilíbrio mental.

Auricélia

Do latim *aurum, auri* (ouro, cor do ouro) e *coelum, coeli* (céu), sign. "**ouro do céu (celeste)**".

Variante(s): Auriceli (*português*).

Número: 7

Cor(es): turquesa.

Pedra(s): crisocola.

Palavras-chave/Natureza expressiva: determinação; espírito de vanguarda; criatividade.

Auricléia

Hibridismo formado pelo latim *aurum, auri* (ouro, da cor do ouro) e do grego *kléos* (glória), sign. "**glória dourada**". **Ver Auristela.**

Masculino(s): Auriclê.

Variante(s): Aricléia (*português*).

Número: 7

Cor(es): turquesa.

Pedra(s): quartzo azul.

Palavras-chave/Natureza expressiva: inventividade; dom da palavra; abertura para as coisas novas na vida.

Aurina

O mesmo que *Auriana*. **Ver Auriana.**

Número: 1

Cor(es): violeta, azul.

Pedra(s): halita azul.

Palavras-chave/Natureza expressiva: força; poder; franqueza; honestidade.

Auristela

Do latim *aurum, auri* (ouro, da cor do ouro) e *stella, stellae* (estrela), sign. "**estrela de ouro; estrela dourada**". Como *Auricélia* e *Auricléia*, é um nome moderno, pois os antigos romanos formavam seus antropônimos de substantivos e adjetivos simples, jamais da aglutinação dos mesmos.

Número: 7

Cor(es): rosa, turquesa.

Pedra(s): kunzita.

Palavras-chave/Natureza expressiva: franqueza; fraternidade; conexão com mestre interior.

Aurora

Na mitologia greco-romana, divindade da luz cuja tarefa era abrir ao Sol as portas do Oriente. Origina-se do latim *Aurora*, sign. "**a aurora; o nascente; o nascer do dia**". Desde a Renascença, nome adotado na Inglaterra, Alemanha e França.

Variante(s): Aurora (*espanhol, italiano, inglês, romeno, latim*); Aurore, Orore (*francês*).

Número: 11

Cor(es): vermelho, azul.

Pedra(s): ajoíta.

Palavras-chave/Natureza expressiva: filantropia; interesse pela espiritualidade; capacidade de autotransformação.

AUSÔNIA

Feminino de *Ausônio*. **Ver Ausônio**.

Variante(s): Ausonia (*espanhol, italiano*); Ausonie (*francês*).

Número: 8

Cor(es): laranja.

Pedra(s): andaluzita.

Palavras-chave/Natureza expressiva: quietude; mansidão; confiança; autonomia.

AUSTINA

Feminino aportuguesado do inglês *Austin*, *Austen* (Augustino), o mesmo que *Augustina*. **Ver Augusta**.

Variante(s): Austene (*português*).

Número: 4

Cor(es): amarelo, rosa.

Pedra(s): topázio imperial.

Palavras-chave/Natureza expressiva: precaução; desapego; sintonia com a Inteligência Superior.

AUTA

Do latim *auctus*, sign. "**aumentada; acrescentada (em graças, em virtudes)**". Nome de conotação religiosa.

Número: 7

Cor(es): verde-oliva.

Pedra(s): peridoto.

Palavras-chave/Natureza expressiva: idealismo; fé; engenhosidade.

AUXILIADORA

Nome de origem religiosa, sign. "**a que traz auxílio**". Geralmente é precedido por *Maria* (Maria Auxiliadora), título invocativo da Virgem, cujo culto é celebrado em 24 de maio.

Número: 7

Cor(es): rosa-claro.

Pedra(s): rubi.

Palavras-chave/Natureza expressiva: auto-aceitação; pioneirismo; independência emocional.

AUZENDA

Variante de *Adosinda*. **Ver Adosindo**.

Variante(s): Ausenda (*português*).

Número: 9

Cor(es): vermelho, verde.

Pedra(s): amazonita.

Palavras-chave/Natureza expressiva: humildade; perseverança; bom senso.

AVANI

Criação livre calcada em *Ivani*. O mesmo que *Ivani*. **Ver Ivani**.

Número: 2

Cor(es): azul, rosa.

Pedra(s): larimar.

Palavras-chave/Natureza expressiva: solidariedade; senso de humor; ensina pelo exemplo.

AVELINA

Do alemão *Avelina*, o mesmo que *Evelyn*. **Ver Evelyn**.

Número: 1

Cor(es): verde, vermelho.

Pedra(s): pedra-do-sol.

Palavras-chave/Natureza expressiva: vanguardismo; prestígio; honestidade.

AZALÉIA

Do grego *azaleos*, sign. "**queimada; árida**". Nome de uma flor que gosta dos terrenos quentes e áridos e simboliza o prazer de amar.

Variante(s): Azaléa (*português*).

Número: 1

Cor(es): verde, vermelho.

Pedra(s): hematita.

Palavras-chave/Natureza expressiva: persuasão; mansidão; conexão com o mundo espiritual.

AZÁLIA

Do hebraico *Azaliah*, sign. "**reservada para o Senhor; aquela que o Senhor reservou**".

Número: 5

Cor(es): rosa.

Pedra(s): rubilita.

Palavras-chave/Natureza expressiva: auto-aceitação; compaixão; visão otimista da vida.

Azélia

Do grego *azelía* (ausência de ciúmes), sign. "**aquela que não é ciumenta; que não sente ciúmes**".

Masculino(s): Azélio.

Variante(s): Acélia (*português*); Azelle (*francês*).

Número: 9

Cor(es): vermelho, verde.

Pedra(s): ônix.

Palavras-chave/Natureza expressiva: espírito realizador, prático e valente.

Azenaide

O mesmo que *Zenaide*. **Ver Zenai.**

Número: 11

Cor(es): violeta, verde.

Pedra(s): quartzo verde.

Palavras-chave/Natureza expressiva: sentimentos elevados; guia-se pela própria verdade; mente equilibrada.

B

Balduína

Do germânico, feminino de *Balduíno*. **Ver Balduíno.**

Número: 1

Cor(es): verde, vermelho.

Pedra(s): quartzo verde.

Palavras-chave/Natureza expressiva: imparcialidade; pureza; prudência.

Balbina

Feminino de *Balbino*. **Ver Balbino.**

Santa(s): S. Balbina, festejada em 31 de março.

Variante(s): Balbina (*espanhol*, *italiano*); Balbine (*francês*)

Número: 5

Cor(es): rosa.

Pedra(s): rubi.

Palavras-chave/Natureza expressiva: desprendimento; amorosidade; capacidade criadora.

Bárbara

Do latim *barbarus*, sign. "**estrangeira**". Nome que os antigos atribuíam aos *estrangeiros* de civilização inferior à sua. Em Portugal foi encontrado em documentos datados da primeira metade do séc. XVI. Na Inglaterra tornou-se popular por volta do séc. XII, na forma *Barbary*.

Santa(s): S. Bárbara, festejada em 4 de dezembro.

Variante(s): Bárbara (*espanhol*); Barbara (*italiano*, *francês*, *inglês*, *alemão*); Barbe (*francês*).

Número: 7

Cor(es): magenta.

Pedra(s): fluorita.

Palavras-chave/Natureza expressiva: percepção aguçada; influência positiva sobre os outros; executa com prazer as tarefas que lhe são delegadas.

Bartira

Do tupi *bo tiira*, lit. "**flor**". O nome surgiu com a índia guaianás, filha de Tibiriçá, casada com João Ramalho e batizada por Manoel da Nóbrega com o nome de Isabel Dias.

Variante(s): Botira, Botyra, Potira, Potyra (*português*).

Número: 6

Cor(es): azul royal, turquesa.

Pedra(s): crisocola.

Palavras-chave/Natureza expressiva: amabilidade; sagacidade; excentricidade.

Beatriz

Do latim *Beatrice*, de *beatus*, *beata*, sign. "a que faz alguém feliz". O nome surgiu no séc. IV, com uma santa martirizada em 303, a quem é dedicada a igreja de Berhersden, em Kent, Inglaterra.

Santa(s): S. Beatriz, festejada em 18 de janeiro (há quatro santas com este nome).

Variante(s): Beatriz (*espanhol*); Beatrice (*italiano, inglês, austríaco, romeno, latim*); Béatrice (*francês*); Beatrix (*inglês, alemão*).

Número: 9

Cor(es): violeta, rosa.

Pedra(s): halita rosa.

Palavras-chave/Natureza expressiva: auto-respeito; amorosidade; fraternidade.

Belina

Nome com dois étimos. 1) Diminutivo de *Bela*, e este hipocorístico de *Isabel*; 2) Feminino de *Belino*. **Ver Isabel** e **Belino.**

Santa(s): S. Belina de Andreville, festejada em 19 de fevereiro.

Variante(s): Belina (*espanhol*); Beline (*francês*).

Número: 7

Cor(es): magenta.

Pedra(s): cristal de quartzo.

Palavras-chave/Natureza expressiva: zelo; desapego; profissões relacionadas à área da saúde.

Belinda

Nome com dois étimos. 1) Do germânico *Betlindis*. O primeiro elemento pode ser *bet* (incitar). O segundo é *lindi* (serpente), o que daria ao nome o significado de "**serpente incitada (provocada)**". Na Inglaterra, essa forma germânica surgiu com os romances de Carlos Magno; 2) Modificação do espanhol *Bellalinda*, lit. "**bela e linda**". **Ver Linda (1ª acepção)**.

Variante(s): Belinda (*espanhol, italiano, inglês*); Belinde (*francês*).

Número: 11

Cor(es): vermelho, azul.

Pedra(s): azurita.

Palavras-chave/Natureza expressiva: originalidade; direcionamento na vida pela espiritualidade; aspira ao melhor para a humanidade.

Belisa

Hipocorístico de *Belisária*. Alguns autores sugerem ser anagrama de *Isabel*, o que não passa de uma coincidência. **Ver Belisário.**

Variante(s): Beliza (*português*).

Número: 3

Cor(es): verde, rosa.

Pedra(s): crisoprásio.

Palavras-chave/Natureza expressiva: dom da comunicação; entusiasmo pela vida; confiança.

Belita

Diminutivo de *Isabel*. **Ver Isabel.**

Variante(s): Belita (*espanhol*).

Número: 4

Cor(es): amarelo, rosa.

Pedra(s): âmbar.

Palavras-chave/Natureza expressiva: aceitação incondicional de si mesmo e do outro; alegria e prazer de viver; entusiasmo contagiante.

Benedita

Feminino de *Benedito*. Na Inglaterra o nome surgiu no começo do séc. XIII, na forma *Benedicta*. **Ver Benedito**.

Variante(s): Benta (*português*); Benita (*português, espanhol*); Benedicta (*espanhol, inglês, belga, latim*); Benedetta (*italiano*); Bénédicte, Benoite, Benoilte (*francês*); Benedikta (*alemão*).

Número: 6

Cor(es): azul royal, turquesa.

Pedra(s): turquesa.

Palavras-chave/Natureza expressiva: compaixão; silêncio carismático; poder de realização.

Benita

Forma popular espanhola de *Benedita*. **Ver Benedita**.

Número: 6

Cor(es): violeta, turquesa.

Pedra(s): angelita.

Palavras-chave/Natureza expressiva: brilhantismo; gosto por desafios; dom do aconselhamento.

Benta

Hipocorístico de *Benedita*. **Ver Benedita.**

Santa(s): S. Benta de Roma, festejada em 6 de maio (há seis santas com este nome).

Número: 6

Cor(es): branco, violeta.

Pedra(s): apofilita incolor.

Palavras-chave/Natureza expressiva: engenhosidade; dom da comunicação; contato com os planos sutis.

Berenice

Na mitologia grega, mulher de Ptolomeu III, rei do Egito, cujos cabelos foram transformados na constelação Cabeleira de Berenice. Origina-se do grego *Berenike*, forma macedônia de *Pheroníke*, de *phéro* (trazer) e *níke* (vitória), sign. "portadora da vitória". O nome surgiu com uma mártir siríaca do séc. IV, morta em Antioquia no ano 302 da era cristã. O mesmo que *Verônica*.

Santa(s): S. Berenice, festejada em 4 de outubro.

Variante(s): Berenice (*espanhol, italiano, inglês*); Bernice (*francês, inglês*); Bérénice (*francês*).

Número: 7

Cor(es): turquesa.

Pedra(s): turmalina azul.

Palavras-chave/Natureza expressiva: autocura; amor pelo aprendizado e conhecimento; talento para comunicação de massa.

Bernadete

Diminutivo de *Bernarda*. Originário do francês *Bernadette*, é um nome comum entre os católicos, por influência da santa cuja aparição iniciou a peregrinação a Lourdes, na França. **Ver Bernarda.**

Santa(s): S. Bernadete Soubirous, festejada em 16 de abril.

Variante(s): Bernardete (*português*); Bernadette, Bernadet (*francês, inglês, holandês, húngaro*).

Número: 11

Cor(es): violeta, verde.

Pedra(s): apofilita verde.

Palavras-chave/Natureza expressiva: autoconfiança; conexão com a natureza; senso comunitário.

Bernarda

Feminino de *Bernardo*. **Ver Bernardo.**

Variante(s): Bernarda (*espanhol*); Bernharda (*inglês, alemão*).

Número: 9

Cor(es): violeta, rosa.

Pedra(s): rubilita.

Palavras-chave/Natureza expressiva: temperamento forte e intenso; intrepidez; amor às minúcias.

Bernardete

O mesmo que *Bernadete*. **Ver Bernadete.**

Número: 11

Cor(es): azul royal, amarelo.

Pedra(s): calcita azul.

Palavras-chave/Natureza expressiva: sensatez; misticismo; percepção aguçada.

Bernardina

Forma relativa de *Bernarda*, sign. "**de (pertencente a; da natureza de) Bernarda**" e também a designação das religiosas da Ordem de Císter, cujo primeiro convento foi fundado na Espanha. **Ver Bernarda.**

Variante(s): Bernardina (*espanhol, italiano*); Bernardine (*francês, inglês*).

Número: 5

Cor(es): azul-claro.

Pedra(s): celestita.

Palavras-chave/Natureza expressiva: perdão; autoconfiança; conexão com a sabedoria e o poder interior.

Berta

Do germânico *Bertha*, de *bertha*, *bertho*, sign. "**brilhante; ilustre; famosa**". Na Inglaterra, também hipocorístico de nomes começados ou terminados em *bertha*, antigo inglês *beorht*. Foi nome de muitas rainhas e mulheres célebres.

Santa(s): S. Berta de Blangy, festejada em 4 de julho (há cinco santas com este nome).

Masculino(s): Berto.

Variante(s): Berta (*espanhol, italiano, inglês*); Berte, Berthe (*francês*); Bertha (*inglês, inglês antigo, alemão*).

Número: 1

Cor(es): vermelho, violeta.

Pedra(s): calcita vermelha.

Palavras-chave/Natureza expressiva: persistência; cautela; personalidade magnética.

Bertila

Diminutivo de *Berta*. **Ver Berta.**

Santa(s): S. Bertila, festejada em 3 de janeiro.

Número: 4

Cor(es): verde, amarelo-ouro.

Pedra(s): apatita amarela.

Palavras-chave/Natureza expressiva: companheirismo; diplomacia; conexão com o mundo espiritual.

Bertina

Forma relativa de *Berta*, sign. "**de (pertencente a; da natureza de) Berta**". **Ver Berta.**

Variante(s): Bertine (*inglês*).

Número: 6

Cor(es): azul royal, turquesa.

Pedra(s): safira azul.

Palavras-chave/Natureza expressiva: caráter criativo e espontâneo; devoção ao ideal de vida.

Betânia

Nome de origem hebraica, traduzido por alguns autores por "**casa da aflição**" ou "**casa da obediência**". Foi o nome de uma pequena cidade do Monte das Oliveiras, onde se situava a residência de Lázaro, Marta e Maria. Hoje é uma aldeia turca chamada El-Asarije; 2) No Talmude, o nome é traduzido por "**casa das tâmaras verdes**".

Variante(s): Béthanie (*francês*); Bethanien (*alemão*); Bethanie (*holandês*).

Número: 7

Cor(es): magenta.

Pedra(s): cristal de quartzo.

Palavras-chave/Natureza expressiva: afabilidade; diligência; busca da transcendência.

Beth

Diminutivo de *Elisabete*, algumas vezes adotado como prenome. **Ver Elisabete.**

Variante(s): Bete, Beti (*português*); Bette, Betti, Betty (*inglês*).

Número: 8

Cor(es): verde, violeta.

Pedra(s): ágata musgo.

Palavras-chave/Natureza expressiva: fé em si mesmo; criatividade; autocontrole; ação independente de aprovação.

Betina

Diminutivo de *Elisabete*. **Ver Elisabete.**

Masculino(s): Betino.

Variante(s): Bettina (*italiano, francês, inglês*).

Número: 6

Cor(es): violeta, turquesa.

Pedra(s): calcita azul.

Palavras-chave/Natureza expressiva: sentimentalismo; espírito competitivo; lucidez intelectual.

Bia

Na mitologia grega, nome do filho de Pala e de Stix, que personifica o Poder. Origina-se do grego *Bías*, sign. "**forte; poderosa**". No grego, nome originariamente masculino.

Variante(s): Bías (*grego*).

Número: 3

Cor(es): branco, azul.

Pedra(s): água-marinha.

Palavras-chave/Natureza expressiva: engenhosidade; ventura; espírito que nutre e apóia os outros.

Bianca

Do italiano *Bianca*, o mesmo que *Branca*. **Ver Blanche**, **Branca** e **Cândida,** nomes aos quais equivale, e **Candice**.

Variante(s): Bianca (*italiano*).

Número: 3

Cor(es): verde, rosa.

Pedra(s): turmalina melancia.

Palavras-chave/Natureza expressiva: talento para alcançar o sucesso; amor-próprio; espírito de liberdade.

Blanche

Do francês *Blanche*, o mesmo que *Branca*. Assim como *Branca* e *Bianca*, o nome é uma tradução do latim *candidus* (cândido, cândida). A variante *Blanche*, nome da mãe de S. Luís, tornou-se muito popular na França do séc. XIII. **Ver Bianca, Branca** e **Cândida**, nomes aos quais equivale, e **Candice**.

Número: 9

Cor(es): vermelho, verde.

Pedra(s): amazonita.

Palavras-chave/Natureza expressiva: integridade; preocupação com os humildes; ambição comedida.

Blandina

Forma relativa de *Blanda*, sign. "**de (pertencente a; da natureza de) Blanda**". *Blanda* origina-se do latim *blanda*, sign. "**(mulher) de gênio afável e carinhoso; branda**".

Santa(s): S. Blandina Merten, festejada em 18 de maio (há duas santas com este nome).

Variante(s): Blandina (*espanhol, inglês*); Blandine (*francês*).

Número: 3

Cor(es): azul, vermelho.

Pedra(s): halita azul.

Palavras-chave/Natureza expressiva: caráter prático; amplos pontos de vista; capacidade de transformação interior.

Branca

Do adjetivo *branca*. O nome surgiu primeiro como epíteto, passando depois a sobrenome. Houve várias santas com os nomes *Cândida* e *Blanche*, originárias de Navarra e Castela. Na Inglaterra viveu uma Santa Whyte. Em Portugal, surgiu em documentos datados dos sécs. XIII e XIV, sendo muito freqüente na Idade Média. **Ver Bianca, Blanche** e **Cândida**, nomes aos quais equivale, e **Candice**.

Masculino(s): Branco.

Variante(s): Blanca (*espanhol, holandês, belga*); Bianca (*italiano*); Blanche (*francês, inglês*); Blanch, Whyte (*inglês*).

Número: 3

Cor(es): verde, rosa.

Pedra(s): larimar.

Palavras-chave/Natureza expressiva: percepção aguçada; consciência do que quer da vida; interesse pelas culturas antigas.

Brasilina

Nome que significa "**natural (habitante) do Brasil; brasileira**".

Número: 4

Cor(es): vermelho, ouro.

Pedra(s): calcita dourada.

Palavras-chave/Natureza expressiva: busca do progresso pessoal; confiança nos objetivos traçados; clareza intelectual.

Brena

Feminino de *Breno*. **Ver Breno.**

Número: 4

Cor(es): amarelo, rosa.

Pedra(s): calcita amarela.

Palavras-chave/Natureza expressiva: companheirismo; expansividade; serenidade.

Brenda

Nome originário das Ilhas Shetland. 1) O mesmo que *Brena*. Os irlandeses têm-no como feminino de *Brennain, Brendam* (Breno). Ocorre na Inglaterra a partir do séc. XII; 2) Há também o gaélico *Breandam*, lit. "**pequeno corvo**". **Ver Breno.**

Variante(s): Brenda (*inglês*).

Número: 8

Cor(es): laranja.

Pedra(s): cornalina.

Palavras-chave/Natureza expressiva: nobreza de caráter; alegria oriunda do contato com a alma; aprende ensinando os outros.

Briana

Feminino de *Briano*, e este o mesmo que *Breno*. **Ver Breno.**

Variante(s): Brena (*português*); Briani (*italiano*); Brianne (*inglês*); Brina (*eslavo*).

Número: 9

Cor(es): vermelho, verde.

Pedra(s): hematita.

Palavras-chave/Natureza expressiva: gosto estético; adaptabilidade; universalismo.

Brícia

Feminino de *Brício*. **Ver Brício.**

Número: 6

Cor(es): azul royal, turquesa.

Pedra(s): safira azul.

Palavras-chave/Natureza expressiva: espontaneidade; facilidade para absorver informações; domínio sobre as emoções.

Brígida

De origem irlandesa, *Brígida* foi o nome de uma deusa da luz, mãe de *Brian*, *Iucharba* e *Iuchair*, deuses da inspiração literária. O nome vem do irlandês *brig* (força; poder; superioridade; autoridade), originário da raiz sânscrita *brih* (crescer, elevar) e sign. "**forte; poderosa; superior**". Em Portugal, surgiu em documentos datados de 1792. **Ver Breno, Briano.**

Santa(s): S. Brígida de Fiésole, festejada em 1º de fevereiro (há quatro santas com este nome).

Masculino(s): Brígido.

Variante(s): Brigita, Brigite, Brites (*português*); Brígida (*espanhol*); Brigida, Brìgitta, Brigitta (*italiano*); Birgitt, Birgitta, Birgitte, Brìgide (*francês*); Brigitte (*francês, alemão*); Bridget, Bridgit, Briget, Bridgette, Brigid, Brigit (*inglês*).

Número: 5

Cor(es): amarelo-ouro.

Pedra(s): calcita dente-de-leão.

Palavras-chave/Natureza expressiva: consciência do próprio valor; centramento; abnegação.

Brites

Nome com dois étimos. 1) Aportuguesamento do francês antigo *Britt*, *Britte*, o mesmo que *Brígida*, *Brigite*; 2) Variante de *Beatriz* (*Breatriz*, *Briatiz*, *Britis*, *Brites*). **Ver Brígida**, **Brigite** e **Beatriz.**

Número: 1

Cor(es): verde, vermelho.

Pedra(s): quartzo verde.

Palavras-chave/Natureza expressiva: honradez; coragem para enfrentar desafios; pioneirismo.

Bruna

Feminino de *Bruno*. **Ver Bruno.**

Variante(s): Bruna (*espanhol*, *italiano*).

Número: 2

Cor(es): azul, rosa.

Pedra(s): calcita azul.

Palavras-chave/Natureza expressiva: solidariedade; senso estético; sabe "ouvir" o coração.

Brunela

Diminutivo de *Bruna*, calcado no italiano *Brunella*. A variante *Braunette* é aplicada pelos ingleses a mulheres com cabelos e olhos negros. **Ver Bruna.**

Masculino(s): Bruneto.

Variante(s): Braunette (*francês*, *inglês*).

Número: 1

Cor(es): verde, vermelho.

Pedra(s): malaquita.

Palavras-chave/Natureza expressiva: liderança; amor pelo trabalho; espírito centrado.

Brunete

Forma aportuguesada do francês *Brunett*, diminutivo de *Bruna*. **Ver Bruna.**

Variante(s): Bruneta (*português*); Braunette (*francês*, *inglês*).

Número: 4

Cor(es): verde, amarelo-ouro.

Pedra(s): jade.

Palavras-chave/Natureza expressiva: confiança; concentração; mentalidade prática.

Brunhilda

Do germânico *Brunhild*, de *brunne* (couraça) e *hild* (combate), sign. "**a que combate protegida por uma couraça**". **Ver Cremilda.**

Masculino(s): Brunhildo, Brunildo

Variante(s): Brunilda (*português*); Brunequilda, Brunilda (*espanhol*); Brunechilde, Brunilde (*ita-

liano); Brunehilde (*francês*); Brunhild, Brynhild (*inglês, germânico*).

Número: 8

Cor(es): violeta, azul-claro.

Pedra(s): angelita.

Palavras-chave/Natureza expressiva: autoconfiança; dons espirituais; superação da negatividade.

C

Cacilda

Do germânico *gais* (lança) e *hilta, hilde* (combate), sign. "**a que combate com uma lança**".

Santa(s): S. Cacilda de Toledo, festejada em 9 de abril.

Variante(s): Cacilda (*português*); Casilda (*espanhol*); Cassilde, Casilde (*italiano*).

Número: 6

Cor(es): violeta, turquesa.

Pedra(s): crisocola.

Palavras-chave/Natureza expressiva: versatilidade; perspicácia; coragem diante de desafios.

Calipso

Na mitologia grega, ninfa filha de Atlas, que recolheu Ulisses quando este foi lançado às costas da ilha de Ogígia – onde ela reinava – ao retornar a Ítaca. Origina-se do grego *Kalypsó*, de *kalypto* (esconder), através do latim *Calypso*, sign. "**a que se esconde (encobre)**".

Variante(s): Calypso (*francês, inglês, latim*).

Número: 3

Cor(es): azul, vermelho.

Pedra(s): ágata azul rendada.

Palavras-chave/Natureza expressiva: racionalidade; discernimento; inventividade.

Camélia

Do nome de uma planta japonesa introduzida na Europa em 1739 pelo padre Jorge José *Camelli* (ou *Kamel*). Traduz-se *Camelli* ou *Kamel* como "**camelo**". A planta simboliza a *altivez*.

Masculino(s): Camélio.

Variante(s): Camela (*espanhol*); Camellia (*francês*).

Número: 8

Cor(es): laranja.

Pedra(s): crocoíta.

Palavras-chave/Natureza expressiva: sabedoria; sociabilidade; encanto pela vida.

Camena

Do latim *Camena*, sign. "**deusa da fonte**". As *camenas*, ninfas das fontes, tinham um bosque sagrado em Roma, prediziam o futuro em forma de versos, presidiam o nascimento e inspiravam nas crianças o gosto pelo canto e pela poesia. Por isso, o nome passou a significar, também, "**agradáveis cantoras**" e "**aquela que profetiza em forma de versos**". **Ver Carmen**.

Masculino(s): Cameno.

Variante(s): Carmem, Carmen, Carmenta (*português*).

Número: 1

Cor(es): vermelho, violeta.

Pedra(s): calcita vermelha.

Palavras-chave/Natureza expressiva: sucesso nos empreendimentos; ações inspiradas por ideais elevados; liderança baseada no prestígio pessoal.

Camila

Feminino de *Camilo*. **Ver Camilo**.

Santa(s): S. Camila, festejada em 3 de março (há três santas com este nome).

Variante(s): Camile (*português*); Camila (*espanhol*); Camilla (*italiano, inglês, nórdico, latim*); Camille (*francês*).

Número: 3

Cor(es): verde, rosa.

Pedra(s): quartzo verde.

Palavras-chave/Natureza expressiva: modéstia; disposição para mudanças; autonomia.

Candice

Do etíope *candace*, através do grego *Kandake*, sign. "**fogo branco; resplandecente; brilhante;**

cintilante". A raiz *kand* está presente no latim *candidus, a, um* (branco, brilhante, radiante). Foi um título dinástico das rainhas etíopes da Antigüidade. Equivale a *Cândida*. **Ver Cândida.**

Variante(s): Candace, Candance, Candase, Candyce (*inglês*); Candice, Candie, Candy (*francês*).

Número: 3

Cor(es): azul, vermelho.

Pedra(s): água-marinha.

Palavras-chave/Natureza expressiva: vigor; talento para o ensino e a administração; dom da oratória.

Cândida

Do latim *Cândida*, de *candidus, a, um*, lit. "**branca; brilhante; radiante; resplandecente**". Por extensão, "**pura; ingênua; inocente**". Na Inglaterra o nome surgiu em 1898, na forma *Candida*, personagem-título de uma peça de Bernard Shaw. Equivale a *Candice*. **Ver Bianca, Blanche, Branca** e **Candice.**

Santa(s): S. Cândida, festejada em 1º de junho (há sete santas com este nome).

Número: 9

Cor(es): vermelho, verde.

Pedra(s): granada.

Palavras-chave/Natureza expressiva: integridade; aspirações elevadas; sabe o que quer da vida.

Carina

Feminino de *Carino*. **Ver Carino.**

Santa(s): S. Carina, festejada em 7 de novembro.

Variante(s): Caren (*português*); Carina (*espanhol*); Carine (*francês*); Carin, Karina, Karyn (*inglês*); Caren (*inglês, alemão*); Karen (*inglês, dinamarquês*); Karin (*alemão*).

Número: 1

Cor(es): verde, vermelho.

Pedra(s): heliotrópio.

Palavras-chave/Natureza expressiva: inocência; castidade; espírito pioneiro e independente.

Carísia

Do grego *Charisios*, de *káris* (graça, mercê benevolência), sign. "**a que favorece com a sua graça (mercê, benevolência)**". Na Inglaterra a variante *Charis*, latinizada *Charissa* ("benevolência; graça"), surgiu após a Reforma. As *Charisias* ou *Carísias* também eram as festas que os antigos gregos celebravam em honra a *Charites* (Cárites), isto é, as *Graças*. **Ver Cáritas.**

Masculino(s): Carísio.

Variante(s): Carissa, Cerise (*português*); Charis, Charissa (*inglês*).

Número: 6

Cor(es): azul royal, turquesa.

Pedra(s): turmalina azul.

Palavras-chave/Natureza expressiva: gentileza e amabilidade; inteligência aguçada; leveza de espírito.

Cáritas

Do grego *Chárites*, sign. "**Graça; ajuda divina; benevolência**". Através do latim *caritas, caritatis*, o nome passou a significar "**caridade**". **Ver Carísia.**

Variante(s): Cárites (*português*).

Número: 8

Cor(es): laranja.

Pedra(s): cornalina.

Palavras-chave/Natureza expressiva: sagacidade; criatividade; avidez por novidades.

Carla

Feminino de *Carlos*. **Ver Carlos.**

Variante(s): Carla (*espanhol, italiano, francês, inglês, alemão*); Karla, Karola (*alemão*).

Número: 8

Cor(es): verde, violeta.

Pedra(s): apatita verde.

Palavras-chave/Natureza expressiva: generosidade; poder de transformação; busca da verdade.

Carlinda

Forma relativa de *Carla*, sign. "**de (pertencente a; da natureza de) Carla**". Neste nome ocorreu a troca do sufixo *ina* por *inda* (Carl*ina*/Carl*inda*).

Variante(s): Carlina (*português*); Carlyne (*francês*); Carleen, Carlene, Carlin, Carline, Carlyn, Karlene, Karleen (*inglês*).

Número: 8

Cor(es): rosa, violeta.

Pedra(s): quartzo verde.

Palavras-chave/Natureza expressiva: devoção; autodeterminação; complacência.

Carlota

Diminutivo de *Carlos*, com influência do italiano *Carlotta*. **Ver Charlene** e **Carlos**.

Variante(s): Carlota (*espanhol*); Carlotta (*italiano*); Charlotte (*francês, inglês, nórdico*); Charlot, Charlotty (*inglês*).

Número: 7

Cor(es): magenta.

Pedra(s): topázio incolor.

Palavras-chave/Natureza expressiva: espírito sonhador, perfeccionista e cordial.

Carmela

Feminino de *Carmelo*. **Ver Carmelo.**

Variante(s): Carmélia, Carmo (*português*); Carmela (*espanhol*); Carmèla (*italiano*); Carmel (*inglês*).

Número: 8

Cor(es): laranja.

Pedra(s): coral.

Palavras-chave/Natureza expressiva: desenvoltura; boa fortuna; sociabilidade.

Carmelina

Forma relativa de *Carmela*, sign. "**de (pertencente a; da natureza de) Carmela (Carmélia)**". **Ver Carmela.**

Número: 4

Cor(es): vermelho, ouro.

Pedra(s): heliodoro.

Palavras-chave/Natureza expressiva: autoconsciência; positividade; auto-estima.

Carmelita

Diminutivo de *Carmela*. **Ver Carmela.**

Número: 1

Cor(es): violeta, azul.

Pedra(s): calcita azul.

Palavras-chave/Natureza expressiva: responsabilidade; sensibilidade psíquica; poder de comunicação.

Carmen

Nome que tem origem em uma antiga onomatopéia *Ja-er-men* (luz, inspiração), sign. "**pensamento do espírito divino**". No latim moderno originou o termo *carmen* (poema, poesia, verso, profecia), passando a significar "**aquela que profetiza em forma de versos**". **Ver Camena.**

Variante(s): Carmem, Camena, Carmenta (*português*); Carmen (*espanhol, italiano, inglês*).

Número: 9

Cor(es): vermelho, verde.

Pedra(s): hematita.

Palavras-chave/Natureza expressiva: senso do dever; criatividade; sabe concretizar os objetivos.

Carminda

Forma relativa de *Carmen*, sign. "**de (pertencente a; da natureza de) Carmem (Carmen)**". **Ver Carmen.**

Variante(s): Carmina, Carmínia (*português*); Carmina, Càrmine (*italiano*).

Número: 9

Cor(es): violeta, rosa.

Pedra(s): iolita.

Palavras-chave/Natureza expressiva: amor-próprio; caridade; busca ver a vida sob novos ângulos.

Carmo

O mesmo que *Carmela*, nome empregado geralmente após *Maria* (Maria do Carmo). **Ver Carmela.**

Número: 5

Cor(es): rosa.

Pedra(s): rubi.

Palavras-chave/Natureza expressiva: espírito otimista e perseverante; poder; amor pela aventura.

Carmosina

Forma relativa de *Carmo*, sign. "**de (pertencente a; da natureza de) Carmo**". **Ver Carmo.**

Masculino(s): Carmosino.

Número: 3

Cor(es): violeta, ouro.

Pedra(s): heliodoro.

Palavras-chave/Natureza expressiva: tenacidade; inteligência penetrante; dom da cura.

Carolina

Diminutivo de *Carla*. A variante *Caroline* foi introduzida na Inglaterra pela rainha Caroline of Brandenburg-Anspach, tornando-se um dos nomes mais populares no país por volta do séc. XVIII. **Ver Carla.**

Santa(s): S. Carolina Kozka, festejada em 18 de novembro.

Variante(s): Carolina (*espanhol, italiano, holandês, belga*); Caroline (*francês, inglês*); Carole (*francês*); Carleen, Carlen, Carlene, Carlin, Carlyn, Carol, Carole, Caroleen, Caroly, Carolly, Carolyn (*inglês, francês*); Carola (*inglês, alemão*); Karoline (*alemão*).

Número: 1

Cor(es): violeta, azul.

Pedra(s): safira azul.

Palavras-chave/Natureza expressiva: eficiência; dignidade; inteireza de caráter.

Casimira

Feminino de *Casemiro*, *Casimiro*. **Ver Casemiro.**

Variante(s): Casemira (*português*); Kasimira (*eslavo*).

Número: 1

Cor(es): violeta, azul.

Pedra(s): calcantita.

Palavras-chave/Natureza expressiva: paz interior; capacidade de comunicar-se de forma profunda; assume compromissos e responsabilidades com boa vontade.

Cassandra

Na mitologia grega, filha de Príamo e de Hécuba, feita profetisa por Apolo. Rivalizando com Vênus em beleza, foi dada como partilha a Agamenon. Origina-se do grego *Kassándra*, através do latim *Cassandra*, sign. "**a que protege os homens**". **Ver Alexandre.**

Variante(s): Casandra (*espanhol*); Cassandra (*italiano, inglês, belga*); Cassandre (*francês, inglês antigo*); Cassander, Cassandry (*inglês*).

Número: 8

Cor(es): laranja.

Pedra(s): cornalina.

Palavras-chave/Natureza expressiva: espírito de equipe; gentileza; habilidade no aconselhamento.

Cássia

Existe em hebraico o termo *Kiddah* ou *qetziáh*, designação de uma madeira aromática que entrava na composição de certos preparados perfumados, traduzido por "**fragrância**". De *qetziáh* originou-se o antropônimo *Kesiah*, nome atribuído a uma filha de Jó (Jó 42,14), posteriormente latinizado *Cassia*.

Santa(s): S. Cássia, festejada em 20 de julho.

Masculino(s): Cássio.

Variante(s): Casia (*espanhol*); Càssia (*italiano*); Cassia (*francês, latim*); Cassie (*irlandês*).

Número: 7

Cor(es): violeta.

Pedra(s): fluorita.

Palavras-chave/Natureza expressiva: confiança; influência positiva; visão.

Cassiana

Forma relativa de *Cássia*, sign. "**de (pertencente a; da natureza de) Cássia**". **Ver Cássia.**

Masculino(s): Cassiano.

Variante(s): Casiana (*espanhol*); Cassiana (*italiano*).

Número: 4

Cor(es): amarelo, rosa.

Pedra(s): pirita.

Palavras-chave/Natureza expressiva: dom da oratória; prodigalidade; facilidade de compartilhar sentimentos.

Catarina

Nome originário do grego *Aikaterhíne*, de *katharós*, sign. "**casta; pura**". Em Portugal surgiu pela primeira vez em documentos datados da primeira metade do séc. XV, na forma *Catalina*. Na Inglaterra, seu primeiro registro data de 1100, tornando-se muito popular no séc. XIV, graças à influência de santa *Catarina*, a quem os bretões dedicam 62 igrejas. Equivale a *Agnes* e *Ariadne*. **Ver Agnes, Ariadne** e **Cátia.**

Santa(s): S. Catarina da Suécia, festejada em 24 de março (há treze santas com este nome).

Masculino(s): Catarino.

Variante(s): Catalina (*português antigo*, *espanhol*, italiano); Caterina, Catrina (*italiano*); Catherine (*francês*, *inglês*); Cathelin, Catheline, Catherina (*francês*); Katharine (*inglês*, *alemão*); Catharine, Cathleen, Kateline, Katerine, Kathleen, Kathlene, Katherine, Kathryn, Katrina (*inglês*); Karen (*inglês*).

Número: 4

Cor(es): verde, amarelo-ouro.

Pedra(s): smithsonita verde.

Palavras-chave/Natureza expressiva: sabedoria; talento para administração; prefere saber em vez de possuir algo.

Cátia

Diminutivo de *Catarina*, através do russo *Katia*, *Katja*. **Ver Catarina.**

Variante(s): Kátia (*português*); Cathy, Catie (*francês*, *inglês*); Cattia, Cattie, Kat, Kate, Kathy, Kati, Katie, Katy, Katye, Katty, Ketty, Kit, Kittie, Kitty (*inglês*); Kathe (*alemão*).

Número: 7

Cor(es): violeta.

Pedra(s): safira violeta.

Palavras-chave/Natureza expressiva: determinação; esperança; interesse por assuntos relacionados à espiritualidade.

Ceci

Nome criado por José de Alencar para seu romance *O guarani*. É hipocorístico de *Cecília*. **Ver Cecília.**

Variante(s): Cecy (*português*).

Número: 2

Cor(es): azul, rosa.

Pedra(s): sílica gema.

Palavras-chave/Natureza expressiva: espírito desbravador; temperamento caloroso; mentalidade "paz e amor".

Cecília

Feminino de *Cecílio*. O nome surgiu na antiga Roma, com a *gens* Cecilia, por ter sido cego seu progenitor. Na Inglaterra foi introduzido durante a conquista normanda, tornando-se muito popular nas formas *Cicely*, *Sisley* e *Cecil*. O mesmo que *Célia* e *Sheila*. **Ver Cecílio**.

Santa(s): S. Cecília, festejada em 22 de novembro (há seis santas com este nome).

Variante(s): Célia, Ciléa, Ciléia, Siléia (*português*); Sheila (*português*, *inglês*); Cecilia (*espanhol*, *alemão*); Cecìlia (*italiano*); Cécile, Cécilie, Cécily, Cicile, Cicille (*francês*); Cecile, Cecille (*inglês*); Celia (*inglês*); Sileas (*escocês*).

Número: 6

Cor(es): azul royal, turquesa.

Pedra(s): larimar.

Palavras-chave/Natureza expressiva: serenidade; humildade; externalização da sabedoria.

Ceciliana

Forma relativa de *Cecília*, sign. "**de (pertencente a; da natureza de) Cecília**". **Ver Cecília**.

Masculino(s): Ceciliano (*português*).

Número: 3

Cor(es): violeta, ouro.

Pedra(s): heliodoro.

Palavras-chave/Natureza expressiva: companheirismo; ponderação; interesse pela espiritualidade.

Celena

Na mitologia grega, nome de uma Hárpia. Do grego *kelainós*, através do latim *Celaena*, sign. "**negra; sombria**". Não confundir com *Selena*.

Masculino(s): Celeno.

Variante(s): Celene (*português*); Celaena (*latim*).

Número: 4

Cor(es): amarelo, rosa.

Pedra(s): coral.

Palavras-chave/Natureza expressiva: conhecimento aliado à sabedoria e ao amor e inspiração aos demais; busca constante do aprimoramento pessoal.

Celeste

Do adjetivo *celeste*, e este do latim *caelestis*, lit. "**do céu; celeste; celestial**".

Variante(s): Celéstia (*português*); Celesta (*português, francês*); Celeste (*espanhol, italiano, inglês*); Céleste (*francês*).

Número: 6

Cor(es): violeta, turquesa.

Pedra(s): fluorita.

Palavras-chave/Natureza expressiva: mansidão; poder de atração; espírito fraterno.

Celestina

O mesmo que *Celeste*. Na Bretanha a variante *Celestine* substitui o gaélico *Gillespie*. **Ver Celeste**.

Variante(s): Celestina (*espanhol, italiano*); Célestina, Célestine (*francês, romeno*); Celestine (*inglês*).

Número: 7

Cor(es): rosa, turquesa.

Pedra(s): rodocrosita.

Palavras-chave/Natureza expressiva: afetuosidade; interesse pelos mistérios da vida; equilíbrio da personalidade.

Celi

Aportuguesamento do inglês *Celie*, *Sely*, hipocorísticos de *Cecília*, e este uma abreviação inglesa de *Celia* (Célia). O mesmo que *Ceci*. **Ver Ceci** e **Cecília**.

Variante(s): Celie, Cely, Sely (*inglês*).

Número: 2

Cor(es): azul, rosa.

Pedra(s): calcita rosa.

Palavras-chave/Natureza expressiva: espiritualidade; solidariedade; equilíbrio entre razão e emoção.

Célia

Nome com três étimos. 1) Do inglês *Celia*, abreviação de *Cecília*; 2) Do latim *coeli*, *orum*, sign. "**dos céus**", donde o nome *Regina Coeli* ("rainha dos céus"); 3) Feminino de *Célio*. **Ver Cecília** e **Célio (1ª acepção)**.

Variante(s): Celia (*inglês*).

Número: 3

Cor(es): verde, rosa.

Pedra(s): quartzo verde.

Palavras-chave/Natureza expressiva: honestidade; ternura; benevolência.

Celina

Diminutivo de *Célia*. **Ver Célia**.

Santa(s): S. Celina, festejada em 21 de outubro.

Variante(s): Celine (*português*); Selina (*português, inglês*); Celina (*espanhol, italiano, inglês, polonês, russo*); Céline (*francês*).

Número: 8

Cor(es): laranja.

Pedra(s): cornalina.

Palavras-chave/Natureza expressiva: motivação; expansividade; prazer nas pequenas tarefas.

Celita

Diminutivo de *Célia*. **Ver Célia**.

Número: 6

Cor(es): azul royal, turquesa.

Pedra(s): apatita azul.

Palavras-chave/Natureza expressiva: bom humor; inteligência penetrante; talento literário.

Ceres

Do latim *Ceres*, nome de uma deusa da mitologia greco-romana que equivale à Deméter grega. Origina-se de um antigo *cer-er*, dupla onomatopéia do calor e significa "**a criadora**".

Número: 5

Cor(es): rosa.

Pedra(s): ágata rosa.

Palavras-chave/Natureza expressiva: coragem; faculdade de governar por si mesmo; amor pela aventura.

Cerise

O mesmo que *Carísia*, *Carissa*. **Ver Carísia**.

Número: 5

Cor(es): azul royal, amarelo-ouro.

Pedra(s): azurita.

Palavras-chave/Natureza expressiva: paciência; dom da organização; confiança em Deus e na vida.

Cesira

Do grego *Koisyra*, sign. "**a pomposa**".

Masculino(s): Cesiro.

Número: 1

Cor(es): verde, vermelho.

Pedra(s): rubi.

Palavras-chave/Natureza expressiva: justiça; aquiescência; espírito de sacrifício.

Charlene

Do francês *Charlaine*, *Charlène*, diminutivos de *Carla*, e o mesmo que *Carola*. **Ver Carla**.

Variante(s): Charlaine, Charlène (*francês*); Charlayne (*inglês, francês*); Charlene, Carlette, Sharleene (*inglês*).

Número: 3

Cor(es): violeta, ouro.

Pedra(s): pirita.

Palavras-chave/Natureza expressiva: humildade; discernimento; força interior.

Charmene

Do francês *Charmene*, diminutivo de *Carmen*. **Ver Carmen**.

Variante(s): Charmaine (*inglês*).

Número: 4

Cor(es): vermelho, ouro.

Pedra(s): calcita laranja.

Palavras-chave/Natureza expressiva: concentração; segurança interior; mente prática.

Christie

Do inglês *Christie*, diminutivo de *Cristina*, *Christina*. **Ver Cristiana**.

Número: 1

Cor(es): verde, magenta.

Pedra(s): jade.

Palavras-chave/Natureza expressiva: espontaneidade e criatividade; pessoa relaxada e que ama a vida.

Cibele

Na mitologia grega, deusa que muitas vezes assume o nome de Réia. Filha do Céu e da Terra e mãe de Júpiter, Netuno, Plutão, Juno e outros deuses de primeira grandeza. Do grego *Kybéle*, sign. "**espírito criador (produtor e gerador) do calor e da vida**", tradução que condiz com os atributos da deusa que personifica a Natureza rude, selvagem e profícua. **Ver Aquiles** e **Hércules**.

Variante(s): Sibele (*português*); Cibele (*espanhol*); Cibèle (*italiano, francês*); Cibélla (*russo*); Kybéle (*grego*); Cybele (*latim*).

Número: 9

Cor(es): vermelho, verde.

Pedra(s): ônix.

Palavras-chave/Natureza expressiva: temperamento forte e intenso; intrepidez; apego às minúcias.

Cida

Nome com dois étimos. 1) Hipocorístico de *Aparecida*; 2) Feminino de *Cid*. **Ver Aparecida** e **Cid**.

Número: 8

Cor(es): verde, violeta.

Pedra(s): apofilita verde.

Palavras-chave/Natureza expressiva: criatividade; visão futurista; conexão com o coração.

Cidália

O mesmo que *Acidália*. **Ver Acidália**.

Masculino(s): Cidálio.

Número: 3

Cor(es): azul, vermelho.

Pedra(s): sodalita.

Palavras-chave/Natureza expressiva: mente dinâmica; comunicação de experiências transcendentes; afinco no trabalho.

Cídia

Feminino de *Cid*. **Ver Cid**.

Número: 8

Cor(es): laranja.

Pedra(s): opala de fogo.

Palavras-chave/Natureza expressiva: desprendimento; firmeza; temperamento acolhedor.

Cila
Na mitologia grega, filha de Nisos, rei de Megara, de quem arrancara a cabeça durante o sono para favorecer o amante, foi transformada por Circe em horrendo monstro marinho que atacava as embarcações e devorava os tripulantes. Do grego *Skylla*. 1) Do verbo *skyllo* (esfolar, dilacerar), sign. "**a que esfola (dilacera)**"; 2) Ou tradução grega do fenício *scol*, lit. "**destruição; perigo de morte**".

Variante(s): Escila (*espanhol*); Szyla (*alemão*); Scila (*romeno*); Scílla (*russo*).

Número: 7

Cor(es): violeta.

Pedra(s): lepidolita.

Palavras-chave/Natureza expressiva: fé; poder; espírito de aventura.

Ciléia
Do escocês, *Sileas*, o mesmo que *Cecília* e *Júlia*. **Ver Cecília** e **Júlia**.

Variante(s): Ciléa, Siléa, Siléia (*português*).

Número: 3

Cor(es): azul, vermelho.

Pedra(s): jaspe vermelho.

Palavras-chave/Natureza expressiva: praticidade; racionalidade; habilidade para superar obstáculos.

Cilene
Do grego *Kyllene*, pelo latim *Cyllene*, monte da Arcadia onde, segundo a mitologia grega, Hermes teria nascido. Não confundir com *Silene*.

Variante(s): Cilene, Silena (*português*).

Número: 3

Cor(es): azul, vermelho.

Pedra(s): jaspe vermelho.

Palavras-chave/Natureza expressiva: autoconsciência; disposição para mudanças; foco nos objetivos traçados.

Cinara
Do grego *Kynara*, lit. "**alcachofra**". Nome de uma ilha do mar Egeu, hoje chamada *Zinara*, famosa por sua alcachofra.

Variante(s): Sinara (*português*); Kynara (*grego*); Cynara (*latim*).

Número: 1

Cor(es): verde, vermelho.

Pedra(s): olho de águia.

Palavras-chave/Natureza expressiva: confiabilidade; respeito às regras; força moral.

Cinira
Do hebraico *cinira*, lit. "**cinor**", palavra que primitivamente significa "**que emite um som trêmulo**". *Cinira* ou *cinor* era uma espécie de lira muito difundida entre os sírios, fenícios e hebreus.

Variante(s): Cenira, Cynira (*português*).

Número: 9

Cor(es): violeta, rosa.

Pedra(s): ametista.

Palavras-chave/Natureza expressiva: sinceridade; vocação para o ensino; profissões relacionadas à estética.

Címtia
Do grego *Kynthia*, através do latim *Cynthia*, sign. "**do Cinto**". Segundo a mitologia grega, no Cinto, monte situado na ilha de Delos, teriam nascido Apolo e Diana. Nome que na Inglaterra surgiu no séc. XVII, tornando-se popular a partir do séc. XIX.

Variante(s): Cinzia (*italiano*); Cynthia (*francês, inglês*); Cynthie (*francês*).

Número: 11

Cor(es): vermelho, azul.

Pedra(s): celestita.

Palavras-chave/Natureza expressiva: meticulosidade; equilíbrio e sabedoria na tomada de decisões; sabe manter a calma nos momentos difíceis.

Cirana
Feminino de *Cirano*. **Ver Cirano**.

Número: 1

Cor(es): verde, vermelho.

Pedra(s): granada.

Palavras-chave/Natureza expressiva: bondade; simpatia; gosto pelo original.

Cirene

Na mitologia grega, belíssima ninfa, filha de Hispeu, rei da Tessália, e mãe de Aristeu. Do grego *Kyréne*, de *kyros*, sign. "**senhora; que tem plena autoridade**". **Ver Ciro.**

Variante(s): Cirena (*português*); Cyrène (*francês*).

Número: 9

Cor(es): violeta, rosa.

Pedra(s): charoíta.

Palavras-chave/Natureza expressiva: intuição; inclinação para as artes; poder de comunicação.

Cirina

O mesmo que *Quirina*. **Ver Quirina.**

Número: 9

Cor(es): violeta, rosa.

Pedra(s): rubilita.

Palavras-chave/Natureza expressiva: espírito progressista e apaixonado; altruísmo.

Cissa

Hipocorístico de *Cecília*, calcado no diminutivo inglês *Ciss*. *Cecilia* e seus diminutivos *Sis*, *Cis* e *Ciss* tornaram-se muito populares na Inglaterra nos fins do séc. XVIII, por influência da novela *Cecília*, de Mme. D' Arblay. **Ver Cecília.**

Santa(s): S. Cissa, festejada em 23 de novembro.

Variante(s): Ciça (*português*).

Número: 6

Cor(es): branco, violeta.

Pedra(s): apofilita incolor.

Palavras-chave/Natureza expressiva: compaixão; idealismo; auto-superação.

Clair

Do francês *Clair*, o mesmo que *Clara*. Pronuncia-se *clér*. **Ver Clara.**

Número: 7

Cor(es): magenta.

Pedra(s): sugilita.

Palavras-chave/Natureza expressiva: bom gosto; apoio aos necessitados; força nos momentos de transição.

Clara

Do adjetivo *clara*, na acepção de "**brilhante; ilustre**". Em Portugal, nome encontrado em documentos datados do séc. XIII. O mesmo ocorreu na Inglaterra com as formas *Clara* e *Clere*, que se tornaram muito populares em virtude da influência de Clara de Assis (santa Clara).

Santa(s): S. Clara de Assis, festejada em 11 de agosto (há quatro santas com este nome).

Variante(s): Clara (*espanhol, italiano, inglês, belga*); Clair, Claire (*francês*); Claira, Clare (*inglês*); Klara (*alemão*).

Número: 8

Cor(es): verde, violeta.

Pedra(s): esmeralda.

Palavras-chave/Natureza expressiva: espiritualidade; energia transformadora; apraz-lhe fazer o bem.

Clarinda

Forma relativa de *Clara*, sign. "**de (pertencente a; da natureza de) Clara**". Em *Clarinda* houve a troca do sufixo *ina* por *inda*. **Ver Clara.**

Masculino(s): Clarindo.

Variante(s): Clarina (*português*).

Número: 8

Cor(es): rosa, violeta.

Pedra(s): fenacita.

Palavras-chave/Natureza expressiva: dons de cura; amor espiritual; tranqüilidade emocional.

Clarissa

Nome atribuído às religiosas seguidoras da Ordem das Clarissas, fundada por santa Clara (Clara de Assis) no séc. XIII. A variante *Clarisse* é originária do francês. **Ver Clara.**

Variante(s): Clarice, Clarisse (*português, francês, inglês*); Clarisa (*espanhol*); Clarissa (*italiano, francês, inglês*); Clarisse, Clérisse (*francês*); Clariscia (*inglês*).

Número: 1

Cor(es): verde, vermelho.

Pedra(s): malaquita.

Palavras-chave/Natureza expressiva: intrepidez; autoconfiança; controle e independência emocional.

Claudete

Do francês *Claudette*, diminutivo de *Cláudia*. **Ver Cláudia**.

Variante(s): Claudette (*francês*).

Número: 8

Cor(es): laranja.

Pedra(s): coral.

Palavras-chave/Natureza expressiva: desprendimento; cautela; amor pela vida.

Cláudia

Feminino de *Cláudio*. Na França o nome surgiu no séc. XII, na forma *Claude*, e na Inglaterra, durante o séc. XVI, na forma *Claudia*.

Santa(s): S. Cláudia, festejada em 18 de maio (há três santas com este nome).

Variante(s): Gladis (*português*); Cláudia (*espanhol, italiano*); Claudia (*inglês, alemão*); Claude (*francês*).

Número: 6

Cor(es): violeta, turquesa.

Pedra(s): quartzo azul.

Palavras-chave/Natureza expressiva: espírito altruísta e acolhedor; fé inabalável; dedicação às causas da paz.

Claudina

Forma relativa de *Cláudia*, sign. "**de (pertencente a; da natureza de) Cláudia**". **Ver Cláudia.**

Variante(s): Claudina (*espanhol, belga*); Claudine (*francês*).

Número: 11

Cor(es): vermelho, azul.

Pedra(s): água-marinha.

Palavras-chave/Natureza expressiva: paz de espírito; profissões relacionadas à cura; facilidade para relacionar-se.

Cléa

Na mitologia grega, ninfa de Nisa, irmã das Plêiades, a quem Zeus confiou a educação de Dioniso. Origina-se do grego *Kleio*, de *kléos*, lit. "**glória; revelação**".

Masculino(s): Cléo

Número: 3

Cor(es): branco, azul.

Pedra(s): topázio azul.

Palavras-chave/Natureza expressiva: paz interior; auto-expressão criativa; visão clara do que deseja realizar.

Clécia

Feminino de *Clécio*. **Ver Clécio.**

Variante(s): Cleci (*português*).

Número: 6

Cor(es): violeta, turquesa.

Pedra(s): sílica gema.

Palavras-chave/Natureza expressiva: sobriedade; facilidade de aprendizado; intuição.

Cléia

Nome com três étimos. O mesmo que *Cleise* e *Clio*. 1) Do grego *kléia* ou *kleíos*, sign. "**a gloriosa; a celebrada**"; 2) Hipocorístico de *Heracléia*, antropônimo e nome de muitas cidades fundadas por Hércules; 3) Nome de residência originado do inglês antigo *Cleia*, de *Cley*, *Cleye*, *Claya*, *Claia*, variações de um toponímico derivado de *claeg*, lit. "**(da região da) terra argilosa**".

Variantes da 1ª acepção: Cleise, Clio (*português*).

Número: 3

Cor(es): verde, rosa.

Pedra(s): hidenita.

Palavras-chave/Natureza expressiva: modéstia; constância; facilidade para assimilar o conhecimento.

Cleide

Nome com dois étimos. Há em português uma variante *Cleidir* (comum a ambos os sexos), adaptação livre de *Cleide*, com o acréscimo do *r* final. 1) Adaptação do inglês *Clyde* (pronúncia: *cláide*), rio escocês cujo nome deriva de *clywd*, lit. "**quente**"; 2) Hipocorístico do grego *Herakleides* (Heráclides), patronímico que sign. "**filha (descendente) de Hércules**". **Ver Hércules.**

Variante(s): Cleida, Cleidir, Cleuda, Cleude (*português*); Clyde (*inglês*).

Número: 11

Cor(es): vermelho, azul.

Pedra(s): albita.

Palavras-chave/Natureza expressiva: amor pelo novo; auto-superação; espírito libertário e protetor.

Cleidir

Adaptação livre de *Cleide*, com acréscimo do *r* final. **Ver Cleide**

Número: 6

Cor(es): amarelo-claro.

Pedra(s): topázio imperial.

Palavras-chave/Natureza expressiva: inventividade; dom da oratória; interesse pela mídia.

Cleise

Do grego *kleízo* (gloriar, celebrar), o mesmo que *Cléia* e *Clio*. **Ver Cléia (1ª acepção).**

Variante(s): Cleisa, Cleize (*português*).

Número: 8

Cor(es): laranja.

Pedra(s): crocoíta.

Palavras-chave/Natureza expressiva: emotividade; fraternidade; amor à liberdade.

Clélia

Do latim *Cloelia*, forma relativa de *Cloé*, sign. "**de (pertencente a; da natureza de) Cloé**". Foi nome de uma *gens* romana. **Ver Cloé.**

Variante(s): Clelia (*espanhol*, *italiano*); Clélia, Cléilie (*francês*).

Número: 6

Cor(es): violeta, turquesa.

Pedra(s): turquesa.

Palavras-chave/Natureza expressiva: confiança; facilidade de expressão através da arte; música e escrita; conexão com o divino.

Clemência

Feminino de *Clemêncio*. **Ver Clemêncio.**

Variante(s): Clemencia (*espanhol*); Clemenza (*italiano*); Clémence (*francês*); Clemency (*inglês*).

Número: 11

Cor(es): violeta, verde.

Pedra(s): calcita verde.

Palavras-chave/Natureza expressiva: bondade; capacidade de ver os dois lados de uma questão; razão e emoção em equilíbrio.

Clementina

O mesmo que *Clemência*. **Ver Clemência.**

Variante(s): Clementina (*espanhol*, *holandês*); Clémentine (*francês*); Clementine (*inglês*); Klementina (*alemão*).

Número: 6

Cor(es): amarelo.

Pedra(s): citrino.

Palavras-chave/Natureza expressiva: prosperidade; alegria; poder pessoal.

Clenira

Adaptação livre de *Cleonice*. **Ver Cleonice.**

Variante(s): Clenir (*português*).

Número: 8

Cor(es): rosa, violeta.

Pedra(s): quartzo rosa.

Palavras-chave/Natureza expressiva: altruísmo; temperança; aceita-se como é.

Cléo

Do grego *Kleio*, de *kléos*, lit. "**glória; revelação**". **Ver Cléia** e **Cléa.**

Número: 8

Cor(es): verde, violeta.

Pedra(s): esmeralda.

Palavras-chave/Natureza expressiva: sabedoria; criatividade; habilidade de organização.

Cleonice

Do grego *kleoníke*, de *kléos* (glória) e *níke* (vitória), sign. "**a que alcança as glórias da vitória; aquela que se tornou gloriosa com a vitória**".

Variante(s): Cleonice (*espanhol, italiano*); Cléonice (*francês*).

Número: 3

Cor(es): violeta, ouro.

Pedra(s): heliodoro.

Palavras-chave/Natureza expressiva: independência; interesse pelo oculto; erudição.

Cler

Nome com dois étimos. Do francês. 1) Aportuguesamento de *Clair*, de *clair*, sign. "**clara; límpida; brilhante**"; 2) Derivado de *clerc*, lit. "**sábia; letrada**".

Variante(s): Clair (*francês, inglês*).

Número: 2

Cor(es): azul, rosa.

Pedra(s): pedra-da-lua.

Palavras-chave/Natureza expressiva: espontaneidade; sensibilidade estética; controle emocional.

Cléria

Feminino de *Clério*. **Ver Clério**.

Número: 3

Cor(es): azul, vermelho.

Pedra(s): amazonita.

Palavras-chave/Natureza expressiva: espírito empreendedor; solidariedade; honestidade.

Clerisse

Do francês *Clerisse*, diminutivo de *Cléria*. **Ver Cléria**.

Número: 9

Cor(es): violeta, rosa.

Pedra(s): calcita rosa.

Palavras-chave/Natureza expressiva: consciência da missão de vida; docilidade; dom de cura.

Clésia

Feminino de *Clésio*. **Ver Clésio**.

Variante(s): Cléssia (*português*).

Número: 4

Cor(es): amarelo, rosa.

Pedra(s): âmbar.

Palavras-chave/Natureza expressiva: determinação; dignidade pessoal; aptidão para o ensino.

Cleusa

Dissimilação de *Creusa*. **Ver Creusa**.

Variante(s): Cleuza (*português*).

Número: 7

Cor(es): violeta.

Pedra(s): safira violeta.

Palavras-chave/Natureza expressiva: ética; amor à filosofia; capacidade de perdoar.

Clícia

Na mitologia grega, oceânida filha de Oceano e Tétis. Origina-se do grego *Klytía*, *Klitíe*, de *klytós*, através do latim *Clytia*, *Clytie*, sign. "**a ilustre; a famosa**".

Variante(s): Clície, Clita, Clitia (*português*); Clito, Clízia (*italiano*).

Número: 1

Cor(es): verde, vermelho.

Pedra(s): quartzo olho-de-tigre.

Palavras-chave/Natureza expressiva: sinceridade; determinação; objetividade.

Climene

Na mitologia grega, ninfa da ilha de Serifo, criou Perseu e Danaé, que ali chegaram impelidos pelas ondas. Do grego *Klymene*, calcado em *kléos*, sign. "**a célebre; a gloriosa; a famosa; a ilustre**". Equivale a *Clícia*.

Variante(s): Climena (*espanhol*); Climène (*italiano, francês*); Célimène (*francês*).

Número: 7

Cor(es): rosa, turquesa.

Pedra(s): halita rosa.

Palavras-chave/Natureza expressiva: lisura; requinte; compreensão das necessidades alheias.

Clio

Do grego *Kleió*, de *kleío*, *kleízo* (celebrar), através do latim *Clio*, sign. "**a que celebra**". **Ver Cléa** e **Cleise**.

Variante(s): Clio (*inglês*).

Número: 3

Cor(es): verde, rosa.

Pedra(s): quartzo rosa.

Palavras-chave/Natureza expressiva: contentamento; integridade emocional; exaltação criadora.

Clívia

Nome de residência adaptado do inglês antigo *Clive*, um toponímico originado de *clif*, nas variações *Cleeve*, *Clyve*, *Clife*, sign. "**do rochedo; da colina**". Originariamente foi alcunha e sobrenome.

Número: 11

Cor(es): vermelho, azul.

Pedra(s): angelita.

Palavras-chave/Natureza expressiva: dom da cura; sabe tirar proveito das dificuldades para crescer; amiga das horas difíceis.

Cloé

Do grego *Chloé*, de *chloé*, sign. "**erva esverdeada; folhagem nova (viçosa)**". Foi um epíteto de Deméter, em seu atributo de deusa da vegetação. Deméter Cloé tinha um templo próximo à Acrópole, em Atenas, onde eram celebradas as *Cloéias*, festa em honra à deusa, que tinha início quando a vegetação começava a florir. **Ver Clorinda.**

Variante(s): Cloe (*espanhol*, *italiano*); Chloé (*francês*, *grego*); Chloe (*inglês*, *latim*).

Número: 8

Cor(es): verde, violeta.

Pedra(s): calcita verde.

Palavras-chave/Natureza expressiva: auto-realização; mansidão; interesse pela espiritualidade.

Clorinda

Forma relativa de *Clóris*, sign. "**de (pertencente a; da natureza de) Clóris**". **Ver Clóris.**

Variante(s): Clorinda (*espanhol*, *italiano*, *inglês*); Clorinde (*francês*).

Número: 4

Cor(es): vermelho, ouro.

Pedra(s): andaluzita.

Palavras-chave/Natureza expressiva: consciência desperta; sabedoria; fé.

Clóris

Nome de uma deusa grega das flores, identificada com a Flora romana. Origina-se do grego *Chlôris*, nome derivado de *chlorís*, *chlorós* (verde, esverdeado), sign. "**de cor esverdeada**" ou "**florida; verdejante**". **Ver Cloé.**

Variante(s): Chloris (*francês*, *inglês*, *latim*); Cloris (*inglês*).

Número: 4

Cor(es): verde, amarelo-ouro.

Pedra(s): pirita.

Palavras-chave/Natureza expressiva: bom humor; conexão com o coração; circunspecção.

Clotilde

Do germânico *Chlotichilda*, de *hlot* (fama, glória) e *hilde* (combate), sign. "**a que ficou famosa (alcançou a glória) através do combate; combatente famosa (gloriosa); famosa (gloriosa) guerreira**", através da variante francesa *Clotilde*, surgida no séc. V da era cristã com a esposa de Clóvis, rei dos francos.

Santa(s): S. Clotilde, festejada em 3 de junho (há duas santas com este nome).

Variante(s): Clotilda (*espanhol*, *italiano*, *inglês*); Clotilde (*espanhol*, *francês*); Chlodhilde, Klothilde (*alemão*).

Número: 8

Cor(es): rosa, violeta.

Pedra(s): halita violeta.

Palavras-chave/Natureza expressiva: sagacidade; criatividade; capacidade para o ensino.

Conceição

Do latim *conceptus*, sign. "**fruto; concepção**". Nome de origem religiosa, é um dos títulos invocativos da Virgem Maria (Nossa Senhora da Conceição). Nome usado geralmente após *Maria* ou *Manuel* (Maria da Conceição, Manuel da Conceição).

Variante(s): Conception (*francês*); Concetta (*italiano*).

Número: 5

Cor(es): amarelo-ouro.

Pedra(s): pedra-do-sol.

Palavras-chave/Natureza expressiva: amor pela aventura; delicadeza, fineza; desapego material.

Consolação

Nome proveniente de uma invocação da Virgem, em seu aspecto *consolativus*, ou seja, "**a que consola**". Geralmente vem acompanhado de *Maria* (*Maria da Consolação*).

Variante(s): Consuelo (*espanhol*); Consolata (*italiano*).

Número: 8

Cor(es): rosa, violeta.

Pedra(s): quartzo verde.

Palavras-chave/Natureza expressiva: gentileza; espírito de equipe; conexão com o reino angelical.

Constância

Feminino de *Constâncio*. O nome foi encontrado em obras portuguesas datadas dos sécs. XIII e XIV. Na Inglaterra, foi introduzido na forma *Custance*, em meados do séc. XVI. **Ver Constâncio.**

Santa(s): S. Constância, festejada em 19 de novembro.

Variante(s): Costança (*português*); Constancia (*espanhol*); Constanza (*italiano*); Constance (*francês, inglês*); Constancy, Custancia, Cunstans (*inglês*); Custance (*inglês antigo*); Constantia (*inglês, holandês, belga*); Konstanze, Konstantza (*alemão*).

Número: 4

Cor(es): verde, amarelo-ouro.

Pedra(s): smithsonita verde.

Palavras-chave/Natureza expressiva: poder de fazer-se obedecer, de dar ordens e agir; aptidão para tarefas administrativas; sabedoria ancestral.

Constantina

Nome muito comum na Inglaterra e Escócia no período compreendido entre os sécs. XII e XVII. Na Irlanda é usado para substituir os nativos *Connor* e *Conn*.

Variante(s): Constantina (*espanhol*); Constantine (*francês, inglês*).

Número: 4

Cor(es): vermelho, ouro.

Pedra(s): opala de fogo.

Palavras-chave/Natureza expressiva: ausência de preconceitos; clareza intelectual; talento para transmitir conhecimentos.

Consuelo

Do espanhol *Consuelo*, o mesmo que *Consolação*. **Ver Consolação**.

Número: 5

Cor(es): azul royal, amarelo-ouro.

Pedra(s): safira azul.

Palavras-chave/Natureza expressiva: qualidades especiais de liderança; esmero; brilho pessoal.

Cora

Do latim *Cora*, este do grego *Kora*, de *kóre*, sign. "**moça; donzela; virgem**". Na mitologia grega, outro nome de Prosérpina, filha de Júpiter e Ceres, raptada por Plutão e feita rainha dos infernos.

Variante(s): Corina (*português*); Cora (*espanhol, italiano*); Kora, Cori (*inglês*).

Número: 1

Cor(es): vermelho, violeta.

Pedra(s): hematita.

Palavras-chave/Natureza expressiva: facilidade para relacionar-se e administrar as frustrações; paz de espírito.

Cordélia

Nome criado por Shakespeare para seu *Rei Lear*, calcado no latim *cordis* (coração). De acordo com seu caráter, *Cordélia* é "**aquela que é guiada pelos sentimentos**".

Variante(s): Cordelia (*espanhol*); Cordèlia (*italiano*); Cordelie (*francês*); Kordel (*alemão*).

Número: 4

Cor(es): vermelho, ouro.

Pedra(s): rubi.

Palavras-chave/Natureza expressiva: energia; placidez; fidedignidade.

Corina

Do grego *Kórinna*, através do latim *Corinna*, sign. "**jovem e bela donzela**". Na Inglaterra, um dos nomes preferidos pelos poetas dos sécs. XVII e XVIII. **Ver Cora**.

Variante(s): Corina (*espanhol*); Corinna (*italiano, inglês, alemão*); Corinne (*francês*).

Número: 6

Cor(es): azul royal, turquesa.

Pedra(s): sílica gema.

Palavras-chave/Natureza expressiva: complacência; liberalidade; ensina e lidera de modo protetor.

Cornélia

Feminino de *Cornélio*. Na Inglaterra o nome foi registrado pela primeira vez em 1645, na forma *Cornelia*. Foi nome de uma família aristocrática romana de onde saíram muitos homens ilustres. **Ver Cornélio.**

Variante(s): Cornelia (*espanhol, inglês, alemão*); Cornèlia (*italiano*); Cornélie (*francês*); Kornelie (*alemão*).

Número: 5

Cor(es): amarelo-ouro.

Pedra(s): calcita amarela.

Palavras-chave/Natureza expressiva: capacidade de assimilação; criatividade; carisma.

Cosima

Feminino de *Cosme*. **Ver Cosme.**

Variante(s): Cosma (*português*).

Número: 6

Cor(es): violeta, turquesa.

Pedra(s): água-marinha.

Palavras-chave/Natureza expressiva: busca da justiça; mente flexível, aberta e independente.

Cremilda

Do germânico *Kriemhild*, de *kriem*, *grima* (capacete) e *hild*, *hiltia* (combate), sign. "**a que combate com um capacete**".

Variante(s): Clemilda, Clemilde, Cremilde (*português*).

Número: 11

Cor(es): violeta, verde.

Pedra(s): esmeralda.

Palavras-chave/Natureza expressiva: privilégios; veracidade; elegância no porte, nas maneiras.

Creusa

Na mitologia grega, filha de Creonte que se casou com Jasão quando este repudiou Medéia. Nome originário do grego *Kréiousa*, sign. "**soberana; rainha; princesa**".

Variante(s): Cleusa, Cleuza, Creuza (*português*); Crèusa (*italiano*).

Número: 4

Cor(es): amarelo.

Pedra(s): coral.

Palavras-chave/Natureza expressiva: busca do aprimoramento pessoal; dom de aliar o conhecimento à sabedoria.

Crisanta

Feminino de *Crisanto*. **Ver Crisanto.**

Número: 4

Cor(es): verde, amarelo-ouro.

Pedra(s): calcita dourada.

Palavras-chave/Natureza expressiva: sensatez; autoconsciência; estabilidade; fé em si mesmo.

Criseida

Patronímico originado do grego *Chryseís*, de *Chryses*, mais a partícula *ides*, sign. "**filha (descendente) de Crises**". *Chryses* origina-se de *chrysós*, lit. "ouro". Na mitologia grega, filha de Crises, sacerdote de Apolo, que se tornou escrava de Agamenon e mais tarde foi libertada e engravidada por Apolo. Não confundir com *Criselda*.

Variante(s): Criseide (*português*).

Número: 5

Cor(es): amarelo-ouro.

Pedra(s): apatita amarela.

Palavras-chave/Natureza expressiva: serenidade; vigor mental; facilidade de aprendizado.

Criselda

O mesmo que *Griselda*. **Ver Griselda.**

Número: 8

Cor(es): rosa, violeta.

Pedra(s): diamante.

Palavras-chave/Natureza expressiva: paciência; auto-estima; preocupação com o outro.

Cristabel

Nome encontrado pela primeira vez na Inglaterra medieval, numa novela de Eglamour d'Artois. Mais tarde surgiu em um poema de Coleridge. 1) De *Christus* (Cristo) e *bella* (bela), "**bela como o Cristo**", naturalmente referindo-se à beleza interior; 2) De *Christiana* (cristã) e *bella*, lit. "**bela cristã**"; 3) Ou justaposição de nomes como *Christine* (Cristina), *Christopher* (Cristóvão) com *bella*.

Variante(s): Christabel, Christabell, Christobelle (*inglês antigo*); Cristabel (*inglês*).

Número: 8

Cor(es): rosa, violeta.

Pedra(s): ametista.

Palavras-chave/Natureza expressiva: complacência; humor sensível; coração aberto para o amor.

Cristal

Do escocês *Christal*, *Chrystal*, o mesmo que *Cristóvão*, por influência de *Emerald*, *Ruby* etc. No Brasil é feminino.

Variante(s): Christal, Chrystal (*escocês*).

Número: 1

Cor(es): verde, vermelho.

Pedra(s): calcita vermelha.

Palavras-chave/Natureza expressiva: intuição; franqueza; julgamento justo.

Cristel

Nome com dois étimos. 1) Do alemão *Kristel*, o mesmo que *Cristina*; 2) Modificação do escocês *Christal*, *Chrystal*. **Ver Cristina** e **Cristal**.

Número: 5

Cor(es): azul royal, amarelo-ouro.

Pedra(s): apatita azul.

Palavras-chave/Natureza expressiva: força de vontade; insubmissão; perseverança.

Cristiana

O mesmo que *Cristina*. **Ver Cristina**.

Variante(s): Cristiána (*espanhol*); Cristiana (*italiano*); Christiania (*inglês antigo*); Christiana (*inglês, belga*).

Número: 4

Cor(es): vermelho, ouro.

Pedra(s): cornalina.

Palavras-chave/Natureza expressiva: auto-superação; espírito crítico; camaradagem.

Cristiane

Aportuguesamento do francês *Christiane*, o mesmo que *Cristina*. **Ver Cristina**.

Variante(s): Christiane, Chrétienne (*francês*).

Número: 8

Cor(es): violeta, azul-claro.

Pedra(s): angelita.

Palavras-chave/Natureza expressiva: gentileza; afabilidade; brandura.

Cristiani

O mesmo que *Cristina*. **Ver Cristina**.

Número: 3

Cor(es): violeta, branco.

Pedra(s): charoíta.

Palavras-chave/Natureza expressiva: busca da verdadeira missão de vida; veemência; lucidez.

Cristina

Feminino de *Cristino*. Em Portugal, a variante *Christina* foi encontrada em obras datadas dos sécs. XIII e XIV. As variantes *Christiana*, *Christiania*, mais populares que *Christina*, foram encontradas na Inglaterra do séc. XII. **Ver Cristino.**

Variante(s): Cristiana, Cristiane, Cristiani, Cristina (*espanhol, italiano*); Christina (*francês, inglês, alemão*); Christine (*francês, inglês, alemão*); Kirsten (*inglês, alemão, eslavo*); Christel, Christina, Kerstin (*alemão*).

Número: 3

Cor(es): violeta, ouro.

Pedra(s): topázio imperial.

Palavras-chave/Natureza expressiva: espiritualidade; força de caráter; superação das ilusões.

D

Dácia

Feminino de *Dácio*. **Ver Dácio.**

Variante(s): Dacia (*espanhol*); Dacie (*francês*).

Número: 9

Cor(es): amarelo, violeta.

Pedra(s): topázio imperial.

Palavras-chave/Natureza expressiva: talento criativo; amor à beleza; persegue com determinação o propósito de vida.

Daciana

Forma relativa de *Dácia*, sign. "**de (pertencente a; da natureza de) Dácia**". **Ver Dácia.**

Número: 6

Cor(es): violeta, turquesa.

Pedra(s): albita.

Palavras-chave/Natureza expressiva: caráter altruísta e acolhedor; espírito de vanguarda; segurança íntima de procedimento.

Dafne

Na mitologia grega, filha do rio Peneu e de Géia transformada em *loureiro* por sua mãe quando fugia de Apolo. Do grego *Dáphne*, através do latim *Daphne*, sign. "**o loureiro**".

Variante(s): Dáfine (*português*); Dafne (*espanhol, italiano*); Daphné (*francês*); Daphne (*italiano, inglês, húngaro, latim*).

Número: 3

Cor(es): verde, rosa.

Pedra(s): hidenita.

Palavras-chave/Natureza expressiva: fidelidade; facilidade para fazer amigos; senso de direcionamento na vida.

Dagmar

Hibridismo formado do sueco *dag* (dia) e do germânico *mar* (glória), sign. "**glória do dia**". Nome do gênero masculino na Escandinávia; no Brasil é feminino. Não confundir com *Dagomar*. **Ver Dagomar.**

Variante(s): Dagmara (*português, inglês*).

Número: 8

Cor(es): laranja.

Pedra(s): calcita laranja.

Palavras-chave/Natureza expressiva: integridade; fidalguia; tranqüilidade emocional.

Daiane

Tradução fonética do inglês *Diane*, o mesmo que *Diana*. **Ver Diana.**

Número: 7

Cor(es): magenta.

Pedra(s): cristal de quartzo.

Palavras-chave/Natureza expressiva: amor-próprio; espírito centrado e atencioso; gosta de cuidar dos outros.

Dalce

Feminino de *Dálcio*, e este variante de *Dalmácio*. **Ver Dálcio.**

Variante(s): Dálcia (*português*).

Número: 7

Cor(es): violeta.

Pedra(s): charoíta.

Palavras-chave/Natureza expressiva: espírito visionário e progressista; mente ágil e elástica.

Dálcia

O mesmo que *Dalce*. **Ver Dalce.**

Número: 3

Cor(es): verde, rosa.

Pedra(s): crisoberilo.

Palavras-chave/Natureza expressiva: sinceridade; satisfação; profissões relacionadas a disciplinas físicas e/ou espirituais.

Dália

Do nome de uma flor, latinizado em homenagem ao botânico sueco A. Dahl. Nomes em *Dal* e *Dale* são muito comuns na Escandinávia. O nórdico antigo *darl* e os antigos sueco e dinamarquês *dal* têm o significado de "vale". *Dália* traduz-se por "**do vale**". Equivale a *Glenda*. **Ver Glenda.**

Variante(s): Dalia (*espanhol, francês*); Dahlia (*francês, inglês, latim*); Daliah (*inglês*).

Número: 9

Cor(es): amarelo, violeta.

Pedra(s): âmbar.

Palavras-chave/Natureza expressiva: alegria; carisma; interesse pelo conhecimento.

Dalila

Do semítico *Delilah*, de *Di* (grande) e *lilah* (noite), sign. "**a grande noite**". Em hebraico *lilah* é coruja e também *Lua*, palavras relacionadas com a noite. Em virtude da lenda bíblica relacionada a Sansão e Dalila, este nome passou a simbolizar a *influência negativa de uma mulher sobre um homem forte*. **Ver Laila.**

Variante(s): Dalila (*espanhol*); Dàlila (*italiano*); Dahlila (*inglês, latim*); Delila (*alemão*).

Número: 3

Cor(es): verde, rosa.

Pedra(s): apatita verde.

Palavras-chave/Natureza expressiva: caráter afetuoso, maternal; obstinação; talento para inovar.

Dalina

Forma aferética de *Idalina*. **Ver Idalina.**

Número: 5

Cor(es): rosa.

Pedra(s): rubi.

Palavras-chave/Natureza expressiva: auto-aceitação; probidade; compaixão.

Dalma

Feminino de *Dalmo*. **Ver Dalmo.**

Variante(s): Delmácia (*português*); Dalmatie (*francês*).

Número: 4

Cor(es): branco, verde.

Pedra(s): crisoprásio.

Palavras-chave/Natureza expressiva: equilíbrio entre razão e emoção; senso de direcionamento na vida; senso de autovalorização.

Dalmácia

Forma relativa de *Dalma*, sign. "**de (pertencente a; da natureza de) Dalma**". **Ver Dalma.**

Número: 8

Cor(es): laranja.

Pedra(s): calcita laranja.

Palavras-chave/Natureza expressiva: bondade; paciência; capacidade de antever o futuro.

Dalva

Nome derivado de *d'alva*, contração de *da alva*, lit. "**da aurora; da manhã**", ligado ao latim *albus, a, um* (claro, branco, brilhante).

Número: 4

Cor(es): branco, verde.

Pedra(s): calcita verde.

Palavras-chave/Natureza expressiva: gosto pelo "novo"; afeição; bom humor.

Dalvina

Forma relativa de *Dalva*, sign. "**de (pertencente a; da natureza de) Dalva**". **Ver Dalva.**

Número: 9

Cor(es): vermelho, verde.

Pedra(s): ágata verde.

Palavras-chave/Natureza expressiva: retidão; visão justa; gosto pelos detalhes.

Damásia

Feminino de *Damásio*. **Ver Damásio.**

Número: 3

Cor(es): verde, rosa.

Pedra(s): quartzo verde.

Palavras-chave/Natureza expressiva: talento para escrever; prudência; domínio sobre as emoções.

Damiana

Feminino de *Damião*. Nome pelo qual também eram designadas as clarissas, em virtude de Santa Clara ter vivido no mosteiro de S. Damião. **Ver Damião.**

Número: 7

Cor(es): magenta.

Pedra(s): fluorita.

Palavras-chave/Natureza expressiva: coração sábio; imaginação criativa; entrega total a tudo o que faz.

Danaé

Na mitologia grega, filha de Acrísio, rei de Argos, e de Eurídice. Nome originário do grego *Danáe*, através do latim *Danae*. 1) De *dános*, sign. "**a que empresta**" ou de 2) *danaós*, sign. "**a que julga**".

Variante(s): Dànae (*italiano*); Danae (*inglês, latim*).

Número: 7

Cor(es): violeta.

Pedra(s): iolita.

Palavras-chave/Natureza expressiva: autoconfiança; sintonia com o plano divino; poder de influenciar os outros positivamente.

Danaíde

Do grego *Danaís* mais a partícula *ides* (filho), sign. "**filha (descendente) de Danao**". **Ver Danaís.**

Número: 11

Cor(es): vermelho, azul.

Pedra(s): celestita.

Palavras-chave/Natureza expressiva: gosto pelo original; contato com o Eu Superior; bondade; autoconfiança.

Danaís

Do grego *Danais*. O nome está relacionado a *Danao* (Danaus), isto é, os gregos.

Número: 3

Cor(es): verde, rosa.

Pedra(s): crisoprásio.

Palavras-chave/Natureza expressiva: equanimidade; piedade; amor à liberdade.

Dânia

Do inglês *Dania*, feminino de *Dan*, e este hipocorístico de *Daniel*. **Ver Daniela.**

Variante(s): Danya (*inglês*).

Número: 2

Cor(es): azul, rosa.

Pedra(s): morganita.

Palavras-chave/Natureza expressiva: autocontrole; capacidade de nutrir a si mesmo e ao outro; busca da harmonia.

Daniela

Feminino de *Daniel*. *Daniele* tem a influência do francês *Danielle*. Nome que no Brasil se tornou muito popular na década de 1970. **Ver Daniel.**

Variante(s): Daniele (*português*); Danièle (*italiano*); Danielle (*francês*); Danella, Danelle (*francês, inglês*).

Número: 1

Cor(es): verde, vermelho.

Pedra(s): heliotrópio.

Palavras-chave/Natureza expressiva: carisma; cordialidade; capacidade de realização.

Danísia

Forma relativa de *Dani*, e este hipocorístico de *Daniela*, com influência do inglês *Danny*, sign. "**de (pertencente a; da natureza de) Dani**". **Ver Daniela.**

Número: 3

Cor(es): azul, vermelho.

Pedra(s): jaspe vermelho.

Palavras-chave/Natureza expressiva: dom da palavra; preocupação com "qualidade de vida"; aptidões literárias.

Darci

Nome que no Brasil é comum a ambos os sexos. **Ver Darci**, na seção "Nomes Masculinos".

Variante(s): Derci, Dercy (*português*); Darcy (*português, francês, inglês*).

Número: 8

Cor(es): laranja.

Pedra(s): coral.

Palavras-chave/Natureza expressiva: positivismo; independência emocional; amor ao próximo.

Darcília

Forma relativa de *Darci*, sign. "**de (pertencente a; da natureza de) Darci**". **Ver Darci.**

Número: 3

Cor(es): violeta, ouro.

Pedra(s): olho-de-tigre.

Palavras-chave/Natureza expressiva: interesse pela espiritualidade; integridade; busca do autoconhecimento.

Daria

Feminino de *Dario*. **Ver Dario.**

Número: 6

Cor(es): violeta, turquesa.

Pedra(s): amazonita.

Palavras-chave/Natureza expressiva: diligência; comunicação inspirada pela intuição; senso de retidão, de integridade.

Darlene

Do anglo-saxão *Darleen*, *Darlene*, de *darling*, sign. "**querida; amada**".

Variante(s): Darla, Darleen, Darlene, Darline (*inglês*).

Número: 5

Cor(es): azul royal, amarelo-ouro.

Pedra(s): cianita.

Palavras-chave/Natureza expressiva: dom do aconselhamento; perspicácia; contentamento.

Dáucia

Feminino de *Dáucio*. **Ver Dáucio.**

Número: 3

Cor(es): verde, rosa.

Pedra(s): crisocola.

Palavras-chave/Natureza expressiva: benevolência; sabedoria; sinceridade.

Davina

Feminino escocês de *Davi*, nome encontrado pela primeira vez no séc. XVII. **Ver Davi**, **Aimée**, **Amata** e **Filomena.**

Número: 6

Cor(es): violeta, turquesa.

Pedra(s): angelita.

Palavras-chave/Natureza expressiva: simplicidade; receptividade; personalidade antenada com o novo.

Débora

No A.T., profetisa e juíza de Israel (séc. XIII a.C.), pertencente à tribo de Efraim. Nome originário do hebraico *Debhoráh*, sign. "**abelha**". *Dbure* (Débora) origina-se da mesma raiz *d-b-r*, traduzida também por "**palavra**".

Variante(s): Dévora (*português*); Débora (*espanhol*); Dèbora (*italiano*); Déborah (*francês*); Debera, Deborah, Debra, Debrah, Devra (*inglês*).

Número: 9

Cor(es): vermelho, verde.

Pedra(s): jade.

Palavras-chave/Natureza expressiva: predomínio dos sentimentos e das emoções sobre a mente; religiosidade; vigor.

Déia

Do latim *dea*, sign. "**deusa**". Equivale a *Diana*. **Ver Diana.**

Variante(s): Déa (*português*); Dea (*espanhol*, *italiano*).

Número: 1

Cor(es): vermelho, violeta.

Pedra(s): magnetita.

Palavras-chave/Natureza expressiva: pertinácia; satisfação interior; perfeccionismo em tudo o que faz.

Deise

Do inglês *Daisy*, e este do inglês antigo *daeges ege*, *daeges eage*, inglês médio *daies*, lit. "**olho do dia**". Nome de uma flor assim denominada porque se abre pela manhã.

Variante(s): Daise, Deisi, Deisy (*português*); Daisy (inglês).

Número: 6

Cor(es): violeta, turquesa.

Pedra(s): sílica gema.

Palavras-chave/Natureza expressiva: cautela; conexão com o divino; prontidão para ouvir o outro.

Dejanira

Na mitologia grega, Djanira envia ao companheiro Hércules a túnica oferecida pelo centauro Nesso. Ao vesti-la, o herói sente dores tão atrozes que, no auge do desespero, vê-se impelido a atirar-se em uma fogueira. 1) O nome origina-se do grego *Deiáneira*, de *deís* (tocha) e *anér* (homem), sign. "**a que queima os homens (maridos)**"; 2) No sentido figurado, tocha significa *combate*, daí o outro sentido: "**a que combate contra os homens**".

Variante(s): Djanira (*português*); Dejanira, Deyanira (*espanhol*); Deianira (*italiano*).

Número: 8

Cor(es): rosa, violeta.

Pedra(s): turmalina rosa.

Palavras-chave/Natureza expressiva: intuição; dom da cura; amor pelas aventuras.

Delfina

Feminino de *Delfim*, *Delfino*. **Ver Delfim**.

Santa(s): S. Delfina de Signe, festejada em 9 de dezembro.

Variante(s): Dalfina (*português*); Delfína (*espanhol*); Delfina (*italiano*); Delphine (*francês*).

Número: 6

Cor(es): azul royal, turquesa.

Pedra(s): azurita.

Palavras-chave/Natureza expressiva: caráter jovial; pacífico e fraterno.

Délia

Feminino de *Délio*. **Ver Délio**.

Variante(s): Delia (*espanhol, inglês*); Délia (*italiano*).

Número: 4

Cor(es): turquesa, violeta.

Pedra(s): cianita.

Palavras-chave/Natureza expressiva: sabedoria ancestral; autenticidade; boa noção de espaço-tempo.

Delma

Feminino de *Delmo*. **Ver Delmo**.

Número: 8

Cor(es): verde, violeta.

Pedra(s): calcita verde.

Palavras-chave/Natureza expressiva: emotividade; fraternidade; independência.

Delmira

Feminino de *Delmiro*. **Ver Delmiro**.

Número: 8

Cor(es): rosa, violeta.

Pedra(s): rubilita.

Palavras-chave/Natureza expressiva: coração aberto para o amor; estima; humor sensível.

Delora

Do inglês *Delora*, o mesmo que *Dolores*. **Ver Dolores**.

Número: 1

Cor(es): verde, vermelho.

Pedra(s): heliotrópio.

Palavras-chave/Natureza expressiva: solidariedade; temperamento aguerrido; espírito empreendedor.

Denise

Do francês *Denise*, e este feminino de *Dênis*. Na Inglaterra, o nome surgiu no séc. XII, tornando-se muito popular nesse país. Foi encontrada uma variante, *Dionis*, no início do séc. XVII, provavelmente um hipocorístico de *Dionysia*. Após cair em desuso, o nome foi redivivo no séc. XVIII. **Ver Dênis**.

Variante(s): Dinisa, Dionísia (*português*); Denisa, Denisse (*espanhol*); Denise (*francês*); Denice, Denyse, Deonycia, Dionise, Dionycia (*inglês*); Dionis (*inglês antigo*).

Número: 11

Cor(es): vermelho, azul.

Pedra(s): quartzo azul.

Palavras-chave/Natureza expressiva: senso comunitário; altruísmo; gosto pela singularidade.

Dercy

O mesmo que *Darci*. **Ver Darci**.

Número: 1

Cor(es): verde, vermelho.

Pedra(s): hematita.

Palavras-chave/Natureza expressiva: idealismo; mente analítica; espírito de liderança.

Derly

Modificação do inglês antigo *Darly*. Como *Darly*, nome no Brasil comum a ambos os sexos. **Ver Darley** na seção "Nomes Masculinos".

Número: 1

Cor(es): verde, vermelho.

Pedra(s): granada.

Palavras-chave/Natureza expressiva: disciplina; eficácia; sucesso.

Desirée

Do francês *Desirée*, e este do latim *desiderata*, lit. "**a desejada**". **Ver Desiderato** e **Desidério.**

Variante(s): Desiderata (*português*); Desirée (*grego*).

Número: 11

Cor(es): violeta, verde.

Pedra(s): calcita verde.

Palavras-chave/Natureza expressiva: naturalidade; amorosidade; espírito "nômade".

Diana

Na mitologia grega, deusa da caça e da luz serena, a mais pura e casta entre as imortais. Origina-se do latim *Diana*, de *dius*, lit. "**divina**". Na Inglaterra, o nome foi encontrado no séc. XVI, caindo no gosto popular no período renascentista. Ainda hoje é muito comum na Inglaterra e nos Estados Unidos. **Ver Artêmis** e **Dioniso.**

Santa(s): S. Diana, festejada em 10 de junho.

Variante(s): Diana (*espanhol, italiano, francês, alemão*); Diane (*francês, inglês*); Deana, Deanna, Deanne, Diahnne, Dianna, Dianne, Dyana, Dyane, Dyanna (*inglês*).

Número: 2

Cor(es): azul, rosa.

Pedra(s): topázio azul.

Palavras-chave/Natureza expressiva: intuição; comunicação; contato com outras dimensões.

Dília

Hipocorístico de *Odília*. **Ver Odília.**

Masculino(s): Dílio.

Número: 8

Cor(es): laranja.

Pedra(s): opala de fogo.

Palavras-chave/Natureza expressiva: criatividade; ligação profunda com a alma; poder de decisão.

Dilma

Nome moderno, criado com base no modelo *Delma*. **Ver Delma.**

Número: 3

Cor(es): verde, rosa.

Pedra(s): turquesa.

Palavras-chave/Natureza expressiva: fé; paz interior; dom de convencer.

Dilsa

Feminino de *Dílson*. **Ver Dílson.**

Variante(s): Dilza (*português*).

Número: 9

Cor(es): amarelo, violeta.

Pedra(s): ametrino.

Palavras-chave/Natureza expressiva: vocação para o ensino; humildade; humanitarismo.

Dina

Feminino de *Dino*. **Ver Dino.**

Número: 1

Cor(es): vermelho, violeta.

Pedra(s): quartzo vermelho.

Palavras-chave/Natureza expressiva: alegria; vontade férrea; doação incondicional.

Diná

O mesmo que *Dinah*. **Ver Dinah.**

Número: 1

Cor(es): vermelho, violeta.

Pedra(s): magnetita.

Palavras-chave/Natureza expressiva: alegria; vontade férrea; doação incondicional.

Dinah

No A.T., filha de Jacó e Lia, cuja história é contada em Gênesis. Nome originário do hebraico *Dinah*, sign. "**juízo, julgamento**". Na Inglaterra, o nome foi equivocadamente confundido com *Diana* e tornou-se o preferido das classes trabalhadoras do final do séc. XIX.

Variante(s): Diná (*português*).

Número: 9

Cor(es): vermelho, verde.

Pedra(s): quartzo verde.

Palavras-chave/Natureza expressiva: amor à justiça e à verdade; mentalidade prática; coragem para enfrentar desafios e mudanças.

Dinéia

Hipocorístico de nomes terminados em *dinéia*, como *Claudinéia*.

Número: 6

Cor(es): azul royal, turquesa.

Pedra(s): quartzo azul.

Palavras-chave/Natureza expressiva: sagacidade; gentileza; talento para as artes.

Dinorá

Do hebraico *Daniaran*, sign. "**da floresta (da tribo) de Dan**".

Número: 7

Cor(es): rosa, turquesa.

Pedra(s): cobaltocalcita.

Palavras-chave/Natureza expressiva: harmonia interior; personalidade calorosa e carismática.

Dione

O mesmo que *Dioni*. Na mitologia grega, filha de Oceano e de Tétis, foi amada por Zeus, com quem gerou Vênus. **Ver Dioni.**

Santa(s): S. Dione, festejada em 6 de julho.

Variante(s): Dioni, Edione (*português*); Diòne (*italiano*); Dioné (*francês*); Diona, Dione, Dionne (*inglês*).

Número: 11

Cor(es): vermelho, azul.

Pedra(s): ágata azul rendada.

Palavras-chave/Natureza expressiva: superação das limitações; determinação; espontaneidade; estima.

Dionéia

Cognome de *Vênus*, deusa grega nascida da união de Zeus e Dione. Significa "**filha (descendente) de Dione**". **Ver Dione.**

Número: 3

Cor(es): violeta, ouro.

Pedra(s): pirita.

Palavras-chave/Natureza expressiva: modéstia; percepção espiritual; dom do aconselhamento.

Dioni

Hipocorístico de *Dionisa*, *Dionise* e *Dionísia*, e estes o mesmo que *Denise*. A variante *Dionis* foi encontrada em 1604, na Inglaterra. **Ver Dionisa** e **Denise.**

Número: 6

Cor(es): azul royal, turquesa.

Pedra(s): turmalina azul.

Palavras-chave/Natureza expressiva: amabilidade; inteligência privilegiada; leveza de espírito.

Dionisa

Feminino de *Dioniso*. **Ver Dioniso.**

Variante(s): Dionise (*português*).

Número: 8

Cor(es): rosa, violeta.

Pedra(s): fluorita.

Palavras-chave/Natureza expressiva: espírito gentil e altruísta, dono de uma sabedoria profunda e instintiva.

Dionísia

Feminino de *Dionísio*. **Ver Dionísio.**

Santa(s): S. Dionísia, festejada em 12 de dezembro (há três santas com este nome).

Número: 8

Cor(es): violeta, azul-claro.

Pedra(s): fluorita.

Palavras-chave/Natureza expressiva: solidariedade; criatividade; sabe manter o equilíbrio entre a razão e a emoção.

Dirce

Na mitologia grega, filha de Hélios e mulher de Licos, rei de Tebas. Por vingança de Anfião e Zetos, foi presa aos cornos de um touro bravio, que a despedaçou. Mais tarde foi transformada em fonte. Do grego *Dírke*, de *dírkos*, sign. "**pinha; ananás**".

Variante(s): Dirce (*espanhol, italiano, latim*); Dircé (*francês*); Dyrce (*inglês*).

Número: 3

Cor(es): azul, vermelho.

Pedra(s): água-marinha.

Palavras-chave/Natureza expressiva: dom da comunicação; idealismo; sensitividade.

Diva

Do latim *diva*, sign. "**deusa; divindade**". Por extensão, "**beldade; mulher formosa**". Nome que na Itália é usado como epíteto de cantoras famosas. **Ver Diana** e **Dione**.

Número: 9

Cor(es): amarelo, violeta.

Pedra(s): calcita amarela.

Palavras-chave/Natureza expressiva: emotividade; busca do equilíbrio interno; religiosidade.

Divana

Forma relativa de *Diva*, sign. "**de (pertencente a; da natureza de) Diva**". **Ver Diva.**

Número: 6

Cor(es): violeta, turquesa.

Pedra(s): ajoíta.

Palavras-chave/Natureza expressiva: inventividade; dom da oratória; interesse pela mídia.

Dolores

Do espanhol *Dolores*, de *dolores*, lit. "**dores**". O nome originariamente esteve ligado a *Maria de Dolores* (Maria das Dores), título atributivo da Virgem Maria.

Variante(s): Dolores (*espanhol*); Dolòres (*italiano*); Dolorés (*francês*); Delora, Delores, Deloris (*inglês*).

Número: 7

Cor(es): rosa, turquesa.

Pedra(s): rodocrosita.

Palavras-chave/Natureza expressiva: força; fraternidade; personalidade auto-suficiente.

Domênica

Do latim *Dominica*, feminino de *Domênico*. Nome de origem religiosa, usado na Inglaterra apenas pelos católicos. **Ver Domênico.**

Variante(s): Domingas (*português*); Domínica (*português, espanhol*); Dominga (*espanhol*); Domenica (*italiano*); Dominique (*francês*); Dominica (*inglês, latim*).

Número: 1

Cor(es): violeta, azul.

Pedra(s): ajoíta.

Palavras-chave/Natureza expressiva: eficiência e sucesso pessoal; disciplina.

Domitila

Do latim *Domitilla*, diminutivo de *Domicia*, e este feminino de *Domício*. Entre os antigos romanos foi adotado como sobrenome. **Ver Domício.**

Masculino(s): Domitilo.

Variante(s): Domicila (*português*); Domitila (*espanhol*); Domitille (*francês*).

Número: 11

Cor(es): violeta, verde.

Pedra(s): jade.

Palavras-chave/Natureza expressiva: espiritualidade; caráter afável e fraterno.

Donata

Feminino de *Donato*. **Ver Donato.**

Santa(s): S. Donata, festejada em 17 de julho (há duas santas com este nome).

Variante(s): Donatela (*português*); Donatila (*espanhol*); Donatella (*italiano*).

Número: 1

Cor(es): vermelho, violeta.

Pedra(s): granada.

Palavras-chave/Natureza expressiva: positividade; realização; espírito empreendedor.

Dora

Nome com três étimos. 1) Do grego *dôron*, lit. "**dádiva; presente**"; 2) Hipocorístico de nomes começados ou terminados em *dora*, como *Doralice*, *Teodora*, etc.; 3) Na Inglaterra, hipocorístico de *Dorotéia*, nome que se tornou independente no começo do séc. XIX. **Ver Dóris (2ª acepção).**

Variante(s): Dora (*espanhol, italiano, francês, inglês*).

Número: 2

Cor(es): azul, rosa.

Pedra(s): larimar.

Palavras-chave/Natureza expressiva: busca da harmonia; sensibilidade estética; equilíbrio mental-emocional.

Doralice

Combinação de *Dora* e *Alice*. Apareceu pela primeira vez em *Orlando Furioso*, de Ariosto, como o nome de uma filha do rei Estordilano. **Ver Alice** e **Dora.**

Número: 4

Cor(es): vermelho, ouro.

Pedra(s): calcita dente-de-leão.

Palavras-chave/Natureza expressiva: autoconfiança; entusiasmo; energia; firmeza.

Dorene

Do inglês, o mesmo que *Dorina*. **Ver Dorina.**

Número: 7

Cor(es): rosa, turquesa.

Pedra(s): turmalina rosa.

Palavras-chave/Natureza expressiva: humildade; confiança em si mesmo; aprecia cuidar dos outros e dos animais.

Dorina

Do gaélico *Doirean*, através do inglês *Doreen*, e este, adaptação do inglês *Dorothy* (Dorotéia). Nome que se tornou usual na Inglaterra no início do séc. XX. No antigo teatro francês, *Dorina* era nome atribuído às criadas intrigantes. **Ver Dolores.**

Variante(s): Dorine (*português*); Dorina (*italiano*); Doreen, Dorene (*inglês*); Doirean (*gaélico*).

Número: 7

Cor(es): rosa, turquesa.

Pedra(s): rodocrosita.

Palavras-chave/Natureza expressiva: coração aberto; paixão pela vida; equilíbrio entre os aspectos masculino e feminino.

Dorinda

Neologismo surgido em *Beaux's Stratagem*, obra de Georges Farquhar publicada na Inglaterra em 1707, calcado em *Dora* e baseado nos modelos *Belinda*, *Clarinda* etc.

Variante(s): Doralinda (*português*); Dorinda (*italiano*).

Número: 11

Cor(es): violeta, verde.

Pedra(s): crisopásio.

Palavras-chave/Natureza expressiva: diligência; respeito pelas diferenças; comunica-se com sinceridade.

Dóris

Nome com dois étimos. Na mitologia grega, filha de Oceano e Tétis, tornou-se esposa de Nereu, seu irmão, de quem teve cinqüenta ninfas, denominadas nereidas. 1) Do grego *Doris*, de *Dorus*, o legendário ancestral dos dorianos. Significa "**a dória**". Foi empregado pelos poetas latinos para designar *o mar*; 2) Em alemão é hipocorístico de *Dorotéia*. **Ver Dora (3ª acepção)** e **Dorotéia.**

Variante(s): Doris (*espanhol*, *francês*, *inglês*); Dòris (*italiano*).

Número: 11

Cor(es): vermelho, azul.

Pedra(s): água-marinha.

Palavras-chave/Natureza expressiva: aspira ao melhor para a humanidade; equilíbrio entre espírito e matéria; constituição física vigorosa.

Dorita

Diminutivo de *Dóris*. **Ver Dóris.**

Número: 4

Cor(es): verde, amarelo-ouro.

Pedra(s): esmeralda.

Palavras-chave/Natureza expressiva: graça; sabedoria; prazer de ligar-se à natureza.

Dorotéia

Inversão do grego *Teodora*, e este de *theós* (Deus) e *dôron* (presente, dádiva), sign. "**presente (dádiva de Deus)**". Em Portugal, apareceu em obra datada de 1157, na forma *Dorottea*. Na Inglaterra, surgiu em fins do séc. XV (1494), na forma *Dorothy*, tornando-se muito popular na segunda metade do séc. XVI.

Santa(s): S. Dorotéia, festejada em 3 de setembro (há três santas com este nome).

Masculino(s): Doroteo, Doroteu.

Variante(s): Dorottea (*português antigo*); Dordéia, Dórdia (*português*); Dorotea (*espanhol*); Dorotèa (*italiano*); Dorothée (*francês*); Dorothea (*inglês*).

Número: 6

Cor(es): amarelo.

Pedra(s): citrino.

Palavras-chave/Natureza expressiva: prosperidade; contentamento; ânimo sereno.

Drusa

Feminino de *Druso*. **Ver Druso**.

Número: 9

Cor(es): amarelo, violeta.

Pedra(s): tempt stone.

Palavras-chave/Natureza expressiva: carisma; valentia; talento inventivo.

Drusila

Forma relativa de *Drusa*, sign.“**de (pertencente a; da natureza de) Drusa**”. **Ver Drusa**.

Variante(s): Drusilla (*italiano, inglês, latim*).

Número: 3

Cor(es): azul, vermelho.

Pedra(s): quartzo azul.

Palavras-chave/Natureza expressiva: constância; sensibilidade aguçada; intuição.

Duína

Nome de origem toponímica. De *Duina*, nome de um rio da Rússia calcado em *dwina* (duplo). Significa “**rio de duas nascentes**”, referindo-se a alguém que nasceu ou morou junto a um rio com essa característica.

Masculino(s): Duíno (*português*).

Número: 4

Cor(es): amarelo, rosa.

Pedra(s): coral.

Palavras-chave/Natureza expressiva: contentamento; amor ao próximo; facilidade para transmitir o conhecimento.

Dulce

Dulce, do latim *dulcis* (doce), através do espanhol *Dulce*, na acepção de “**mulher muito doce, muito amável; mulher branda, de bom gênio**”. Na Inglaterra, nome que na forma *Dowse* tornou-se popular durante a Idade Média. Mais tarde foi latinizado *Dulcia.*

Variante(s): Dúlcia (*português*); Dulce (*espanhol*); Douce (*francês*); Dulcia, Dulcy (*inglês*).

Número: 9

Cor(es): amarelo, violeta.

Pedra(s): apatita amarela.

Palavras-chave/Natureza expressiva: acuidade intelectual; imaginação criativa; expansividade.

Dulciana

Forma relativa de *Dulce*, sign “**de (pertencente a; da natureza de) Dulce**”. **Ver Dulce**.

Masculino(s): Dulciano.

Variante(s): Dulciana (*inglês*).

Número: 11

Cor(es): vermelho, azul.

Pedra(s): albita.

Palavras-chave/Natureza expressiva: individualismo; discernimento espiritual; desapego emocional.

Dulcina

Forma relativa de *Dulce*, originária do francês *Doucin*, sign. “**de (pertencente a; da natureza de) Dulce**”. **Ver Dulce**.

Masculino(s): Dulcino.

Variante(s): Delcine, Dolcina, Dulcine (*inglês*).

Número: 1

Cor(es): verde, vermelho.

Pedra(s): quartzo olho-de-tigre.

Palavras-chave/Natureza expressiva: dom da cura; amor aos detalhes; mente analítica; espírito virtuoso.

Dulcinéia

Do espanhol *Dulcinea*, nome calcado em *Dulce*, criado por Cervantes para seu *Dom Quixote*. **Ver Dulce.**

Variante(s): Dulcinéa (*português*); Dulcinea (*espanhol*).

Número: 6

Cor(es): amarelo.

Pedra(s): apatita amarela.

Palavras-chave/Natureza expressiva: perspicápia; desinibição; plenitude.

E

Ecila

Anagrama de *Alice*. **Ver Alice.**

Número: 3

Cor(es): verde, rosa.

Pedra(s): apatita verde.

Palavras-chave/Natureza expressiva: decisão; interesse pela ecologia; talento literário.

Eda

Nome com dois étimos. Não confundir com *Heda*. 1) Do antigo nórdico *Edda*, proveniente de *ódhr*. Originariamente o nome significava "**bisavô**" e foi atribuído à coleção de tradições místicas nórdicas, com uma nova acepção de "**espírito; alma; canção; poesia**", reunidas por Snorri Sturbson numa obra intitulada *Edda*; 2) Do inglês *Eda*, *Ede*, forma obsoleta de *Edith*. **Ver Enida, Gina (1ª acepção)** e **Edite.**

Santa(s): S. Eda, festejada em 9 de abril.

Variante(s): Edda (*italiano*, *inglês*, *antigo nórdico*); Eda (*inglês*).

Número: 1

Cor(es): verde.

Pedra(s): quartzo verde.

Palavras-chave/Natureza expressiva: autoconfiança; simpatia; segurança emocional.

Edana

Do nome de uma santa irlandesa do séc. VI, originário do gaélico *Aiden*, *Eideann*, sign. "**ígnea; fogosa; ardente**".

Santa(s): S. Edana, festejada em 5 de julho.

Número: 7

Cor(es): violeta.

Pedra(s): fluorita.

Palavras-chave/Natureza expressiva: influência positiva sobre os outros; confiança; profundidade de visão.

Edelina

O mesmo que *Adelina*. **Ver Adelina.**

Variante(s): Edeline (*português*).

Número: 5

Cor(es): azul royal, amarelo-ouro.

Pedra(s): topázio imperial.

Palavras-chave/Natureza expressiva: perseverança; cortesia; carisma.

Edelza

Feminino de *Edélson*, *Edelzon*, o mesmo que *Adélson*. **Ver Adélson.**

Número: 8

Cor(es): rosa, violeta.

Pedra(s): ametista.

Palavras-chave/Natureza expressiva: calor humano; valorização de si mesmo; preocupação com o próximo.

Edésia

Do latim *Edesia*, de *edax*, *edacis*, e este de *edere* (comer), sign. "**voraz; ávida; comilona**". Entre os antigos romanos, Edésia era a deusa que presidia as *refeições*.

Masculino(s): Edésio.

Variante(s): Edesia (*latim*).

Número: 7

Cor(es): magenta.

Pedra(s): charoíta.

Palavras-chave/Natureza expressiva: perseverança; facilidade para lidar com os desgostos da vida; apoio aos moribundos.

Edila

Nome com dois étimos. 1) Do germânico *Edila*, o mesmo que *Adélia*; 2) Feminino de *Edilo*. **Ver Adélia** e **Edilo (1ª acepção).**

Variante(s): Edyla (*português*).

Número: 4

Cor(es): amarelo, rosa.

Pedra(s): citrino.

Palavras-chave/Natureza expressiva: determinação; calor humano; perfeccionismo.

Édina

O mesmo que *Edna*, *Ednah*. Não confundir com *Edina*. **Ver Edna.**

Masculino(s): Édino.

Número: 6

Cor(es): violeta, turquesa.

Pedra(s): calcantita.

Palavras-chave/Natureza expressiva: espírito inventivo; dom da comunicação; relacionamentos harmoniosos.

Edina

Feminino de *Edino*. Não confundir com *Édina*. **Ver Edino.**

Número: 6

Cor(es): violeta, turquesa.

Pedra(s): amazonita.

Palavras-chave/Natureza expressiva: fraternidade; interesse pelo desconhecido; temperamento sonhador.

Edione

O mesmo que *Dione*. **Ver Dione.**

Número: 7

Cor(es): rosa, turquesa.

Pedra(s): smithsonita rosa.

Palavras-chave/Natureza expressiva: amorosidade; talento criativo; auto-exame constante.

Edite

Do inglês antigo *Eadgyth*, de *ead* (riqueza, felicidade) e *gyo* (guerra), sign. "**guerreira feliz**". Na Inglaterra, nome que surgiu no séc. X em virtude da popularidade de santa Eadgyth (962-984), filha do rei Edgar, onde se tornou comum durante a Idade Média. **Ver Eda (2ª acepção).**

Santa(s): S. Edite, festejada em 15 de julho (há três santas com este nome).

Variante(s): Edita (*espanhol*); Editta (*italiano*); Edith (*espanhol, italiano, francês, inglês, alemão*); Aldith, Alditha (*francês*); Edyth, Edythe (*inglês*).

Número: 7

Cor(es): magenta.

Pedra(s): sugilita.

Palavras-chave/Natureza expressiva: perfeccionismo; interesse pelo despertar da consciência; facilidade para livrar-se de tristezas do passado.

Edmar

No Brasil, nome comum a ambos os sexos. **Ver Edmar** na seção "Nomes Masculinos".

Número: 5

Cor(es): rosa.

Pedra(s): calcita rosa.

Palavras-chave/Natureza expressiva: coragem; praticidade; otimismo.

Edmara

O mesmo que Edmar. **Ver Edmar** na seção "Nomes Masculinos".

Número: 6

Cor(es): violeta, turquesa.

Pedra(s): celestita.

Palavras-chave/Natureza expressiva: intuição; sabedoria; inteligência emocional.

Edméia

Do francês *Edmée*, o mesmo que *Edmunda*. **Ver Edmunda.**

Variante(s): Edmea (*português*); Edmea (*espanhol*); Edmèa (*italiano*); Edmée (*francês*).

Número: 1

Cor(es): verde, vermelho.

Pedra(s): pedra-do-sol.

Palavras-chave/Natureza expressiva: boa vontade; imparcialidade em julgar; não sacrifica sua opinião à própria conveniência nem à de outrem.

Edmunda

Feminino de *Edmundo*. **Ver Edmundo.**

Número: 8

Cor(es): rosa, violeta.

Pedra(s): diamante.

Palavras-chave/Natureza expressiva: desprendimento; coração voltado para o bem; capacidade para ir até o fundo do problema.

Edna

Do grego *Edná*, e este do hebraico *ednáh*, lit. "**deleite; encanto; alegria**", da mesma raiz de *édhen* (deleite), *adhín* (voluptuoso). Na Inglaterra, o primeiro registro do nome consta de 1860, com o romance *Hopes and Fears*, de C. M. Yonge.

Variante(s): Ednah, Ádina, Adna (*português*); Edana (*espanhol, inglês*); Adina (*italiano*); Adena, Adine, Edna (*inglês*).

Número: 6

Cor(es): branco, violeta.

Pedra(s): topázio incolor.

Palavras-chave/Natureza expressiva: abnegação; superação; dom da cura; autotransformação.

Edil

O mesmo que *Adélia*. **Ver Adélia.**

Número: 3

Cor(es): verde.

Pedra(s): crisoprásio.

Palavras-chave/Natureza expressiva: arrebatamento; lealdade aos ideais que defende; capacidade para captar o lado divertido da vida.

Edinéia

Feminino de *Ednei*. **Ver Ednei.**

Variante(s): Ednéa, Ednéia (*português*).

Número: 11

Cor(es): violeta, verde.

Pedra(s): quartzo verde.

Palavras-chave/Natureza expressiva: justiça; integridade; franqueza.

Eduíge

Do germânico *Hadwig*, alemão *Hedwig*, compostos de *hadu* e *wig*, dois termos designativos de disputa, rivalidade, luta, competição, guerra, que atribuem ao nome o significado de "**a guerreira**". **Ver Edite.**

Santa(s): S. Edviges, festejada em 16 de outubro (há duas santas com este nome).

Variante(s): Aduíges, Advige, Adviges, Eduíges, Edviges, Edwuiges, Hedviges (*português*); Hedvige (*português, francês*); Edvìge (*italiano*); Edwige, Hedwige (*francês*); Hedwig (*inglês, alemão*).

Número: 6

Cor(es): azul royal, turquesa.

Pedra(s): apatita azul.

Palavras-chave/Natureza expressiva: cordialidade; desinibição; engenhosidade.

Eduína

Feminino de *Eduíno*. **Ver Eduíno.**

Variante(s): Edivina (*português*); Edvina (*português, espanhol*); Edwina (*inglês*).

Número: 9

Cor(es): vermelho, verde.

Pedra(s): quartzo verde.

Palavras-chave/Natureza expressiva: coração aberto; generosidade; lealdade aos princípios em que acredita.

Egídia

Feminino de *Egídio*. *Egide* é uma variante erudita rara do masculino *Egídio* (Gille, Gilles), usada como prenome na região francesa de Yvetot. No Brasil *Egide* apareceu como feminino, contudo é um nome que pode ser comum a ambos os sexos. **Ver Egídio.**

Variante(s): Egide (*francês*).

Número: 8

Cor(es): rosa, violeta.

Pedra(s): halita violeta.

Palavras-chave/Natureza expressiva: sagacidade; emotividade; decisão.

Eglantina

Do latim *aculenta*, através do francês antigo *aiglente*, sign. "**espinhosa**". "**Roseira brava**". O nome foi encontrado na Inglaterra, em 1213. **Ver Sabrina.**

Variante(s): Eglantina (*espanhol, inglês antigo*); Eglantine (*francês, inglês*).

Número: 11

Cor(es): violeta, verde.

Pedra(s): apatita verde.

Palavras-chave/Natureza expressiva: senso comunitário; sentimentos altruístas.

Eidil

Do germânico *edili*, sign. "**fidalga; nobre**". Não confundir com *Aidil* e *Edil*. **Ver Aidil** e **Edil**.

Número: 3

Cor(es): vermelho, azul.

Pedra(s): topázio azul.

Palavras-chave/Natureza expressiva: expressão criativa; personalidade centrada; sensibilidade para perceber o que os outros não vêem.

Elaine

Variante de *Helaine*, e este o mesmo que *Helena*. É uma variante originária do francês antigo, que ocorre nas canções de gesta e na *Morte d'Artur*, de Malory. Foi o nome da mãe de Galahad, popularizado por Tennyson em *Idylls of the King* (1859). **Ver Helena.**

Variante(s): Helaine (*português*); Elaine (*francês, inglês*); Hélain (*francês*); Elain, Elaina, Elane, Elayne, Helayne (*inglês*).

Número: 1

Cor(es): verde, vermelho.

Pedra(s): hematita.

Palavras-chave/Natureza expressiva: vanguardismo; busca da perfeição no desempenho das tarefas do cotidiano.

Elba

Nome com dois étimos. 1) Do nome de uma ilha européia, latim *Ilva*, e este do grego *Iloua*, lit. "**floresta**"; 2) Do *gaélico Eubha*, o mesmo que *Eva*. **Ver Eva.**

Variante(s): Helba, Ilva (*português*); Elba (*espanhol, holandês*); Elbe (*francês, alemão*).

Número: 11

Cor(es): branco, rosa.

Pedra(s): rodocrosita.

Palavras-chave/Natureza expressiva: espírito amoroso e jovial; busca da transcendência.

Elce

Feminino de *Élcio*. **Ver Élcio.**

Número: 7

Cor(es): violeta.

Pedra(s): lepidolita.

Palavras-chave/Natureza expressiva: autoconfiança; inclinação para as artes; percepção espiritual.

Elda

Nome com dois étimos. 1) Do hebraico *Elda*, sign. "**Deus chamou**", nome de um hebreu ou de uma tribo hebréia relacionada com Abraão; 2) Hipocorístico de nomes germânicos terminados em *elda*, como *Thursnelda*, *Griselda* etc.

Número: 4

Cor(es): branco, verde.

Pedra(s): ágata musgo.

Palavras-chave/Natureza expressiva: dom de esquecer o passado; suavidade no trato; consciência do lugar que ocupa no mundo.

Eldora

Nome de origem espanhola, abreviação de *Eldorado*, sign. "**o dourado**", referindo-se a uma lendária região situada entre os rios Amazonas e Orinoco.

Número: 1

Cor(es): verde, vermelho.

Pedra(s): smithsonita verde.

Palavras-chave/Natureza expressiva: objetividade; pioneirismo espiritual; alinhamento com a verdade.

Élen

Variante de *Hélen*, o mesmo que *Helena*. Nome muito comum na Irlanda, na variante *Ellen*. Na Inglaterra tornou-se comum entre as classes mais humildes do séc. XIX. **Ver Helena.**

Variante(s): Elleen (*inglês*); Ellen (*inglês, alemão*).

Número: 9

Cor(es): vermelho, verde.

Pedra(s): amazonita.

Palavras-chave/Natureza expressiva: comedimento; integridade; defesa dos humildes.

Eleni

Variante de *Élen*. **Ver Élen.**

Número: 9

Cor(es): amarelo, violeta.

Pedra(s): piromorfita.

Palavras-chave/Natureza expressiva: espírito empreendedor; senso de justiça; objetividade.

Elenir

Variante de *Élen*. O mesmo que *Eleni*, com terminação arbitrária em *r*, como ocorre com muitos nomes criados no Brasil. **Ver Élen.**

Número: 9

Cor(es): violeta, rosa.

Pedra(s): quartzo rosa.

Palavras-chave/Natureza expressiva: inteligência clara e penetrante; busca da perfeição; inclinação para a filosofia.

Eleonora

Do provençal *Aliénor*, variante de *Helen* (Helena). O nome teria sido introduzido na Inglaterra em 1122, através de Eleanor of Aquitaine. **Ver Helena.**

Variante(s): Alienora, Alionor, Eleanora, Elenor, Eleonor, Elianora, Leonor, Leonora (*português, espanhol*); Heleanor (*português, espanhol*); Eleonora (*português, italiano*); Aliénor, Eléonore, Léonor, Léonore (*francês*); Elanor, Eleanore (*inglês*).

Número: 4

Cor(es): vermelho, amarelo-ouro.

Pedra(s): pirita.

Palavras-chave/Natureza expressiva: benevolência; domínio das emoções; gosto pelas novidades.

Elga

Nome com dois étimos. 1) Do escandinavo *Elga*, o mesmo que *Olga*; 2) Do inglês antigo *Ealdgar*, de *eald* (velho) e *geir*, *gar* (lança), sign. "**velha lanceira; lanceira experiente**". **Ver Olga.**

Variante(s) da 1ª acepção: Helga (*português, inglês*); Elga (*espanhol, francês, nórdico*); Helge (*inglês, finlandês*); Helka (*finlandês*).

Número: 7

Cor(es): violeta.

Pedra(s): lepidolita.

Palavras-chave/Natureza expressiva: modéstia; incorruptibilidade; capacidade de tomar decisões.

Eli

Nome comum a ambos os sexos. **Ver Eli** na seção "Nomes Masculinos".

Número: 8

Cor(es): verde, violeta.

Pedra(s): calcita verde.

Palavras-chave/Natureza expressiva: intuição; poder criativo; conexão com a alma.

Eliana

O mesmo que *Eliane*. **Ver Eliane.**

Número: 6

Cor(es): violeta, turquesa.

Pedra(s): fluorita.

Palavras-chave/Natureza expressiva: contentamento; amor à natureza; facilidade para absorver informações.

Eliane

Do latim *Aeliana*, feminino de *Eliano*. **Ver Eliano.**

Variante(s): Eliana, Eliani (*português*); Heliana (*português, espanhol*); Eliana (*espanhol, francês*); Eliàna (*italiano*); Eliane (*francês*); Elianna (*inglês*).

Número: 1

Cor(es): verde, vermelho.

Pedra(s): calcita verde.

Palavras-chave/Natureza expressiva: honestidade; determinação; poder de realização.

Elícia

Feminino de *Elício*. **Ver Elício.**

Número: 3

Cor(es): azul, vermelho.

Pedra(s): sílica gema.

Palavras-chave/Natureza expressiva: sensitividade; equilíbrio; dom da oratória

Élida
Do toponímico grego *Êlis*, *Êlidos*, dórico *Alis*, sign. "**do baixio; do vale**". Nome de residência originário de uma região do Peloponeso junto ao mar Jônico, cuja costa é baixa e arenosa.

Variante(s): Elis (*português*, *inglês*); Elida (*espanhol*).

Número: 4

Cor(es): amarelo, rosa.

Pedra(s): âmbar.

Palavras-chave/Natureza expressiva: aptidões para o ensino; alegria; afetuosidade.

Elídia
Forma relativa de *Élida*, sign. "**de (pertencente a; da natureza de) Élida**". **Ver Élida.**

Número: 4

Cor(es): verde, amarelo-ouro.

Pedra(s): esmeralda.

Palavras-chave/Natureza expressiva: fé; coragem na tomada de decisões; alegria interior.

Eliete
Diminutivo de *Eli*, através do francês *Eliot*, *Eliette*, *Hélyette*. **Ver Eli.**

Variante(s): Heliete (*português*); Elie, Éliet (*francês*).

Número: 11

Cor(es): vermelho, azul.

Pedra(s): calcita azul.

Palavras-chave/Natureza expressiva: desvelo; capacidade de ver os dois lados de uma questão; positividade e sabedoria na tomada de decisões.

Elígia
Feminino de *Elígio*. **Ver Elígio.**

Número: 7

Cor(es): rosa, turquesa.

Pedra(s): morganita.

Palavras-chave/Natureza expressiva: desapego emocional; senso de justiça; disposição para perdoar.

Elina
O mesmo que *Helina*. **Ver Helina.**

Variante(s): Elina (*eslavo*).

Número: 5

Cor(es): rosa.

Pedra(s): rubi.

Palavras-chave/Natureza expressiva: ponderação; desprendimento; busca do crescimento interior.

Elinéia
Nome calcado em *Elina*. **Ver Elina.**

Número: 1

Cor(es): violeta, azul.

Pedra(s): água-marinha.

Palavras-chave/Natureza expressiva: pureza; serenidade mental; capacidade de ir até o âmago da questão.

Elis
Nome com quatro étimos. 1) Variante medieval hebraica de *Elisha* (Eliseu), que no Brasil tornou-se feminino; 2) Do inglês *Ellis*, *Elys*, *Helys*, variante de *Elias*, adotada como feminino no Brasil; 3) De *Aelis*, *Alys*, *Elis*, antiga corruptela inglesa de *Alice*; 4) Do inglês *Elis*, o mesmo que *Élida*. **Ver Eliseu, Elias, Alice** e **Élida.**

Variantes da 2ª acepção: Ellis, Elys, Helys (*inglês*).

Variantes da 3ª acepção: Aelis, Alys, Elis (*inglês antigo*).

Número: 9

Cor(es): amarelo, violeta.

Pedra(s): ametrino.

Palavras-chave/Natureza expressiva: caráter compreensivo e protetor; vivência profunda do amor.

Elisa
Hipocorístico de *Elisabete*. Nome pelo qual algumas vezes era denominada Dido, principalmente em Virgílio. **Ver Elisabete.**

Variante(s): Eliza (*português*, *inglês*, *polonês*); Elisa (*espanhol*, *italiano*, *francês*, *inglês*); Élise (*francês*); Elise, Elisha, Elissa, Elyse, Elyze (*inglês*).

Número: 1

Cor(es): vermelho, violeta.

Pedra(s): apatita azul.

Palavras-chave/Natureza expressiva: idealismo; espírito de liderança; busca da realização profissional.

Elisabete

Do hebraico *Elishebha*, através do latim *Elisabeth*, sign. "**Deus é juramento**". Na Inglaterra, o nome foi encontrado na forma *Elizabeth*, por volta do séc. XIII, mas tornou-se popular somente no final do séc. XV.

Santa(s): S. Elisabete, festejada em 5 de julho (há seis santas com este nome).

Variante(s): Beth, Elisa, Elisabeth, Elisete, Eliseth, Elizabeth, Elizete, Elizeth, Elsa, Élsia, Elza, Élzia, Elzira, Ilsa, Ilza, Isabel, Lisbete, Lisete, Lizete, Lísia (*português*); Elisabeth (*espanhol, inglês, alemão*); Elisabetta (*italiano*).

Número: 6

Cor(es): azul royal, turquesa.

Pedra(s): sílica gema.

Palavras-chave/Natureza expressiva: espontaneidade; inteligência emocional; atração pelo mar.

Eliséia

Feminino de *Eliseu*. **Ver Eliseu.**

Número: 6

Cor(es): azul royal, turquesa.

Pedra(s): quartzo azul.

Palavras-chave/Natureza expressiva: natureza emocional; expressão criativa; equilíbrio da personalidade.

Elisete

Diminutivo de *Elisabete*. **Ver Elisabete.**

Variante(s): Eliseth, Elizete, Elizeth (*português*).

Número: 3

Cor(es): azul, vermelho.

Pedra(s): água-marinha.

Palavras-chave/Natureza expressiva: sabedoria na tomada de decisões; superação das decepções e ilusões; alma amiga.

Elísia

Feminino de *Elísio*. **Ver Elísio.**

Número: 1

Cor(es): verde, vermelho.

Pedra(s): pedra-do-sol.

Palavras-chave/Natureza expressiva: calma; fé; responsabilidade moral; dedicação a causas elevadas.

Elke

Do inglês, forma familiar (apelido) de *Alice* e *Alexandra*. **Ver Alice** e **Alexandre.**

Variante(s): Elka (*holandês*).

Número: 6

Cor(es): branco, violeta.

Pedra(s): diamante.

Palavras-chave/Natureza expressiva: misticismo; capacidade de perceber o que aos outros escapa; paz mental.

Elma

Nome com três étimos. 1) Do italiano *Elma*, hipocorístico de *Guglielma* (Guilhermina); 2) Feminino de *Elmo*. **Ver Guilhermino** e **Elmo (1ª e 2ª acepções)**.

Número: 4

Cor(es): branco, verde.

Pedra(s): malaquita.

Palavras-chave/Natureza expressiva: vivacidade; companheirismo; dom de "ouvir" a voz do coração.

Eloá

Do hebraico *Eloah* (plural: *Elohim*), lit. "Deus", neste caso, "**Deusa**". O nome é correlato ao aramaico *Eláh*, *Elahá*, siríaco *Allahá*, árabe *Iláh*, *Alláhu*. Originariamente masculino, no Brasil o nome tornou-se feminino em virtude da terminação característica em *a*.

Número: 6

Cor(es): branco, violeta.

Pedra(s): fluorita.

Palavras-chave/Natureza expressiva: destemor; realismo; temperamento questionador.

Elsa

Diminutivo de *Elisabete*. **Ver Elisabete.**

Masculino(s): Elso, Élsio.

Variante(s): Élsia, Elza, Elzi, Élzia (*português*); Elza (*português, húngaro*); Elsie (*escocês*); Ilse (*alemão*); Else (*alemão, nórdico*); Elsa (*alemão, finlandês*); Elsi (*finlandês*).

Número: 1

Cor(es): verde.

Pedra(s): smithsonita verde.

Palavras-chave/Natureza expressiva: decência; autonomia; dom de liderar sem dominar.

Elsi

Do finlandês *Elsi*, o mesmo que *Elsa*. **Ver Elsa.**

Número: 9

Cor(es): amarelo, violeta.

Pedra(s): topázio imperial.

Palavras-chave/Natureza expressiva: dom da cura; empatia; docilidade.

Elva

Do inglês *Elva*, variante de *Alfreda*. **Ver Alfredo.**

Masculino(s): Elvo.

Variante(s): Helva (*português*); Elva (*inglês*).

Número: 4

Cor(es): branco, verde.

Pedra(s): quartzo verde.

Palavras-chave/Natureza expressiva: concórdia; circunspecção; poder de decisão.

Elvina

Nome com dois étimos. 1) Diminutivo de *Élvia*. 2) Do germânico, de *elf* (gênio, elfos) e *win* (amiga), sign. "**amiga dos gênios (elfos)**".

Masculino(s): Elvino.

Número: 9

Cor(es): vermelho, verde.

Pedra(s): malaquita.

Palavras-chave/Natureza expressiva: sensibilidade; forte intuição; compaixão.

Elvira

Do germânico *Gailvira*. Em Portugal o nome foi encontrado em documentos datados de meados do séc. XI, nas formas *Ielvira, Galvira, Gilvira, Giloira*. Outras variantes encontradas são *Geluira, Iheluira* e *Eluira*. Tudo indica que os elementos são *gair, ger* (lança) e *vira* (amante), sign. "**amante da lança**".

Masculino(s): Elviro.

Variante(s): Elvira (*espanhol, italiano, francês, inglês, húngaro*); Elvire (*francês*).

Número: 4

Cor(es): verde, amarelo-ouro.

Pedra(s): heliodoro.

Palavras-chave/Natureza expressiva: conexão com planos sutis; habilidade para o ensino; caráter jovial.

Elzira

Variante de *Alzira*, e este feminino de *Alziro*. **Ver Alziro.**

Número: 8

Cor(es): rosa, violeta.

Pedra(s): apofilita incolor.

Palavras-chave/Natureza expressiva: amor à liberdade; poder de transformação; fé nos poderes superiores.

Ema

Do germânico *Emma, Imma*, hipocorístico de nomes começados por *Irmin, Yrmin*, como *Yrmingarda* (Hermengarda). Nome antigo muito popular entre os normandos, surgiu na Inglaterra em 1002. As variantes *Em, Emm* aparecem naquele país somente no séc. XVIII, quando o nome, após longo esquecimento, foi redivivo no poema de Prior intitulado "Henry and Emma".

Santa(s): S. Ema de Brema, festejada em 19 de abril (há duas santas com este nome).

Variante(s): Ema (*espanhol, polonês*); Emma (*italiano, francês, inglês, germânico*).

Número: 1

Cor(es): verde.

Pedra(s): esmeralda.

Palavras-chave/Natureza expressiva: júbilo; ligação profunda com a natureza; sabe ouvir o outro.

Emanuela

Feminino de *Emanuel*. **Ver Emanuel.**

Variante(s): Emanuela (*espanhol, italiano, inglês*); Emanuele (*italiano*); Emmanuelle (*francês*); Emanuella (*inglês*).

Número: 9

Cor(es): vermelho, verde.

Pedra(s): morganita.

Palavras-chave/Natureza expressiva: mentalidade vencedora; probidade.

Emelina

Do francês antigo *Emeline*, forma relativa de *Amélie* (Amélia), sign. "**de (pertencente a; da natureza de) Amélia**". Na Inglaterra, foi um nome comum durante a Idade Média, nas formas *Emlin*, *Emblin*. **Ver Amélia.**

Variante(s): Hemelina (*português*); Emmelina (*italiano*); Emelina, Emeline, Hemeline (*francês*); Emblyn, Emelyn, Emelyne, Emlyn, Emmeline (*inglês*).

Número: 4

Cor(es): amarelo, rosa.

Pedra(s): topázio imperial.

Palavras-chave/Natureza expressiva: transmite conhecimento com facilidade; amor ao ensino; inteligência emocional.

Emi

Hipocorístico de nomes como *Emília*, *Emiliana*.

Número: 9

Cor(es): amarelo, violeta.

Pedra(s): citrino.

Palavras-chave/Natureza expressiva: alegria; carisma; busca do conhecimento.

Emília

Feminino de *Emílio*. Em Portugal, a variante *Emília* foi encontrada no séc. XIII. Na Inglaterra o nome tornou-se popular no séc. XIX, na forma *Emily*, e foi erroneamente confundido com *Amélia*. **Ver Emílio** e **Amélia.**

Santa(s): S. Emília, festejada em 15 de novembro (há quatro santas com este nome).

Variante(s): Emilia (*espanhol, italiano, alemão*); Emilie (*francês, alemão*); Emily (*inglês*).

Número: 4

Cor(es): verde, amarelo-ouro.

Pedra(s): jade.

Palavras-chave/Natureza expressiva: caráter leal; possui sentimento de alegria e harmonia interior.

Emiliana

Forma relativa de *Emília*, sign. "**de (pertencente a; da natureza de) Emílio**". **Ver Emília.**

Santa(s): S. Emiliana, festejada em 30 de junho (há duas santas com este nome).

Masculino(s): Emiliano.

Número: 1

Cor(es): violeta, azul.

Pedra(s): turmalina azul.

Palavras-chave/Natureza expressiva: êxito; amor pela natureza; vida orientada por ideais elevados.

Enedina

Do grego *Enedyno*, calcado em *edùs*, sign. "**a que é complacente**".

Santa(s): S. Enedina, festejada em 14 de maio.

Variante(s): Hénedine (*francês*).

Número: 7

Cor(es): rosa, turquesa.

Pedra(s): turmalina rosa.

Palavras-chave/Natureza expressiva: sinceridade; imaginação; busca do sentido da vida.

Eneida

Do grego *Aineís*, através do latim *Aeneida*, sign. "**filha (descendente) de Enéias**". **Ver Enéias.**

Variante(s): Eneide (*português*); Enéide (*francês*); Aneide (*alemão*).

Número: 11

Cor(es): vermelho, azul.

Pedra(s): hematita.

Palavras-chave/Natureza expressiva: busca da transcendência; força e poder interior; amorosidade.

Eni

Do finlandês *Henni*, diminutivo de *Ana*. **Ver Ana**.

Variante(s): Eny, Henny (*francês*); Henni (*finlandês*).

Número: 1

Cor(es): vermelho, violeta.

Pedra(s): magnetita.

Palavras-chave/Natureza expressiva: magnestimo pessoal; auto-superação; paixão pela vida.

Ênia

Feminino de *Ênio*. **Ver Ênio.**

Variante(s): Enya (*inglês*).

Número: 2

Cor(es): azul, rosa.

Pedra(s): quartzo azul.

Palavras-chave/Natureza expressiva: espontaneidade; sensibilidade estética; controle emocional.

Enida

Do celta *Enit*, sign. "**espírito; pureza**". Nas velhas lendas arturianas, Enid foi a esposa de Geraint. O nome tornou-se conhecido na Inglaterra, após a publicação de *Idylls of the King*, de Tennyson, em 1859. **Ver Eda** e **Gina (1ª acepção)**.

Variante(s): Enide (*francês*); Enid (*inglês*); Enit (*celta*).

Número: 6

Cor(es): violeta, turquesa.

Pedra(s): larimar.

Palavras-chave/Natureza expressiva: espírito pacifista, intuitivo e com grande poder de realização.

Enís

Anagrama de *Inês*, criado pelo escritor Bernadim Ribeiro.

Variante(s): Eniz (*português*).

Número: 2

Cor(es): azul, rosa.

Pedra(s): amazonita.

Palavras-chave/Natureza expressiva: compreensão; equilíbrio; gosto pela solidão.

Érica

Feminino de *Érico*. Nome que na Inglaterra surgiu no séc. XIX, na forma *Erica*, com a popularidade do romance *We Two*, de Edna Lyall, provavelmente por influência do sueco *Erika*. **Ver Érico**.

Variante(s): Erica (*italiano, francês, inglês*); Erika (*sueco*).

Número: 9

Cor(es): vermelho, verde.

Pedra(s): esmeralda.

Palavras-chave/Natureza expressiva: carisma; valentia; poder emocional.

Erina

Feminino de *Erino*. **Ver Erino**.

Variante(s): Eerin (*inglês*).

Número: 3

Cor(es): azul, vermelho.

Pedra(s): lápis-lazúli.

Palavras-chave/Natureza expressiva: espírito prático, racional e realizador.

Erli

Nome de residência originado do inglês. De um toponímico *Erly*, nas variações *Earley*, *Earnley*, *Erlea*, inglês moderno *Earley*, *Early*, *Erley*, *Erly*, sign. "**da floresta da águia**".

Número: 8

Cor(es): laranja.

Pedra(s): calcita laranja.

Palavras-chave/Natureza expressiva: bondade; simplicidade; ingenuidade; paciência.

Erna

Do alemão *Erna*, hipocorístico de *Ernesta*. **Ver Ernesto**.

Número: 2

Cor(es): azul, rosa.

Pedra(s): água-marinha.

Palavras-chave/Natureza expressiva: criatividade; capacidade de nutrir a si mesmo e ao outro; busca da harmonia.

Eronides

Do grego *Eros*, mais a partícula *ides*, que denota descendência, sign. "**filha (descendente) de Eros**". Entre os antigos gregos, Eros foi o deus do Amor.

Número: 8

Cor(es): violeta, azul-claro.

Pedra(s): ametista.

Palavras-chave/Natureza expressiva: autoconfiança; superação dos sentimentos negativos; fé em Deus.

Esmeralda

Do grego *smaragdos*, e este do semita *barraqtu*, através do latim *smaragdus*, lit. "**clarão; raio; relâmpago**", sentido original de *esmeralda*, pedra preciosa de grande valor. O nome tornou-se popular com o romance *O corcunda de Notre Dame*, de Victor Hugo.

Variante(s): Esmeralda (*espanhol, italiano, inglês*); Smeralda (*italiano*); Esmérald (*francês*); Emerald (*inglês*).

Número: 6

Cor(es): azul royal, turquesa.

Pedra(s): apatita azul.

Palavras-chave/Natureza expressiva: bom humor; poder de tornar real seu objetivo de vida; amor pelas viagens.

Esperança

Do grego *Elpís*, através do latim *Spes*, de *spes, spei*, lit. "**esperança**". Tem o mesmo significado de *Elpídio*. **Ver Elpídio.**

Variante(s): Esperanza (*espanhol*); Speranza (*italiano*); Espérance (*francês*); Hope (*inglês*).

Número: 1

Cor(es): violeta, azul.

Pedra(s): celestita.

Palavras-chave/Natureza expressiva: honestidade; firmeza; espírito guerreiro, lutador.

Estefânia

Do latim *Sthephania*, feminino de *Estefânio*. **Ver Estefânio.**

Variante(s): Estephânia (*português*); Estefanía (espanhol); Stefània (*italiano*); Esteva, Etienne, Sthéphanie (francês); Stefanie (francês, inglês); Stefenie, Stephana, Stephania (inglês); Stefani, Stefania, Stephanie (alemão).

Número: 8

Cor(es): rosa, violeta.

Pedra(s): halita violeta.

Palavras-chave/Natureza expressiva: franqueza; cortesia; inteligência penetrante.

Estela

Do latim *stella*, lit. "**estrela**", correlato ao grego *astér*, inglês antigo *steorra*. O mesmo que *Ester*. **Ver Ester.**

Variante(s): Ester, Estella, Stela (*português*); Estela (*espanhol*); Stella (*italiano, francês, inglês, alemão, nórdico*); Estella (*italiano, francês, inglês, holandês*); Estelle (*francês*); Esztella (*húngaro*); Sitaara (*árabe*).

Número: 8

Cor(es): verde, violeta.

Pedra(s): quartzo verde.

Palavras-chave/Natureza expressiva: liberdade; poder de transformação; fé.

Estelita

Diminutivo de *Ester*. **Ver Ester.**

Número: 1

Cor(es): verde, vermelho.

Pedra(s): hematita.

Palavras-chave/Natureza expressiva: concentração; liderança; amor à natureza.

Ester

Do hebraico *Esther*, correlato ao persa *Stara*, caldeu *Ishtar* (deusa da beleza, identificada com Vênus), hitita *Shittar*, ugárico *strt*, latim *Stella*, lit. "**estrela**". O mesmo que *Estela*. **Ver Estela.**

Variante(s): Estela, Hester (*português*); Ester (*espanhol, italiano, finlandês, russo*); Esther (*francês, inglês, holandês, belga, hebraico*); Hesther (*inglês*); Hester (*alemão*).

Número: 4

Cor(es): amarelo, rosa.

Pedra(s): adamita.

Palavras-chave/Natureza expressiva: busca do aperfeiçoamento de si mesmo; transmite o conhecimento com simplicidade; personalidade carismática.

Etel

Nome com dois étimos. Foi muito comum na Inglaterra do séc. XIX, na forma *Ethel*, em virtude da popularidade das novelas *The Newcomes* (1853), de Thackeray, e *The Daisy Chain*, de C. M. Yonge. 1) Hipocorístico de nomes começados em *Etel*, como *Etelvina*, *Etelfreda* etc.; 2) Do inglês antigo *aethel*, lit. "**nobre**".

Variante(s): Ethelle (*francês*); Ethel (*inglês*).

Número: 6

Cor(es): branco, violeta.

Pedra(s): sugilita.

Palavras-chave/Natureza expressiva: firmeza; exatidão; defende aquilo em que acredita.

Etelvina

Feminino de *Etelvino*. **Ver Etelvino.**

Santa(s): S. Etelvina, festejada em 20 de julho.

Número: 7

Cor(es): rosa, turquesa.

Pedra(s): quartzo rosa.

Palavras-chave/Natureza expressiva: sabedoria; senso de justiça; compreensão das necessidades dos outros.

Eucaris

Na mitologia grega, a (mais bela) ninfa de Calipso, que despertou a paixão de Ulisses quando este aportou à ilha de Ogígia. Do grego *Eúcharis*, através do latim *Eucharis*, sign. "**muito graciosa**".

Número: 4

Cor(es): verde, amarelo-ouro.

Pedra(s): jade.

Palavras-chave/Natureza expressiva: caráter confiante; busca da felicidade; mente atenta.

Eucléia

Do grego *Eukleía*, de *eu* (bem, muito) e *kleíos* (celebrada), sign. "**a muito celebrada (gloriosa); a muito ilustre**". Foi sobrenome de Artêmis (em Tebas e Corinto, cidades onde era celebrada a *Eucléia*, festa em honra da deusa).

Variante(s): Eucléa (*português*); Euclea (*inglês, latim*).

Número: 11

Cor(es): vermelho, azul.

Pedra(s): calcita azul.

Palavras-chave/Natureza expressiva: positividade; intuição; equilíbrio no uso da razão.

Eudina

Do francês *Eudeline*, *Eudine*, matronímico de *Eudes*, sign. "**filha (descendente) de Eudes**". **Ver Eudes.**

Masculino(s): Eudino.

Número: 9

Cor(es): vermelho, verde.

Pedra(s): hematita.

Palavras-chave/Natureza expressiva: contato com a alma; determinação; criatividade.

Eudora

Na mitologia grega, uma das cinco Híades, filha de Oceano e Tétis. Nome originário do grego *eúdoros*, sign. "**generosa, liberal**".

Variante(s): Eudora (*italiano*); Eudore (*francês*).

Número: 1

Cor(es): verde, vermelho.

Pedra(s): quartzo verde.

Palavras-chave/Natureza expressiva: imparcialidade; desvelo; capacidade de decisão.

Eudóxia

Feminino de *Eudóxio*. **Ver Eudóxio.**

Santa(s): S. Eudóxia, festejada em 1º de março.

Variante(s): Eudócia, Eudócima, Eudóquia, Eudoxa, Eudózia (*português*).

Número: 7

Cor(es): rosa, turquesa.

Pedra(s): calcita rosa.

Palavras-chave/Natureza expressiva: talento para comunicação de massa; alegria e bom humor.

Eufrásia

Do grego *Euphrasía*, de *euphrasía* (alegria), através do latim *Euphrasia*, sign. "**a alegre**".

Santa(s): S. Eufrásia, festejada em 13 de março (há três santas com este nome).

Masculino(s): Eufrásio.

Variante(s): Eufrasia (*espanhol*); Eufràsia (*italiano*); Euphrasie (*francês*); Euphrasia (*inglês*).

Número: 8

Cor(es): rosa, violeta.

Pedra(s): rubilita.

Palavras-chave/Natureza expressiva: vanguardismo; busca da verdade; habilidade para administrar.

Eufrosina

Na mitologia grega, uma das três Graças, filha de Júpiter e Eurídice. Origina-se do grego *Euphrosyne*, através do latim *Euphrosyna*, sign. "**alegre; jovial**". "**Alegria da alma**".

Santa(s): S. Eufrosina de Alexandria, festejada em 1º de janeiro.

Masculino(s): Eufrosino.

Variante(s): Eufrosina (*espanhol, italiano*); Euphrosine (*francês*); Euphrosyne (*francês, inglês*).

Número: 9

Cor(es): turquesa, magenta.

Pedra(s): diamante.

Palavras-chave/Natureza expressiva: mente dinâmica; espírito realizador; personalidade carismática.

Eugênia

Feminino de *Eugênio*. Em Portugal, o nome foi encontrado em documentos datados de 1792. Na Inglaterra, ocorreu pela primeira vez no séc. XII, na forma *Eugenia*. **Ver Eugênio**.

Santa(s): S. Eugênia, festejada em 16 de novembro (há três santas com este nome).

Variante(s): Eugenia (*espanhol, italiano, inglês, romeno, holandês, belga, latim*); Eugénie (*francês, inglês*); Eugenie (*inglês*).

Número: 8

Cor(es): rosa, violeta.

Pedra(s): quartzo verde.

Palavras-chave/Natureza expressiva: empatia; otimismo; desejo de ajudar o próximo.

Eulália

Do grego *Eulalia*, de *eúlalos*, através do latim *Eulalia*, sign. "**a que fala muito**". Foi um epíteto do deus Apolo. É um nome comum na França, Espanha e Inglaterra.

Santa(s): S. Eulália, festejada em 12 de fevereiro.

Masculino(s): Eulálio.

Variante(s): Eulalia (*espanhol, italiano, inglês, holandês, belga, grego*); Eulalie (*francês, inglês*).

Número: 7

Cor(es): magenta.

Pedra(s): sugilita.

Palavras-chave/Natureza expressiva: amorosidade; pioneirismo; interesse pela metafísica.

Eulina

Do *grego*, derivado de *aióllo* (agitar, fazer girar), sign. "**a que agita**". Da mesma raiz originou-se *Éolo*, deus grego dos ventos e das tempestades.

Masculino(s): Eulino.

Variante(s): Eolina (*português*).

Número: 8

Cor(es): laranja.

Pedra(s): calcita laranja.

Palavras-chave/Natureza expressiva: espontaneidade; poder de transformação; conexão com a alma.

Eunice

Na mitologia grega, ninfa que arrebatou Hilas (companheiro de Hércules na expedição dos

Argonautas) quando este foi buscar água numa fonte. Do grego *Euneike*, de *eu* (bem, muito) e *níke* (vitória), sign. "**a que alcança muitas vitórias**". Na Inglaterra, surgiu no séc. XVII, tornando-se um dos nomes bíblicos favoritos.

Masculino(s): Eunício.

Variante(s): Ionice (*português*); Eunice (*espanhol, italiano, inglês*).

Número: 3

Cor(es): azul, vermelho.

Pedra(s): ágata azul rendada.

Palavras-chave/Natureza expressiva: facilidade para se expressar; impetuosidade; paixão pelo trabalho.

Eunicete

Diminutivo de *Eunice*. *Eunizete* é uma forma dissimilada de *Eunicete*. **Ver Eunice**.

Variante(s): Eunizete, Nicete (*português*).

Número: 1

Cor(es): violeta, azul.

Pedra(s): calcita azul.

Palavras-chave/Natureza expressiva: disciplina; eficiência; sucesso pessoal.

Eurídice

Na mitologia grega, nome da mulher de Orfeu. Do grego *Eurydíke*, de *eurys* (muito, largo) e *díke* (justiça), através do latim *Eurydice*, sign. "**a muito justa**".

Variante(s): Eurídice (*espanhol*); Euridìce (*italiano*); Eurydice (*francês, inglês*).

Número: 11

Cor(es): azul royal, amarelo.

Pedra(s): lápis-lazúli.

Palavras-chave/Natureza expressiva: integridade; independência; iniciativas pioneiras.

Euterpe

Na mitologia grega, musa que preside a música e a poesia lírica. Nome originário do grego *Eutérpe*, de *eu* (bem, muito) e *terpein* (divertir), sign. "**a que diverte muito; a que diverte bem**".

Variante(s): Euterpe (*espanhol, italiano, latim*).

Número: 9

Cor(es): violeta, rosa.

Pedra(s): charoíta.

Palavras-chave/Natureza expressiva: universalismo; compaixão; altruísmo; intuição.

Eva

No A.T., a primeira mulher, nascida da costela de Adão e mãe de todos os homens. Do hebraico *Hawwá*, *Havah*, sign. "**a vivente**", da raiz *hawá* (ele viveu), correlata ao aramaico-siríaco *hayá*, árabe *hayyá* (ele viveu) e ugárico *hwy*, *hyy* (viver). Nome que na Inglaterra surgiu na forma *Eve*, no final do séc. XII.

Santa(s): S. Eva, festejada em 24 de dezembro (há duas santas com este nome).

Variante(s): Eva (*espanhol, italiano, francês, alemão*); Heva (*espanhol*); Eve (*francês, inglês*); Ava (*inglês*).

Número: 1

Cor(es): verde.

Pedra(s): esmeralda.

Palavras-chave/Natureza expressiva: franqueza; sentimentos profundos; integração com os ritmos da natureza.

Evângela

Feminino de *Evângelo*. **Ver Evângelo**.

Variante(s): Evangelina (*espanhol, italiano*); Evangéline (*francês*); Vangeline (*inglês*).

Número: 4

Cor(es): verde, amarelo-ouro.

Pedra(s): pirita.

Palavras-chave/Natureza expressiva: espontaneidade; maturidade emocional; talento criativo.

Evangelina

Forma relativa de *Evângela*, sign. "**de (pertencente a; da natureza de) Evângela**". **Ver Evângela**.

Número: 9

Cor(es): turquesa, magenta

Pedra(s): topázio incolor.

Palavras-chave/Natureza expressiva: facilidade para entender a dor e o sofrimento alheios; visão justa; senso de retidão.

Evelaine

Variante medieval inglesa de *Avelina*, e este o mesmo que *Evelyn*. **Ver Evelyn.**

Número: 1

Cor(es): azul.

Pedra(s): safira azul.

Palavras-chave/Natureza expressiva: temperamento amistoso; simpatia; estima pelas boas coisas da vida.

Evelyn

Gentílico originado do alemão *Avelina*, através do inglês *Evelyn*. Segundo Virgílio, o nome deriva da cidade de Abella, na Campânia, rica em maçãs. Do nome da cidade surgiu a designação indo-européia da maçã (*Apfel* em alemão, *apple* em inglês, *aball* em irlandês antigo), que ganhou nas línguas românicas a acepção de "**avelã**", em razão da existência de outro fruto cultivado na região, denominado em latim *nux abellana* (noz de Abella), *avelana* em francês, e *avellana* em italiano antigo. O gentílico *Avelina* surgiu na Alemanha sendo introduzido na Inglaterra pelos normandos, onde surgiram os sobrenomes *Aveline, Eevelyn, Eveline. Evelyn* tornou-se prenome (atualmente naquele país é comum a ambos os sexos), muitas vezes confundido com *Eveleen*, diminutivo de *Eva*.

Variante(s): Evélia, Évelin, Evelina (*português*); Avelina (*português, espanhol, inglês, germânico*); Evelina (*português, espanhol, nórdico*); Eveline, Evelyne (*francês, inglês*); Ailene, Evalina, Eveleen, Evelyn (*inglês*).

Número: 11

Cor(es): vermelho, azul.

Pedra(s): calcita azul.

Palavras-chave/Natureza expressiva: conexão com a natureza; autoconfiança; senso comunitário.

Evina

Forma relativa de *Eva*, sign. "**de (pertencente a; da natureza de) Eva**". **Ver Eva.**

Número: 6

Cor(es): violeta, turquesa.

Pedra(s): halita violeta.

Palavras-chave/Natureza expressiva: comedimento; sentimentalismo; espírito competitivo.

Evita

Do espanhol, diminutivo de *Eva*. **Ver Eva.**

Número: 3

Cor(es): verde, rosa.

Pedra(s): turmalina melancia.

Palavras-chave/Natureza expressiva: espírito de liberdade; amor-próprio; auto-realização.

F

Fábia

Feminino de *Fábio*. **Ver Fábio.**

Número: 1

Cor(es): vermelho, violeta.

Pedra(s): magnetita.

Palavras-chave/Natureza expressiva: ânimo; infatigabilidade; espírito de realização.

Fabiana

Forma relativa de *Fábia*, sign. "**de (pertencente a; da natureza de) Fábia**". **Ver Fábia.**

Variante(s): Fabienne (*francês*).

Número: 7

Cor(es): magenta.

Pedra(s): sugilita.

Palavras-chave/Natureza expressiva: espírito sensível e intuitivo; dom da autocura; atenção aos detalhes.

Fabíola

Diminutivo de *Fábia*. **Ver Fábia.**

Santa(s): S. Fabíola, festejada em 27 de dezembro.

Variante(s): Fabiola (*espanhol*); Fabìola (*italiano*).

Número: 1

Cor(es): verde, vermelho.

Pedra(s): quartzo verde.

Palavras-chave/Natureza expressiva: confiabilidade; vanguardismo; qualidades de liderança.

Fabrícia

Feminino de *Fabrício*. **Ver Fabrício.**

Número: 4

Cor(es): vermelho, ouro.

Pedra(s): heliodoro.

Palavras-chave/Natureza expressiva: autoconsciência; caráter circunspecto e decidido; mente atenta.

Fabriciana

Forma relativa de *Fabrícia*, sign. "**de (pertencente a; da natureza de) Fabrícia**". **Ver Fabrícia.**

Número: 1

Cor(es): verde, magenta.

Pedra(s): hidenita.

Palavras-chave/Natureza expressiva: esmero na execução das tarefas; amor à natureza; paixão pela vida.

Fani

Do inglês antigo *Franny*, inglês moderno *Fanny*, hipocorístico de *Stefanie* (Estefânia) e *Francis* (Francisca), nomes encontrados na Inglaterra do séc. XIII. **Ver Estefânia** e **Francisca.**

Variante(s): Fanny (*italiano, inglês, húngaro*); Fannie (*francês, inglês*); Fanya (*inglês*).

Número: 3

Cor(es): verde, rosa.

Pedra(s): smithsonita verde.

Palavras-chave/Natureza expressiva: espírito empreendedor, feliz, carinhoso e afortunado.

Fátima

Nome com um sentido vulgar e outro místico. Do persa *Fatimat*, *Fatima*, árabe *Faatima*, sign. "**mulher que desmama seus filhos**". Foi o nome que Maomé deu a uma de suas filhas – Fátima, a filha do Profeta, a "*mulher perfeita, física, moral e intelectualmente*" – e tem um sentido místico profundo. Da mesma raiz originaram-se *fath* (graça divina descida sobre os que estão adiantados no conhecimento sagrado; vitória; conquista) e *fattah* (conquistador; aquele que abre; um dos nomes de Deus). O sentido místico do nome é "**mulher que realizou seus filhos no caminho do conhecimento divino (da Iniciação, da imortalidade)**".

Variante(s): Fátima (*espanhol*); Fàtima, Fatma (*italiano*).

Número: 5

Cor(es): rosa.

Pedra(s): pedra-da-lua.

Palavras-chave/Natureza expressiva: contato com o EU; ternura; ação positiva.

Fausta

Feminino de *Fausto*. **Ver Fausto.**

Santa(s): S. Fausta, festejada em 20 de novembro (há duas santas com este nome).

Número: 5

Cor(es): branco, amarelo-ouro.

Pedra(s): calcita dourada.

Palavras-chave/Natureza expressiva: capacidade de compreensão; firmeza; força de realização.

Faustina

Forma relativa de *Fausta*, sign. "**de (pertencente a; da natureza de) Fausta**". **Ver Fausta.**

Santa(s): S. Faustina, festejada em 18 de janeiro.

Número: 1

Cor(es): verde, vermelho.

Pedra(s): malaquita.

Palavras-chave/Natureza expressiva: espírito centrado, criativo, confiável e desapegado.

Febe

Do grego *Phoíbe*, de *phôs* (luz), através do latim *Phoebe*, sign. "**radiante; luminosa**". É um dos epítetos da deusa Diana.

Variante(s): Phoebe (*inglês, latim*).

Número: 9

Cor(es): amarelo, violeta.

Pedra(s): calcita amarela.

Palavras-chave/Natureza expressiva: espiritualidade; honestidade; intuição criativa.

Felícia

Feminino de *Felício*. Na Inglaterra, o masculino *Felicius* foi encontrado no séc. XII. Na segunda metade do séc. XVI surgiu o feminino *Phelis* e, mais tarde, *Phyllis* e *Felice*. No séc. XVIII era usado ocasionalmente naquele país, na forma *Felicia*. **Ver Felício.**

Santa(s): S. Felícia Meda, festejada em 5 de outubro (há duas santas com este nome).

Variante(s): Felisa (*português*); Felicia (*espanhol, francês, inglês*); Felice (*italiano, inglês*); Félicie, Félise (*francês*); Felisse (*inglês*).

Número: 9

Cor(es): violeta, rosa.

Pedra(s): turmalina rosa.

Palavras-chave/Natureza expressiva: compaixão; amorosidade; coragem para explorar o desconhecido.

Feliciana

Forma relativa de *Felícia*, sign. "**de (pertencente a; da natureza de) Felício**". **Ver Felícia.**

Variante(s): Feliciana (*espanhol*); Félicienne (*francês*).

Número: 6

Cor(es): amarelo.

Pedra(s): citrino.

Palavras-chave/Natureza expressiva: jovialidade; espontaneidade; auto-realização.

Felicidade

Do latim *Felicitas*, lit. "**felicidade**". Na Inglaterra o nome foi encontrado em 1641, na forma *Phelisstie*. **Ver Felícia.**

Santa(s): S. Felicidade, festejada em 23 de novembro (há três santas com este nome).

Variante(s): Felicidade (*português*); Felicidad (*espanhol, francês, inglês*); Felicita (*italiano*); Felicity, (*inglês*).

Número: 4

Cor(es): turquesa, violeta.

Pedra(s): turmalina azul.

Palavras-chave / Natureza expressiva: arrojo; solidariedade; naturalidade; firmeza emocional.

Fernanda

Feminino de *Fernando*. Nome que nos anos 1970/1980 tornou-se muito popular no Brasil. **Ver Fernando.**

Variante(s): Ferdinanda (*português, italiano*); Fernanda (*espanhol, italiano*); Fernande (*francês*).

Número: 9

Cor(es): violeta, rosa.

Pedra(s): cobaltocalcita.

Palavras-chave/Natureza expressiva: auto-estima; indulgência; visão otimista da vida.

Filomena

Do grego *Philoméne*, particípio presente do verbo *philoúmai* (ser amado), sign. "**eu sou amada**". Na Inglaterra, nome ocasionalmente encontrado durante a Idade Média. Equivale a *Aimée*, *Amata* e *Davina*. **Ver Aimée, Amata e Davina.**

Variante(s): Filomena (*espanhol, polonês*); Filomèna (*italiano*); Philoména, Philomène (*francês*); Philomena (*inglês, alemão*).

Número: 3

Cor(es): violeta, ouro.

Pedra(s): pirita.

Palavras-chave/Natureza expressiva: magnetismo pessoal; arrojo; amor ao trabalho.

Flávia

Feminino de *Flávio*. Flavia foi uma *gens* romana de onde saíram alguns homens notáveis, como Constantino, o Grande, e Teodósio. Nome que se tornou popular no Brasil, nos anos 1970/1980. **Ver Flávio.**

Santa(s): S. Flávia festejada em 5 de outubro (há duas santas com este nome).

Variante(s): Flavia (*espanhol, italiano, inglês*); Flavie (*francês*).

Número: 6

Cor(es): violeta, turquesa.

Pedra(s): topázio azul.

Palavras-chave/Natureza expressiva: sexto sentido apurado; paz mental; expressão adequada dos sentimentos.

Flaviana

Forma relativa de *Flávia*, sign. "**de (pertencente a; da natureza de) Flávia**". **Ver Flávia.**

Santa(s): S. Flaviana, festejada em 5 de outubro.

Número: 3

Cor(es): azul, vermelho.

Pedra(s): jaspe vermelho.

Palavras-chave/Natureza expressiva: facilidade de concretizar sonhos e idéias; obstinação; prazer de competir.

Flavínia

Forma relativa de *Flávia*, sign. "**de (pertencente a; da natureza de) Flávia**". **Ver Flávia.**

Masculino(s): Flavínio.

Número: 11

Cor(es): violeta, verde.

Pedra(s): calcita verde.

Palavras-chave/Natureza expressiva: senso comunitário; vive o presente e age com o coração.

Flora

Na mitologia romana, deusa da Primavera que Zéfiro (o ar, o vento) teve como esposa, significando com isso a ocorrência do ar vitalizante e renovador da Primavera. Do latim *Flora*, nome calcado em *flor*, *floris*, sign. "**florida**". Nome adotado na França durante o período renascentista, foi levado para a Escócia, onde é comum até hoje. Não confundir com *Flória*. **Ver Flória.**

Santa(s): S. Flora, festejada em 24 de novembro (há quatro santas com este nome).

Masculino(s): Floro.

Variante(s): Flóris (*português*); Flora (*espanhol, inglês*); Fiora (*italiano*); Floris (*francês, inglês*); Flore (*francês*); Florys, Flower (*inglês*).

Número: 7

Cor(es): magenta.

Pedra(s): fluorita.

Palavras-chave/Natureza expressiva: perfeccionismo; interesse pelo despertar da consciência; facilidade de superar traumas e decepções.

Florbela

Do substantivo *flor* e do adjetivo *bela*, sign. "**flor bela**".

Variante(s): Florisbela (*português, espanhol*).

Número: 7

Cor(es): magenta.

Pedra(s): fluorita.

Palavras-chave/Natureza expressiva: coração generoso; caráter cuidadoso e atencioso.

Florença

Feminino de *Florêncio*, derivado do latim *Florentia*. Na Inglaterra, nome comum a ambos os sexos. Na Idade Média a variante *Florence* caiu em desuso naquele país, ganhando novo impulso no séc. XVIII, graças à fama de Florence Nightingale, fundadora do corpo de enfermeiras militares inglesas. **Ver Florêncio.**

Santa(s): S. Florência, festejada em 10 de novembro.

Variante(s): Florência (*português*); Florencia (*espanhol*); Fiorenza (*italiano*); Florance, Florence (*francês, inglês*); Fleurance (*francês*); Floreen, Flossie (*inglês*); Florentia, Florenz (*alemão*).

Número: 11

Cor(es): violeta, verde.

Pedra(s): brasilianita.

Palavras-chave/Natureza expressiva: vigor; motivação; ambição; lida bem com as frustrações.

Florentina

Feminino de *Florentino*. **Ver Florentino.**

Santa(s): S. Florentina, festejada em 20 de junho.

Variante(s): Florentina (*espanhol, holandês, belga*); Florentine (*francês*); Florentyntje (*belga*); Florentkna (*polonês*).

Número: 6

Cor(es): amarelo-claro.

Pedra(s): topázio imperial.

Palavras-chave/Natureza expressiva: liberalidade, independência, maleabilidade; espírito justo.

Flória

Forma relativa de *Flora*, sign. "**de (pertencente a; da natureza de) Flora**". O mesmo que *Florina*. **Ver Flora.**

Variante(s): Floria (*italiano, latim*).

Número: 7

Cor(es): rosa, turquesa.

Pedra(s): quartzo rosa.

Palavras-chave/Natureza expressiva: cordialidade; fineza; senso estético.

Florina

Forma relativa de *Flora*, sign. "**de (pertencente a; da natureza de) Flora**", calcada no inglês *Floryn*. O mesmo que *Flória*. **Ver Flora.**

Variante(s): Florinda (*português*); Floryn (*inglês*).

Número: 3

Cor(es): violeta, ouro.

Pedra(s): pirita.

Palavras-chave/Natureza expressiva: dignidade; bom senso; parcimônia.

Florinda

Nome com três étimos. 1) O mesmo que *Florina*, com substituição do sufixo *ina* por *inda*; 2) Aglutinação da forma arcaica *frol linda*, sign. "**flor linda**"; 3) Do gerúndio *florinda*, sign. "**que começa a florescer**". **Ver Florina.**

Variante(s): Florine, Frolaine (*francês*).

Número: 7

Cor(es): turquesa.

Pedra(s): angelita.

Palavras-chave/Natureza expressiva: criatividade; elasticidade mental; visão que vai além da superfície.

Francete

Do francês *Francette*, diminutivo de *Francisca*. **Ver Francisca.**

Variante(s): Francette (*francês*).

Número: 9

Cor(es): violeta, rosa.

Pedra(s): rubi.

Palavras-chave/Natureza expressiva: empatia; docilidade; filantropia.

Franciana

Do francês *Franciane*, o mesmo que *Francisca*. **Ver Francisca.**

Masculino(s): Franciano.

Variante(s): Franciana (*espanhol, holandês, belga*); Franciane (*francês*).

Número: 4

Cor(es): vermelho, ouro.

Pedra(s): calcita laranja.

Palavras-chave/Natureza expressiva: concentração; segurança interior; espírito prático.

Francina

Do nórdico *Francina*, francês *Francine*, formas diminutivas de *Francisca*. **Ver Francisca.**

Masculino(s): Francino.

Variante(s): Francine (*francês*); Francyn (*inglês*); Francina (*holandês, dinamarquês*).

Número: 3

Cor(es): violeta, ouro.

Pedra(s): heliodoro.

Palavras-chave/Natureza expressiva: dom da cura espiritual; inteligência penetrante; talento para organizar.

Francine

Do francês, o mesmo que *Francina*. **Ver Francina.**

Número: 7

Cor(es): turquesa.

Pedra(s): larimar.

Palavras-chave/Natureza expressiva: afeição sincera; alegria espontânea; expressão artística.

Francinete

Diminutivo de *Francina*. **Ver Francina.**

Número: 5

Cor(es): azul-claro.

Pedra(s): celestita.

Palavras-chave/Natureza expressiva: pioneirismo; confiança em Deus; dinamismo.

Francisca

Feminino de *Francisco*. O mais antigo registro inglês do nome data de 1288, na forma italiana *Francesca*. O francês *Françoise* apareceu naquele país à mesma época, e *Frances*, no final do séc. XV, tornando-se um dos nomes favoritos da aristocracia inglesa durante o período elisabetano. **Ver Francisco.**

Santa(s): S. Francisca Bizoca, festejada em 17 de agosto (há seis santas com este nome).

Variante(s): Francisca (*espanhol*); Francesca (*italiano*); Francisque, Françoise (*francês*); Frances, Francis (*inglês*); Franseza, Franziska, Franziske (*alemão*).

Número: 11

Cor(es): violeta, verde.

Pedra(s): ágata musgo.

Palavras-chave/Natureza expressiva: intuição; franqueza; imparcialidade.

Frederica

Feminino de *Frederico*. **Ver Frederico.**

Número: 6

Cor(es): amarelo-claro.

Pedra(s): topázio imperial.

Palavras-chave/Natureza expressiva: excentricidade; espírito de liderança; serviço abnegado.

Frida

Nome com dois étimos. Não confundir com *Freda*, hipocorístico do inglês *Winifred*. 1) Do germânico *Fridu* (paz), sign. "**a pacífica**"; 2) Do escandinavo *Frida*, diminutivo de *Frederica*. **Ver Frederica.**

Variante da 1ª acepção: Frida (*italiano, francês*).

Variantes da 2ª acepção: Frieda, Friede (*inglês*); Frida (*nórdico*).

Número: 11

Cor(es): vermelho, azul.

Pedra(s): amazonita.

Palavras-chave/Natureza expressiva: cordialidade; maestria para superar os momentos difíceis.

Fúlvia

Feminino de *Fúlvio*. Nome de uma *gens* romana de onde saiu um grande número de cônsules. **Ver Fúlvio.**

Número: 8

Cor(es): laranja.

Pedra(s): coral.

Palavras-chave/Natureza expressiva: auto-estima; interesse por esportes; aprecia os prazeres da vida.

G

Gabina

Feminino de *Gabino*. **Ver Gabino.**

Número: 7

Cor(es): magenta.

Pedra(s): diamante.

Palavras-chave/Natureza expressiva: resistência; precisão; personalidade cativante, irradia equilíbrio e serenidade.

Gabínia

Forma relativa de *Gabina*, sign. "**de (pertencente a; da natureza de) Gabina**". **Ver Gabina.**

Número: 7

Cor(es): rosa, turquesa.

Pedra(s): kunzita.

Palavras-chave/Natureza expressiva: compaixão; sentimentos elevados; conexão com o mestre interior.

Gabriela

Feminino de *Gabriel*. Na Inglaterra, a variante *Gabrielle* tornou-se comum a ambos os sexos desde a Idade Média. **Ver Gabriel.**

Variante(s): Gabriela (*espanhol, francês*); Gabriella (*italiano, húngaro*); Gabrielle (*francês, inglês, alemão*); Gabriele (*alemão*).

Número: 1

Cor(es): violeta, azul.

Pedra(s): celestita.

Palavras-chave/Natureza expressiva: sensibilidade psíquica; amor à beleza e à harmonia.

Gardênia

Do latim científico *gardenia*, e este do inglês *garden*, sign. "**jardim**". *Gardenia* foi um nome criado por Lineu, em homenagem a Alexander Garden, naturalista escocês do séc. XVIII.

Número: 5

Cor(es): amarelo-ouro.

Pedra(s): pedra-do-sol.

Palavras-chave/Natureza expressiva: gosto pelo conhecimento; força interior; mente penetrante e equilibrada.

Geci

Do escocês *Jessie*, *Jessy*, diminutivo de *Janet* (Janete). O registro mais antigo do nome encontra-se na novela inglesa *Jessy: or the Bridal*, de Robert Tannahill, publicada em 1770. No Brasil, nome geralmente encontrado entre as classes mais humildes. **Ver Janete.**

Variante(s): Gessi, Gecy (*português*); Gessy (*inglês*); Jessie, Jessy (*escocês*).

Número: 6

Cor(es): violeta, turquesa.

Pedra(s): ágata azul rendada.

Palavras-chave/Natureza expressiva: inventividade; método; facilidade de comunicação e expressão.

Geísa

Do germânico *geisel*, sign. "**refém; garantia; penhor**". Nome raro no Brasil.

Variante(s): Geisa, Geiza, Geysa, Geyza (*português*).

Número: 5

Cor(es): rosa.

Pedra(s): rubi.

Palavras-chave/Natureza expressiva: lucidez; atratividade; sabe colher o que plantou.

Geni

Nome com três étimos, no Brasil encontrado principalmente entre as classes mais humildes. Do inglês. 1) De *Genie*, diminutivo de *Eugénie* (Eugênia); 2) De *Genie*, diminutivo de *Genevieve* (Genoveva); 3) De *Jenny*, diminutivo de *Jane* (Joana). **Ver Eugênia, Genoveva** e **Joana.**

Variante(s): Jeni (*português*); Genie, Jenny (*inglês*).

Número: 8

Cor(es): laranja.

Pedra(s): crocoíta.

Palavras-chave/Natureza expressiva: gentileza; autoconfiança; inspiração de fundo espiritual.

Genoveva

Do céltico *Gwenhwyvar*, através do francês *Geneviève*, sign. "**espírito branco; onda branca**". Foi o nome da mulher do legendário rei Artur, da Távola Redonda. Em Portugal, surgiu em documentos datados do séc. XV – quando na Inglaterra se tornou nome cristão na forma *Gwenhevare* – e primeira metade do séc. XVI, na forma *Ginevra*. É um nome muito comum na França e, hoje em dia, na Inglaterra, nas variantes *Jenifer*, *Jennifer*.

Santa(s): S. Genoveva de Paris, festejada em 3 de janeiro.

Variante(s): Genoveva (*espanhol*); Genoveffa (*italiano*); Geneviève, Ginévra (*francês*); Guinevere, Jenifer, Jennifer (*inglês*).

Número: 1

Cor(es): violeta, azul.

Pedra(s): água-marinha.

Palavras-chave/Natureza expressiva: intuição; sinceridade; temperamento pacífico.

Georgete

Diminutivo de *Geórgia*, calcado no inglês *Georgette*. **Ver Geórgia.**

Variante(s): Georgeta (*português, romeno*); Georgett, Georgette (*inglês*).

Número: 1

Cor(es): verde, magenta.

Pedra(s): esmeralda.

Palavras-chave/Natureza expressiva: resistência às diversidades; perfeição no desempenho de tarefas do cotidiano; gosta de divertir-se.

Geórgia

Feminino de *George* (*Jorge*), calcado no inglês *Georgia*. **Ver George.**

Variante(s): Georgia (*espanhol*, *francês*); Giorgia (*italiano*); Georgia, Georgie, Georgy, Georja (*inglês*).

Número: 1

Cor(es): violeta, azul.

Pedra(s): topázio azul.

Palavras-chave/Natureza expressiva: companheirismo; disciplina; responsabilidade.

Georgiana

Nome com dois étimos. 1) Do inglês *Georgiana* (depois *Georgina*), nome que surgiu na Inglaterra com *Georgia Anna*, filha de Anna da Dinamarca, no séc. XVIII; 2) Forma relativa de *Geórgia*, sign. "**de (pertencente a; da natureza de) Geórgia**". **Ver Ana** e **Geórgia.**

Variante(s): Georgina (*português*, *espanhol*, *alemão*, *nórdico*, *húngaro*); Georgiane, Georgienne (*francês*); Georgine (*francês*, *inglês*); Georgene, Georgianna (*inglês*).

Número: 5

Cor(es): azul-claro.

Pedra(s): sílica gema.

Palavras-chave/Natureza expressiva: mente penetrante; intuição; urbanidade.

Georgina

Do inglês *Georgina*, o mesmo que *Georgiana*. **Ver Georgiana.**

Santa(s): S. Georgina, festejada em 15 de fevereiro.

Número: 4

Cor(es): turquesa, violeta.

Pedra(s): ametista.

Palavras-chave/Natureza expressiva: companheirismo; comunicação expansiva; espírito cordato, pacífico.

Geralda

Feminino de *Geraldo*. **Ver Geraldo.**

Variante(s): Giralda (*italiano*).

Número: 3

Cor(es): azul, vermelho.

Pedra(s): halita azul.

Palavras-chave/Natureza expressiva: persistência; capacidade de dialogar com vista ao bom entendimento; profissões relacionadas à educação.

Geraldina

Forma relativa de *Geralda*, sign. "**de (pertencente a; da natureza de) Geralda**". **Ver Geralda.**

Variante(s): Geraldina (*espanhol*, *italiano*, *inglês*); Géraldine (*francês*); Geraldene, Geraldine, Geraldynne (*inglês*).

Número: 8

Cor(es): violeta, azul-claro.

Pedra(s): cristal de quartzo.

Palavras-chave/Natureza expressiva: animação, motivação; confiança; percepção extra-sensorial.

Gerda

Nome com dois étimos. 1) Do alemão, hipocorístico de *Gertrudes*; 2) Do antigo nórdico, sign. "**a protetora**", nome de uma deusa escandinava, esposa de Freyer. **Ver Gertrudes.**

Na mitologia nórdica, filha dos gigantes Gymer e Aurboda, Gerda é o símbolo da *terra libertada da gelidez do inverno* pelo luminoso Skirmir (o Sol).

Número: 9

Cor(es): violeta, rosa.

Pedra(s): fluorita.

Palavras-chave/Natureza expressiva: consciência do propósito de vida; prodigalidade; magnanimidade.

Germana

Feminino de *Germano*. **Ver Germano.**

Santa(s): S. Germana, festejada em 15 de junho (há três santas com este nome).

Variante(s): Germana (*espanhol*, *italiano*, *francês*); Germane, Germinia, Germinie (*francês*);

Germain (*francês, inglês*); Germaine (*francês, inglês, alemão*).

Número: 5

Cor(es): azul royal, amarelo-ouro.

Pedra(s): azurita.

Palavras-chave/Natureza expressiva: harmonia com o destino e propósito de vida; abnegação; forte conexão com a sabedoria interior.

Gertrudes

Origina-se do germânico *Geredrudis, Geretrudis.* O primeiro elemento do nome é *ger* (lança). O segundo pode ser 1) *trut, drut* (querida, amada), o que lhe dá o significado "**aquela que ama a lança; aquela que é íntima da lança**", ou 2) *drudi* (força), neste caso, sign. "**forte no manejo da lança**".

Santa(s): S. Gertrudes de Nivelles, festejada em 17 de março (há cinco santas com este nome).

Variante(s): Gertrudis (*espanhol*); Gertrude (*espanhol, italiano, francês, inglês, alemão, austríaco, húngaro*); Geltrudes (*italiano*).

Número: 9

Cor(es): turquesa, magenta.

Pedra(s): fluorita.

Palavras-chave/Natureza expressiva: gosta de agradar aos outros; amor à beleza; presença notável.

Gerusa

Do grego *géron, gérontos*, sign. "**velha; antiga**". Não confundir com *Jerusa*. **Ver Gerôncio** e **Jerusa**.

Número: 8

Cor(es): laranja.

Pedra(s): coral.

Palavras-chave/Natureza expressiva: discernimento; intuição; inspiração.

Gilda

Nome com três étimos. 1) Do inglês antigo *gyldar*, sign. "**coberta de ouro**"; 2) Hipocorístico de nomes começados por *Gild*, como *Gildásia*; 3) Feminino de *Gildo*. **Ver Gildo (1ª acepção)**.

Número: 6

Cor(es): violeta, turquesa.

Pedra(s): ajoíta.

Palavras-chave/Natureza expressiva: contato com o EU; felicidade; expressão correta dos sentimentos.

Gilian

Variante popular inglesa de *Gillian* (Juliana), nome muito comum na Inglaterra medieval, principalmente nos diminutivos *Gill, Jill, Gillot*. Após cair em desuso, voltou à moda no séc. XX. *Giliana* originou-se da variante francesa *Giliane*.

Variante(s): Giliana, Juliana (*português*); Giliane (*francês*); Gillian (*inglês*).

Número: 7

Cor(es): rosa, turquesa.

Pedra(s): pedra-da-lua.

Palavras-chave/Natureza expressiva: honestidade; modéstia; busca da harmonia.

Giliana

O mesmo que *Gilian*. **Ver Gilian**.

Número: 8

Cor(es): rosa, violeta.

Pedra(s): cobaltocalcita.

Palavras-chave/Natureza expressiva: temperança; amor ao próximo; sabe ouvir o outro.

Gilma

Feminino de *Gilmar*. **Ver Gilmar**.

Variante(s): Gilmara (*português*).

Número: 6

Cor(es): violeta, turquesa.

Pedra(s): amazonita.

Palavras-chave/Natureza expressiva: empatia; versatilidade; ligação profunda com os animais e a natureza.

Gilmara

O mesmo que *Gilma*. **Ver Gilma**.

Variante(s): Gilmara (*português*).

Número: 7

Cor(es): rosa, turquesa.

Pedra(s): smithsonita rosa.

Palavras-chave/Natureza expressiva: talento para alcançar o sucesso; consciência da própria força; amor pelas viagens.

Gilsa

Hipocorísticos de *Gilsemar*. **Ver Gilsemar**.

Variante(s): Gilce, Gilse, Gilza (*português*).

Número: 3

Cor(es): verde, rosa.

Pedra(s): quartzo verde.

Palavras-chave/Natureza expressiva: maturidade; confiança; entusiasmo.

Gilsemar

Do germânico *Giselmaere*, de *gisal*, *Geisel* (refém, garantia) e *maere* (famoso, ilustre, brilhante), sign. "**refém famosa**". No Brasil, nome comum a ambos os sexos. **Ver Gilmar (3ª acepção)**.

Variante(s): Giselmaere (*germânico*).

Número: 3

Cor(es): violeta, ouro.

Pedra(s): heliodoro.

Palavras-chave/Natureza expressiva: infatigabilidade, integridade, humildade.

Gilsete

Dimunutivo de *Gilsa*, *Gilse*. **Ver Gilsa**.

Variante(s): Gilzete (*português*).

Número: 5

Cor(es): azul royal, amarelo-ouro.

Pedra(s): cianita.

Palavras-chave/Natureza expressiva: consciência do próprio valor; centramento; capacidade criadora.

Gina

Nome com vários étimos. 1) Do árabe *djinna*, lit. "**espírito; gênio**"; 2) Diminutivo de *Joana*, *Ângela* e *Regina*. **Ver Eda** e **Enida**.

Variante(s): Gina (*espanhol*, *italiano*, *romeno*).

Número: 4

Cor(es): amarelo, rosa.

Pedra(s): apatita amarela.

Palavras-chave/Natureza expressiva: reconhecimento; comando; boa noção de tempo-espaço.

Gioconda

O mesmo que *Jucunda*, e este feminino de *Jucundo*. O nome origina-se do latim *jucundus, a, um* sign. "**agradável; que encanta; que deleita**".

Número: 5

Cor(es): amarelo-ouro.

Pedra(s): âmbar.

Palavras-chave/Natureza expressiva: amor pela aventura; magnetismo pessoal; gosto pelo conhecimento.

Gisela

Do germânico *Gisila*, nome com dois étimos. 1) De *gisl*, *gisal*, *Geisel*, inglês antigo *gisel*, sign. "**refém; a que dá garantias**". O mesmo que *Arlene*; 2) De *gisel*, *gisal*, derivado de *geir*, *ger* (lança), nome atribuído a "**aquela que maneja a lança com presteza**". **Ver Arlene**.

Santa(s): S. Gisela, festejada em 7 de maio.

Variante(s): Gisele (*português*); Gisela (*espanhol*); Gisella (*italiano*); Gisèle, Gyselle (*francês*); Giselle (*francês*, *inglês*); Gisila (*alemão*).

Número: 8

Cor(es): laranja.

Pedra(s): cornalina.

Palavras-chave/Natureza expressiva: independência emocional; positivismo; amor ao próximo.

Giselda

Do germânico *Gishilde*, sign. "**guerreira nobre**".

Variante(s): Gizelda (*português*); Gishilde (germânico).

Número: 3

Cor(es): azul, vermelho.

Pedra(s): lápis-lazúli.

Palavras-chave/Natureza expressiva: espírito realizador; temperamento prático e racional.

Gisélia

Forma relativa de *Gisela*, sign. "**de (pertencente a; da natureza de) Gisela**". **Ver Gisela**.

Número: 8

Cor(es): rosa, violeta.

Pedra(s): halita violeta.

Palavras-chave/Natureza expressiva: condescendência; cordialidade; dom do aconselhamento.

Gislaine

Do germânico *Gislain*, *Ghislain*, de *gisl*, *ghil* (refém) e *lind* (afável, brando, suave). Por sinédoque, na antiga linguagem dos teutões, *lind* assumiu também o sentido de "escudo". O nome tem o significado de "**refém usada como escudo**". **Ver Linda.**

Masculino(s): Gislano.

Variante(s): Gilana, Gilena, Gislana (*português*); Gislena (*espanhol*); Geslain, Geslin, Ghilain (*germânico*).

Número: 4

Cor(es): verde, amarelo-ouro.

Pedra(s): topázio imperial.

Palavras-chave/Natureza expressiva: decisão, resolução; espontaneidade.

Glacy

Dissimilação do francês *Glaise*. O mesmo que *Gleise*. **Ver Gleize** e **Glaís.**

Variante(s): Glaise (*francês*).

Número: 3

Cor(es): verde, rosa.

Pedra(s): crisoberilo.

Palavras-chave/Natureza expressiva: fidelidade aos compromissos assumidos; solidariedade; compostura.

Glade

Do inglês *Glade*, primitivamente um nome de residência originado de *glad*, *glade*, sign. "**da clareira; do espaço luminoso; da senda da floresta**". A acepção original do nome liga-se a *glaed*, lit. "brilho; claridade". Não confundir com *Gladys*. **Ver Gladys.**

Variante(s): Glaide, Gleide (*português*); Glade (*inglês*).

Número: 2

Cor(es): azul, rosa.

Pedra(s): halita rosa.

Palavras-chave/Natureza expressiva: intuição; dom da comunicação; talento para o ensino.

Gladir

Do teutônico *Gladir*, sign. "**jovem loura**". Nome calcado na raiz *glaed*, *glad*, *gled* (brilho, claridade). **Ver Glade** e **Fúlvia.**

Número: 6

Cor(es): azul royal, turquesa.

Pedra(s): crisocola.

Palavras-chave/Natureza expressiva: sobriedade; talento para atuar como mediador; é mestre de seu próprio destino.

Gladys

De *Gwladys*, forma gaulesa do latim *Claudia*. Na Inglaterra, o nome surgiu no início do séc. XII, na forma *Gladusa*. **Ver Cláudia.**

Variante(s): Gladez (*francês*); Gwladys (*gaulês*).

Número: 5

Cor(es): rosa.

Pedra(s): quartzo verde.

Palavras-chave/Natureza expressiva: vitalidade; otimismo; perseverança.

Glaís

Nome com dois étimos. Do francês antigo *Glais*, originariamente nome masculino adotado no Brasil como feminino. 1) O mesmo que *Cláudio*; 2) Ainda no francês, o nome tem a acepção de "**medo; dor; amargura**". **Ver Cláudio.**

Variante(s): Glaíce, Glaísse (*português*); Glais (*francês antigo*).

Número: 3

Cor(es): verde, rosa.

Pedra(s): crisoprásio.

Palavras-chave/Natureza expressiva: afetuosidade; retidão; disposição firme para a prática do bem.

Glauce

O mesmo que *Gláucia*. **Ver Gláucia.**

Número: 4

Cor(es): amarelo, rosa.

Pedra(s): citrino.

Palavras-chave/Natureza expressiva: amor ao próximo; responsabilidade; aptidão para lidar com a arte e a ciência.

Gláucia

Feminino de *Gláucio*. Na mitologia grega, filha de Escamandro, que durante o cerco de Tróia despertou a paixão de Deímaco. **Ver Gláucio.**

Variante(s): Glauce (*português*).

Número: 9

Cor(es): vermelho, verde.

Pedra(s): rubi.

Palavras-chave/Natureza expressiva: contato com o aspecto criativo da alma; compaixão; intuição.

Glaura

Do grego, nome calcado em *aglaía* (brilho, esplendor, elegância). *Glaura* ou *Glauron* é o nome de um espírito benéfico do ar, mencionado em *Discoverie of Witchcraft*, de Reginald Scot, cujo significado é "**esplendor do Sol**". **Ver Aglaia.**

Número: 6

Cor(es): violeta, turquesa.

Pedra(s): crisocola.

Palavras-chave/Natureza expressiva: criatividade; tranqüilidade; influi positivamente, mesmo quando em silêncio.

Gleice

Dissimilação do francês *Glaise* (Gleize). Não confundir com *Glaíce*, variante aportuguesada de *Glaís*. **Ver Gleize** e **Glaís.**

Número: 5

Cor(es): azul royal, amarelo-ouro.

Pedra(s): safira azul.

Palavras-chave/Natureza expressiva: disciplina; facilidade de aprendizado; vivência da paz interior.

Gleide

Tradução fonética do inglês *Glade*. **Ver Glade.**

Variante(s): Glade (*inglês*).

Número: 6

Cor(es): azul royal, turquesa.

Pedra(s): turquesa.

Palavras-chave/Natureza expressiva: discrição; dom da iniciativa; contato com a alma.

Gleize

Do francês antigo *Glaise*, lit. "**igreja**". Provavelmente nome de residência atribuído a alguém que morou nas proximidades de uma igreja.

Variante(s): Gleice, Gleyce, Gleise (*português*); Glaisa, Glaise, Glaize (*francês*).

Número: 1

Cor(es): violeta, azul.

Pedra(s): calcita azul.

Palavras-chave/Natureza expressiva: espírito íntegro, confiável, pioneiro e independente.

Glenda

Do inglês *Glenda*, e este do gaulês *glyn* (vale), sign. "**do vale**", elemento presente no toponímico *Glendue* "vale escuro". O nome apareceu nos Estados Unidos, em fins do século passado, e foi redivivo modernamente com a atriz Glenda Jackson, tornando-se popular na Inglaterra, seu país natal. Equivale a *Dália*. **Ver Dália.**

Variante(s): Glena, Glenda, Glenna, Glennis (*inglês*).

Número: 7

Cor(es): magenta.

Pedra(s): cristal de quartzo.

Palavras-chave/Natureza expressiva: poder de concentração; dedicação a causas ecológicas; gosto pela rotina.

Glicéria

Feminino de *Glicério*. **Ver Glicério.**

Variante(s): Glice, Glícera (*português*).

Número: 1

Cor(es): verde, magenta.

Pedra(s): amazonita.

Palavras-chave/Natureza expressiva: independência emocional; segurança interior; positividade.

Glícia

Forma relativa de *Glice*, e este o mesmo que *Glicéria*, sign. "**de (pertencente a; da natureza de) Glice**". **Ver Glice.**

Variante(s): Glicéia (*português*).

Número: 5

Cor(es): azul royal, amarelo-ouro.

Pedra(s): topázio imperial.

Palavras-chave/Natureza expressiva: expressão positiva das emoções; sabedoria; felicidade.

Glória

Nome de origem religiosa, emprestado a uma das invocações de Nossa Senhora, geralmente atribuído às meninas nascidas em 15 de agosto, quando a Virgem é cultuada. Do substantivo *glória*. Equivale a *Cléia*.

Variante(s): Gloria (*espanhol, italiano, francês, alemão*).

Número: 8

Cor(es): rosa, violeta.

Pedra(s): topázio incolor.

Palavras-chave/Natureza expressiva: integridade; fidalguia; tranqüilidade emocional.

Gloriana

Forma relativa de *Glória*, sign. "**de (pertencente a; da natureza de Glória)**" .

Variante(s): Gloriane (*francês*).

Número: 5

Cor(es): amarelo-ouro.

Pedra(s): calcita dourada.

Palavras-chave/Natureza expressiva: tranqüilidade; talento; capacidade de assimilação.

Golda

Do germânico *Golda*, sign. "**de ouro**". Como muitos nomes e sobrenomes em que entra o elemento *ouro*, é um antropônimo particularmente adotado pelos judeus.

Número: 3

Cor(es): verde, rosa.

Pedra(s): apatita verde.

Palavras-chave/Natureza expressiva: decisão, determinação; habilidade para superar o sofrimento; autoconsciência.

Graça

Nome de origem religiosa, do substantivo *graça*, no sentido de "**dom divino; ajuda espiritual; mercê, benevolência divina**". No Brasil, vem geralmente acompanhado de *Maria* (Maria das Graças). O nome surgiu com as irmãs Maria e Graça, martirizadas em 1180. Na Inglaterra, apareceu pela primeira vez no séc. XIII, nas variantes *Gracia, Grecia, Gricia*. **Ver Mercedes** e **Mércia**, nomes aos quais equivale.

Santa(s): S. Graça, festejada em 1º de junho (há três santas com este nome).

Variante(s): Engracia, Gracia (*espanhol*); Grazia (*italiano*); Grâce (*francês*); Grace, Gracie (*inglês*).

Número: 3

Cor(es): verde, rosa.

Pedra(s): turmalina melancia.

Palavras-chave/Natureza expressiva: contentamento; amor à liberdade; ânimo; brio.

Graciana

Nome com dois étimos. 1) Do latim *Graciana*, relativo às três Graças mitológicas – Aglaia, Tália e Eufrosina; 2) Feminino de *Graciano*. **Ver Graciano (1ª acepção).**

Variante(s): Graciana (*espanhol, latim*); Graziana (*italiano*); Graciane (*francês*); Grazien (*alemão*).

Número: 9

Cor(es): violeta, rosa.

Pedra(s): charoíta.

Palavras-chave/Natureza expressiva: caráter altruísta e pacífico; auto-aceitação.

Graciela

Do italiano *Graziella*, diminutivo de *Grazia* (Graça). **Ver Graça.**

Variante(s): Graziela, Graziella, Grazila, Grazilla (*italiano*).

Número: 11

Cor(es): violeta, verde.

Pedra(s): apofilita verde.

Palavras-chave/Natureza expressiva: comunica-se com sinceridade; amor à natureza; maturidade.

GRACIETE

Diminutivo de *Grácia*, e este do espanhol *Gracia*, o mesmo que *Graça*. **Ver Graça** e **Graciano (1ª acepção)**.

Variante(s): Graciela, Graziela (*português*).

Número: 5

Cor(es): amarelo-ouro.

Pedra(s): âmbar.

Palavras-chave/Natureza expressiva: comportamento acolhedor; segurança; altruísmo.

GRACINDA

Forma relativa de *Graça*, sign. "**de (pertencente a; da natureza de) Graça**". **Ver Graça.**

Variante(s): Gracina (*português*).

Número: 3

Cor(es): violeta, ouro.

Pedra(s): ametista.

Palavras-chave/Natureza expressiva: compreensão ampla da vida e dos outros; sabedoria espiritual; talento para o ensino.

GRETA

Do sueco, hipocorístico de *Margaret* (Margarida). Nome muito comum na Suécia. **Ver Margarida.**

Variante(s): Greta (*inglês, nórdico*); Grete (*alemão, nórdico*); Gretch, Gretchen (*alemão*).

Número: 6

Cor(es): violeta, turquesa.

Pedra(s): larimar.

Palavras-chave/Natureza expressiva: leveza; naturalidade; encontra seu caminho nas mais variadas situações da vida.

GRISELDA

Do germânico *Grishilda*, *Griselde*, de *grisja* (experiente, maduro) e *hilde* (combate), sign. "**combatente experiente**". Nome muito comum na Escócia, na variante *Grizel*.

Variante(s): Criselda, Elda (*português*); Griselda (*espanhol, italiano, francês*); Chriselda, Grizelda (*inglês*).

Número: 3

Cor(es): violeta, ouro.

Pedra(s): topázio imperial.

Palavras-chave/Natureza expressiva: gosto pelas reformas; comunicação clara e direta; coragem

GUADALUPE

Nome de origem toponímica. De uma serra e cidade espanholas, onde, no convento fundado por Afonso XI (séc. XIV), há uma imagem da Virgem (Virgem de Guadalupe). Do árabe *wadallobb*, sign. "**rio do lobo**".

Variante(s): Guadalupe (*espanhol*); Guadeloupe (*francês*).

Número: 7

Cor(es): rosa, turquesa.

Pedra(s): morganita.

Palavras-chave/Natureza expressiva: docilidade, meiguice; harmonia interior; carisma; calor humano.

GUARACIABA

Do tupi *wara'sü aba*, de *wara sü* ou *ko ara sü*, *koara'si*, *coaracy* (o Sol) e *aba* (cabelo), sign. "**de cabelos da cor do sol; de cabelos louros**". Equivale a *Fúlvia*. **Ver Fúlvia.**

Número: 1

Cor(es): violeta, azul.

Pedra(s): safira azul.

Palavras-chave/Natureza expressiva: honestidade; qualidades de liderança; espírito de mártir.

GUIDA

Nome com dois étimos. 1) Diminutivo de *Margarida*; 2) Feminino de *Guido*. **Ver Guido (1ª e 2ª acepções).**

Número: 6

Cor(es): violeta, turquesa.

Pedra(s): angelita.

Palavras-chave/Natureza expressiva: controle, domínio; disposição para enfrentar desafios; força e disposição para materializar sonhos e projetos.

Guilhermina

Feminino de *Guilherme*, originado do alemão *Wilhelmine*. O mesmo que *Guilherma*.

Variante(s): Velma (*português, inglês*); Vilma (*português, espanhol, italiano, inglês*); Guillelmina (*espanhol*); Gulielma (*italiano*); Guillelmine (*francês*); Welma, Willamina, Wilma (*inglês*).

Número: 9

Cor(es): verde.

Pedra(s): smithsonita verde.

Palavras-chave/Natureza expressiva: coragem para enfrentar e revelar a verdade; conexão com os próprios sentimentos; amor pelo belo.

Guiomar

Nome com dois étimos. Em Portugal, encontrado em obras redigidas no séc. XIII, na forma *Guimar*. 1) Do bretão *Guyomarch, Guimarch*, de *guiu* (digno) e *marc'h* (cavalo), sign. "**amazona digna**"; 2) Do germânico, modificação de *Ingwiomar*, de *Ingwio* (o deus *Ingo*) e *mar* (glória, esplendor), sign. "**glória (esplendor) do deus Ingo**".

Variante(s): Guimar (*português antigo*); Guiomar (*espanhol*); Guiomard, Guyomard (*francês*).

Número: 3

Cor(es): violeta, ouro.

Pedra(s): calcita dente-de-leão.

Palavras-chave/Natureza expressiva: inteligência instintiva; força interior; vocação para profissões relacionadas à cura.

H

Haidê

Do grego moderno *Haido*, derivado de *haideúo* (acariciar, afagar), sign. "**a que acaricia (afaga)**". Encontrado nas áreas rurais da Grécia, é nome de uma jovem grega que aparece em *Dom Juan*, de Byron. Tornou-se popular com o romance *O conde de Monte Cristo*, de Alexandre Dumas.

Variante(s): Aidê, Heidéia (*português*); Haydée (*espanhol, italiano*); Haidée (*espanhol, italiano, francês, inglês*).

Número: 9

Cor(es): vermelho, verde.

Pedra(s): amazonita.

Palavras-chave/Natureza expressiva: humildade; perseverança; honestidade.

Hebe

Do grego *Hébe*, de *hébe*, através do latim *Hebe*, lit. "**juventude; mocidade**".

Santa(s): S. Hebe, festejada em 25 de agosto (há duas santas com este nome).

Número: 2

Cor(es): azul, rosa.

Pedra(s): topázio azul.

Palavras-chave/Natureza expressiva: descontração; veia cômica; sensibilidade estética; amorosidade.

Heda

Do alemão *Hedda*, o mesmo que *Eduíge*. **Ver Eduíge**.

Número: 9

Cor(es): amarelo, violeta.

Pedra(s): apatita amarela.

Palavras-chave/Natureza expressiva: poder intelectual; talento para a arte, principalmente pintura e poesia; avaliação justa.

Hedí

Nome com dois étimos. 1) Do alemão, hipocorístico de nomes como *Hedda*, *Hedviges* etc.; 2) Do grego *hedys*, sign. "**doce, suave**".

Número: 8

Cor(es): laranja.

Pedra(s): andaluzita.

Palavras-chave/Natureza expressiva: espontaneidade; exultação; sensibilidade aguçada.

Hélen

Do latim *Helen*, o mesmo que *Helena*. Primitivamente foi nome de homem, como o do filho de Deucalião e Pirra, que deu a seus súditos o nome de *helenos*, designação do povo grego. **Ver Helena.**

Variante(s): Helen (*inglês, francês, holandês, latim*).

Número: 8

Cor(es): laranja.

Pedra(s): andaluzita.

Palavras-chave/Natureza expressiva: cortesia; tranqüilidade; inspiração do fundo espiritual.

Helena

Na mitologia grega, princesa filha de Júpiter e Leda, célebre por sua beleza incomparável. Na ausência do esposo Menelau, foi raptada por Páris, dando origem à Guerra de Tróia. É o símbolo da *beleza transcendental*. Origina-se do grego *Heléne*, de *heláne*, *heléne* (tocha), sign. "**a reluzente; a resplandecente**".

Santa(s): S. Helena, festejada em 22 de maio (há dez santas com este nome).

Masculino(s): Heleno.

Variante(s): Elaine, Elen, Elena, Eleni, Helaine, Hélen, Helene, Helina, Iliana, Iliane, Neli (*português*); Elina (*português, italiano, francês*); Helena (*espanhol, alemão*); Elene (*italiano*); Eline, Hélène (*francês*); Elane, Elena, Ellen, Ellene, Ilana, Ileana (*inglês*).

Número: 9

Cor(es): vermelho, verde.

Pedra(s): ônix.

Palavras-chave/Natureza expressiva: poder de realização; vigor; destemor.

Helenice

Diminutivo de *Helena*. **Ver Helena.**

Variante(s): Elenice (*português*).

Número: 7

Cor(es): turquesa.

Pedra(s): amazonita.

Palavras-chave/Natureza expressiva: flexibilidade; versatilidade; comunicação franca e direta.

Heli

Nome com dois étimos. 1) Do escandinavo *Helli*, o mesmo que *Hélia*, e este feminino de *Hélio*; 2) O mesmo que *Eli*. **Ver Hélio** e **Eli.**

Variante(s): Hélie (*francês*); Heille, Helia, Helli (*nórdico*).

Número: 7

Cor(es): magenta.

Pedra(s): fenacita.

Palavras-chave/Natureza expressiva: misticismo; zelo, cuidadoso; dom da cura espiritual.

Hélia

Feminino de *Hélio*. **Ver Hélio.**

Número: 8

Cor(es): laranja.

Pedra(s): opala de fogo.

Palavras-chave/Natureza expressiva: sagacidade; empolgação, animação; criatividade instintiva.

Heliana

Feminino de *Heliano*. **Ver Heliano**.

Número: 5

Cor(es): azul royal, amarelo-ouro.

Pedra(s): calcita dourada.

Palavras-chave/Natureza expressiva: mente aguçada; disciplina; clareza na comunicação.

Helina

O mesmo que *Helena*, através do inglês *Elin*, francês *Eline*.

Variante(s): Elina (*português*).

Número: 4

Cor(es): verde, amarelo-ouro.

Pedra(s): calcita dourada.

Palavras-chave/Natureza expressiva: sabedoria; diplomacia; fé profunda.

Helisa

Do espanhol *Helisa*, hipocorístico de *Heloísa*. Não confundir com *Elisa*. **Ver Heloísa.**

Número: 9

Cor(es): vermelho, verde.

Pedra(s): amazonita.

Palavras-chave/Natureza expressiva: humildade; perseverança; decência.

Heliodora

Feminino de *Heliodoro*. **Ver Heliodoro.**

Variante(s): Eliodora (*português*); Eleodora, Heliodora (*espanhol*).

Número: 6

Cor(es): amarelo-claro.

Pedra(s): topázio imperial.

Palavras-chave/Natureza expressiva: naturalidade no agir; capacidade de sentir a alegria profunda da alma; talento para ensinar.

Helma

Do germânico *Helma*, de *helm*, *helmo*, inglês antigo *helma*, sign. "**elmo; proteção; a que protege**". Não confundir com *Elma*. **Ver Elma.**

Masculino(s): Helmo.

Variante(s): Ilma (*português*); Hilma (*português, finlandês*); Helma (*germânico*).

Número: 3

Cor(es): verde, rosa.

Pedra(s): crisoberilo.

Palavras-chave/Natureza expressiva: faculdade criativa; profissões relacionadas a disciplinas físicas e/ou espirituais.

Helmina

Hipocorístico de *Hermengarda*. **Ver Hermengarda.**

Masculino(s): Helmino.

Número: 8

Cor(es): rosa, violeta.

Pedra(s): lepidolita.

Palavras-chave/Natureza expressiva: bondade; renúncia; boa vontade.

Heloína

Do germânico *Hailwin*. 1) De *hail* (salvamento, salvador) e *win* (amigo, amiga), sign. "**amiga salvadora**", ou de 2) *hel* (abrigo, proteção) e *win*, sign. "**amiga protetora**". Os elementos *hail* e *hel* originam-se de uma mesma raiz, daí os significados semelhantes.

Variante(s): Eloína (*português*); Héloin (*francês*).

Número: 1

Cor(es): violeta, azul.

Pedra(s): topázio azul.

Palavras-chave/Natureza expressiva: contato com o mundo espiritual; comunicação franca e direta; influência, prestígio.

Heloísa

Do germânico *Helewidis*, feminino de *Aloísio*, *Aluísio*. As variantes *Helewis*, *Helewidis* foram comuns na Inglaterra, durante os sécs. XII e XIII, originando o sobrenome *Elwes*. **Ver Aluísio.**

Variante(s): Aluísia, Eloísa, Eloísia (*português*); Heloisa (*espanhol*); Eloísa (*italiano*); Héloise (*francês*); Helewise (*inglês*).

Número: 6

Cor(es): azul royal, turquesa.

Pedra(s): turmalina azul.

Palavras-chave/Natureza expressiva: amabilidade, gentileza; espiritualidade avançada e profunda

Helsa

Do *hebraico*, sign. "**consagrada a Deus**". Não confundir com *Elsa*. **Ver Elsa.**

Variante(s): Helza (*português*).

Número: 9

Cor(es): amarelo, violeta.

Pedra(s): adamita.

Palavras-chave/Natureza expressiva: coragem; imaginação criativa; conhecimento espiritual.

Hélvia

Feminino de *Hélvio*. **Ver Hélvio.**

Variante(s): Élvia (*português*); Elvia (*espanhol*); Helvia, Helvi (*nórdico*).

Número: 3

Cor(es): azul, vermelho.

Pedra(s): halita azul.

Palavras-chave/Natureza expressiva: capacidade de transformação interior; fé inabalável em si mesma; poder de dar ordens e de se fazer obedecer.

Henriqueta

Variantes femininas de *Henrique*. *Henrieta* têm a influência do latim *Henrietta* e do francês, este último introduzido na Inglaterra pela esposa de Carlos Magno (sécs. VIII e IX). O nome foi redivivo na Inglaterra, no séc. XIX, na forma *Henriette*. **Ver Henrique.**

Variante(s): Henrieta, Henriqueta (*português*); Enriqueta, Henriqueta (*espanhol*); Enrica, Enrichetta (*italiano*); Henriete (*francês*); Henrietta (*francês, inglês, alemão, húngaro, latim*); Harriet, Harriete (*inglês*).

Número: 1

Cor(es): branco, vermelho.

Pedra(s): quartzo rosa.

Palavras-chave/Natureza expressiva: ternura; empatia; sacrifício por causas elevadas.

Hercília

O mesmo que *Hersília*. **Ver Hersília.**

Número: 11

Cor(es): azul royal, amarelo.

Pedra(s): calcita azul.

Palavras-chave/Natureza expressiva: direção clara na vida; maturidade espiritual; mente analítica.

Hérmia

Feminino de *Hermes*. Muito difundido entre os antigos gregos, é nome de um personagem de *Sonho de uma noite de verão*, de William Shakespeare. **Ver Hermes.**

Variante(s): Herma (*português*).

Número: 9

Cor(es): violeta, rosa.

Pedra(s): lepidolita.

Palavras-chave/Natureza expressiva: compreensão das necessidades do outro; sabedoria; adaptabilidade.

Hermengarda

Do germânico *Yrmingarda*, sign. "**morada de Irmino**". *Irmino* foi uma divindade dos antigos saxões, nome que tem o significado de "grande; poderoso".

Santa(s): S. Hermengarda, festejada em 1º de junho (há duas santas com este nome).

Variante(s): Hermengardes (*português*); Ermengarda (*português, italiano*); Armenaud, Ermengard, Hermengarde (*francês*).

Número: 4

Cor(es): azul-claro, rosa-claro.

Pedra(s): safira azul.

Palavras-chave/Natureza expressiva: tolerância; poder de concentração; habilidade para se expressar com precisão.

Hermila

Feminino de *Hermilo*. **Ver Hermilo.**

Número: 3

Cor(es): turquesa.

Pedra(s): apatita verde.

Palavras-chave/Natureza expressiva: fidelidade; facilidade para fazer amigos; contato com experiências transcendentes.

Hermínia

Feminino de *Hermínio*. **Ver Hermínio.**

Variante(s): Ermínia (*português*); Hermine (*francês, alemão*).

Número: 5

Cor(es): azul-claro.

Pedra(s): turmalina azul.

Palavras-chave/Natureza expressiva: auto-aceitação; compaixão; alma sábia e sensata que se expressa amorosamente.

Hermíone

Na mitologia grega, filha de Menelau e Helena, mulher de Orestes. Do grego *Hermióne*, através do latim *Hermione*, sign. "**concórdia; ordem; simetria**". O mesmo que *Harmonia.*

Variante(s): Harmonia, Hermíona (*português*); Hermione (*espanhol, italiano, francês, inglês, latim*).

Número: 6

Cor(es): amarelo-claro.

Pedra(s): topázio imperial.

Palavras-chave/Natureza expressiva: desinibição; talento para atuar como mediador. pensa e age com autonomia.

Hersé

Do francês *Hersé*, e este do grego *Hérse*, de érse *ou hérse*, lit. "**orvalho**". No Brasil, já foi encontrado como masculino, mas entre os antigos gregos Hérse era a filha de Cécrops e a personificação do orvalho.

Variante(s): Hersé (*francês*).

Número: 1

Cor(es): verde, vermelho.

Pedra(s): granada.

Palavras-chave/Natureza expressiva: confiabilidade; integridade; espírito pioneiro e independente.

Hersília

Nome calcado no grego *Hérse*, sign. "**nascida do orvalho; filha de Hérse; filha do orvalho**". Na mitologia romana, virgem sabina que se tornou mulher de Rômulo, um dos fundadores de Roma. **Ver Hersé.**

Masculino(s): Hersílio.

Variante(s): Ercília, Ersília, Hercília (*português*); Hersilia (*espanhol*).

Número: 9

Cor(es): turquesa, magenta.

Pedra(s): topázio incolor.

Palavras-chave/Natureza expressiva: compaixão; amor à beleza; capacidade dar e receber amor com equilíbrio.

Hígia

Do grego *Hygieía*, calcado em *hygiés*, sign. "**sadia**". Entre os antigos gregos, Hígia era a deusa da Saúde e inspirava aos homens a escolha dos remédios e alimentos.

Masculino(s): Hígio.

Variante(s): Higina, Ígia (*português*); Hygia (*latim*).

Número: 7

Cor(es): rosa, turquesa.

Pedra(s): halita rosa.

Palavras-chave/Natureza expressiva: empatia; veracidade; dons artísticos.

Higina

Significa "**colocada sob a proteção da deusa Hígia**". **Ver Hígia.**

Número: 3

Cor(es): verde.

Pedra(s): crisocola.

Palavras-chave/Natureza expressiva: obstinação; temperança; sensatez; superação das ilusões.

Hilda

Do germânico *hild, hilde, hilt* (combate, guerra), sign. "**a combatente; a guerreira**".

Santa(s): S. Hilda, festejada em 17 de novembro.

Masculino(s): Hildo.

Variante(s): Ilda (*português*); Hilda (*inglês*); Hilde (*inglês, romeno*).

Número: 7

Cor(es): magenta.

Pedra(s): fluorita.

Palavras-chave/Natureza expressiva: exatidão; modéstia; interesse pela espiritualidade.

Hildegardes

Do germânico *Hildegard*, feminino de *Hildegardo.* Nos tempos atuais, nome comum nos Estados Unidos, nas variantes *Hildegard, Hildegarde.*

Santa(s): S. Hildegarda, festejada em 30 de abril (há duas santas com este nome).

Variante(s): Hildegarda, Ildegarda (*português, italiano*); Hildegard (*espanhol, inglês*); Hildegarde (*francês, inglês*).

Número: 11

Cor(es): violeta-claro.

Pedra(s): ametista.

Palavras-chave/Natureza expressiva: positividade; cordialidade; habilidade para superar os momentos difíceis.

Hildete

Diminutivo de *Hilda*. **Ver Hilda**.

Número: 9

Cor(es): violeta, rosa.

Pedra(s): pedra-da-lua.

Palavras-chave/Natureza expressiva: caráter íntegro, flexível e pacífico.

Hileana

Forma aportuguesada do inglês *Ileana*, o mesmo que *Helena*. **Ver Helena**.

Número: 5

Cor(es): azul royal, amarelo-ouro.

Pedra(s): cianita.

Palavras-chave/Natureza expressiva: amor pela aventura; superação da negatividade; sabedoria ancestral.

Hilma

O mesmo que *Ilma*. **Ver Ilma**.

Masculino(s): Hilmo.

Número: 7

Cor(es): magenta.

Pedra(s): cristal de quartzo.

Palavras-chave/Natureza expressiva: elegância; desapego; afeto; equilíbrio.

Hilmara

Femininino de *Hilmar*, e este o mesmo que *Hildemar*. **Ver Hildemar**.

Variante(s): Ilmara (*português*).

Número: 8

Cor(es): rosa, violeta.

Pedra(s): fluorita.

Palavras-chave/Natureza expressiva: religiosidade e devoção; calor humano; aceita-se como é.

Hípia

Feminino de *Hípias*, e este do grego *Hippías*, de *híppos* (cavalo), através do latim *Hippias*, sign. "**amazona**".

Número: 7

Cor(es): rosa, turquesa.

Pedra(s): cobaltocalcita.

Palavras-chave/Natureza expressiva: utilização sábia da força interior; sensibilidade para ir até a raiz do problema; busca o divino, mas com realismo.

Honorata

Feminino de *Honorato*. **Ver Honorato**.

Santa(s): S. Honorata, festejada em 11 de janeiro.

Número: 11

Cor(es): violeta, verde.

Pedra(s): apatita verde.

Palavras-chave/Natureza expressiva: senso de dignidade e integridade; guia-se pelas próprias verdades.

Honória

Feminino de *Honório*. **Ver Honório.**

Número: 8

Cor(es): laranja.

Pedra(s): cornalina.

Palavras-chave/Natureza expressiva: amor pela vida; capacidade de enxergar o cerne da questão; sacrifício voluntário em proveito de uma pessoa, causa ou idéia.

Honorina

Diminutivo de *Honória*, e este feminino de *Honório*. Já foi sobrenome romano. **Ver Honório**.

Variante(s): Honorina (*espanhol*); Onorina (*italiano*); Honoriane, Honorine (*francês, inglês*).

Santa(s): S. Honorina, festejada em 27 de fevereiro.

Número: 4

Cor(es): turquesa, violeta.

Pedra(s): halita azul.

Palavras-chave/Natureza expressiva: companheirismo; generosidade; criatividade.

Hortênsia

Do latim *Hortensia*, sign. "**jardineira; aquela que cultiva hortos**". Foi nome de uma *gens* romana. Uma variante latina *Ortensia* transformou-se no inglês *Hortense*.

Variante(s): Hortência (*português*); Hortensia (*espanhol, latim*); Ortènsia (*italiano*); Hortense (*francês, inglês*).

Número: 1

Cor(es): verde, magenta.

Pedra(s): hidenita.

Palavras-chave/Natureza expressiva: senso de justiça apurado; espírito de mártir; lidera sem dominar.

Hosana

Nome de origem semítica, sign. "**salvai, suplico-vos; salvai, peço-vos**", tomado do Salmo CXVII, onde se lê "*Anna Jehovah hoschia nâ* (*Ah, Senhor, salvai, suplico-vos*)". Trata-se de uma breve oração dirigida a Deus, pedindo socorro.

Santa(s): S. Hosana de Cattaro, festejada em 27 de abril (há quatro santas com este nome).

Variante(s): Osana, Ozana (*português*); Osanna (*italiano*); Hosenne (*francês*); Oxana (*eslavo*).

Número: 4

Cor(es): amarelo, rosa.

Pedra(s): topázio imperial.

Palavras-chave/Natureza expressiva: benevolência; busca do despertar da consciência; prazer de compartilhar o conhecimento.

Hulda

Nome com dois étimos. 1) Do hebraico *Huldah*, de *holedh*, correlato ao aramaico-siríaco *hulda*, árabe *khuld*, lit. "**doninha**", referindo-se ao animal. Nome atribuído provavelmente a uma pessoa astuta ou manhosa; 2) Do germânico *Holda*, *Hulda*, de *huld* (benevolência, mercê, graça), sign. "**a benigna; a benévola**". Essas variantes foram introduzidas nos Estados Unidos pelos escandinavos.

Número: 1

Cor(es): vermelho, violeta.

Pedra(s): lápis-lazúli

Palavras-chave/Natureza expressiva: imparcialidade; lucidez; confiabilidade.

I

Iara

Do tupi *yara*, também nas variantes *jara*, *yára*, *oiára*, *uiara*, *uyára*, sign. "**senhora; dona; a dominadora**". "**Mãe-d'água**". Na mitologia indígena bras., é a sereia dos rios e lagos.

Variante(s): Uiara, Yara (*português*).

Número: 2

Cor(es): azul, rosa.

Pedra(s): rodocrosita.

Palavras-chave/Natureza expressiva: harmonia; afeto; pesar pela dor alheia.

Ida

Nome com dois étimos. 1) Do grego *Íde*, através do latim *Ida*, lit. "**floresta**". Nome de um monte na ilha de Creta (pródiga de belos pinheiros), cuja origem remonta a Ida, ninfa que teria cuidado de Júpiter quando criança; 2) Do germânico *idhja*, nórdico antigo *idh* (trabalhar), sign. "**mulher trabalhadeira**". Essa forma germânica foi levada para a Inglaterra pelos normandos, onde foi corrente até os fins do séc. XIV e voltou no séc. XIX. Equivale a *Idina*. **Ver Ilva** e **Idina**.

Santa(s): S. Ida de Lovaina, festejada em 13 de abril (há quatro santas com este nome).

Variante(s): Ida (*espanhol, italiano, francês, inglês, nórdico, húngaro, russo*).

Número: 5

Cor(es): branco, amarelo-ouro.

Pedra(s): apatita amarela.

Palavras-chave/Natureza expressiva: entusiasmo pela vida; sabedoria instintiva; perspicácia.

Idália

Nome com dois étimos. 1) Do grego *Idálion*, através do latim *Idalia*, de *Íde* (floresta), sign. "**lugar das florestas**". Foi epíteto de Vênus, tomado de Idálio, antiga cidade da ilha de Chipre, famosa por seus bosques e jardins, onde a deusa era adorada sob o nome de Flora ou Floraia; 2) "**Nativa (habitante) do monte Ida. Ver Ida.**

Masculino(s): Idálio.

Número: 9

Cor(es): vermelho, verde.

Pedra(s): rubi.

Palavras-chave/Natureza expressiva: senso do dever; humildade; espírito batalhador, que sabe concretizar seus objetivos.

Idalina

Forma relativa de *Idália*, sign. "**de (pertencente a; da natureza de) Idália**". **Ver Idália.**

Masculino(s): Idalino (*português*).

Número: 5

Cor(es): azul royal, amarelo-ouro.

Pedra(s): heliodoro.

Palavras-chave/Natureza expressiva: bondade; sensibilidade; impulso para buscar.

Idina

Do nórdico antigo *Idhuna*, da raiz *idh* (trabalho), sign. "**mulher trabalhadeira**". Na Inglaterra, nome comum nos fins do séc. XII, que apareceu nas formas *Edony*, *Ideny*, *Idonea*, *Idonia*, *Idony* e originou os sobrenomes *Idney* e *Edney*, este último encontrado como prenome masculino no Brasil. Equivale a *Ida*. **Ver Ida. (2ª acepção).**

Masculino(s): Edney.

Variante(s): Ideni, Iduna (*português*); Edony, Ideny, Idonea, Idonia, Idony (*inglês antigo*); Idhuna (*nórdico antigo*).

Número: 1

Cor(es): verde, vermelho.

Pedra(s): rubi.

Palavras-chave/Natureza expressiva: bondade; capacidade de ver os dois lados de uma questão; equilíbrio entre razão e emoção.

Idora

Do francês *Idora*, hipocorístico de *Isadora*. **Ver Isadora.**

Masculino(s): Idoro.

Número: 11

Cor(es): vermelho, azul.

Pedra(s): calcita azul.

Palavras-chave/Natureza expressiva: serenidade mental; busca da paz interior; existência voltada para o desenvolvimento espiritual.

Ieda

Do hebraico *Iadah*, sign. "**favo de mel**". Por extensão, "**mulher de grande doçura**". **Ver Débora.**

Número: 1

Cor(es): vermelho, violeta.

Pedra(s): apatita azul.

Palavras-chave/Natureza expressiva: idealismo; motivação; espírito de liderança.

Ifigênia

Na mitologia grega, filha de Agamenon e Clitemnestra. Foi sacrificada pelo pai, chefe dos gregos unidos contra Tróia, para que fosse obtida a proteção dos deuses. Origina-se do grego *Iphigénia*, de *íphi* (poder, vigor) e *génos* (raça), sign. "**de linhagem vigorosa; de uma raça forte (poderosa)**".

Santa(s): S. Ifigênia, festejada em 21 de setembro.

Masculino(s): Ifigênio.

Variante(s): Efigênia (*português*); Ifigenia (*espanhol*); Ifigenìa (*italiano*); Iphigénie (*francês*); Iphigenia, Iphigenie (*alemão*).

Número: 6

Cor(es): amarelo-claro.

Pedra(s): topázio imperial.

Palavras-chave/Natureza expressiva: maturidade; consciência espiritual; expressão correta dos sentimentos.

ILARA

Nome inventado por Carlos Gomes, para uma personagem índia de sua ópera *Lo Schiavo*. Ao que tudo indica, está calcado no latim *Illaria* (*Hilária*). **Ver Hilário.**

Número: 5

Cor(es): rosa.

Pedra(s): quartzo verde.

Palavras-chave/Natureza expressiva: busca do autoconhecimento; força interior; empatia.

ILCA

Nome com dois étimos. 1) Do húngaro *Ilka*, diminutivo de *Ilona* (Helena); 2) Do suíço, o mesmo que *Gilca*, e este abreviação de *Egídia*. **Ver Egídio.**

Variante(s): Gilca, Ilca, Ilka (*português*); Gilk, Gilka, (*alemão*); Ilkaa (*nórdico*).

Número: 7

Cor(es): violeta.

Pedra(s): halita violeta.

Palavras-chave/Natureza expressiva: gosto apurado; interesse pelos mistérios da vida; superação de limites pessoais.

ILDEFONSA

Feminino de *Ildefonso*. **Ver Ildefonso.**

Número: 4

Cor(es): vermelho, ouro.

Pedra(s): andaluzita.

Palavras-chave/Natureza expressiva: consciência desperta; sabedoria; mente lúcida.

ILEANA

Do inglês *Ileana*, o mesmo que *Helena*. **Ver Helena.**

Masculino(s): Ileano.

Variante(s): Iliana, Iliane, Hileana (*português*).

Número: 6

Cor(es): violeta, turquesa.

Pedra(s): fluorita.

Palavras-chave/Natureza expressiva: versatilidade; expressão criativa dos sentimentos.

ILÍDIA

Feminino de *Ilídio*. **Ver Ilídio.**

Número: 8

Cor(es): rosa, violeta.

Pedra(s): kunzita.

Palavras-chave/Natureza expressiva: altruísmo; autoconfiança; correção.

ILMA

Nome com três étimos. 1) Nome de uma importante divindade finlandesa, originário do ugro-finlandês *Ilma*, sign. "**a Virgem do Ar**"; 2) Do germânico, o mesmo que *Helma*; 3) Do húngaro, variante de *Amélia*. **Ver Amélia** e **Helma.**

Masculino(s): Ilmo.

Variante da 1ª acepção: Ilma (*ugro-finlandês*).

Variantes da 2ª acepção: Hilma (*português*); Helma (*germânico*).

Número: 8

Cor(es): verde, violeta.

Pedra(s): apatita verde.

Palavras-chave/Natureza expressiva: generosidade; veracidade; poder de transformação.

ILMARA

O mesmo que *Hilmara*. **Ver Hilmara.**

Número: 9

Cor(es): vermelho, verde.

Pedra(s): amazonita.

Palavras-chave/Natureza expressiva: respeito, acatamento; perseverança; decoro.

ILSA

Do germânico. De *ilsa*, sign. "**ninfa; ondina**". Posteriormente o nome confundiu-se com *Ilsa*, *Elsa*, hipocorísticos de *Elisabete*.

Variante(s): Ilse, Ilza,Ilze (*português*).

Número: 5

Cor(es): branco, amarelo-ouro.

Pedra(s): adamita.

Palavras-chave/Natureza expressiva: auto-estima; vigor; lida com facilidade com as questões materiais.

ILVA

Do nome de uma ilha européia (Elba), latim *Ilva*, derivado do grego *Iloua*, sign. "**floresta**". O mesmo que *Elba*. **Ver Elba.**

Número: 8

Cor(es): verde, violeta.

Pedra(s): apofilita verde.

Palavras-chave/Natureza expressiva: auto-realização; paz e tranqüilidade; temperamento protetor.

IMARA

Anagrama de *Maria*. **Ver Maria.**

Número: 6

Cor(es): violeta, turquesa.

Pedra(s): calcita azul.

Palavras-chave/Natureza expressiva: acuidade, atratividade; sagacidade.

INA

Nome com dois étimos. 1) Do irlandês, o mesmo que *Agnes*; 2) Forma familiar de nomes terminados em *ina*, como *Catarina*, *Georgina*, *Janina*, *Rosina* etc., que se tornou independente.

Santa(s): S. Ina, festejada em 8 de setembro.

Variante(s): Ina (*inglês, alemão*).

Número: 6

Cor(es): branco, violeta.

Pedra(s): apofilita incolor.

Palavras-chave/Natureza expressiva: desapego; compaixão; compreensão.

INÁ

Significa "**mãe**", no linguajar caribê.

Número: 6

Cor(es): branco, violeta.

Pedra(s): fluorita.

Palavras-chave/Natureza expressiva: idéias extravagantes; carisma; interesse pelo desconhecido.

INAIÁ

Do tupi *ina'ya*, *inajá*, nome atribuído pelos indígenas brasileiros a uma espécie de palmeira.

Número: 7

Cor(es): magenta.

Pedra(s): cristal de quartzo.

Palavras-chave/Natureza expressiva: diligência; afabilidade; interesse pelo transcendente.

INÊS

Do espanhol *Inez*, o mesmo que *Agnes*. Em Portugal, nome encontrado em obras redigidas no séc. XIII. **Ver Agnes.**

Santa(s): S. Inês de Assis, festejada em 19 de setembro (há dez santas com este nome).

Variante(s): Inez (*espanhol*); Inessa, Ineze (*eslavo*).

Número: 2

Cor(es): azul, rosa.

Pedra(s): quartzo azul.

Palavras-chave/Natureza expressiva: meiguice, carinho; acredita no amor e aprende com os erros.

INGA

Nome com dois étimos. 1) Hipocorístico do gaulês *Ingaret*, e este modificação de *Angharad*, sign. "**a muito amada**"; 2) Do inglês antigo, sign. "**filhos; descendentes**".

Variante(s): Inge (*português, inglês, alemão*); Inger (*inglês*).

Número: 4

Cor(es): amarelo, rosa.

Pedra(s): pedra-do-sol.

Palavras-chave/Natureza expressiva: superação do medo; criatividade; benevolência.

INGE

O mesmo que *Inga*. **Ver Inga.**

Número: 8

Cor(es): laranja.

Pedra(s): cornalina.

Palavras-chave/Natureza expressiva: motivação; confiança no fluxo da vida; percepção extra-sensorial.

Ingra

Nome calcado em *Ingrid, Íngrida, Íngride*. Possivelmente um hipocorístico desses nomes. **Ver Ingrid**.

Número: 4

Cor(es): verde, amarelo-ouro.

Pedra(s): pirita.

Palavras-chave/Natureza expressiva: tolerância; poder de concentração; habilidade para expressar-se com precisão.

Ingrid

Do nórdico antigo. O primeiro elemento deriva de *Ingvi, Ing*, o segundo, de *rida* (amazona), sign. "**a amazona de Ing**". Na mitologia escandinava, *Ing* é um deus da paz e da fertilidade.

Masculino(s): Ingres.

Variante(s): Íngrida, Íngride (*português*); Ingrid (*alemão, nórdico*).

Número: 7

Cor(es): turquesa.

Pedra(s): turmalina azul.

Palavras-chave/Natureza expressiva: lisura; elasticidade mental; busca da verdade.

Inocência

Feminino de *Inocêncio*. **Ver Inocêncio.**

Variante(s): Innocenza (*italiano*).

Número: 1

Cor(es): verde, magenta.

Pedra(s): jade.

Palavras-chave/Natureza expressiva: amorosidade; compaixão; sabe que caminho seguir na vida.

Iola

Nome com dois étimos. 1) Hipocorístico de *Iolanda*; 2) Do grego *íole*, sign. "**violeta**". Na mitologia grega, filha de Éurito, rei da Ecália. Apaixonou-se por Hércules, levando-o a abandonar Djanira, resultando dessa união o presente fatal (a túnica do centauro Nesso), que esta enviara ao herói como objeto de vingança. **Ver Iolanda.**

Variante(s): Yola (*português*); Jole (*italiano*); Iole, Yole (*francês*).

Número: 1

Cor(es): vermelho, violeta.

Pedra(s): cianita.

Palavras-chave/Natureza expressiva: tenacidade; sensibilidade; espírito empreendedor.

Iolanda

Do latim *viola*, e este do grego *íole*, sign. "**violeta**". As variantes inglesas *Jolenta* e *Yolende* foram encontradas no séc. XIII. Durante a Idade Média ocorreu a variante *Violante*, derivada de *Viola*, que originou o francês *Yolande*, o espanhol *Yolanda* e o italiano e português *Iolanda*.

Santa(s): S. Iolanda, festejada em 15 de junho (há duas santas com este nome).

Variante(s): Yolanda (*português, espanhol, inglês*); Jolanda (*espanhol, holandês*); Iolanda (*italiano, romeno*); Jolanda (*italiano, nórdico*); Yolande (*francês, inglês*); Eolande, Jolande (*inglês*).

Número: 11

Cor(es): vermelho, azul.

Pedra(s): crisocola.

Palavras-chave/Natureza expressiva: espírito inovador; busca da paz interior; facilidade para lidar com o aspecto prático da vida.

Iolete

Do francês *Iolete*, diminutivo de *Iole*, e este o mesmo que *Iola*. **Ver Iola.**

Número: 3

Cor(es): azul, vermelho.

Pedra(s): ágata azul rendada.

Palavras-chave/Natureza expressiva: disposição; sabedoria; interesse pelas culturas antigas.

Ioná

Do hebraico *Yonah*, lit. "**pomba**", o mesmo que *Jonas*. Nome que tem correspondência com *Iohanan* (João). **Ver Jonas** e **Celena.**

Número: 3

Cor(es): verde, rosa.

Pedra(s): crisoprásio.

Palavras-chave/Natureza expressiva: constituição vigorosa; espírito realizador; dom para trabalhos relacionados à comunicação.

IONARA

Nome calcado em *Ioná*, sign. "**da natureza de Ioná**". **Ver Ioná.**

Número: 4

Cor(es): verde, amarelo-ouro.

Pedra(s): topázio imperial.

Palavras-chave/Natureza expressiva: alegria; equilíbrio emocional; aptidão para o ensino.

IONE

Nome com dois étimos. Na mitologia grega, filha de Antíloco, transformada em ninfa. 1) Do grego *Ionía*, através do latim *Ionia*, lit. "**Jônia**". *Ionía* (*Iaon*, em Homero) originário do hebreu *Iavan*, foi nome de uma região da Ásia Menor habitada pelos jônios. O mesmo que *Javan*; 2) De *Jonet*, *Ione*, diminutivos ingleses de *Joan* (Joana). **Ver Javan** e **Joana**.

Variantes da 1ª acepção: Jone, Jônia (*português*); Yone (*espanhol, inglês*); Ionie (*francês*); Ionía (*grego*); Ionia (*latim*).

Variantes da 2ª acepção: Jonet, Ione (*inglês*).

Número: 7

Cor(es): magenta.

Pedra(s): sugilita.

Palavras-chave/Natureza expressiva: força interior; mente receptiva; poder de autotransformação.

IONICE

O mesmo que *Eunice*. **Ver Eunice.**

Número: 1

Cor(es): violeta, azul.

Pedra(s): albita.

Palavras-chave/Natureza expressiva: autoridade; moderação; comando.

IRA

No A.T., herói de Davi, natural de Jetri. Nome originário do hebraico *Irá*, lit. "**a vigilante**", correlato ao aramaico-siríaco *ur* (estar acordado), acadiano *eru* (estar acordado, vigiar). Entre os antigos hebreus, nome do gênero masculino.

Número: 1

Cor(es): verde, vermelho.

Pedra(s): heliotrópio.

Palavras-chave/Natureza expressiva: benevolência; superação das limitações; alma que se fortalece e cresce com as dificuldades.

IRACEMA

Criação de José de Alencar para a personagem-título do romance que retrata o idílio entre uma índia e um aventureiro português chamado Martim Moreno. A raiz *ira* tem origem no *nheengatu* e assumiu a forma *eira*, no tupi antigo. O segundo elemento, *acema*, *cema*, tem o sentido de "escorrer, sair em grande quantidade". O nome significa "**a saída do mel; o fluxo do mel**".

Número: 5

Cor(es): azul royal, amarelo-ouro.

Pedra(s): azurita.

Palavras-chave/Natureza expressiva: afetividade; busca do crescimento interior; ações objetivas e positivas.

IRACI

Do tupi *yira* (mel) e *sü* (mãe), sign. "**mãe do mel**". Por extensão, "**abelha**". Equivale a *Débora*.

Variante(s): Iracy (*português*).

Número: 4

Cor(es): verde, amarelo-ouro.

Pedra(s): calcita dourada.

Palavras-chave/Natureza expressiva: companheirismo; generosidade; criatividade.

IRAILDA

De *Erhais*, nome grego da deusa Juno, sign. "**filha (descendente) de Hera**". Hera é o nome grego da deusa Juno e seu nome está associado a uma antiga onomatopéia *ber*, que dá idéia de *calor*.

Variante(s): Erailda, Iraída, Iraíde, Iraídes, Iraís (*português*); Iraida, Iraís (*espanhol*); Raisa (*russo*).

Número: 9

Cor(es): violeta, rosa.

Pedra(s): cobaltocalcita.

Palavras-chave/Natureza expressiva: espírito altruísta e pacífico; auto-aceitação.

IRANI

Nome com três étimos adotado no Brasil pelas classes mais humildes. 1) Do tupi, sign. "**abelha enfurecida**"; 2) Do húngaro *Irány*, lit. "**direção**"; 3) Do persa *irani*, sign. "**nativa do Irã**".

Variante da 2ª acepção: Irány (*húngaro*).

Número: 6

Cor(es): azul royal, turquesa.

Pedra(s): crisocola.

Palavras-chave/Natureza expressiva: amabilidade; cordialidade; desinibição.

IRENE

Do grego *Eiréne*, de *eiréne* (paz), através do latim *Irene*, sign. "**a pacificadora**". A variante *Irene* foi muito comum entre os bizantinos e também na Sicília.

Masculino(s): Irênio, Irino.

Santa(s): S. Irene, festejada em 18 de setembro (há quatro santas com este nome).

Variante(s): Herena, Hirênia, Irênia, Iria, Reni (*português*); Irina (*português, romeno, nórdico, eslavo, russo*); Irene (*espanhol, italiano, inglês*); Irène (*francês*); Irena (*alemão*); Eirena, Erena, Irenee (*inglês*).

Número: 6

Cor(es): azul royal, turquesa.

Pedra(s): turquesa.

Palavras-chave/Natureza expressiva: alegria; engenhosidade; autoconfiança.

IRENICE

Diminutivo de *Irene*. **Ver Irene**.

Número: 9

Cor(es): turquesa, magenta.

Pedra(s): topázio incolor.

Palavras-chave/Natureza expressiva: determinação; amor aos detalhes; busca da perfeição.

ÍRIA

Nome com dois étimos. 1) Do grego, transformação arcaica de *Eiréne*, o mesmo que *Irene*. Feminino de *Írio*, e este do finlandês *Yrjo*, *Yirjö* (Jorge), o mesmo que *Geórgia*. **Ver Geórgia** e **Jorge** e **Irene**.

Número: 1

Cor(es): vermelho, violeta.

Pedra(s): quartzo olho-de-tigre.

Palavras-chave/Natureza expressiva: poder de atrair, encantar; seduzir; sensatez; religiosidade; persistência.

IRINA

O mesmo que *Irene*. **Ver Irene**.

Número: 6

Cor(es): violeta, turquesa.

Pedra(s): calcantita.

Palavras-chave/Natureza expressiva: serenidade; boas maneiras; naturalidade no agir.

IRINÉIA

Feminino de *Irineu*. **Ver Irineu**.

Número: 11

Cor(es): azul royal, amarelo.

Pedra(s): azurita.

Palavras-chave/Natureza expressiva: discernimento; desapego emocional; capacidade de análise apurada.

ÍRIS

Na mitologia grega, filha de Taumas e de Electra transformada por Juno num belo arco-íris, símbolo da ligação transcendental entre o Céu e a Terra, deuses e homens. Origina-se do grego *Íris*. Segundo Platão, provém do verbo *eirein* (dizer), sign. "**mensageira (pela palavra)**". **Ver Débora**.

Variante(s): Iris (*espanhol, francês, inglês, latim*); Iride (*italiano*); Irída (*russo*).

Número: 1

Cor(es): verde, vermelho.

Pedra(s): olho de águia.

Palavras-chave/Natureza expressiva: cordialidade; desapego das convenções; cresce com as dificuldades.

IRMA

Do germânico *Irma*, hipocorístico de *Armina*, *Hermengarda*, *Ermentrudes* e *Irmina*.

Variante(s): Irma (*espanhol, italiano, francês, alemão, holandês, nórdico, húngaro*).

Número: 5

Cor(es): rosa.

Pedra(s): kunzita.

Palavras-chave/Natureza expressiva: zelo; expressão positiva das emoções; amor à vida.

Irmina

Feminino de *Irmino*, e este o mesmo que *Armino*. **Ver Armino.**

Variante(s): Irmina (*espanhol*).

Número: 1

Cor(es): violeta, azul.

Pedra(s): calcita azul.

Palavras-chave/Natureza expressiva: magnetismo pessoal; amor à natureza; força e poder.

Irvina

Femnino de *Irvino*. **Ver Irvino.**

Número: 1

Cor(es): violeta, azul.

Pedra(s): ajoíta.

Palavras-chave/Natureza expressiva: disciplina; eficiência; êxito.

Isa

Hipocorístico de *Isabel*. **Ver Isabel.**

Variante(s): Iza (*português*); Isa (*espanhol, inglês*).

Número: 11

Cor(es): branco, rosa.

Pedra(s): calcita rosa.

Palavras-chave/Natureza expressiva: amor incondicional; caráter empático e zeloso.

Isabel

O mesmo que *Elisabete*. **Ver Elisabete.**

Santa(s): S. Isabel de Portugal, festejada em 4 de julho (há quatro santas com este nome).

Variante(s): Isabela, Isabele, Isele, Izabela (*português*); Ysabel (*espanhol*); Isabel (*espanhol, francês*); Isabela (*espanhol, inglês*); Isabella (*italiano, inglês, alemão*); Isabeau (*francês*); Isabelle (*francês*); Isobel (*inglês*).

Número: 3

Cor(es): verde, rosa.

Pedra(s): crisoprásio.

Palavras-chave/Natureza expressiva: bom ânimo; poder de realização do planejado; facilidade para fazer amigos.

Isadora

Feminino de *Isidoro*. **Ver Isidoro** e **Ísis.**

Santa(s): S. Isidora, festejada em 1 de maio.

Variante(s): Idora, Isidra (*português*); Isidora (*português, espanhol*); Isadora (*espanhol, italiano, francês*).

Número: 4

Cor(es): verde, amarelo-ouro.

Pedra(s): ágata musgo.

Palavras-chave/Natureza expressiva: capacidade de tomar decisões; felicidade; confiança.

Isaltina

Diminutivo de *Isolda*. **Ver Isolda.**

Número: 4

Cor(es): verde, amarelo-ouro.

Pedra(s): ágata musgo.

Palavras-chave/Natureza expressiva: veracidade; sentimento de prazer e harmonia interior.

Isaura

Do grego *ísauros*, sign. "**natural (habitante) de Isauras**". *Isauras* foi nome de uma antiga cidade da Ásia Menor, hoje chamada Semba.

Variante(s): Isaura (*espanhol, italiano*); Isaure (*francês*).

Número: 6

Cor(es): violeta, turquesa.

Pedra(s): crisocola.

Palavras-chave/Natureza expressiva: altruísmo; superação da negatividade; dom da persuasão.

Isele

Hipocorístico de *Isabel*. **Ver Isabel.**

Número: 5

Cor(es): rosa.

Pedra(s): kunzita.

Palavras-chave/Natureza expressiva: coração generoso e receptivo; capricho; requinte.

Isete

Do irlandês *Izette*, o mesmo que *Isolda*. **Ver Isolda.**

Variante(s): Izette (*irlandês*).

Número: 4

Cor(es): amarelo, rosa.

Pedra(s): pedra-do-sol.

Palavras-chave/Natureza expressiva: temperamento acolhedor; bondade; talento para administração.

Iseu

Do francês *Isolt*, *Iseut*, o mesmo que *Isolda*. **Ver Isolda.**

Variante(s): Isolt, Iseut (*francês*).

Número: 9

Cor(es): amarelo, violeta.

Pedra(s): calcita amarela.

Palavras-chave/Natureza expressiva: carisma; intrepidez; caráter ético e responsável.

Isilda

O mesmo que *Isolda*. **Ver Isolda.**

Número: 9

Cor(es): violeta, rosa.

Pedra(s): rubi.

Palavras-chave/Natureza expressiva: senso de objetividade; progresso; destemor.

Ísis

Outro nome da deusa egípcia *Sait*, sign. "**nasci de mim mesma, não procedo de ninguém**". Na mitologia egípcia, esposa de Osíris e mãe de Hórus. Sua influência estendeu-se do Nilo a todo o Ocidente, incluindo Grécia, Itália e Portugal.

Variante(s): Isis (*espanhol, italiano, francês, inglês, latim*); Íside (*italiano*); Isice (*francês*); Izída (*russo*); Issa (*egípcio*).

Número: 2

Cor(es): azul, rosa.

Pedra(s): larimar.

Palavras-chave/Natureza expressiva: espírito pacífico; temperamento caloroso; talento para a escrita e oratória.

Ismália

Forma aportuguesada do árabe *Ismaîlia*, cidade egípcia cujo nome significa "**cidade de Ismael**". **Ver Ismael.**

Variante(s): Ismaîlia (*árabe*).

Número: 1

Cor(es): verde, vermelho.

Pedra(s): granada.

Palavras-chave/Natureza expressiva: franqueza; imparcialidade; objetividade.

Ismena

Feminino de *Ismeno*. **Ver Ismeno.**

Variante(s): Ximena (*português*); Ismène (*italiano*); Ismenia (*inglês*); Emeny, Imyne, Ymena, Ysmena (*inglês antigo*).

Número: 7

Cor(es): magenta.

Pedra(s): topázio incolor.

Palavras-chave/Natureza expressiva: elegância; pioneirismo; dom para a medicina.

Ismênia

Feminino de *Ismênio*. Na mitologia grega, filha de Édipo e Jocasta e irmã de Antígona. **Ver Ismênio.**

Variante(s): Ismenia (*italiano*); Ismenie (*francês*); Ismeina, Ymania, Ymaine, Ysmeina (*inglês antigo*).

Número: 7

Cor(es): rosa, turquesa.

Pedra(s): quartzo rosa.

Palavras-chave/Natureza expressiva: confiança; renúncia; auto-aceitação.

Isolda

Do céltico *Esyllt*, sign. "**bela; formosa**". **Ver Iseu.**

Variante(s): Isete, Iseu, Isilda, Izilda (*português*); Iseo (*espanhol*); Isolda (*espanhol, francês, inglês*); Izolda (*italiano*); Isolde (*francês*).

Número: 6

Cor(es): violeta, turquesa.

Pedra(s): fluorita.

Palavras-chave/Natureza expressiva: poder de sedução: sensibilidade para a escrita; personalidade cativante.

ISOLINA

Nome com dois étimos. 1) Diminutivo de *Isol*, e este hipocorístico italiano de *Isolda*; 2) Feminino de *Isolino*. **Ver Isolda** e **Isolino (1ª acepção)**.

Variantes da 1ª acepção: Encelina, Ezelina (*português*).

Variantes da 2ª acepção: Isolinda (*português*); Isolina (*espanhol*); Isoline (*francês*).

Número: 7

Cor(es): rosa, turquesa.

Pedra(s): rodocrosita.

Palavras-chave/Natureza expressiva: afetuosidade; flexibilidade; interesse pelos mistérios da vida.

ITACI

Do tupi *Ytaicy*, de *ytá* (pedra) e *ici* (cortada), sign. "**pedra cortada**". Nome comum a ambos os sexos.

Variante(s): Itacy (*português*); Ytaicy (*tupi*).

Número: 6

Cor(es): violeta, turquesa.

Pedra(s): quartzo azul.

Palavras-chave/Natureza expressiva: espírito altruísta e acolhedor; talento para a literatura; firmeza na execução de uma promessa ou de um compromisso.

ÍTALA

Feminino de *Ítalo*. **Ver Ítalo**.

Variante(s): Itala (*italiano*).

Número: 7

Cor(es): violeta.

Pedra(s): ametista.

Palavras-chave/Natureza expressiva: sintonia com o plano divino; influência positiva sobre os outros; dom de cura espiritual.

ITAMARA

Feminino de *Itamar*. Não confundir com *Ithamara*. **Ver Itamar**.

Número: 9

Cor(es): vermelho, verde.

Pedra(s): rubi.

Palavras-chave/Natureza expressiva: temperamento realista, batalhador; luta em defesa da justiça.

ITHAMARA

Feminino de *Ithamar*. Não confundir com *Itamara*. **Ver Ithamar**.

Número: 8

Cor(es): laranja.

Pedra(s): opala de fogo.

Palavras-chave/Natureza expressiva: espiritualidade; energia transformadora, poder de realização; apraz-lhe fazer o bem.

IVANA

Feminino de *Ivan*. **Ver Ivan**.

Variante(s): Ivane, Ivani, Ivanir, Ivanira, Yvana, (*português*); Ivanna (*russo*).

Número: 2

Cor(es): azul, rosa.

Pedra(s): safira azul.

Palavras-chave/Natureza expressiva: moralidade; bom gosto; amor à liberdade; fala a verdade, mesmo que isso possa lhe trazer problemas.

IVANETE

Diminutivo de *Ivana*. **Ver Ivana**.

Número: 4

Cor(es): verde, amarelo-ouro.

Pedra(s): jade.

Palavras-chave/Natureza expressiva: lealdade; sinceridade; sentimento de alegria e harmonia interior.

IVANI

Feminino de *Ivan*, calcado em *Ivana*, com terminação arbitrária em *i*. **Ver Ivana** e **Avani**.

Variante(s): Avani, Ivanir, Ivanira, Ivany (*português*).

Número: 1

Cor(es): verde, vermelho.

Pedra(s): malaquita.

Palavras-chave/Natureza expressiva: influência; generosidade; lealdade aos princípios em que acredita.

IVANICE

Nome calcado em *Ivani*, com a terminação característica de feminino *ice*. **Ver Ivani.**

Variante(s): Ivanise, Vanice, Vanisa, Vanise, Vanice, Yvanise (*português*).

Número: 9

Cor(es): violeta, rosa.

Pedra(s): turmalina rosa.

Palavras-chave/Natureza expressiva: flexibilidade; expansão; paixão pela vida.

IVANILDA

O mesmo que *Ivana*. **Ver Ivana.**

Masculino(s): Ivanildo.

Variante(s): Evanilda, Ivanilda, Yvanilda, Yvonilda (*português*).

Número: 9

Cor(es): violeta, rosa.

Pedra(s): halita rosa.

Palavras-chave/Natureza expressiva: auto-respeito; espírito amoroso e fraterno.

IVANIR

Feminino de *Ivan*. Criação livre calcada nos modelos *Ivana* e *Ivani*. A terminação arbitrária em *r* é uma ocorrência comum no Brasil. **Ver Ivana e Ivani.**

Variante(s): Ivanira (*português*).

Número: 1

Cor(es): violeta, azul.

Pedra(s): calcantita.

Palavras-chave/Natureza expressiva: lidera sem dominar; sabe ouvir o outro; faz o que precisa ser feito.

IVANISE

O mesmo que *Ivanice*. **Ver Ivanice.**

Variante(s): Yvanise (*português*).

Número: 7

Cor(es): rosa, turquesa.

Pedra(s): smithsonita rosa.

Palavras-chave/Natureza expressiva: sinceridade; interesse pelos mistérios da vida; senso estético.

IVETE

Do francês *Yvette*, feminino de *Yves*. **Ver Yves.**

Variante(s): Iveta (*português*); Ivette (*francês*); Yvette (*inglês*).

Número: 7

Cor(es): magenta.

Pedra(s): cristal de quartzo.

Palavras-chave/Natureza expressiva: intuição; inclinação para as artes; amor pelos detalhes.

IVONE

Do francês *Yvone*, feminino de *Ivon*. **Ver Ivon.**

Variante(s): Ivonne (*espanhol*); Yvonne (*espanhol, francês, inglês, holandês*); Ivòne (*italiano*); Ivona, Ivone, Yvone (*francês*).

Número: 11

Cor(es): vermelho, azul.

Pedra(s): água-marinha.

Palavras-chave/Natureza expressiva: honestidade; franqueza; senso de justiça.

IVONÉIA

Adaptação livre de *Ivone*. **Ver Ivone.**

Número: 3

Cor(es): violeta, ouro.

Pedra(s): pirita.

Palavras-chave/Natureza expressiva: temperança; sensatez; reflexão.

IVONETE

Diminutivo de *Ivone*. **Ver Ivone.**

Variante(s): Ivineta, Ivoneta, Ivonette, Yvonete (*português*).

Número: 9

Cor(es): violeta, rosa.

Pedra(s): rubilita.

Palavras-chave/Natureza expressiva: recato; amor à vida; atua sempre tendo em vista seus objetivos internos.

Ivy

Do inglês antigo *ivi*, lit. "**vinha; videira**". Nome que inicialmente deve ter sido sobrenome.

Número: 2

Cor(es): azul, rosa.

Pedra(s): ágata azul rendada.

Palavras-chave/Natureza expressiva: gosta de compartilhar o conhecimento; sentimento de felicidade e de harmonia com os sentimentos pessoais.

J

Jaçanã

Do tupi *ya-ça-nã*, lit. "**a que grita alto (forte)**", referindo-se a certa ave aquática. Nome comum a ambos os sexos.

Variante(s): Iaçanã, Jassanã (*português*).

Número: 3

Cor(es): azul, vermelho.

Pedra(s): água-marinha.

Palavras-chave/Natureza expressiva: facilidade para empreender "viagens interiores"; dom da cura espiritual; poder de dar ordens e de se fazer obedecer.

Jaci

Do tupi *yacy*, lit. "**a Lua**". Entre os indígenas brasileiros, também nome de um mês lunar e de um adorno em forma de meia-lua. Nome comum a ambos os sexos.

Variante(s): Jacy, Yaci, Yacy (*português*).

Número: 5

Cor(es): branco, amarelo-ouro.

Pedra(s): pirita.

Palavras-chave/Natureza expressiva: afabilidade; capacidade de aprender com os erros; necessidade de autoconhecer-se.

Jaciara

Do tupi *jassy-ara*, sign. "**tempo de luar**".

Número: 7

Cor(es): magenta.

Pedra(s): cristal de quartzo.

Palavras-chave/Natureza expressiva: empatia; paixão pela vida; equilíbrio entre os aspectos masculino e feminino da personalidade.

Jacina

Do tupi *ya'sina*, lit. "**libélula**". Nome que os indígenas brasileiros dão a uma borboleta de cor parda, com asas azul-claras.

Número: 2

Cor(es): azul, rosa.

Pedra(s): celestita.

Palavras-chave/Natureza expressiva: antevisão do futuro; personalidade tipo "paz e amor"; contato com outras dimensões.

Jacinta

Feminino de *Jacinto*. **Ver Jacinto.**

Santa(s): S. Jacinta Mariscotti, festejada em 30 de janeiro.

Variante(s): Jacintha (*português*); Jacinta (*espanhol*); Giacinta (*italiano*); Jacinthe (*francês, inglês*); Jacinth (*inglês*); Hyacintha (*latim*).

Número: 4

Cor(es): vermelho, amarelo-ouro.

Pedra(s): pirita.

Palavras-chave/Natureza expressiva: responsabilidade; estabilidade; dom inato para as artes e ciências.

Jacira

Do tupi *yacy* (Lua) e *ira* (mel), sign. "**mel da lua**".

Variante(s): Jacyra (*português*).

Número: 6

Cor(es): violeta, turquesa.

Pedra(s): turquesa.

Palavras-chave/Natureza expressiva: confiança; facilidade de expressão por meio da arte, música e escrita; conexão com o divino.

Jade

Do francês (*e*)*jade*, derivado do espanhol (*pedra*) *de ijada*, e este do latim *ilia*, *ilium* (flancos; partes laterais do ventre). Nome de uma pedra preciosa que, segundo acreditavam os antigos, curava os males dos rins, inclusive os cálculos e também era utilizada nos trabalhos de parto.

Número: 2

Cor(es): azul, rosa.

Pedra(s): topázio azul.

Palavras-chave/Natureza expressiva: amor pelas viagens e pelas aventuras; contato com a "criança interior".

Jamila

Feminino de *Jamil*. **Ver Jamil.**

Variante(s): Jamil, Jamile, Jemile (*português*).

Número: 1

Cor(es): verde, vermelho.

Pedra(s): heliotrópio.

Palavras-chave/Natureza expressiva: espírito de grupo; magnetismo pessoal; amor à natureza; discernimento espiritual.

Jamina

Feminino de *Jaime*. **Ver Jaime.**

Número: 3

Cor(es): verde, rosa.

Pedra(s): turmalina melancia.

Palavras-chave/Natureza expressiva: talento para alcançar sucesso; espírito de liberdade; amor-próprio.

Janaína

Nos cultos afro-brasileiros, o mesmo que *Iemanjá*, orixá que simboliza a divinização do mar e que corresponde à Afrodite grega, cujo significado é "**mãe dos peixes; mãe d'água; rainha do mar**". **Ver Afrodite.**

Variante(s): Janayna (*português*).

Número: 5

Cor(es): rosa.

Pedra(s): cobaltocalcita.

Palavras-chave/Natureza expressiva: receptividade; segurança interior; altruísmo.

Jandira

Do tupi *Jandieira*, *Jandira*, lit. "**abelha de mel; melíflua**".

Masculino(s): Jandir.

Variante(s): Jandyra (*português*).

Número: 3

Cor(es): azul, vermelho.

Pedra(s): calcantita.

Palavras-chave/Natureza expressiva: força de vontade; talento literário; poder de realização.

Jane

O mesmo que *Joana*. O nome origina-se do francês antigo *Jehane*. *Joan* tornou-se usual na Inglaterra medieval e a variante *Jane* popularizou-se no final do séc. XVIII, início do séc. XIX. Na Inglaterra são comuns as combinações *Mary Jane*, *Sarah Jane* e *Jane Anne*. **Ver Joana.**

Variante(s): Sìne, Shena, Sheena (*gaélico*); Séadna (*irlandês*).

Número: 3

Cor(es): branco, azul.

Pedra(s): água-marinha.

Palavras-chave/Natureza expressiva: caráter empreendedor; idealismo aliado à praticidade; fé.

Janete

Diminutivo de *Joana*, calcado no inglês *Jane*. **Ver Joana.**

Variante(s): Gianete (*italiano*); Janet (*italiano, inglês*); Jannet (*francês*); Janette, Jeanete (*francês, inglês*); Jeanette (*inglês*).

Número: 1

Cor(es): vermelho, violeta.

Pedra(s): calcita vermelha.

Palavras-chave/Natureza expressiva: arrojo; vanguardismo; vocação para o serviço social.

Jânia

Feminino de *Jânio*. **Ver Jânio**.

Número: 8

Cor(es): verde, violeta.

Pedra(s): esmeralda.

Palavras-chave/Natureza expressiva: nobreza; antevisão; superação da negatividade.

Janice

Nome de origem inglesa, o mesmo que *Jane*. Na década de 1970 foi um nome muito comum nos Estados Unidos.

Variante(s): Jeannice (*francês*); Janice, Jeanice (*inglês*).

Número: 6

Cor(es): violeta, turquesa.

Pedra(s): sílica gema.

Palavras-chave/Natureza expressiva: graça; amor pelo próximo; inteligência emocional.

Janina

Do grego bizantino *Iánina*, forma relativa de *João*, sign. "**de (pertencente a; da natureza de) João**". Em português, passou a feminino, em virtude da terminação característica.

Variante(s): Janine, Joanina (*português*); Jeannine (*francês, inglês*); Janeene, Janine, Jeanine (*inglês*).

Número: 4

Cor(es): turquesa, violeta.

Pedra(s): cianita.

Palavras-chave/Natureza expressiva: sensibilidade; equilíbrio; facilidade para expressar os sentimentos.

Jaqueline

Do francês *Jacqueline*, feminino de *Jacques*. **Ver Jacques.**

Variante(s): Jaquelina (*espanhol*); Jacqueline (*italiano, francês*); Jacquine (*francês*); Jacquelyn, Jacquelynne (*inglês*).

Número: 4

Cor(es): vermelho, ouro.

Pedra(s): rubi.

Palavras-chave/Natureza expressiva: positividade; busca do crescimento pessoal; temperamento enérgico.

Jasmina

Do persa *Yasaman*, *Yasamin*, *Yasamun*, *Yasmin*, lit. "**jasmim**", correlato ao árabe *jasamin*. Na Inglaterra, o nome surgiu nos fins do séc. XIX, nas formas *Jasmin*, *Jasmine*.

Variante(s): Jessamina (*português*); Jessemin, Yasmine (*francês*); Jasmina (*francês, inglês*); Jasmine (*francês, inglês*); Jasmin, Jesmine (*inglês*).

Número: 4

Cor(es): amarelo, rosa.

Pedra(s): quartzo rosa.

Palavras-chave/Natureza expressiva: expressão da sabedoria aliada ao amor; sentimento de realização e satisfação pela vida.

Jemile

O mesmo que *Jamila*. **Ver Jamila**.

Número: 9

Cor(es): vermelho, verde.

Pedra(s): heliotrópio.

Palavras-chave/Natureza expressiva: decência; decisão; dom de cura.

Jeni

Do inglês *Jenny*, diminutivo de *Jane*. **Ver Jane** e **Geni.**

Variante(s): Jennie, Jenny (*inglês*).

Número: 2

Cor(es): azul, rosa.

Pedra(s): amazonita.

Palavras-chave/Natureza expressiva: poder de alcançar seu objetivo ou ideal; alma serena e sensível; "idealista e realizadora".

Jenifer

Do inglês *Jennifer*, o mesmo que *Genoveva*. **Ver Genoveva.**

Variante(s): Jenifer, Jennifer (*inglês*).

Número: 4

Cor(es): vermelho, ouro.

Pedra(s): cornalina.

Palavras-chave/Natureza expressiva: espírito crítico; auto-superação; intelecto desenvolvido.

Jerusa

No A.T., mulher de Osias, rei de Judá, e mãe de Joatão, que o sucedeu. Origina-se do hebraico *Jerusha*, lit. "**a que toma posse de (algo); a que se apodera de (algo)**". Nome que no séc. XIX foi um dos preferidos pelos puritanos norte-americanos. Não confundir com *Gerusa*. **Ver Gerusa.**

Variante(s): Jerusha (*hebraico*).

Número: 2

Cor(es): azul, rosa.

Pedra(s): quartzo rosa.

Palavras-chave/Natureza expressiva: afeto; talento criativo; espírito sábio e cordato.

Jéssica

Nome que pela primeira vez apareceu em *O mercador de Veneza*, de Shakespeare. Ao que tudo indica, origina-se do hebraico *Yiskah* (ele observa; ele vê). Significa "**a observadora**".

Variante(s): Jessica (*inglês*).

Número: 3

Cor(es): verde, rosa.

Pedra(s): larimar.

Palavras-chave/Natureza expressiva: benevolência; firmeza, nos sentimentos, nas afeições; espontaneidade.

Joana

Feminino de *João*. *Jane* foi uma variante muito comum na Inglaterra, durante os sécs. XVIII e XIX. **Ver Janete** e **João.**

Santa(s): S. Joana D'Arc, festejada em 30 de maio (há 25 santas com este nome).

Variante(s): Geovana, Giovana (*português*); Jane (*português, inglês*); Juana (*espanhol*); Giovanna (*italiano*); Joanne, Johanne (*francês*); Jeanne (*francês, inglês*); Joan, Joanna (*inglês*); Johanna (*inglês, alemão*); Shana (*gaélico*).

Número: 5

Cor(es): branco, amarelo-ouro.

Pedra(s): pirita.

Palavras-chave/Natureza expressiva: otimismo; perseverança; capacidade de absorver informação.

Joanídia

Nome com influência grega, de *Joana*, mais a partícula *ides*, que denota descendência, sign. "**filha (descendente) de João (Joana)**". **Ver Joana** e **João.**

Número: 9

Cor(es): violeta, rosa.

Pedra(s): quartzo rosa.

Palavras-chave/Natureza expressiva: caridade; consciência do propósito de vida; magnanimidade.

Joaquina

Feminino de *Joaquim*. **Ver Joaquim.**

Santa(s): S. Joaquina de Vedruna y Más, festejada em 19 de maio.

Variante(s): Joaquina (*espanhol*); Joachine (*francês*).

Número: 7

Cor(es): rosa, turquesa.

Pedra(s): halita rosa.

Palavras-chave/Natureza expressiva: sinceridade; exatidão; compreensão das necessidades alheias.

Jocasta

Na mitologia grega, filha de Creonte, rei de Tebas, e mãe de Édipo, com quem se casou sem saber que era seu próprio filho. Do casamento nasceram Antígona, Ismênia, Etéocles e Policines. Do grego *Iokáste*, sign. 1) "**demasiadamente ornada para a sua desgraça**" ou 2) "**a que cura do veneno**".

Variante(s): Yocasta (*espanhol*); Giocasta (*italiano*); Jocaste (*francês*); Jocasta (*inglês*).

Número: 6

Cor(es): branco, violeta.

Pedra(s): halita violeta.

Palavras-chave/Natureza expressiva: estima; respeito, acatamento; donaire.

Joceli

Joceli é uma modificação arbitrária de *Jocelin*. **Ver Jocelina**.

Número: 9

Cor(es): vermelho, verde.

Pedra(s): hematita.

Palavras-chave/Natureza expressiva: ousadia; veracidade; humildade.

Jocelin

Do inglês *Jocelin*, *Jocelyn*, o mesmo que *Jocelina*. Nos países de língua inglesa, a variante *Jocelyn* é comum aos dois gêneros. **Ver Jocelina**.

Número: 5

Cor(es): azul royal, amarelo-ouro.

Pedra(s): calcita dourada.

Palavras-chave/Natureza expressiva: facilidade de aprendizado; sabedoria; poder de atração.

Jocelina

Feminino de *Jocelino*, e este o mesmo que *Juscelino*.

Variante(s): Joseli, Jucelina, Juscelina (*português*); Jocelin, Joceline, Jocelyn, Joslyn (*inglês*); Gosselin, Jocelyne, Joscelin, Josselin, Josseline (*francês*).

Número: 6

Cor(es): azul royal, turquesa.

Pedra(s): safira azul.

Palavras-chave/Natureza expressiva: graça; desembaraço; interesse pelo desconhecido.

Jocy

Aportuguesamento do inglês antigo *Jossy*, uma variante de *Jóice*. **Ver Jóice**.

Número: 8

Cor(es): verde, violeta.

Pedra(s): calcita verde.

Palavras-chave/Natureza expressiva: ponderação; alegria; vivência intensa das emoções.

Jóice

Do nome de um santo, derivado do hebraico *Jude* (latim *Judocus*), através dos antigos *Josse*, *Goce*, lit. "**elogio**". A variante *Joyce*, de origem céltica e comum a ambos os sexos, foi nome muito popular na Inglaterra medieval. No final do séc. XIX voltou à moda naquele país, graças à influência da novela *In the Golden Days*, de Edna Lyall.

Variante(s): Joisse (*francês*); Joyce (*inglês, céltico*); Jocey, Jossy (*inglês antigo*).

Número: 6

Cor(es): violeta, turquesa.

Pedra(s): albita.

Palavras-chave/Natureza expressiva: agilidade; contato com a alma; naturalidade no agir.

Jordana

Feminino de *Jordão*. **Ver Jordão**.

Variante(s): Jordane (*francês*); Giordana (*italiano*); Gordana (*iugoslavo*).

Número: 9

Cor(es): vermelho, verde.

Pedra(s): ônix.

Palavras-chave/Natureza expressiva: vigor; destemor diante dos perigos e das adversidades; poder de realização.

Jorgina

Feminino de *Jorge*. **Ver Jorge**.

Número: 11

Cor(es): violeta, verde.

Pedra(s): malaquita.

Palavras-chave/Natureza expressiva: autenticidade; intuição; integridade.

Josefa

Feminino de *José*. **Ver José**.

Santa(s): S. Josefa Maria de Santa Inês, festejada em 21 de janeiro (há duas santas com este nome).

Variante(s): Josefa (*espanhol, alemão,*); Joséfa, Josépha, Josèphe (*francês*); Josepha (*inglês, alemão*).

Número: 2

Cor(es): azul, rosa.

Pedra(s): calcita azul.

Palavras-chave/Natureza expressiva: espiritualidade; solidariedade; gosto apurado.

Josefina

Diminutivo de *Josefa*. **Ver Josefa.**

Santa(s): S. Josefina Bonino, festejada em 8 de fevereiro.

Variante(s): Josefina (*espanhol*); Giuseppina (*italiano*); Joséphine (*francês*); Josephine (*inglês, alemão*).

Número: 7

Cor(es): rosa, turquesa.

Pedra(s): cobaltocalcita.

Palavras-chave/Natureza expressiva: harmonia interior; personalidade calorosa e carismática.

Joseli

Forma regressiva de *Josélia*, e este o mesmo que *Josefa*. **Ver Josefa.**

Variante(s): Josélia (*português*).

Número: 7

Cor(es): magenta.

Pedra(s): apofilita incolor.

Palavras-chave/Natureza expressiva: busca da perfeição; empenho no autoconhecimento; habilidade em descartar-se de tudo o que é "velho".

Josélia

O mesmo que *Josefa*. **Ver Josefa.**

Número: 8

Cor(es): laranja.

Pedra(s): cornalina.

Palavras-chave/Natureza expressiva: espírito de justiça; habilidade organizacional; equilíbrio entre razão e emoção.

Joselina

Feminino de *Joselino*. **Ver Joselino.**

Número: 4

Cor(es): verde, amarelo-ouro.

Pedra(s): topázio imperial.

Palavras-chave/Natureza expressiva: aptidão para administração e organização; autoridade natural; bom humor.

Josenete

O mesmo que *Josinete*. **Ver Josinete.**

Número: 3

Cor(es): azul, vermelho.

Pedra(s): celestita.

Palavras-chave/Natureza expressiva: observância rigorosa da verdade; capacidade de transformação interior; perfeccionismo.

Josete

Do francês *Josette*, diminutivo de *Joséphine* (Josefina). **Ver Josefina.**

Número: 2

Cor(es): azul, rosa.

Pedra(s): água-marinha.

Palavras-chave/Natureza expressiva: calor humano; auto-aceitação; liderança baseada no prestígio pessoal.

Josi

Do inglês *Josie*, hipocorístico de *Josefina*. **Ver Josefina.**

Número: 8

Cor(es): verde, violeta.

Pedra(s): quartzo verde.

Palavras-chave/Natureza expressiva: sociabilidade; capacidade de organização; coração reto e bondoso.

Josina

Forma relativa de *Josi*, sign. "**de (pertencente a; da natureza de) Josi**". **Ver Josi.**

Variante(s): Josina (*português, belga*); Josine (*francês*); Jozyn (*belga*).

Número: 5

Cor(es): rosa.

Pedra(s): quartzo verde.

Palavras-chave/Natureza expressiva: coragem; praticidade; força interior; otimismo.

Josinete

Diminutivo de *Josi*. **Ver Josi.**

Número: 7

Cor(es): rosa, turquesa.

Pedra(s): rodocrosita.

Palavras-chave/Natureza expressiva: auto-suficiência; fraternidade; força interna.

Juçara

O mesmo que *Jussara*. **Ver Jussara.**

Número: 9

Cor(es): amarelo, violeta.

Pedra(s): safira violeta.

Palavras-chave/Natureza expressiva: caráter inventivo e expansivo; habilidade organizacional.

Judite

No A.T., heroína hebréia que salvou seu povo da ameaça assíria. Nome originário do hebraico *Iehudíth*, feminino de *Iehudhí*, lit. "**judia**". Na Inglaterra, o nome foi introduzido no séc. IX, mas se tornou comum somente no séc. XVII. O familiar *Judy* tornou-se nome independente.

Santa(s): S. Judite, festejada em 16 de junho (há quatro santas com este nome).

Variante(s): Judit (*espanhol, húngaro*); Giudita, Giuditta (*italiano*); Judith (*francês, inglês, alemão, húngaro*); Yudit (*inglês*).

Número: 6

Cor(es): violeta, turquesa.

Pedra(s): angelita.

Palavras-chave/Natureza expressiva: originalidade; receptividade; inteireza de caráter.

Júlia

Feminino de *Júlio*, nome que foi muito comum na França e na Itália durante o séc. XVI, nas variantes *Julie* e *Giulia*, respectivamente. A variante *Julia* foi adotada na Irlanda (séc. XIX) para substituir *Sheila*. **Ver Júlio** e **Sheila.**

Santa(s): S. Júlia, festejada em 1º de outubro (há dez santas com este nome).

Variante(s): Julia (*espanhol, inglês, alemão*); Giula, Giulia (*italiano*); Julie (*francês, alemão, nórdico*); Jule, Jules, Juli, Gillie (*inglês*).

Número: 8

Cor(es): verde, violeta.

Pedra(s): apatita verde.

Palavras-chave/Natureza expressiva: inteligência instintiva; conexão com o reino angélico; prazer de relacionar-se.

Juliana

Forma relativa de *Júlia*, sign. "**de (pertencente a; da natureza de) Júlia**". **Ver Júlia.**

Santa(s): S. Juliana de Bolonha, festejada em 7 de fevereiro (há onze santas com este nome).

Variante(s): Juliána (*espanhol, russo*); Giuliana (*italiano*); Julieanne, Jullien (*francês*); Julian, Julianne (*francês, inglês*); Julienne (*francês, inglês*); Julyan (*inglês*); Juliana (*inglês, alemão*).

Número: 5

Cor(es): rosa.

Pedra(s): quartzo verde.

Palavras-chave/Natureza expressiva: vitalidade; alegria de viver; poder de sedução.

Julieta

Diminutivo de *Júlia*. **Ver Júlia.**

Variante(s): Julieta (*espanhol*); Giulietta (*italiano*); Julietta, Julitte (*francês*); Juliette (*francês, nórdico*); Juliet (*inglês*).

Número: 6

Cor(es): violeta, turquesa.

Pedra(s): água-marinha.

Palavras-chave/Natureza expressiva: talento; perspicácia; disciplina interior.

Julita

Diminutivo de *Júlia*. **Ver Júlia.**

Número: 1

Cor(es): vermelho, violeta.

Pedra(s): quartzo olho-de-tigre.

Palavras-chave/Natureza expressiva: poder de atrair, encantar; seduzir; persistência; foco nas metas estabelecidas.

Júnia

Feminino de *Júnio*. Foi nome de uma família plebéia romana, de onde se originou Décimo Júnio Bruto, assassino de César.

Santa(s): S. Júnia, festejada em 17 de maio.

Variante(s): June (*inglês*).

Número: 1

Cor(es): vermelho, violeta.

Pedra(s): hematita.

Palavras-chave/Natureza expressiva: senso de justiça; fraternidade; espírito libertário.

Jupira

Do tupi-guarani *jupira*, lit. "**devorada; comida**". As razões pelas quais este nome deve ser evitado são evidentes.

Número: 3

Cor(es): azul, vermelho.

Pedra(s): crisocola.

Palavras-chave/Natureza expressiva: espírito criterioso, obstinado, aguerrido, sabe materializar as idéias.

Juraci

Do tupi jura (boca) e cy (mãe), sign. "boca materna". Nome (incluindo-se as variantes) comum a ambos os sexos. **Ver Juraci** na seção "Nomes Masculinos".

Variante(s): Dioracy, Joraci, Joracy, Juracy (*português*).

Número: 8

Cor(es): laranja.

Pedra(s): coral.

Palavras-chave/Natureza expressiva: devoção; abnegação; serenidade emocional.

Jurema

Do tupi *yu-r-ema*, de *yu*, *ju* (espinho) e *rema* (odor desagradável), sign. "**(árvore) que tem espinhos de odor desagradável**". Nome de uma árvore muito espinhosa e de lenho duro, de cujas folhas os selvagens preparam uma bebida narcótica e alucinógena.

Número: 5

Cor(es): rosa.

Pedra(s): kunzita.

Palavras-chave/Natureza expressiva: sensibilidade; amor-próprio; alma consciênciosa e perseverante.

Jussara

Do tupi *ii'sara*, lit. "**coceira; comichão**". Nome de uma palmeira cujos espinhos, grandes e duros, serviam de agulhas para fazer meia e tecer renda. O pó dessa palmeira causa coceira na pele, daí o nome.

Variante(s): Jossara, Juçára (*português*).

Número: 8

Cor(es): verde, violeta.

Pedra(s): ágata musgo.

Palavras-chave/Natureza expressiva: alegria; sociabilidade; talento para o humor.

Justa

Feminino de *Justo*. **Ver Justo.**

Santa(s): S. Justa, festejada em 14 de maio (há três santas com este nome).

Número: 8

Cor(es): amarelo, azul.

Pedra(s): apatita azul.

Palavras-chave/Natureza expressiva: prazer de relacionar-se; busca da transcendência; luta pela igualdade de direitos.

Justina

Forma relativa de *Justa*, sign. "**de (pertencente a; da natureza de) Justa**". **Ver Justa.**

Santa(s): S. Justina, festejada em 16 de junho (há quatro santas com este nome).

Masculino(s): Justino.

Variante(s): Justina (*espanhol, inglês, holandês, belga, latim*); Giustina (*espanhol*); Justine (*francês, inglês*).

Número: 4

Cor(es): amarelo, rosa.

Pedra(s): topázio imperial.

Palavras-chave/Natureza expressiva: sintonia com a inteligência superior; compreensão; desapego.

Justiniana

Forma relativa de *Justina*. **Ver Justina.**

Masculino(s): Justiniano.

Número: 1

Cor(es): violeta, azul.

Pedra(s): apatita azul.

Palavras-chave/Natureza expressiva: **espírito idealista; amor ao belo; senso estético.**

K

Karen

Variante dinamarquesa de *Katharine* (Catarina), introduzida recentemente na Inglaterra. **Ver Catarina.**

Número: 4

Cor(es): azul, rosa.

Pedra(s): larimar.

Palavras-chave/Natureza expressiva: empenho; autodeterminação; concentração; precisão.

Karla

Variante de *Carla*. **Ver Carla.**

Número: 7

Cor(es): violeta.

Pedra(s): cristal de quartzo.

Palavras-chave/Natureza expressiva: esmero; capacidade de planejamento e conclusão de projetos; aspira ao melhor para si e para os outros.

Kátia

Variante de *Cátia*. **Ver Cátia.**

Número: 6

Cor(es): branco, violeta.

Pedra(s): apofilita incolor.

Palavras-chave/Natureza expressiva: compaixão; capacidade de auto-superação; firmeza nas convicções pessoais.

Keila

Do hebraico *kehillah*, lit. "**congregação, assembléia**".

Número: 6

Cor(es): branco, violeta.

Pedra(s): diamante.

Palavras-chave/Natureza expressiva: religiosidade; serviço abnegado; conhecimento de si mesma.

Kelly

Nome com dois étimos. Sobrenome inglês adotado por modismo no Brasil como prenome. 1) Na Irlanda *Kelly* sign. **"descendente (filha) da guerra"**. De grande ocorrência naquele país, foi o segundo sobrenome mais comum no final do séc. XIX; 2) Há um antigo toponímico inglês, nas variantes *Chenleie*, *Chelli*, *Kelli* que, segundo o CODEPN, parece ser ligado ao galês *celli*, sign. "**bosque; arvoredo; pomar**", o que indica ter sido nome de residência e depois sobrenome.

Variante(s): Keely, Kelli (*inglês*).

Número: 2

Cor(es): azul, rosa.

Pedra(s): sílica gema.

Palavras-chave/Natureza expressiva: amor à estética e à beleza; profissões relacionadas à comunicação de massa; partilha o sofrimento alheio e propõe-se a mitigá-lo.

Kenia

Do inglês *Queenie*, nome familiar que se tornou independente no séc. XIX. Surgiu com Hester Maria Thrale, também chamada de "Queen Hester" ou *Queenie* . O nome está calcado no inglês *queen*, sign. "**rainha**".

Variante(s): Quênia (*português*).

Número: 4

Cor(es): verde, amarelo-ouro.

Pedra(s): heliodoro.

Palavras-chave/Natureza expressiva: conexão com planos sutis; aptidão para o ensino; jovialidade.

Késia

No A.T., nome de uma filha de Jó. Do hebraico *Kesiah*, de *qetziáh*, designação de uma madeira aromática traduzida por "**fragrância**". Posteriormente o nome foi latinizado *Cassia*. **Ver Cássia.**

Variante(s): Quézia (*português*); Ketzia, Kezia (*inglês*); Kesiah (*hebraico*).

Número: 3

Cor(es): azul, vermelho.

Pedra(s): halita azul.

Palavras-chave/Natureza expressiva: discrição; intuição; atividade criadora.

Kiria

Nome com dois étimos. 1) Do grego *Kyrie eleison*, súplica breve utilizada pela Igreja Católica Romana. Literalmente, "Senhor, tende piedade". Significa "**mestre, senhor**"; 2) do nórdico antigo *kyrja* (eleger, escolher), sign. "**a que elege (escolhe)**". A raiz *kyrja* está presente em *Valquíria*. **Ver Valquíria.**

Variante(s): Kyria (*português*).

Número: 3

Cor(es): azul, vermelho.

Pedra(s): halita azul.

Palavras-chave/Natureza expressiva: interesse pela espiritualidade; integridade; busca do autoconhecimento.

L

Lacínia

Do latim *Lacinia*, de *lacinia*, *laciniae*, lit. "**orla; beira; ponta**". Epíteto da deusa Juno, cujo templo se elevava em um promontório na cidade de Lacínio, atualmente Capo Delle Colonne.

Masculino(s): Lacínio.

Variante(s): Lacinia (*latim*).

Número: 4

Cor(es): verde, amarelo-ouro.

Pedra(s): calcita dourada.

Palavras-chave/Natureza expressiva: caráter circunspecto e decidido; mente atenta.

Laíde

O mesmo que *Laís*. **Ver Laís.**

Variante(s): Laídi (*português*).

Número: 4

Cor(es): amarelo, rosa.

Pedra(s): calcita amarela.

Palavras-chave/Natureza expressiva: determinação; camaradagem; ensina com amor.

Laís

Do hebraico *Lais*, *Laish*, através do latim *Lais*, *Laidis*, antigo nome da cidade de Dan, situada ao norte da Palestina, hoje chamada Tell-el-Kadi. Significa "**lugar de leões**".

Variante(s): Laíde, Laísa (*português*); Lais, Laish (*hebraico*); Lais, Laidis (*latim*).

Número: 5

Cor(es): branco, amarelo-ouro.

Pedra(s): citrino.

Palavras-chave/Natureza expressiva: felicidade; condescendência; alto-astral.

Laísa

O mesmo que *Laís*. **Ver Laís.**

Número: 6

Cor(es): branco, violeta.

Pedra(s): topázio incolor.

Palavras-chave/Natureza expressiva: dons de cura espiritual; renúncia às tentações; capacidade de autotransformação.

Laila

Do árabe *Láyla*, de *láylah*, persa *Lailá*, sign. "**escura como a noite**", correlato ao hebraico *layil*, *láylah*, aramaico *lelá*, *lelyá*, siríaco *lelyá*, etíope *lelit*, lit. "noite". Nome de sete poetisas dos tempos pré-islâmicos, também é traduzido pelos árabes por "**a embriaguez dos poetas**". Em persa, *lailá* é também o odor do vinho tinto ou o odor de sua influência embriagante. Há fontes que traduzem equivocadamente por "formosa". **Ver Dalila.**

Variante(s): Lailah (*português*); Leilá (*português*); Lélia, Leilah (*português, inglês*); Leila (*português, finlandês*); Laila (*inglês*).

Número: 8

Cor(es): verde, violeta.

Pedra(s): apofilita verde.

Palavras-chave/Natureza expressiva: generosidade; centramento; habilidade para o ensino.

Lana

Nome com dois étimos. 1) Do irlandês *Lana*, sign. "**minha criança**"; 2) Hipocorístico de *Alana*. **Ver Alana.**

Número: 1

Cor(es): verde.

Pedra(s): apofilita verde.

Palavras-chave/Natureza expressiva: probidade; busca do autoconhecimento; doa sem esperar retribuição.

Landa

Hipocorístico de *Iolanda*. **Ver Iolanda.**

Masculino(s): Lando.

Número: 5

Cor(es): branco, amarelo-ouro.

Pedra(s): topázio imperial.

Palavras-chave/Natureza expressiva: charme; perspicácia; racionalidade.

Laodicéia

Do grego *Laodíkeia*, forma relativa de *Laódice*, sign. "**de (pertencente a; da natureza de) Laódice**". *Laódice* prende-se a *laós* (povo) e *díke* (justiça), sign. "**justiceira do povo**". No N.T, *Laodicéia* surge como o nome de uma das sete igrejas do Apocalipse. Foi também nome de uma antiga cidade da Síria batizada por Seleuco Nicator, em homenagem à sua mãe Laódice.

Variante(s): Laodicéa (*português*); Laodice (*italiano*); Laodicée (*francês*); Laodicea (*inglês, latim*).

Número: 5

Cor(es): amarelo-ouro.

Pedra(s): calcita dente-de leão.

Palavras-chave/Natureza expressiva: sabedoria; positividade; centramento.

Lara

Do grego *lara*, lit. "**muda**", nome de uma náiade também chamada Tácita ou Muta. De sua união com Mercúrio nasceram os *Lares*, deuses domésticos protetores dos lares, das ruas, dos caminhos, das culturas e dos campos. Equivale a *Múcia*. **Ver Múcia.**

Variante(s): Lara (*francês, russo*).

Número: 5

Cor(es): branco, amarelo-ouro.

Pedra(s): calcita dourada.

Palavras-chave/Natureza expressiva: busca do autoconhecimento; contentamento; autoconfiança.

Larissa

Do grego *Lárissa*, através do latim *Larisa* ou de *Larissa, Larissae*, lit. "**(da) acrópole**", nome de uma cidade da Tessália, pátria de Aquiles. O nome tem origem no pelásgico.

Variante(s): Lárissa (*grego*); Larisa, Larissa (*eslavo*).

Número: 7

Cor(es): magenta.

Pedra(s): sugilita.

Palavras-chave/Natureza expressiva: sensibilidade; misticismo; temperamento acolhedor e altruísta.

Laura

Feminino de *Lauro*. **Ver Lauro, Lourenço** e **Dafne.**

Santa(s): S. Laura, festejada em 19 de outubro.

Variante(s): Laura (*espanhol, italiano, francês, inglês*); Laure (*francês, inglês*); Lauri (*nórdico*).

Número: 8

Cor(es): verde, violeta.

Pedra(s): apofilita verde.

Palavras-chave/Natureza expressiva: generosidade; talento para a arte; dom do aconselhamento.

Laureana

Forma relativa de *Laura*, sign. "**de (pertencente a; da natureza de) Laura**". **Ver Laura.**

Variante(s): Lauriana (*português*); Lauriane (*francês*).

Número: 1

Cor(es): verde, vermelho.

Pedra(s): quartzo olho-de-tigre.

Palavras-chave/Natureza expressiva: carisma; fé inabalável; facilidade para comunicar-se.

Laurência

O mesmo que *Lourença*, e este feminino de *Lourenço*. **Ver Lourenço.**

Santa(s): S. Laurência, festejada em 8 de outubro.

Variante(s): Laurícia (*português*); Laurentia, Laurice (*inglês*).

Número: 3

Cor(es): azul, vermelho.

Pedra(s): celestita.

Palavras-chave/Natureza expressiva: fidelidade; mente superativa; facilidade para fazer amigos; contato com experiências transcendentes.

Laurene

Antropônimo calcado no inglês *Lauren*, e este hipocorístico de *Laurence* (Lourenço). *Lauren* originou as variantes *Laurena*, *Laurene*. **Ver Laura** e **Lourenço.**

Variante(s): Laurena (*português*); Lauraine, Laurane, Lauren, Laurena, Laurene (*inglês*).

Número: 4

Cor(es): verde, amarelo-ouro.

Pedra(s): heliodoro.

Palavras-chave/Natureza expressiva: conexão com planos sutis; tolerância; habilidade para transmitir o conhecimento.

Laurentina

Feminino de *Laurentino*. **Ver Laurentino.**

Número: 7

Cor(es): turquesa.

Pedra(s): água-marinha.

Palavras-chave/Natureza expressiva: amor pelo conhecimento; bom humor; força nos momentos de transição.

Laureta

Diminutivo de *Laura*. **Ver Laura.**

Variante(s): Laurete (*português*); Lauretta (*inglês*).

Número: 6

Cor(es): azul royal, turquesa.

Pedra(s): quartzo azul.

Palavras-chave/Natureza expressiva: busca da justiça; auto-realização; perspicácia; amor ao próximo.

Laurícia

O mesmo que *Lourença*, e este feminino de *Lourenço*. **Ver Lourenço.**

Variante(s): Laurice (*inglês*).

Número: 11

Cor(es): violeta, verde.

Pedra(s): quartzo verde.

Palavras-chave/Natureza expressiva: compostura; espírito justo; franqueza.

Lauriene

Variante de *Laura* adaptada do inglês *Laurie*, e este sobrenome originado de *Laurence*. **Ver Laura** e **Lourenço.**

Variante(s): Laurien (*holandês*).

Número: 4

Cor(es): vermelho, ouro.

Pedra(s): opala de fogo.

Palavras-chave/Natureza expressiva: autenticidade; generosidade; ausência de preconceitos.

Laurina

Forma relativa de *Laura*, sign. "**de (pertencente a; da natureza de) Laura**". **Ver Laura.**

Variante(s): Laurinda (*português*); Laureen (*inglês*).

Número: 4

Cor(es): verde, amarelo-ouro.

Pedra(s): jade.

Palavras-chave/Natureza expressiva: firmeza emocional; espírito de equipe; sentimento de alegria e harmonia interior.

Laurinda

Forma relativa de *Laura*, sign. "**de (pertencente a; da natureza de) Laura**". **Ver Laura, Lourenço** e **Dafne**.

Número: 8

Cor(es): rosa, violeta.

Pedra(s): quartzo verde.

Palavras-chave/Natureza expressiva: bondade; gentileza; precaução.

Laurita

Diminutivo de *Laura*. **Ver Laura.**

Número: 1

Cor(es): verde, vermelho.

Pedra(s): heliotrópio.

Palavras-chave/Natureza expressiva: gentileza; empatia; ternura; dom da cura; presença amiga nas horas difíceis.

Lavínia

Foi nome da filha única do rei Latinus e de Amata. Tornou-se a segunda esposa de Enéas, que em sua honra construiu a cidade de Lavínia, hoje Pratica, em local designado pelo oráculo. Do latim *lavo, lavi, lavatum* (lavar; banhar; purificar), sign. "**a que banha, a que purifica**".

Número: 5

Cor(es): azul royal, amarelo-ouro.

Pedra(s): safira azul.

Palavras-chave/Natureza expressiva: reflexão; coerência de idéias e de raciocínio; naturalidade.

Leandra

Feminino de *Leandro*. **Ver Leandro**.

Número: 1

Cor(es): verde, vermelho.

Pedra(s): calcita vermelha.

Palavras-chave/Natureza expressiva: intuição; franqueza; imparcialidade.

Leci

Forma regressiva de *Lécia*, e este do inglês antigo *Lecia*, uma variante de *Lettice* (Letícia). **Ver Letícia.**

Variante(s): Lécia, Lecy (*português*); Lecia (*inglês antigo*).

Número: 2

Cor(es): azul, rosa.

Pedra(s): pedra-da-lua.

Palavras-chave/Natureza expressiva: controle emocional; desinibição; espírito aventureiro.

Leda

Nome com dois étimos. Na mitologia grega, filha de Téstio, rei da Etólia, e mulher de Tíndaro. Enquanto se banhava no rio Eurotas, foi seduzida por Júpiter metamorfoseado em cisne, gerando os gêmeos Castor e Pólux. 1) Do grego *Leda*, derivado de *lada*, sign. "**mulher; esposa**"; 2) Feminino de *Ledo*. **Ver Ledo (1ª acepção).**

Variante(s): Ledir (*português*); Leda (*espanhol, italiano, grego*); Léda (*francês*).

Número: 4

Cor(es): branco, verde.

Pedra(s): esmeralda.

Palavras-chave/Natureza expressiva: boa noção de espaço-tempo; alegria; adaptabilidade.

Ledir

Variante moderna de *Leda*, com terminação arbitrária em *r*. **Ver Leda.**

Número: 3

Cor(es): azul, vermelho.

Pedra(s): quartzo azul.

Palavras-chave/Natureza expressiva: espírito maternal; faculdade de julgar com clareza e sensata; capacidade de captar o lado alegre da vida.

Léia

Do hebraico *Leah*, sign. "**vaca selvagem**", correlato ao árabe *láan*.

Santa(s): S. Léia, festejada em 22 de março.

Variante(s): Léa, Lia (*português*); Lea (*espanhol, italiano, latim*); Leea (*finlandês*).

Número: 9

Cor(es): amarelo, violeta.

Pedra(s): ametista.

Palavras-chave/Natureza expressiva: senso de retidão; visão justa; vocação para o ensino.

Leide

Tradução fonética do inglês *Lady*, sign. "**senhora; dama; amada**". **Ver Leda** e **Marta.**

Número: 8

Cor(es): laranja.

Pedra(s): cornalina.

Palavras-chave/Natureza expressiva: desprendimento; sabedoria; mente receptiva.

Leila

O mesmo que *Laila*. **Ver Laila.**

Variante(s): Leilah, Leyla (*português*); Leila (*inglês*).

Número: 3

Cor(es): verde, rosa.

Pedra(s): quartzo verde.

Palavras-chave/Natureza expressiva: honradez; bondade; espírito fraternal.

Leilane

Do hebraico *Leilani*, sign. "**flor celestial**".

Variante(s): Leilani (*português*); Lelani (*inglês*).

Número: 4

Cor(es): verde, amarelo-ouro.

Pedra(s): heliodoro.

Palavras-chave/Natureza expressiva: amor pela natureza; espírito de equipe; coragem.

Leina

Hipocorístico de *Madalena* calcado no inglês *Madeleine, Maudeleyn*. **Ver Madalena.**

Número: 5

Cor(es): rosa.

Pedra(s): quartzo verde.

Palavras-chave/Natureza expressiva: vitalidade; ordem; magnetismo pessoal.

Lélia

Do semítico *lelya*, aramaico-siríaco *Lelyá*, através do latim *Laelia*, o mesmo que *Laila, Lailah*. **Ver Laila.**

Santa(s): S. Lélia, festejada em 11 de agosto.

Masculino(s): Lélio.

Número: 3

Cor(es): verde, rosa.

Pedra(s): amazonita.

Palavras-chave/Natureza expressiva: expansividade; talento; proteção.

Leliana

Leliana é a forma relativa de Lélia, sign. "**de (pertencente a; da natureza de) Lélia**". Não confundir com *Liliana*.

Masculino(s): Leliano.

Número: 9

Cor(es): vermelho, verde.

Pedra(s): esmeralda.

Palavras-chave/Natureza expressiva: espírito determinado, prático e progressista; preocupa-se com o bem-estar das pessoas com quem está em contato.

Lena

Nome com dois étimos. 1) Hipocorístico de *Eleanor* (*Eleonora*); 2) Hipocorístico de *Helena*. **Ver Eleonora** e **Helena.**

Número: 5

Cor(es): branco, amarelo-ouro.

Pedra(s): apatita amarela.

Palavras-chave/Natureza expressiva: bom humor; companheirismo; intelectualidade.

Leni

Do inglês *Lennie*, diminutivo de *Helena*. **Ver Helena.**

Variante(s): Lenis, Lennie (*inglês*).

Número: 4

Cor(es): amarelo, rosa.

Pedra(s): âmbar.

Palavras-chave/Natureza expressiva: alegria e prazer de viver; entusiasmo; aceita a si mesmo e ao outro como é.

Lenice

Nome com dois étimos. 1) Hipocorístico de *Helenice*, e este diminutivo de *Helena*; 2) Do francês *Lenice*, sign. "**simples; natural; inocente**".

Número: 3

Cor(es): azul, vermelho.

Pedra(s): ágata azul.

Palavras-chave/Natureza expressiva: temperamento combativo; dom da oratória; visão.

Lenilda

Feminino de *Lenildo*, e este o mesmo que *Leonildo*. **Ver Leonildo.**

Variante(s): Lenilde (*português*); Leonilda (*espanhol, italiano*); Léonilde (*francês*); Leonhilde (*alemão*).

Número: 3

Cor(es): azul, vermelho.

Pedra(s): turmalina azul.

Palavras-chave/Natureza expressiva: sucesso; delicadeza; proeminência.

Lenir

O mesmo que *Leni*, com sufixo arbitrário, característico de nomes derivados criados no Brasil. **Ver Leni.**

Variante(s): Lenira (*português*).

Número: 4

Cor(es): verde, amarelo-ouro.

Pedra(s): jade.

Palavras-chave/Natureza expressiva: espírito hospitaleiro, leal e responsável; aptidão para as artes e ciências.

Lenise

Do inglês *Lenis*, diminutivo de *Helena*. **Ver Helena.**

Número: 1

Cor(es): verde, vermelho.

Pedra(s): granada.

Palavras-chave/Natureza expressiva: nobreza de caráter; resolução; coragem; liderança natural.

Lenita

Diminutivo de *Leni*. **Ver Leni.**

Número: 7

Cor(es): magenta.

Pedra(s): fluorita.

Palavras-chave/Natureza expressiva: dom da autocura; flexibilidade; dedicação intensa a tudo o que faz.

Leodegária

Feminino de *Leodegário*. **Ver Leodegário.**

Número: 5

Cor(es): azul-claro.

Pedra(s): apatita azul.

Palavras-chave/Natureza expressiva: atividade; brilho; confiança nos poderes superiores.

Leôncia

Feminino de *Leôncio*. **Ver Leôncio.**

Santa(s): S. Leôncia, festejada em 6 de dezembro.

Número: 5

Cor(es): azul royal, amarelo-ouro.

Pedra(s): calcita dourada.

Palavras-chave/Natureza expressiva: perseverança; júbilo; amor-próprio.

Leonete

Diminutivo calcado no italiano *Leone*, sign. "**pequena leoa**".

Número: 4

Cor(es): verde, amarelo-ouro.

Pedra(s): apatita amarela.

Palavras-chave/Natureza expressiva: companheirismo; diplomacia; conexão com planos sutis.

Leoni

Do inglês *Leoni*, francês *Leonie*, variantes femininas de *Léon* (Leão), sign. "**leoa**".

Variante(s): Leônia (*português*); Leonia (*italiano*); Leonie (*francês*); Leona, Leoni, Leony, Leonir (*inglês*).

Número: 1

Cor(es): verde, vermelho.

Pedra(s): smithsonita verde.

Palavras-chave/Natureza expressiva: independência emocional; segurança interior; positividade.

Leonice

O mesmo que *Leonícia*. **Ver Leonícia.**

Variante(s): Leonícia (*português*).

Número: 9

Cor(es): violeta, rosa.

Pedra(s): iolita.

Palavras-chave/Natureza expressiva: amor-próprio; caridade; atração por novidades.

Leonícia

Forma relativa de *Leoni*, sign. "**de (pertencente a; da natureza de) Leoni**". **Ver Leoni.**

Número: 5

Cor(es): vermelho.

Pedra(s): quartzo rosa.

Palavras-chave/Natureza expressiva: brilho pessoal; inteligência emocional; consciência do poder pessoal.

Leonídia

Feminino de *Leonídio*. *Leonídias* eram também as festas anuais da antiga Esparta, em homenagem a Leônidas, quando era celebrada a vitória das Termópilas. Compreendiam jogos e panegíricos dos heróis espartanos que participaram da célebre batalha. **Ver Leonídio.**

Santa(s): S. Leonídia, festejada em 15 de junho.

Número: 6

Cor(es): amarelo.

Pedra(s): âmbar.

Palavras-chave/Natureza expressiva: elegância; ordem; interesse pelo misticismo.

Leonilda

Feminino de *Leonildo*. **Ver Leonildo.**

Variante(s): Leonilde (*português*).

Número: 9

Cor(es): violeta, rosa.

Pedra(s): ametista.

Palavras-chave/Natureza expressiva: espírito amoroso e fraterno; sabedoria proveniente do contato direto com a alma.

Leonor

O mesmo que *Eleonora*. Em Portugal, nome encontrado em obras redigidas nos sécs. XIII e XIV, na forma *Leanor*. **Ver Alienor.**

Masculino(s): Leonório, Leonoro.

Variante(s): Leonora (*português*); Lenore (*inglês*).

Número: 7

Cor(es): rosa, turquesa.

Pedra(s): turmalina rosa.

Palavras-chave/Natureza expressiva: auto-suficiência; força interior; fraternidade.

Leontina

Do latim *leontina*, sign. "**natural (habitante) de Leontinos**". *Leontinos* é uma antiga cidade da Sicília, cujo nome está relacionado com *leão*.

Variante(s): Leontina (*italiano*); Léontine (*francês*); Leontine, Leontyne (*inglês*).

Número: 9

Cor(es): violeta, rosa.

Pedra(s): charoíta.

Palavras-chave/Natureza expressiva: prontidão para todas as situações; caráter amistoso, compreensivo e protetor.

Leopoldina

Feminino de *Leopoldino*. **Ver Leopoldino.**

Variante(s): Leopoldine (*francês*); Leopoldina (*polonês*).

Número: 4

Cor(es): turquesa, violeta.

Pedra(s): iolita.

Palavras-chave/Natureza expressiva: caráter flexível; comunicação criativa do coração a serviço dos outros; generosidade.

Letícia

Do latim *laetitia*, sign. "**alegria; prazer**". Nome que se tornou de uso geral na Inglaterra do séc. II, como também sua variante latinizada *Lecia*, de origem inglesa. **Ver Gaudêncio.**

Variante(s): Leticia (*espanhol*); Letízia (*italiano*); Laetitia (*francês, latim*); Letice, Lettice (*inglês*);

Letitia (*inglês, romeno*); Lecia, Lete, Letia, Letyce (*inglês antigo*); Latitia (*alemão*).

Número: 5

Cor(es): azul royal, amarelo-ouro.

Pedra(s): calcantita.

Palavras-chave/Natureza expressiva: tranqüilidade; atratividade; consciência do poder pessoal.

Lévia

Feminino de *Lévio*. **Ver Lévio.**

Número: 4

Cor(es): amarelo, rosa.

Pedra(s): calcita amarela.

Palavras-chave/Natureza expressiva: inteligência aguçada; autodeterminação; gosto pela originalidade.

Lia

No A.T., mulher de Jacó, morta em Canaã e enterrada em Hebron, no túmulo reservado à família de Abraão. Origina-se do *hebraico*, o mesmo que *Léia*. **Ver Léia.**

Variante(s): Lía (*espanhol*); Lia (*italiano, francês, romeno*); Lie (*francês*).

Número: 4

Cor(es): branco, verde.

Pedra(s): jade.

Palavras-chave/Natureza expressiva: condolência; carinho; liberalidade.

Liana

Hipocorísticos de *Liliana, Liliane*, através do francês *Liana, Liane*. **Ver Liliana.**

Variante(s): Liane (*português, francês, inglês*); Liana, Liane (*francês, inglês*); Leana, Leanne (*inglês*).

Número: 1

Cor(es): vermelho, violeta.

Pedra(s): quartzo vermelho.

Palavras-chave/Natureza expressiva: espírito "nômade"; foco na realização dos objetivos que tem em mente; vocação para serviço assistencial.

Líbia

Do hebraico *Lubim*, grego *Libye*, através do latim *Libya*, nome que os antigos gregos (posteriores a Homero e Heródoto) davam à África, sign. "**coração do mar**".

Número: 6

Cor(es): violeta, turquesa.

Pedra(s): amazonita.

Palavras-chave/Natureza expressiva: brandura; mérito; glória.

Lícia

Nome com dois étimos. 1) Hipocorístico de *Alice*, através da variante *Alicia*; 2) Feminino de *Lício*. **Ver Alice** e **Lício (1ª e 2ª acepções)**.

Variante(s): Licia (*espanhol*); Lìcia (*italiano*).

Número: 7

Cor(es): magenta.

Pedra(s): fluorita.

Palavras-chave/Natureza expressiva: companheirismo; interesse pela espiritualidade; amplitude de visão.

Licínia

Do latim *Licinia*, feminino de *Licínio*. **Ver Licínio.**

Variante(s): Licinia (*espanhol*); Licinia, Licymnia (*latim*).

Número: 3

Cor(es): violeta, ouro.

Pedra(s): heliodoro.

Palavras-chave/Natureza expressiva: sabedoria espiritual; inteligência singular; dom da cura.

Lídia

Do grego *Lydía*, sign. "**natural (habitante) da Lídia**", antiga região da Ásia Menor, no mar Egeu. Os lídios consideravam-se descendentes de *Lud* ("aquele que sente as dores do parto"). Na Inglaterra o nome surgiu no séc. XVII, na forma *Lydia*.

Santa(s): S. Lídia, festejada em 27 de março (há duas santas com este nome).

Masculino(s): Lídio.

Variante(s): Lidia (*espanhol, belga, russo, húngaro*); Lydia (*italiano, inglês, latim*); Lydie (*francês, holandês*); Lydia (*inglês, alemão, nórdico*); Lydien (*alemão*); Lídia, Lidiya (*russo*).

Número: 8

Cor(es): laranja.

Pedra(s): cornalina.

Palavras-chave/Natureza expressiva: inspiração; modéstia; contato com o subconsciente.

Liége

De *Liége*, nome de uma cidade da Bélgica, *Luik* em flamengo, *Lüttich* em alemão e *Leodicum* em latim. O nome origina-se do antigo alto-alemão *liudic*, através de *Liuga, Liugewe, Legia*, sign. "**do povo; popular**".

Número: 11

Cor(es): vermelho, azul.

Pedra(s): azurita.

Palavras-chave/Natureza expressiva: altruísmo; gosto pelas reformas; dom da iniciativa; ensina pelo exemplo.

Lígia

Na mitologia grega, ninfa filha de Nereu e Dóris. Origina-se do grego *Ligeia*, através do latim *Ligea, Ligia*, sign. "**natural (habitante) da Lígia**". Os lígios foram um povo germânico que habitou próximo ao rio Oder. O nome deriva da raiz *lig* (água).

Variante(s): Lígea, Ligéia (*português*); Ligia (*espanhol, latim*); Lygia (inglês).

Número: 11

Cor(es): vermelho, azul.

Pedra(s): calcantita.

Palavras-chave/Natureza expressiva: individualismo; caráter sincero e estável.

Lilian

Forma familiar de *Elisabete*. Do inglês, com influência do alemão *Lili*. *Lília* e *Lilian* têm origem no inglês *Lillian*, variante encontrada na Inglaterra no séc. XVI. Há uma variante *Lilion*, encontrada em 1273, que sugere ser um diminutivo de *Lily*. *Liliana* e *Liliane* originaram-se do francês.

Variante(s): Lilia, Liliana, Liliane (*português*); Lilia (*espanhol, inglês, russo*); Liliane (*francês*); Lilian (*francês, inglês*); Lillian (*inglês*).

Número: 3

Cor(es): azul, vermelho.

Pedra(s): ágata azul rendada.

Palavras-chave/Natureza expressiva: engenhosidade; talento; destreza.

Liliana

O mesmo que *Lilian*. **Ver Lilian.**

Variante(s): Liliane (*português, francês*).

Número: 4

Cor(es): verde, amarelo-ouro.

Pedra(s): jade.

Palavras-chave/Natureza expressiva: autenticidade; gosto pelas novidades; conexão com a natureza.

Lina

Nome com dois étimos. 1) Alcunha de nomes terminados em *lina*, tais como *Adelina, Angelina* e mais precisamente *Carolina*; 2) Feminino de *Lino*. **Ver Lino (2ª e 3ª acepções).**

Variante(s): Lina (*espanhol, italiano, francês, inglês*).

Número: 9

Cor(es): amarelo, violeta.

Pedra(s): apatita amarela.

Palavras-chave/Natureza expressiva: humanismo; destreza mental; poder pessoal.

Linda

Nome com três étimos. 1) Da raiz germanica *lent* (flexível, suave, branda, afável), de onde se originam os germânicos *linthia, lenthia*, o alemão *lind* (suave), o inglês *lithe* (flexível) e o latim *lentus* (flexível, tenaz, lento). Da mesma raiz saíram *lenthaz* (*lindo*, em antigo alto-alemão), sign. "**serpente**" – o animal flexível por excelência – e *lind*, lit. "**tília**", em norso, que deve seu nome à flexibilidade e tenacidade de sua madeira. Por sinédoque, *lind* passou a significar "**escudo**", na linguagem dos antigos guerreiros teutões, que usavam esta madeira para fabricar seus escudos de guerra; 2) Hipocorístico de nomes terminados em *linda*, como *Belinda*, *Siglinda* etc.; 3) Do adjetivo *linda*.

Variante(s): Lynda (*inglês, holandês*); Linda (*inglês, nórdico*); Linde (*alemão*).

Número: 4

Cor(es): amarelo, rosa.

Pedra(s): pirita.

Palavras-chave/Natureza expressiva: mentalidade próspera; temperamento acolhedor; facilidade para transmitir o conhecimento.

Lindaura

Aglutinação de *Linda* e *Aura* ou *Linda* e *Áurea*. **Ver Áurea**.

Número: 8

Cor(es): rosa, violeta.

Pedra(s): quartzo rosa.

Palavras-chave/Natureza expressiva: gentileza; serenidade; inspiração de natureza espiritual.

Linete

Nome com dois étimos. 1) Do francês *Linet*, diminutivo de *Liné*, alcunha atribuída a um fabricante de toalhas de linho; 2) Do francês *Linet*, abreviatura de *Colinet*, e este derivado de *Colin*, o mesmo que *Nicolin* (Nicolino). No Brasil, o nome é considerado feminino em virtude da terminação característica. **Ver Nicolino**.

Variante(s): Linet (*francês*); Linnet, Linnette (*inglês*).

Número: 11

Cor(es): vermelho, azul.

Pedra(s): celestita.

Palavras-chave/Natureza expressiva: intuição; mente aberta para o novo; amor ao próximo.

Lisa

Diminutivo de *Elisabete*. **Ver Elisabete**.

Variante(s): Lisa (*espanhol, italiano, francês, inglês, nórdico, russo*); Lise (*francês, inglês*); Liz, Liza (*inglês*).

Número: 5

Cor(es): branco, amarelo-ouro.

Pedra(s): calcita dourada.

Palavras-chave/Natureza expressiva: harmonia com seu destino e propósito de vida; sensibilidade emocional; expectativas elevadas em relação a si mesmo e aos outros.

Lisana

Feminino de *Lisâneas*. **Ver Lisâneas**.

Variante(s): Lisane (*português*); Lisanne (*holandês*).

Número: 2

Cor(es): azul, rosa.

Pedra(s): topázio azul.

Palavras-chave/Natureza expressiva: talento para alcançar o sucesso; gosto pelas reformas; percepção extra-sensorial.

Lisandra

Feminino de *Lisandro*. **Ver Lisandro**.

Variante(s): Lizandra (*português*); Lysandra (*inglês*).

Número: 6

Cor(es): azul royal, turquesa.

Pedra(s): crisocola.

Palavras-chave/Natureza expressiva: delicadeza; capacidade criadora; poder de comunicação.

Lisbete

Diminutivo de *Elisabete*. **Ver Elisabete**.

Variante(s): Lysbeth (*belga*).

Número: 9

Cor(es): vermelho, verde.

Pedra(s): jade.

Palavras-chave/Natureza expressiva: integridade; luta em defesa dos humildes; ambição comedida.

Lisete

Nomes originários do francês *Lisette*, diminutivo de *Elisabete*. **Ver Elisabete**.

Variante(s): Lizete (*português*); Lisette (*francês*); Lysette (*inglês*).

Número: 7

Cor(es): magenta.

Pedra(s): sugilita.

Palavras-chave/Natureza expressiva: perfeccionismo; interesse pelo despertar da consciência; facilidade para livrar-se de amarguras do passado.

Lísia

Nome calcado no inglês *Lysie*, e este diminutivo de *Lisa*. **Ver Lisa.**

Masculino(s): Lísio.

Variante(s): Lízia (*português*); Lysie (inglês).

Número: 5

Cor(es): rosa.

Pedra(s): rubi.

Palavras-chave/Natureza expressiva: temperamento afável, amistoso e caloroso.

Lívia

Feminino de *Lívio*. *Livia* foi o nome de uma antiga *gens* romana de onde saíram Marco Livio Denter, Livio Druso e Livia Drusilla, esta última mulher do imperador Augusto e mãe de Tibério. **Ver Lívio.**

Variante(s): Livia (*espanhol, inglês*); Lìvia (*italiano*); Livie (*francês*); Livya (*inglês*).

Número: 8

Cor(es): laranja.

Pedra(s): opala de fogo.

Palavras-chave/Natureza expressiva: coragem; interesse pelos segredos ocultos da vida; poder de transformação.

Livina

Forma relativa de *Livia*, sign. "**de (pertencente a; da natureza de) Lívia**". **Ver Lívia.**

Número: 4

Cor(es): verde, amarelo-ouro.

Pedra(s): heliodoro.

Palavras-chave/Natureza expressiva: inteligência brilhante; coragem na tomada de decisões; alegria interior.

Lola

Do espanhol *Lola*, diminutivo de *Dolores* já encontrado no Brasil como prenome. **Ver Dolores.**

Número: 4

Cor(es): branco, verde.

Pedra(s): esmeralda.

Palavras-chave/Natureza expressiva: clareza e intensidade emocional; guia-se pelo coração.

Lorena

Sobrenome de origem geográfica já encontrado como prenome. Do francês antigo *Lot-regne*, francês moderno *Lorraine*, e este do latim *Lotharil regnum* sign. "**reino (campo, domínio) de Lotário**". Foi nome de uma antiga província francesa, assim batizada em honra ao primogênito de Luís, o Bonachão, rei de França do séc. VIII, que tomou posse daquelas terras graças ao Tratado de Verdun. **Ver Lotário.**

Variante(s): Laraine, Loraine, Loran, Lorann, Lorene, Lorraine (*inglês*).

Número: 11

Cor(es): vermelho, azul.

Pedra(s): crisocola.

Palavras-chave/Natureza expressiva: facilidade para relacionar-se e administrar as frustrações; paz de espírito.

Loreta

De *Loreto*, nome de uma cidade da Itália. O nome está calcado no latim *lauretu*, sign. "**bosque de loureiros**".

Número: 8

Cor(es): laranja.

Pedra(s): coral.

Palavras-chave/Natureza expressiva: gentileza; espírito de equipe; conexão com o reino angelical.

Lótus

Do grego *lótos*, lit. "**lótus; loto**", ou seja, o *padma* dos indianos. O nome originou-se do hebraico *loth*, sign. **"o que esconde; coberto; véu; cobertura"**. Os gregos usavam a palavra *lótos* para designar plantas diferentes, tais como a jujubeira, o cinamomo, o trevo etc. O lótus a que se refere o verbete é o que os indianos na língua nativa denominam *padma*, uma planta aquática dos pântanos que floresce na Índia e no Egito.

Número: 6

Cor(es): branco, violeta.

Pedra(s): ametista.

Palavras-chave/Natureza expressiva: altruísmo; força espiritual; apego à verdade.

Lourdes

Nome francês de origem toponímica, que se tornou antropônimo no Brasil em homenagem à Virgem Imaculada, que teria aparecido na vila francesa do mesmo nome. A forma documentada mais antiga do nome origina-se de *Lorde*, toponímico de uma raiz basca, que em úscaro significa "**altura escarpada ou rochosa que se prolonga em declive**". A situação do castelo de Lourdes justifica com exatidão o significado.

Variante(s): Lurdes (*português*).

Número: 4

Cor(es): verde, amarelo-ouro.

Pedra(s): malaquita.

Palavras-chave/Natureza expressiva: sabedoria; superação dos medos; conexão com os planos sutis.

Luana

Nome de étimo duvidoso. Teria origem no havaiano, sign. "**aquela que está desocupada; aquela que tem tempo disponível**".

Masculino(s): Luan

Variante(s): Luane (*português*); Louanna, Luane, Luann, Luwana (*inglês*).

Número: 4

Cor(es): branco, verde.

Pedra(s): esmeralda.

Palavras-chave/Natureza expressiva: autodeterminação; razão e emoção em equilíbrio; intelecto claro.

Lucélia

O mesmo que *Lucília*. **Ver Lucília**.

Número: 9

Cor(es): vermelho, verde.

Pedra(s): quartzo verde.

Palavras-chave/Natureza expressiva: generosidade; imparcialidade; fidelidade aos princípios que defende.

Luci

O mesmo que *Lúcia*, com influência do inglês *Lucy*. Com *Luce*, foi um dos nomes favoritos ingleses no séc. XII.

Número: 9

Cor(es): amarelo, violeta.

Pedra(s): topázio imperial.

Palavras-chave/Natureza expressiva: universalismo; atração pelo oculto; preocupação com o bem-estar do próximo.

Lúcia

Feminino de *Lúcio*. **Ver Lúcio**.

Santa(s): S. Lúcia Filippini, festejada em 25 de março (há oito santas com este nome).

Variante(s): Luci (*português*); Lucía (*espanhol*); Lucìa (*italiano*); Luce (*francês, inglês*); Lucie (*francês, inglês, holandês*); Lucy (*inglês*).

Número: 1

Cor(es): vermelho, violeta.

Pedra(s): lápis-lazúli.

Palavras-chave/Natureza expressiva: sentimentos de humanidade, ternura, simpatia, compaixão; busca da concretização dos ideais.

Luciana

Feminino de *Luciano*. **Ver Luciano**.

Variante(s): Luciene (*português*); Luciana, Lucien, Lucienne (*francês*).

Número: 7

Cor(es): magenta.

Pedra(s): cristal de quartzo.

Palavras-chave/Natureza expressiva: busca da perfeição; prazer em ajudar os outros; contato com o espiritual.

Lucídia

Feminino de *Lucídio*. **Ver Lucídio.**

Número: 5

Cor(es): azul royal, amarelo-ouro.

Pedra(s): lápis-lazúli.

Palavras-chave/Natureza expressiva: bondade; criatividade; senso de autovalorização.

Lucila

Feminino de *Lucilo*. **Ver Lucilo.**

Santa(s): S. Lucila, festejada em 25 de agosto (há duas santas com este nome).

Variante(s): Lucila (*espanhol*); Lucilla (*italiano, inglês*); Lucille (*francês, inglês*); Lucile (*inglês*).

Número: 4

Cor(es): amarelo, rosa.

Pedra(s): pedra-do-sol.

Palavras-chave/Natureza expressiva: confiança; otimismo; busca do crescimento pessoal; vigor físico e intelectual.

Lucília

Feminino de *Lucílio*. **Ver Lucílio.**

Variante(s): Lucélia (*português*); Lucelia (*espanhol*); Lucìlia (*italiano*); Lucillia (*francês, inglês*).

Número: 4

Cor(es): verde, amarelo-ouro.

Pedra(s): pirita.

Palavras-chave/Natureza expressiva: circunspeção; liberalidade; gosto pela singularidade.

Lucina

Do latim *Lucina, Lucinae*, de *lux, lucis* (luz), sign. "**a luminosa**". Por extensão "**a que ajuda a dar à luz**". Nome de uma deusa romana que presidia os partos, invocada pelas mulheres grávidas e muitas vezes confundida com Juno (Juno Lucina). Nome pelo qual também os antigos poetas designavam a *Lua*.

Santa(s): S. Lucina, festejada em 30 de junho.

Variante(s): Lucina (*espanhol, italiano, latim*); Lucinne (*francês*); Lucine (*inglês*); Lucyna (*inglês, polonês*).

Número: 6

Cor(es): violeta, turquesa.

Pedra(s): fluorita.

Palavras-chave/Natureza expressiva: idealismo; força de caráter; capacidade de auto-superação.

Lucinda

Do inglês, variante poética de *Lucina* e *Lúcia*, surgida no séc. XVII por influência dos nomes terminados em *inda*, como *Belinda, Clorinda* etc. **Ver Lúcia** e **Lucina.**

Masculino(s): Lucindo.

Número: 1

Cor(es): verde, vermelho.

Pedra(s): heliotrópio.

Palavras-chave/Natureza expressiva: eqüidade em julgar; boa vontade; lida bem com o lado material da vida.

Lucinete

Diminutivo de *Lucina*. **Ver Lucina.**

Variante(s): Lucineti (*português*).

Número: 8

Cor(es): rosa, violeta.

Pedra(s): halita violeta.

Palavras-chave/Natureza expressiva: independência; vivência profunda das emoções; alegria de viver.

Lucíola

Do latim *Luciola*, diminutivo de *Lúcia*. **Ver Lúcia.**

Número: 1

Cor(es): verde, vermelho.

Pedra(s): hematita.

Palavras-chave/Natureza expressiva: idealismo; mente analítica; espírito de liderança.

Lucrécia

Do latim *Lucretia*. Foi nome de uma *gens* romana de onde saiu o ramo dos Vespillo ("coveiros"). Na Inglaterra, o nome apareceu por volta do séc. XV, na forma *Lucretia*. *Lucrèzia* surgiu na Itália, à mesma época. 1) Apoiado em *Lucro*, deus do lucro entre os antigos romanos, sign. "**a que lucra**"; 2) Ou significando "**pura; casta**".

Santa(s): S. Lucrécia, festejada em 23 de novembro (há duas santas com este nome).

Masculino(s): Lucrécio.

Variante(s): Lucrecia (*espanhol*); Lucrèzia (*italiano*); Lucrèce, Lucrétia (*francês*); Lucrece (*inglês*); Lucretia (*inglês, romeno, holandês, belga, latim*); Lukrezia (*alemão*).

Número: 9

Cor(es): violeta, rosa.

Pedra(s): rubilita.

Palavras-chave/Natureza expressiva: simplicidade; amor ao trabalho; fascínio pelo desconhecido.

Ludmila

Do eslavo, sign. "**a amada do povo**". Segundo João Ribeiro, a forma *Ludemila* teria surgido de personagens literários – *Ludwig* e *Emilia*. Entretanto, *Ludemila* é uma transformação semântica de *Ludmila*.

Santa(s): S. Ludmila, festejada em 16 de novembro.

Masculino(s): Ludmilo, Ludemilo.

Variante(s): Lidmila, Ludemila, Lumila (*português*); Ludomila (*espanhol*); Ludmila (*espanhol, francês, tcheco*); Ludmilla (*francês, alemão, nórdico, eslavo*).

Número: 9

Cor(es): vermelho, verde.

Pedra(s): esmeralda.

Palavras-chave/Natureza expressiva: mente prática; luta em defesa da verdade e da justiça; domínio sobre as emoções.

Luísa

Feminino de *Luís*. O nome foi encontrado na Inglaterra, em 1646, na forma *Luese* (Luese Bencon) e tornou-se popular naquele país a partir do séc. XVIII. Foi nome de muitas duquesas, princesas e rainhas. **Ver Luís**.

Santa(s): S. Luísa de Savóia, festejada em 24 de julho (há três santas com este nome).

Variante(s): Luíse, Luíze (*português*); Luíza (*português, russo*); Luisa (*espanhol*); Luigina (*italiano*); Louise (*francês*); Louisa (*francês, inglês*); Loise, Loyce (*inglês*).

Número: 8

Cor(es): verde, violeta.

Pedra(s): esmeralda.

Palavras-chave/Natureza expressiva: dom da cura; pensamentos governados pelo amor; força; autoconfiança.

Lupe

Hipocorístico de *Guadalupe*. **Ver Guadalupe**.

Número: 9

Cor(es): amarelo, violeta.

Pedra(s): topázio imperial.

Palavras-chave/Natureza expressiva: talento para pintura e poesia; força intelectual; aspirações elevadas.

Lurdes

O mesmo que *Lourdes*. **Ver Lourdes**.

Número: 7

Cor(es): violeta.

Pedra(s): charoíta.

Palavras-chave/Natureza expressiva: determinação; cordialidade; busca da paz e harmonia; capacidade de autotransformação.

Lurenir

Do germânico *Luren*, de *hlur*, lit. "**fascinação; sedução**", uma designação dos seres mitológicos do Elba.

Número: 7

Cor(es): turquesa.

Pedra(s): turquesa.

Palavras-chave/Natureza expressiva: criatividade; interesse por assuntos de vanguarda; aptidão para lidar com a mídia.

Lúsia

Epíteto de *Ceres* – na mitologia grega, filha de Saturno e de Ops, e deusa da Agricultura – porque gostava de banhar-se no Ladão. O nome significa "**a que se banha**". Não confundir com *Lusia.*

Número: 8

Cor(es): verde, violeta.

Pedra(s): calcita verde.

Palavras-chave/Natureza expressiva: gentileza; bondade; amorosidade.

Lutécia

Do celta *louk-teih*, através do latim *Lutetia*, nome de residência que significa "**do lugar dos pântanos**", referindo-se a alguém que morava próximo a um charco ou do nome de uma cidade gaulesa, hoje o bairro parisiense localizado na ilha da Cité ou ilha de Nossa Senhora.

Variante(s): Lutetia (*latim*).

Número: 8

Cor(es): laranja.

Pedra(s): calcita laranja.

Palavras-chave/Natureza expressiva: independência emocional; altruísmo; positivismo.

Luzia

Luzia, do grego *Loukía*, o mesmo que *Lúcia*, provavelmente através do italiano *Lucìa*. **Ver Lúcia**.

Santa(s): S. Luzia, festejada em 13 de dezembro.

Variante(s): Lusia (*português, inglês*); Lucìa (*italiano*); Loukía (*grego*).

Número: 6

Cor(es): violeta, turquesa.

Pedra(s): larimar.

Palavras-chave/Natureza expressiva: espírito vivaz; coragem para enfrentar desafios; facilidade para persuadir.

Luzinete

Diminutivo de *Luzia*. **Ver Luzia**.

Número: 4

Cor(es): vermelho, ouro.

Pedra(s): calcita dente-de-leão.

Palavras-chave/Natureza expressiva: autoconfiança; entusiasmo; vivência emocional intensa.

M

Mabel

Do inglês *Mabel, Mabella*, o mesmo que *Amabel*. Na Inglaterra, a variante *Mabella* foi encontrada no séc. XII; *Mabel* no séc. XVI. **Ver Amabel**.

Variante(s): Amabel, Amabília, Mabília (*português*); Mabel, Mable (*espanhol, inglês*); Mabelle, Mabile (*francês*); Mabell, Mabella (*inglês*).

Número: 6

Cor(es): branco, violeta.

Pedra(s): diamante.

Palavras-chave/Natureza expressiva: renúncia; força interior; dedicação ao objetivo de vida.

Madalena

No N.T., mulher que Jesus redimiu dos pecados. Do grego *Magdaléne*, sign. "**natural (habitante) de Magdala**". *Magdala* foi nome de uma antiga cidade palestina, próxima ao lago Tiberíades, que significa "torre de Deus". A variante foi adotada na Inglaterra durante o séc. XII, como nome cristão. **Ver Magda**.

Variante(s): Magdalena (*espanhol, francês, alemão, holandês, belga, polonês, búlgaro*); Maddalena (*italiano*); Madelaine, Madeleine, Madelon (*francês*); Madelina, Madeline, Magdalen, Magdalin, Maudeleyn, Mawdelyn (*inglês*); Madlen, Magdalene (*alemão*).

Número: 6

Cor(es): violeta, turquesa.

Pedra(s): topázio azul.

Palavras-chave/Natureza expressiva: afabilidade; ventura; consciência espiritual.

Mafalda

Do germânico, o mesmo que *Matilda, Matilde*, nas antigas variantes *Mahalta, Mafalta*. Em Portugal, nome encontrado em obras datadas dos sécs. XIII e XIV. **Ver Matilde.**

Santa(s): S. Mafalda, festejada em 2 de maio.

Variante(s): Mafalda (*espanhol, italiano*); Maphalde (*francês*).

Número: 2

Cor(es): azul.

Pedra(s): calcita azul.

Palavras-chave/Natureza expressiva: busca da harmonia; sensibilidade estética; equilíbrio mental-emocional.

Magali

Do francês, hipocorístico provençal de *Margarida*. **Ver Margarida.**

Variante(s): Magalí (*espanhol*); Magali (*francês*); Magaly (*inglês*); Magalon (*francês antigo*).

Número: 7

Cor(es): magenta.

Pedra(s): fenacita.

Palavras-chave/Natureza expressiva: personalidade auto-suficiente; talento criador; espírito transformador.

Magda

Do alemão *Magda*, diminutivo de *Madalena*. Como aconteceu com outros diminutivos, com o tempo o gosto popular transformou-o em um nome independente. **Ver Madalena.**

Variante(s): Magda (*inglês, alemão, romeno, húngaro*).

Número: 8

Cor(es): verde, violeta.

Pedra(s): calcita verde.

Palavras-chave/Natureza expressiva: cortesia; temperança; consciência do que é adequado.

Magna

Feminino de *Magno*. **Ver Magno.**

Número: 9

Cor(es): amarelo, violeta.

Pedra(s): citrino.

Palavras-chave/Natureza expressiva: valor; bravura; busca do conhecimento; prazer de viver.

Magnólia

Do nome de uma planta aromática, surgido em homenagem ao botânico Pierre Magnol (1638-1715). O nome está ligado ao latim *magnus*, lit. "**grande**".

Número: 9

Cor(es): violeta, rosa.

Pedra(s): calcita rosa.

Palavras-chave/Natureza expressiva: probidade; docilidade; consciência da missão de vida.

Maiara

Há em tupi *maya arya*, de *maya* (mãe) e *aryia* (avó por parte de mãe), sign. "**bisavó**". Como o nome já foi encontrado grafado *Mayara*, é provável que tenha ocorrido uma transformação de *maya aryia* em *mayara*.

Variante(s): Mayara (*português*).

Número: 7

Cor(es): magenta.

Pedra(s): sugilita.

Palavras-chave/Natureza expressiva: perfeccionismo; ligação com o lado espiritual da vida; interesse por processos relacionados ao despertar da consciência.

Maíra

Do tupi *mair*, sign. "**herói mítico; francês; branco estrangeiro; estrangeiro louro**". Daí o termo *Mairi* (Mayri) aplicado pelos tupis às cidades e aos povoados dos franceses, inclusive Belém do Pará, que se generalizou, passando mais tarde a ser traduzido por "**cidade**".

Número: 6

Cor(es): violeta, turquesa.

Pedra(s): ágata azul rendada.

Palavras-chave/Natureza expressiva: ventura; apuro; personalidade que se distingue.

Maísa

Do escocês *Maisie*, *Mysie*, diminutivo de *Margaret* (Margarida). **Ver Margarida.**

Variante(s): Maisie, Mysie (*escocês*).

Número: 7

Cor(es): violeta.

Pedra(s): sugilita.

Palavras-chave/Natureza expressiva: decência; modéstia; fé.

Maitê

Do germânico *Maite*, sign. "**virgem**". A variante *Maites* é muito difundida entre os judeus. Equivale a *Virgínia*. **Ver Virgínia** e **Maria**.

Variante(s): Maite (*germânico*).

Número: 3

Cor(es): verde, rosa.

Pedra(s): hidenita.

Palavras-chave/Natureza expressiva: sutileza; êxito; cuidados.

Malu

Hipocorístico de nomes *Maria Lúcia* e/ou *Maria Luísa*. A inclusão do duplo "ele" e do "agá" final são adaptações livres.

Variante(s): Malluh, Maluh (*português*).

Número: 11

Cor(es): branco, rosa.

Pedra(s): cristal de quartzo.

Palavras-chave/Natureza expressiva: criatividade; dedicação ao trabalho; talento e sabedoria para organizar e administrar.

Malvina

Nome com dois étimos. Não deve ser confundido com *Malvinas*, ilhas do Atlântico Sul, com significado preso ao francês *Malouines*. 1) Do germânico *Maldawin*, de *mael* (conselho, assembléia) e *win* (amigo), sign. "**amiga do conselho**"; 2) Há um inglês *Malvina*, derivado do gaélico, aparentemente criado por Macpherson para seus *Poemas de Ossian*. O significado é "**rosto doce** e **agradável**".

Número: 9

Cor(es): vermelho, verde.

Pedra(s): quartzo verde.

Palavras-chave/Natureza expressiva: esperança no futuro; concentração; talento para profissões relacionadas à cura.

Manoela

O mesmo que *Emanuela*. **Ver Emanuela.**

Variante(s): Manuela (*português, espanhol, alemão, eslavo*); Manuella (*inglês*).

Número: 7

Cor(es): magenta.

Pedra(s): sugilita.

Palavras-chave/Natureza expressiva: espírito sensível e intuitivo; dom de autocura; amor e atenção aos detalhes.

Manon

Do francês *Manon*, diminutivo de *Maria*. **Ver Maria.**

Número: 3

Cor(es): verde, rosa.

Pedra(s): quartzo rosa.

Palavras-chave/Natureza expressiva: concentração; controle das emoções; dedicação ao trabalho.

Mara

Nome com dois étimos. 1) Do hebraico *Marah*, lit. "**amarga**". Foi também nome de um lugar no deserto de Sur, onde os israelitas fizeram a primeira parada depois de atravessarem o mar Vermelho. Ali existia uma fonte de águas *amargas*; 2) Há no tupi o vocábulo *marã*, lit. "**guerra, desordem, revolução, ficar doente**", e daí, *Mara*, nome de uma lendária filha de um pajé da Amazônia que teria aprendido as artes sobrenaturais para praticar o *mal*.

Número: 6

Cor(es): branco, violeta.

Pedra(s): apofilita incolor.

Palavras-chave/Natureza expressiva: caráter cordial e alegre; naturalidade; persuasão íntima.

Marcela

Do latim *Marcella*, nome que possui dois étimos. 1) Feminino de *Marcelo*; 2) Na Inglaterra, adotado também como diminutivo de *Marcia*. **Ver Marcelo** e **Márcia**.

Santa(s): S. Marcela, festejada em 28 de junho (há duas santas com este nome).

Variante(s): Marcela (*espanhol, romeno*); Marcella (*italiano, francês, inglês, latim*).

Número: 8

Cor(es): laranja.

Pedra(s): crocoíta.

Palavras-chave/Natureza expressiva: estima; humor; coração aberto para o amor.

Marcélia

Forma relativa de *Marcela*, sign. "**de (pertencente a; da natureza de) Marcela**". O mesmo que *Marcelina*. **Ver Marcelo** e **Márcia**.

Número: 8

Cor(es): rosa, violeta.

Pedra(s): iolita.

Palavras-chave/Natureza expressiva: distinção; paz de espírito; inspiração.

Marcelina

Forma relativa de *Marcela*, sign. "**de (pertencente a; da natureza de) Marcela**". O mesmo que *Marcélia*. **Ver Marcelo** e **Márcia.**

Santa(s): S. Marcelina, festejada em 17 de julho (há duas santas com este nome).

Variante(s): Marcelina (*espanhol*); Marcellina (*italiano, inglês*); Marcelline (*francês*); Marcelyn (*inglês*).

Número: 4

Cor(es): vermelho, amarelo-ouro.

Pedra(s): pirita.

Palavras-chave/Natureza expressiva: benevolência; requinte; gosta de compartilhar o conhecimento.

Márcia

Feminino de *Márcio*. **Ver Márcio**.

Santa(s): S. Márcia, festejada em 2 de julho (há três santas com este nome).

Variante(s): Marcia (*espanhol, francês, inglês, latim*); Màrzia (*italiano*); Marcie (*francês, inglês*); Marci, Marcy, Marsha, Marshe (*inglês*).

Número: 9

Cor(es): vermelho, verde.

Pedra(s): jade.

Palavras-chave/Natureza expressiva: retidão; resignação; prodigalidade; grandeza de alma.

Marcília

Feminino de *Marcílio*. **Ver Marcílio.**

Número: 3

Cor(es): violeta, ouro.

Pedra(s): pirita.

Palavras-chave/Natureza expressiva: humildade; tato; poder, força interior.

Marga

Diminutivo de *Margarete, Margarida*. **Ver Margarida.**

Variante(s): Marga (*inglês, alemão*).

Número: 4

Cor(es): amarelo, rosa.

Pedra(s): apatita amarela.

Palavras-chave/Natureza expressiva: diligência; empenho; autodeterminação.

Margarete

Do inglês *Margareth*, o mesmo que *Margarida*. **Ver Margarida.**

Número: 7

Cor(es): turquesa.

Pedra(s): crisocola.

Palavras-chave/Natureza expressiva: cordialidade; compaixão; idealismo.

Margarida

Do grego *margarítes*, através do latim *Margarita*, lit. "**pérola**". Equivale ao espanhol *Perla*. Nome que os gregos tomaram emprestado ao persa *murvarid, murwari* e que originalmente significa "criatura de luz". Em Portugal, foi encontrado em obras redigidas nos sécs. XIII e XIV. **Ver Deise.**

Santa(s): S. Margarida, festejada em 27 de agosto (há vinte santas com este nome).

Variante(s): Margarete, Margô, Rita (*português*); Margarita (*espanhol, latim*); Margherita (*italia-*

no); Marguérite (*francês*); Margaret, Margaretta, Marguerite (*inglês*); Margarete (*inglês, alemão*).

Número: 9

Cor(es): turquesa, magenta.

Pedra(s): fenacita.

Palavras-chave/Natureza expressiva: sensibilidade; intuição; compaixão.

Margô

Do inglês *Margot*, diminutivo de *Margarida*. Como aconteceu com outros diminutivos, o gosto popular, com o tempo, transformou-o em um nome independente. **Ver Margarida.**

Variante(s): Margaux (*francês*); Margot (*inglês, holandês*).

Número: 9

Cor(es): amarelo, violeta.

Pedra(s): calcita amarela.

Palavras-chave/Natureza expressiva: coragem; imaginação criativa; conhecimento espiritual.

Maria

Do sânscrito *Maryâh*, lit. "**a pureza; a virtude; a virgindade**". *Míriam* e *Marília* são, respectivamente, as variantes hebraica e árabe do nome. *Marisa* é a forma aportuguesada, oriunda do inglês *Maris*, hipocorístico de *Mary*.

Santa(s): Maria Santíssima, mãe de Jesus, festejada em 1º de janeiro (há 83 santas com este nome).

Variante(s): Mariá, Marília, Méri, Míriam (*português*); María (*espanhol, russo*); Maria (*italiano, alemão, romeno, holandês, belga*); Marie (*francês, holandês*); Mary (*inglês*); Marya (*inglês, russo*).

Número: 6

Cor(es): violeta, turquesa.

Pedra(s): ajoíta.

Palavras-chave/Natureza expressiva: firmeza; autoridade; providência.

Marialva

Aglutinação de *Maria* e *Alba*. **Ver Maria** e **Alba.**

Número: 5

Cor(es): azul royal, amarelo-ouro.

Pedra(s): azurita.

Palavras-chave/Natureza expressiva: bom senso; disciplina; poder de atração.

Marian

Nome com dois étimos. 1) Do inglês *Marian*, modificação fonética de *Marion*, e este diminutivo de *Mary* (Maria); 2) Do inglês, hipocorístico de *Marianne*, e este aglutinação de *Mary Ann* (Mariana). **Ver Maria** e **Mariana (1ª acepção).**

Variante(s): Marian (*inglês, polonês*).

Número: 11

Cor(es): vermelho, azul.

Pedra(s): água-marinha.

Palavras-chave/Natureza expressiva: sentimentos superiores; empatia; guia-se pela própria verdade.

Mariana

Nomes com três étimos. 1) Do inglês *Marianne*, e este aglutinação de *Mary Ann* (Mariana). Foi um nome composto muito comum na Inglaterra durante o séc. XIX; 2) Do francês *Marianne*, diminutivo de *Marie* (Maria); 3) Feminino de *Mariano*. **Ver Ana, Maria, Marian** e **Mariano (1ª acepção).**

Santa(s): S. Mariana de Parede y Flores, festejada em 26 de maio.

Variante(s): Mariane, Mariene (*português*); Mariana (*espanhol, italiano*); Mariani, Marianna (*italiano*); Marianne (*francês, inglês, alemão*).

Número: 3

Cor(es): azul, vermelho.

Pedra(s): sílica gema.

Palavras-chave/Natureza expressiva: vigor físico; autodomínio; estabilidade mental e emocional.

Mariângela

Aglutinação de *Maria* e *Ângela*. **Ver Maria** e **Ângela.**

Número: 9

Cor(es): turquesa, magenta.

Pedra(s): turquesa.

Palavras-chave/Natureza expressiva: criatividade; responsabilidade dos compromissos assumidos; capacidade de concretizar planos.

Marieta

Nome com dois étimos. 1) Do francês *Mariette*, diminutivo de *Maria*; 2) Do nome de uma cidade do estado de Ohio, Estados Unidos, fundada em 1788 em homenagem a **Mari**a Anton**ieta**.

Variantes da 1ª acepção: Marieta (*italiano*); Mariette (*francês*); Moriotta (*inglês*).

Número: 4

Cor(es): verde, amarelo-ouro.

Pedra(s): pirita.

Palavras-chave/Natureza expressiva: confiança; otimismo; busca do crescimento pessoal; vigor físico.

Marilda

Do germânico *Marhild*, de *mar* (famosa, brilhante, ilustre) e *hild* (batalha), sign. "**famosa (brilhante) na batalha**". É o inverso de *Hildemar* (*hild* + *mar*).

Variante(s): Marhild (*germânico*).

Número: 4

Cor(es): verde, amarelo-ouro.

Pedra(s): malaquita.

Palavras-chave/Natureza expressiva: sucesso advindo da persistência; confiança em si mesmo e nos objetivos traçados.

Marilena

Do francês *Marilene*, aglutinação de *Marie Hélène* (Maria Helena). **Ver Maria** e **Helena**.

Variante(s): Marilene (*português, francês*).

Número: 1

Cor(es): violeta, azul.

Pedra(s): halita azul.

Palavras-chave/Natureza expressiva: desembaraço; paz interior; comunica-se de forma profunda.

Marília

Tradução fonética do árabe *Marilyam*, o mesmo que *Maria*. Nome atribuído pelo poeta Tomás Antônio Gonzaga à amada Maria Joaquina Dorotéia de Seixas, inspiradora de "Liras". **Ver Maria.**

Número: 9

Cor(es): violeta, rosa.

Pedra(s): charoíta.

Palavras-chave/Natureza expressiva: caráter generoso, caridoso e equilibrado.

Marilu

Nome com dois étimos. 1) Do inglês *Marylou*, *Marylu*, *Marilu*, aglutinação de *Mary* (Maria) e *Louisa*, *Louise* (Luísa); 2) Aglutinação de *Maria* e *Lurdes*. **Ver Maria, Luísa** e **Lurdes**.

Variante(s): Marylou, Mary Lou, Marilu, Marylu (*inglês*).

Número: 11

Cor(es): vermelho, azul.

Pedra(s): albita.

Palavras-chave/Natureza expressiva: ternura; empatia; sacrifício por causas elevadas.

Mariluci

Hibridismo formado de *Maria* mais o latim *lucis* (luz), através do espanhol *Mariluz* (Maria de la Luz).

Variante(s): Mariluce, Marluce, Marluci (*português*); Mariluz (*espanhol*).

Número: 5

Cor(es): amarelo-ouro.

Pedra(s): âmbar.

Palavras-chave/Natureza expressiva: mente vigorosa; conexão consigo mesmo; consciência do próprio valor.

Marilza

Aglutinação de *Maria* e *Ilza*, por influência de *Marilda*. **Ver Maria** e **Ilza**.

Número: 8

Cor(es): rosa, violeta.

Pedra(s): quartzo verde.

Palavras-chave/Natureza expressiva: cordialidade; harmonia; boa vontade.

Marina

Do latim *marina*, lit. "**do mar**". Na Inglaterra, o nome surgiu no início do séc. XIV, tornando-se muito popular, especialmente entre os ciganos de Northamptonshire, nas variantes *Marina* e *Meirenni*.

Santa(s): S. Marina, festejada em 18 de julho (há três santas com este nome).

Masculino(s): Marino.

Variante(s): Marina (*espanhol, italiano, francês, inglês, alemão*); Marine (*francês*); Marjna (*nórdico*); Marína (*russo*).

Número: 11

Cor(es): vermelho, azul.

Pedra(s): angelita.

Palavras-chave/Natureza expressiva: engenhosidade; vigilância; empatia.

Marinei

Aglutinação de *Maria* ou *Marina* com *Nei* ou *Neide*.

Número: 6

Cor(es): amarelo.

Pedra(s): citrino.

Palavras-chave/Natureza expressiva: moderação; charme; docilidade.

Marinete

Diminutivo de *Marina*. **Ver Marina**.

Número: 4

Cor(es): vermelho, ouro.

Pedra(s): calcita dourada.

Palavras-chave/Natureza expressiva: espírito construtivo; expressa-se com habilidade e precisão.

Marinez

Aglutinação de *Maria Inez*. **Ver Maria** e **Inês**.

Variante(s): Marinês (*português*).

Número: 5

Cor(es): amarelo-ouro.

Pedra(s): pirita.

Palavras-chave/Natureza expressiva: facilidade de aprendizado; poder de encantar e influir; prazer de viver.

Marion

Do inglês *Marion*, diminutivo de *Mary* (Maria). Nos países de língua inglesa é nome comum a ambos os sexos. **Ver Maria.**

Número: 7

Cor(es): rosa, turquesa.

Pedra(s): smithsonita rosa.

Palavras-chave/Natureza expressiva: amorosidade; criatividade; magnetismo pessoal.

Marisa

Forma aportuguesada do inglês *Maris*, e este hipocorístico de *Maria*. **Ver Maria.**

Variante(s): Mariza, Marize (*português*); Marisa (*espanhol*); Marise, Maryse (*francês*).

Número: 7

Cor(es): magenta.

Pedra(s): cristal de quartzo.

Palavras-chave/Natureza expressiva: fraternidade; auto-suficiência; afeição.

Marisete

Diminutivo de *Marisa*. **Ver Marisa.**

Variante(s): Marizete (*português*).

Número: 8

Cor(es): laranja.

Pedra(s): calcita laranja.

Palavras-chave/Natureza expressiva: alegria oriunda do contato com a alma; nobreza de caráter; aprende ensinando os outros.

Marisol

Do espanhol, hipocorístico de *María del Sol* e *Maria de la Soledade*.

Número: 6

Cor(es): azul royal, turquesa.

Pedra(s): larimar.

Palavras-chave/Natureza expressiva: vitalidade; plenitude; paz de espírito; bondade.

Maristela

Nome com dois étimos. 1) Aglutinação de *Maria Stella* (Estela); 2) Inversão de *Stella Maris*, composto originário do latim *stella maris*, lit. "**estrela do mar**".

Número: 8

Cor(es): rosa, violeta.

Pedra(s): diamante.

Palavras-chave/Natureza expressiva: fé em si mesmo; criatividade; autocontrole; age independentemente de aprovação.

Marla

Do bávaro *Marla*, o mesmo que *Maria*. **Ver Maria.**

Masculino(s): Marlo.

Número: 9

Cor(es): amarelo, violeta.

Pedra(s): enxofre.

Palavras-chave/Natureza expressiva: expansividade; aptidão para o ensino; inteligência criativa.

Marlena

Aglutinação de *Maria Helena*. O mesmo que *Marilena*. Não confundir com *Marlene*. **Ver Maria, Marilena** e **Helena.**

Número: 1

Cor(es): verde, vermelho.

Pedra(s): granada.

Palavras-chave/Natureza expressiva: castidade; pioneirismo; resistência à submissão, sujeição.

Marlene

Nome surgido da aglutinação do prenome verdadeiro da atriz alemã Marlene Dietrich, **Mar**ia Magda**lene**. O mesmo que *Maria Madalena*. **Ver Maria** e **Madalena.**

Variante(s): Marleny (*espanhol*); Marlene (*espanhol, francês, inglês, alemão, austríaco*).

Número: 5

Cor(es): azul royal, amarelo-ouro.

Pedra(s): heliodoro.

Palavras-chave/Natureza expressiva: intuição; maestria; empatia.

Marli

Do nome de uma cidade francesa, *Marly*, conhecida por suas indústrias têxteis e metalúrgicas, calcado na raiz *marl* (marga), mais o sufixo, *y*, referindo-se a uma localidade ou região onde a marga (um calcário argiloso) é abundante.

Variante(s): Marly (*francês*).

Número: 8

Cor(es): laranja.

Pedra(s): coral.

Palavras-chave/Natureza expressiva: cautela; desprendimento; capacidade de ir ao âmago das questões.

Marluce

Adaptação livre de *Marlúcia*. **Ver Marlúcia.**

Variante(s): Marlúcia (*português*).

Número: 1

Cor(es): verde, vermelho.

Pedra(s): quartzo olho-de-tigre.

Palavras-chave/Natureza expressiva: sensatez; religiosidade; desprezo pelo convencional.

Marlúcia

Aglutinação de *Maria Lúcia*. **Ver Maria** e **Lúcia.**

Número: 6

Cor(es): branco, violeta.

Pedra(s): sugilita.

Palavras-chave/Natureza expressiva: espírito altruísta e hospitaleiro; dons literários.

Marta

No N.T., irmã de Lázaro e Maria. Origina-se do aramaico *Martha*, de *mar*, *mara*, lit. "**senhora**".

Santa(s): S. Marta, festejada em 19 de janeiro (há cinco santas com este nome).

Variante(s): Marta (*espanhol, italiano, nórdico, polonês*); Marthe (*francês, inglês*); Martha (*francês, inglês, alemão*).

Número: 8

Cor(es): verde, violeta.

Pedra(s): calcita verde.

Palavras-chave/Natureza expressiva: engenhosidade; visão do futuro; destemor.

Martina

Feminino de *Martim*, *Martinho*, *Martino*. **Ver Martim.**

Santa(s): S. Martina, festejada em 30 de janeiro.

Variante(s): Martína (*espanhol*, *russo*); Martina (*italiano*, *inglês*, *alemão*); Màrtine (*italiano*); Martine (*francês*); Marten (*alemão*).

Número: 4

Cor(es): verde, amarelo-ouro.

Pedra(s): calcita dourada.

Palavras-chave/Natureza expressiva: poder de concentração; contato com o mestre interior; vocação para trabalhar com computadores.

Matilde

Do germânico *Mahthildis*, de *mahts* (força) e *hild* (combate), sign. "**guerreira que combate com energia; guerreira potente**". O mesmo que *Mafalda*. Nome muito popular na Inglaterra durante os sécs. XII e XIII, que foi redivivo no séc. XIX com o poema "Maud", de Tennyson. **Ver Mafalda.**

Santa(s): S. Matilde, festejada em 11 de abril (há seis santas com este nome).

Variante(s): Mafalda (*português*); Matilde (*espanhol*, *italiano*, *inglês*); Matelda (*italiano*); Mathilda (*francês*, *inglês*); Mathilde (*francês*, *inglês*, *alemão*).

Número: 1

Cor(es): violeta, azul.

Pedra(s): safira azul.

Palavras-chave/Natureza expressiva: ligação com a natureza; previdência; espírito de grupo.

Maura

Feminino de *Mauro*. **Ver Mauro.**

Santa(s): S. Maura, festejada em 3 de maio (há cinco santas com este nome).

Número: 9

Cor(es): amarelo, violeta.

Pedra(s): topázio imperial.

Palavras-chave/Natureza expressiva: prazer de viver; conhecimento espiritual; dom de cura.

Maurília

Feminino de *Maurílio*. **Ver Maurílio.**

Número: 3

Cor(es): violeta, ouro.

Pedra(s): heliodoro.

Palavras-chave/Natureza expressiva: independência; inclinação para o oculto; conhecimento vasto.

Maurina

Feminino de *Maurino*. **Ver Maurino.**

Número: 5

Cor(es): azul royal, amarelo-ouro.

Pedra(s): safira azul.

Palavras-chave/Natureza expressiva: dinamismo; bondade; carisma.

Maximiana

Feminino de *Maximiano*. **Ver Maximiano.**

Número: 4

Cor(es): vermelho, ouro.

Pedra(s): heliodoro.

Palavras-chave/Natureza expressiva: comunicação criativa do coração a serviço dos outros; amorosidade; generosidade.

Maximiliana

Feminino de *Maximiliano*. **Ver Maximiliano.**

Variante(s): Maximiliane (*francês*).

Número: 7

Cor(es): rosa-claro.

Pedra(s): rubi.

Palavras-chave/Natureza expressiva: carinho; concentração; dedicação a causas humanitárias.

Maximina

Feminino de *Maximino*. **Ver Maximino.**

Número: 3

Cor(es): violeta, ouro.

Pedra(s): calcita dente-de-leão.

Palavras-chave/Natureza expressiva: elegância; força moral; previsão.

Maxina

Feminino de *Maxino*. A variante *Maxine* é atualmente nome muito popular na França. **Ver Maxino.**

Variante(s): Maxine (*francês, inglês*).

Número: 8

Cor(es): laranja.

Pedra(s): calcita laranja.

Palavras-chave/Natureza expressiva: desapego; positividade; contato com o Eu.

Mécia

Feminino de *Mécio*. **Ver Mécio.**

Número: 4

Cor(es): amarelo, rosa.

Pedra(s): topázio imperial.

Palavras-chave/Natureza expressiva: aceitação das responsabilidades; dom para as artes e ciências; estabilidade.

Meire

Nome com dois étimos. 1) Do hebraico *Meir, Meirah*, sign. "**a luminosa; a iluminada**". Equivale a *Lúcia* e *Lucina*; 2) Do irlandês *Máire, Maire*, o mesmo que *Maria*. **Ver Maria** e **Lúcia.**

Variantes da 1ª acepção: Meir, Meirah (*hebraico*).

Número: 5

Cor(es): azul royal, amarelo-ouro.

Pedra(s): apatita azul.

Palavras-chave/Natureza expressiva: charme; empatia; perseverança.

Melánie

Do francês *Melanie*, e este do grego *mélaina*, através do latim *Melania*, lit. "**negra; escura**". A variante *Melanie* foi introduzida na França pelos huguenotes refugiados, ganhando naquele país as formas *Melloney* e *Melony*, por volta do séc. XVII. Equivale a *Melena*. **Ver Melena.**

Santa(s): S. Melânia, festejada em 8 de junho (há duas santas com este nome).

Variante(s): Melani (*português*); Melania (*português, espanhol, romeno, belga*); Melània (*italiano*); Melanie (*francês*).

Número: 5

Cor(es): azul royal, amarelo-ouro.

Pedra(s): cianita.

Palavras-chave/Natureza expressiva: desapego material; equilíbrio mental; visão sábia da vida.

Melba

Do inglês *Melba*, pseudônimo da soprano australiana Elena Porter Mitchell, nascida em Burnley. O nome é formado por *Melb*, abreviação de *Melbourne*, acrescido da terminação *a*. Melbourne é uma importante cidade australiana, cujo nome foi atribuído em honra do visconde Guilherme Lamb of Melbourne (1779-1848). Existem dois toponímicos ingleses com o nome Melbourne. O nome do visconde originou-se de um deles. O primeiro localiza-se em Derbyshire e é transformação de *Mileburn* ("ribeirão do moinho"). O outro, localizado em Yorkshire, é uma modificação de *Middelburne*, *Medelbornn* ("ribeirão central").

Número: 6

Cor(es): branco, violeta.

Pedra(s): safira violeta.

Palavras-chave/Natureza expressiva: autodomínio; auto-superação; personalidade marcante.

Melena

Nome de origem cigana, originado do grego *mélaina*, lit. "**negra; escura**", referindo-se à cabeleira negra das mulheres daquela raça. Equivale a *Melánie*. **Ver Melánie.**

Número: 5

Cor(es): rosa.

Pedra(s): cobaltocalcita.

Palavras-chave/Natureza expressiva: coração bondoso e receptivo; segurança interior; amor altruísta.

Melina

Tudo indica que a origem esteja no grego *Melitinna*, da raiz *meli*, sign. "**mel**". *Melina* é, provavelmente, uma forma reduzida de *Melitina*. **Ver Irapuã.**

Variante(s): Melinda (*português, inglês*); Mélinda, Mélina, Melina (*francês*).

Número: 9

Cor(es): vermelho, verde.

Pedra(s): smithsonita verde.

Palavras-chave/Natureza expressiva: retidão; visão justa; sentimento estético.

Melissa

Na mitologia grega, uma das ninfas responsáveis pela criação de Júpiter. Nome que se origina do grego *Melissa*, de *mélissa*, através do latim *Melissa*, lit. "**abelha**". Equivale a *Débora*. **Ver Débora** e **significado em Irapuã**.

Variante(s): Mélissa (*francês*); Melissa (*italiano, inglês, grego, latim*).

Número: 6

Cor(es): violeta, turquesa.

Pedra(s): amazonita.

Palavras-chave/Natureza expressiva: empatia; bom humor; devoção ao objetivo de vida.

Mercedes

Do espanhol *Mercedes*, lit. "**graças; mercês**". *Mercedes* é um epíteto da Virgem Maria. Equivale a *Graça e Mércia*. **Ver Graça** e **Mércia**.

Santa(s): S. Mercedes de Jesus, festejada em 12 de junho.

Variante(s): Mercês (*português*); Merced (*espanhol*); Mercedes (*espanhol, inglês*); Mercède (*italiano*); Mercèdés (*francês*).

Número: 9

Cor(es): violeta, rosa.

Pedra(s): florita.

Palavras-chave/Natureza expressiva: complacência; magnanimidade; consciência do propósito de vida.

Mércia

Aportuguesamento do inglês *Mercy*, *Mercia*, e estes do francês *merci*, lit. "**graça; mercês**", nomes calcados no modelo *Mercedes*. *Mercy* foi adotado como prenome cristão na Inglaterra do séc. XVII, com os similares *Faith*, *Hope* e *Charity* (Fé, Esperança, Caridade). **Ver Graça** e **Mercedes**, nomes aos quais equivale.

Variante(s): Mercy, Mercia (*inglês*).

Número: 4

Cor(es): verde, amarelo-ouro.

Pedra(s): esmeralda.

Palavras-chave/Natureza expressiva: jovialidade; coração sábio; conexão com a natureza.

Méri

Tradução fonética do inglês *Mary*, o mesmo que *Maria*. **Ver Maria**.

Variante(s): Mary (*inglês*).

Número: 9

Cor(es): vermelho, verde.

Pedra(s): morganita.

Palavras-chave/Natureza expressiva: triunfo; integridade de caráter; aspirações nobres.

Mérimée

Antigo galicismo originário do inglês *merry maid*, lit. "**alegre filha jovem**".

Variante(s): Merimê (*português*).

Número: 5

Cor(es): amarelo-ouro.

Pedra(s): calcita dente-de-leão.

Palavras-chave/Natureza expressiva: gosto pelo conhecimento; superação dos medos; sabedoria ancestral.

Micaela

Feminino de *Miguel*. A variante *Michele*, muitas vezes usada no Brasil, tem origem no francês *Michéle*. **Ver Miguel**.

Variante(s): Michele (*português*); Miguela (*português*); Miguelina (*espanhol*); Michèa (*italiano*); Michèle (*francês*); Michelle (*inglês*); Michaela (*inglês*).

Número: 8

Cor(es): laranja.

Pedra(s): opala de fogo.

Palavras-chave/Natureza expressiva: agudeza de espírito; criatividade; animação, vitalidade.

Mila

Hipocorístico de *Emília e Ludmila*. **Ver Emília** e **Ludmila.**

Número: 8

Cor(es): verde, violeta.

Pedra(s): quartzo verde.

Palavras-chave/Natureza expressiva: equanimidade; talento para o ensino; capacidade de organização e administração.

Milda

Do alemão *Milda*, hipocorístico de *Matilde*. **Ver Matilde.**

Número: 3

Cor(es): verde, rosa.

Pedra(s): hidenita.

Palavras-chave/Natureza expressiva: facilidade para fazer amigos; fé; força para transformar o mundo à sua volta.

Milena

Forma familiar de *Maria Helena*. **Ver Maria** e **Helena.**

Número: 9

Cor(es): vermelho, verde.

Pedra(s): esmeralda.

Palavras-chave/Natureza expressiva: espírito justo, prático e veraz.

Miquelina

Feminino de *Miquelino*. **Ver Miquelino.**

Santa(s): S. Miquelina de Pesaro, festejada em 20 de junho.

Variante(s): Miquelina (*português*); Miguelina (*espanhol*); Micheline (*francês, inglês*).

Número: 11

Cor(es): azul royal, amarelo.

Pedra(s): azurita.

Palavras-chave/Natureza expressiva: disciplina; racionalidade; percepção extra-sensorial.

Míriam

Do hebraico *Miryam*, o mesmo que *Maria*. **Ver Maria.**

Variante(s): Miriã, Mirian (*português*); Miriam (*espanhol, inglês*); Miriàm, Myriàm (*italiano*); Myriam (*francês*).

Número: 9

Cor(es): violeta, rosa.

Pedra(s): charoíta.

Palavras-chave/Natureza expressiva: auto-estima; caráter ético e responsável.

Mirna

Do gaélico *Muirne*, sign. "**educada; gentil**".

Variante(s): Merna, Mirna, Morna, Myrna (*inglês*); Muirne (*gaélico*).

Número: 1

Cor(es): verde, vermelho.

Pedra(s): quartzo verde.

Palavras-chave/Natureza expressiva: eficiência; sucesso na vida; método e disciplina no que faz.

Mirtes

Do grego *myrtis*, lit. "**baga de murta**". A *murta* (ou *mirta*) era um arbusto considerado sagrado na Antigüidade. Equivale a *Múrcia*. **Ver Múrcia.**

Variante(s): Mirta, Mirtis, Mirtys (*português*); Myrtle (*inglês*).

Número: 3

Cor(es): azul, vermelho.

Pedra(s): jaspe vermelho.

Palavras-chave/Natureza expressiva: praticidade; racionalidade; habilidade para superar os obstáculos.

Mitzi

O mesmo que *Maria*. **Ver Maria.**

Número: 5

Cor(es): azul royal, amarelo-ouro.

Pedra(s): safira azul.

Palavras-chave/Natureza expressiva: consciência do poder pessoal; zelo; superação das ilusões.

Moema

Nome de origem tupi calcado no gerúndio *moeemo* (adoçando), com transformação para o feminino. Foi criado por Santa Rita Durão para uma personagem de seu poema "Caramuru" e sign. "**(a que está) adoçando**".

Número: 2

Cor(es): azul, rosa.

Pedra(s): larimar.

Palavras-chave/Natureza expressiva: otimismo; superação das dificuldades; temperamento protetor.

Mônica

Do grego *Mónikos*, de *mónos*, lit. "**só; solitária; viúva**". Alguns autores propõem o significado equivocado de "conselheira", prendendo o nome ao latim *monere* (avisar).

Santa(s): S. Mônica, festejada em 12 de julho (há duas santas com este nome).

Variante(s): Monica (*espanhol, belga, inglês*); Mônica (*italiano*); Monique (*francês, holandês*); Monna (*inglês*); Monika (*alemão*).

Número: 1

Cor(es): verde, vermelho.

Pedra(s): pedra-do-sol.

Palavras-chave/Natureza expressiva: tenacidade; sensatez; austeridade.

Monique

Do francês *Monique*, o mesmo que *Mônica*. **Ver Mônica.**

Número: 4

Cor(es): vermelho, ouro

Pedra(s): calcita laranja.

Palavras-chave/Natureza expressiva: concentração; segurança interior; precisão.

Morgana

Do bretão *Morgana*, de *mor* (mar) e *gwen* (mulher encantadora), sign. "**mulher encantadora do mar; fada do mar**". Foi o nome de uma fada céltica de um romance de cavalaria do ciclo arturiano.

Número: 6

Cor(es): azul royal, turquesa.

Pedra(s): água-marinha.

Palavras-chave/Natureza expressiva: acuidade, penetração; percepção clara e imediata; inteligência criativa.

Múcia

Do latim *Mucia*, e este de *mutus*, lit. "**muda; calada**". Equivale a *Lara*. **Ver Lara.**

Variante(s): Mùzia (*italiano*).

Número: 2

Cor(es): azul, rosa.

Pedra(s): quartzo azul.

Palavras-chave/Natureza expressiva: harmonia; calma nos momentos difíceis; personalidade magnética.

Munira

Feminino de *Munir*. **Ver Munir.**

Número: 4

Cor(es): verde, amarelo-ouro.

Pedra(s): esmeralda.

Palavras-chave/Natureza expressiva: fé; coragem na tomada de decisões; alegria interior.

Múrcia

Epíteto de *Prosérpina*, em razão da *murta*, que lhe era consagrada. O nome tem origem no árabe, significando originariamente "afincada; fixa; firme". O mesmo que *Mirtes*. **Ver Mirtes.**

Número: 11

Cor(es): vermelho, azul.

Pedra(s): celestita.

Palavras-chave/Natureza expressiva: sensibilidade; amor-próprio; ternura.

Muriel

Nome com dois étimos. 1) Do irlandês *Muirgheal*, composto de *muir* (o mar) e *geal* (luminoso, resplandecente, claro, brilhante), sign. "**mar claro (brilhante)**"; 2) Do francês, variante de *Moure* (Maura). **Ver Maura.**

Variantes da 1ª acepção: Muriel (*inglês, inglês antigo*); Mariel, Maryel, Meriel, Miriel, Muriella (*inglês antigo*).

Variante da 2ª acepção: Moure (*francês*).

Número: 6

Cor(es): azul royal, turquesa.

Pedra(s): azurita.

Palavras-chave/Natureza expressiva: serenidade mental; sexto sentido; leveza e naturalidade.

N

Nadeja

Do russo *Nadezhda*, lit. "**esperança**". Equivale a *Elpídia*. **Ver Elpídio.**

Variante(s): Nadaja (*português*); Nadège (*francês*); Nadejda (*russo*).

Número: 8

Cor(es): verde, violeta.

Pedra(s): ágata musgo.

Palavras-chave/Natureza expressiva: generosidade; otimismo; talento artístico.

Nádia

Do árabe *Naadiya*, lit. "**mensageira; anunciadora**". Equivale a *Ângela*. **Ver Ângela.**

Variante(s): Nadia (*romeno*); Nadka (*búlgaro*).

Número: 2

Cor(es): azul, rosa.

Pedra(s): amazonita.

Palavras-chave/Natureza expressiva: independência; bondade; amor às aventuras.

Nadir

Do persa *nadir*, lit. "**singular; rara; incomum; maravilhosa**". Esta palavra, em persa, também significa "**mensageira**" e "**criança consagrada a um culto**".

Variante(s): Nadira (*português*).

Número: 1

Cor(es): verde, vermelho.

Pedra(s): hematita.

Palavras-chave/Natureza expressiva: imparcialidade; reflexão; honestidade.

Náiade

Na mitologia grega, as náiades eram as ninfas filhas de Júpiter que presidiam os rios, fontes, córregos, regatos e mananciais. Origina-se do grego *Náeira*, de *náein* (fluir, nadar), latim *naias, naiadis*, sign. "**nadadora**". Equivale a *Naira*. **Ver Nereu.**

Variante(s): Naiade, Naide (*português*); Naide (*italiano*).

Número: 7

Cor(es): magenta.

Pedra(s): fluorita.

Palavras-chave/Natureza expressiva: compreensão das necessidades do próximo; autocura; amor à justiça.

Naíde

Nome com dois étimos. 1) O mesmo que *Anaíde*; 2) Do italiano *Naide*, o mesmo que *Náiade*. **Ver Anaíde** e **Náiade.**

Número: 6

Cor(es): violeta, turquesa.

Pedra(s): crisocola.

Palavras-chave/Natureza expressiva: tranqüilidade emocional; facilidade de aprendizado; discernimento instantâneo.

Naila

Do árabe *Najla*, *Nayla*, lit. "**a de olhos grandes**". Nome adotado na América pelos sírios e libaneses.

Variante(s): Nailia (*russo*).

Número: 1

Cor(es): vermelho, violeta.

Pedra(s): apatita azul.

Palavras-chave/Natureza expressiva: caráter idealista e empreendedor; sabedoria para lidar com desapontamentos.

Nair

Do árabe *Nayyir*, sign. "**brilhante; luminosa**". Originariamente é um nome do gênero masculino; no Brasil é feminino, raramente encontrado como nome de homem. **Ver Lúcia** e **Meire**.

Número: 6

Cor(es): violeta, turquesa.

Pedra(s): larimar.

Palavras-chave/Natureza expressiva: atratividade; charme; talento para a escrita; disposição para o serviço desinteressado.

Naira

Do grego *Náeira*, lit. "**náiade**". Nome que não tem relação etimológica com *Nair*, como já foi sugerido. **Ver Náiade.**

Número: 7

Cor(es): magenta.

Pedra(s): cristal de quartzo.

Palavras-chave/Natureza expressiva: coração acessível; perfeccionismo; personalidade cativante, serena e equilibrada.

Nanci

Do inglês *Nancy*, transformação de N*an* e *Nany*, e estes diminutivos de *Anna* (Ana), surgido na Inglaterra durante o séc. XVIII. *Nancy* é também nome de uma cidade francesa cujo étimo se origina de um céltico *Nancius*, de origem desconhecida. Mas o nome em questão origina-se do inglês.

Número: 5

Cor(es): rosa.

Pedra(s): rubilita.

Palavras-chave/Natureza expressiva: auto-aceitação; compaixão; hospitalidade; calor humano.

Naomi

Do hebraico *Naomi*, o mesmo que *Noêmia*. **Ver Noêmia.**

Número: 7

Cor(es): magenta.

Pedra(s): sugilita.

Palavras-chave/Natureza expressiva: versatilidade; inventividade; aptidão para lidar com a tecnologia.

Nara

Do sânscrito *Nara*, lit. "o Espírito divino; o Homem original; o Homem eterno". Nas antigas escrituras hindus, incluindo-se o *Bhagavad Gita*, nome pelo qual é denominado Arjuna. O nome também tem a acepção de "herói; esposo" e mais propriamente "homem da raça ária". No Brasil é feminino, em razão da terminação. Significa "**esposa; mulher da raça ária**".

Número: 7

Cor(es): violeta.

Pedra(s): halita violeta.

Palavras-chave/Natureza expressiva: maturidade emocional; superação dos próprios limites; autotransformação.

Narcisa

Feminino de *Narciso*. **Ver Narciso.**

Variante(s): Narciza (*português*).

Número: 11

Cor(es): vermelho, azul.

Pedra(s): ágata azul rendada.

Palavras-chave/Natureza expressiva: benevolência; superação das limitações; alma que se fortalece e cresce com as dificuldades.

Narda

Nome com dois étimos. 1) Do indo-ariano *narda*, originariamente "caniço; junco; flauta rústica", mais tarde helenizado em *nardos*, sign. "**nardo-da-índia**". O étimo é correlato ao inglês antigo e francês antigo *narde*, aramaico *nirdáe* e acadiano *lardu*; 2) Feminino de *Nardo*. **Ver Nardo (1ª acepção).**

Número: 2

Cor(es): azul, rosa.

Pedra(s): água-marinha.

Palavras-chave/Natureza expressiva: tranqüilidade; desinibição; gosto estético.

Narmadá

Do sânscrito *Narmadá*, de *narma* (alegria) e *da* (dar), sign. "**a que dá alegria (espiritual)**". O antropônimo originou-se do nome de um rio da

Índia, também chamado *Narbada*, *Nerbada*. **Ver Gaudêncio**.

Número: 7

Cor(es): magenta.

Pedra(s): rubi.

Palavras-chave/Natureza expressiva: poder de realização; busca da verdade; compreensão das necessidades alheias.

Nasira

Feminino de *Nasir*. **Ver Nasir**.

Número: 8

Cor(es): laranja.

Pedra(s): calcita laranja.

Palavras-chave/Natureza expressiva: fortaleza; fraternidade; criatividade artística.

Natália

Nome de origem religiosa relativo ao Natal, com que primitivamente se batizavam as meninas nascidas em 25 de dezembro.

Santa(s): S. Natália, festejada em 27 de julho (há duas santas com este nome).

Variante(s): Natalia (*espanhol, italiano, francês*); Natale (*italiano*); Natelia (*francês*); Natalie (*francês, alemão*); Nathalie (*francês, nórdico*); Nathalia (*inglês*).

Número: 4

Cor(es): amarelo, rosa.

Pedra(s): citrino.

Palavras-chave/Natureza expressiva: espírito amistoso, conciliador; líder inato; espontaneidade.

Natalina

Forma relativa de *Natália*, sign. "**de (pertencente a; da natureza de) Natália**". **Ver Natália**.

Número: 9

Cor(es): vermelho, verde.

Pedra(s): hematita.

Palavras-chave/Natureza expressiva: coragem; precisão; humildade.

Natânia

Feminino de *Natan*. **Ver Natan**.

Variante(s): Nataniela (*português*); Nataniële (*italiano*); Natania, Nathania (*inglês*).

Número: 6

Cor(es): violeta, turquesa.

Pedra(s): angelita.

Palavras-chave/Natureza expressiva: inocência; dons artísticos; contato com a alma.

Natércia

Anagrama de *Caterina* (Catarina). O nome surgiu com Catarina Athayde, dama portuguesa da corte de d. João VI, que teria inspirado grande paixão a Luís de Camões. O poeta a imortalizou sob o nome *Natércia*. **Ver Catarina**.

Masculino(s): Natércio.

Variante(s): Nathércia (*português*).

Número: 8

Cor(es): rosa, violeta.

Pedra(s): lepidolita.

Palavras-chave/Natureza expressiva: ponderação; cordialidade; autoconfiança.

Nazaré

Do hebraico *Natzráth*, o mesmo que *Nazário* e *Nazir* (**1ª acepção**). **Ver Nazário**.

Variante(s): Natzráth (*hebraico*).

Número: 11

Cor(es): vermelho, azul.

Pedra(s): água-marinha.

Palavras-chave/Natureza expressiva: personalidade vigorosa; sabe manter a calma nos momentos difíceis; equilíbrio entre espírito e matéria.

Néia

Hipocorístico de nomes terminados em *néia*, como *Claudinéia*, *Irinéia* etc.

Variante(s): Néa (*português*); Nea (*italiano*).

Número: 2

Cor(es): azul, rosa.

Pedra(s): halita rosa.

Palavras-chave/Natureza expressiva: compaixão; temperamento caloroso; espírito pacifista.

Neide

Do francês *Énéide*, com aférese do *E* inicial. **Ver Eneida.**

Variante(s): Neida, Neyda, Neyde (*português*); Énéide (*francês*).

Número: 1

Cor(es): verde, vermelho.

Pedra(s): malaquita.

Palavras-chave/Natureza expressiva: honestidade; compaixão; fé na vida.

Neila

Do inglês *Neilla*, nome calcado no anglo-saxão *Neil*, *Neild*, calcados em *niad*, *niadh* (campeão, campeã), sign. "**campeã**". O mesmo que *Neilda*. **Ver Neilda** e **Nélson.**

Variante(s): Neilda (*português*); Neilla (*inglês*).

Número: 5

Cor(es): rosa.

Pedra(s): quartzo verde.

Palavras-chave/Natureza expressiva: destemor; desembaraço; praticidade; otimismo.

Neilda

Nome de origem saxônica, de *Neild*, e este de *niad*, *niadh* (campeão, campeã), sign. "**campeã**". O mesmo que *Neila*. **Ver Neila** e **Nélson**.

Masculino(s): Neildo.

Variante(s): Nailda, Nailde (*português*).

Número: 9

Cor(es): vermelho, verde.

Pedra(s): granada.

Palavras-chave/Natureza expressiva: reverência; qualidades especiais de liderança; busca constante do progresso.

Neimá

Do hebraico *Neimah*, o mesmo que *Noemi*. **Ver Noemi.**

Número: 6

Cor(es): violeta, turquesa.

Pedra(s): calcita azul.

Palavras-chave/Natureza expressiva: originalidade; capacidade de autotransformação; serviço abnegado.

Nelda

Nome com dois étimos. 1) Do germânico, hipocorístico de *Tusnelda* ("a que combate contra gigantes"); 2) Do inglês antigo *Needler*, *Neelder*, *Nelder*, de *naedlere* (agulha), sign. "**fabricante de agulhas**", inicialmente alcunha atribuída a alguém que se ocupava desse mister.

Variante da 1ª acepção: Nélida (*português*).

Número: 9

Cor(es): amarelo, violeta.

Pedra(s): âmbar.

Palavras-chave/Natureza expressiva: alegria; individualismo; amor pelo conhecimento.

Neli

Do inglês *Nelly*, diminutivo de *Helen* (Helena) e de suas variantes *Ellen* e *Eleanor*. Na Inglaterra, os registros medievais dão as variantes *Nel* e *Nell*.

Variante(s): Nelly (*espanhol*, *francês*, *inglês*); Nella (*italiano*, *francês*, *inglês*); Nélie (*francês*); Nell, Nellie (*inglês*).

Número: 4

Cor(es): amarelo, rosa.

Pedra(s): âmbar.

Palavras-chave/Natureza expressiva: espírito sábio e cordato; alegria.

Nélia

Feminino de *Nélio*. **Ver Nélio.**

Número: 5

Cor(es): rosa.

Pedra(s): rubi.

Palavras-chave/Natureza expressiva: brandura; gosto pelas coisas simples da vida; espírito aventureiro.

Nélida

O mesmo que *Nelda*. **Ver Nelda.**

Número: 9

Cor(es): vermelho, verde.

Pedra(s): rubi.

Palavras-chave/Natureza expressiva: determinação; idéias ou opiniões avançadas; preocupação com os detalhes.

Nelma

Do inglês antigo *Nelms*, *Nelmes*, lit. "**a que mora (vive) em um olmeiro**". Sem dúvida, um nome mitológico relacionado com os espíritos das florestas.

Número: 9

Cor(es): amarelo, violeta.

Pedra(s): ametrino.

Palavras-chave/Natureza expressiva: atenção; ponderação; vocação para o ensino; compreensão das necessidades do outro.

Nelsi

Feminino (adaptado) de *Nélson*. **Ver Nélson.**

Variante(s): Neuci, Neucy (*português*).

Número: 5

Cor(es): rosa.

Pedra(s): ágata rosa.

Palavras-chave/Natureza expressiva: inteligência emocional; intelecto lúcido e dinâmico; contato com o "sábio interior".

Nereida

Na mitologia grega, as nereidas eram filhas de Nereu e Dóris. Ninfas do Mediterrâneo, muito belas, eram o símbolo dos encantos e benefícios do mar. Origina-se do grego *Nereis*, lit. "**filha (descendente) de Nereu**". **Ver Nereu.**

Variante(s): Nereide, Nerissa (*português*); Nereida (*espanhol*); Nerèide (*italiano*); Néréides (*francês*).

Número: 11

Cor(es): violeta, verde.

Pedra(s): hidenita.

Palavras-chave/Natureza expressiva: individualismo; fraternidade; criatividade.

Nércia

Hipocorístico de *Natércia*. **Ver Natércia.**

Número: 5

Cor(es): azul royal, amarelo-ouro.

Pedra(s): topázio imperial.

Palavras-chave/Natureza expressiva: constância; conformismo; ações pontuadas pela correção.

Néria

Nome com dois étimos. 1) De origem sabina, sign. "**forte; estrênua**". Nome de uma deusa sabina, esposa de Marte; 2) Do hebraico *Neriah*, lit. "**luz de Deus**". Nome de um dos setenta anjos que protegem as parturientes.

Masculino(s): Nério.

Variantes da 1ª acepção: Neria, Neriene (*latim*).

Número: 11

Cor(es): vermelho, azul.

Pedra(s): albita.

Palavras-chave/Natureza expressiva: objetividade; racionalidade; espírito realizador.

Nerina

Feminino de *Nerino*. **Ver Nereu.**

Número: 7

Cor(es): rosa, turquesa.

Pedra(s): halita rosa.

Palavras-chave/Natureza expressiva: caráter íntegro, franco e confiável.

Nerissa

O mesmo que *Nereida*. **Ver Nereida.**

Número: 4

Cor(es): verde, amarelo-ouro.

Pedra(s): heliodoro.

Palavras-chave/Natureza expressiva: alegria e bom humor; sabedoria; ligação com a natureza.

Nésia

Feminino de *Nésio*. **Ver Nésio.**

Variante(s): Nesis (*latim*).

Número: 3

Cor(es): verde, rosa.

Pedra(s): crisoberilo.

Palavras-chave/Natureza expressiva: decoro; empenho; gosto pelas reformas.

Neuci

O mesmo que *Nelsi*. **Ver Nelsi.**

Número: 7

Cor(es): magenta.

Pedra(s): apofilita incolor.

Palavras-chave/Natureza expressiva: espírito visionário, criativo e transformador.

Neuda

Nome surgido entre os judeus norte-americanos. Como muitos outros, é oriundo da resposta evasiva do judeu interrogado pelo setor de imigração (ou de outro setor oficial). Traduzidos ao pé da letra, não raro eram transformados em nomes bizarros. Neuda origina-se de *anu lo nayda*, lit. "**nós não sabemos**".

Número: 9

Cor(es): amarelo, violeta.

Pedra(s): calcita amarela.

Palavras-chave/Natureza expressiva: emotividade; religiosidade; busca do equilíbrio interno.

Neusa

Do grego *Néousa*, do verbo *néo* (nadar), sign. "**a que nada**".

Variante(s): Néousa (*grego*).

Número: 6

Cor(es): branco, violeta.

Pedra(s): ametista.

Palavras-chave/Natureza expressiva: altruísmo; exatidão no cumprimento dos deveres; percepção aguçada.

Ney

Ver este nome na seção "Nomes Masculinos".

Número: 8

Cor(es): verde, violeta.

Pedra(s): malaquita.

Palavras-chave/Natureza expressiva: auto-realização; poder de transformação; cautela.

Nice

Do grego *Níkaia*, de *níke* (vitória), sign. "**a vitoriosa**". Na mitologia grega, Nica ou Nika é o nome da deusa da vitória.

Variante(s): Nicéia (*português*); Nicea, Nicei, Nizza (*italiano*); Nice (*italiano, latim*); Nicée (*francês*).

Número: 4

Cor(es): amarelo, rosa.

Pedra(s): topázio imperial.

Palavras-chave/Natureza expressiva: superação do medo; bondade; gosta de compartilhar o conhecimento.

Nicéia

O mesmo que *Nice*. **Ver Nice.**

Santa(s): S. Nicéia, festejada em 29 de agosto.

Número: 4

Cor(es): amarelo, rosa.

Pedra(s): adamita.

Palavras-chave/Natureza expressiva: determinação; honra; aptidões para o ensino.

Nicete

Hipocorístico de *Eunicete*. **Ver Eunicete.**

Número: 11

Cor(es): vermelho, azul.

Pedra(s): sodalita.

Palavras-chave/Natureza expressiva: confiança; desapego, principalmente às convenções; espírito altruísta, aspira ao melhor para a humanidade.

Nícia

Do italiano *Nicea*, o mesmo que *Nice, Nicéia*. **Ver Nice.**

Masculino(s): Nício.

Variante(s): Nicea, Nìcia (*italiano*).

Número: 9

Cor(es): vermelho, verde.

Pedra(s): hematita.

Palavras-chave/Natureza expressiva: ausência de ambição e vaidade; amor à verdade.

Nicole

Do francês *Nicole*, feminino de *Nicolau*. **Ver Nicolau.**

Variante(s): Nicole (*francês, alemão, austríaco*); Nicola, Nicolle (*inglês*).

Número: 4

Cor(es): verde, amarelo-ouro.

Pedra(s): jade.

Palavras-chave/Natureza expressiva: esforço; autenticidade; indulgência.

Nicoleta

Dimunutivo de *Nicole*. **Ver Nicole.**

Número: 7

Cor(es): rosa, turquesa.

Pedra(s): morganita.

Palavras-chave/Natureza expressiva: maleabilidade mental; autosuficiência; fraternidade.

Nicolina

Dimunutivo de *Nicole*. **Ver Nicole.**

Número: 1

Cor(es): vermelho, violeta.

Pedra(s): ônix.

Palavras-chave/Natureza expressiva: cordialidade; auto-superação; desprezo pelo convencional.

Nídia

Feminino de *Nídio*. **Ver Nídio.**

Variante(s): Nidia (*espanhol*); Nìdia (*italiano*); Nydia (*inglês*).

Número: 1

Cor(es): verde, vermelho.

Pedra(s): calcita verde.

Palavras-chave/Natureza expressiva: brio; segurança interior; espírito guerreiro.

Nilce

O mesmo que *Nilsa*, *Nilse*, *Nilza*. **Ver Nilsa.**

Número: 7

Cor(es): magenta.

Pedra(s): fenacita.

Palavras-chave/Natureza expressiva: amor ao belo; dinamismo; gosto pela rotina.

Nilcéia

Adaptação livre de *Nilce*. **Ver Nilce.**

Número: 8

Cor(es): rosa, violeta.

Pedra(s): quartzo rosa.

Palavras-chave/Natureza expressiva: gentileza; visão do futuro; aprecia os prazeres da vida.

Nilda

Nome com dois étimos. 1) Anagrama de *Linda*; 2) Feminino de *Nildo*. **Ver Linda** e **Nildo (2ª acepção).**

Variante(s): Nilde (*português*).

Número: 4

Cor(es): amarelo, rosa.

Pedra(s): apatita amarela.

Palavras-chave/Natureza expressiva: reconhecimento; diplomacia; poder criativo.

Nildéia

Nome criado, baseado em *Nilda*. **Ver Nilda.**

Número: 9

Cor(es): violeta, rosa.

Pedra(s): charoíta.

Palavras-chave/Natureza expressiva: amorosidade; concórdia; sabedoria.

Nildete

Diminutivo de *Nilda*. **Ver Nilda.**

Número: 6

Cor(es): azul royal, turquesa.

Pedra(s): quartzo azul.

Palavras-chave/Natureza expressiva: auto-realização; amor ao próximo; inteligência emocional.

Nilge

Provavelmente um nome inventado, baseado em *Nilce*. **Ver Nilce.**

Número: 11

Cor(es): vermelho, azul.

Pedra(s): calcita azul.

Palavras-chave/Natureza expressiva: magnanimidade; respeito pelas diferenças; contato com o EU.

Nilma

Aportuguesamento (tradução fonética) do inglês *Newman*, com exclusão da consoante final.

Número: 4

Cor(es): amarelo, rosa.

Pedra(s): citrino.

Palavras-chave/Natureza expressiva: alegria; busca do auto-aperfeiçoamento; simplicidade na transmissão de idéias e conhecimento.

Nilsa

Feminino de *Nílson*, e este o mesmo que *Nélson*. **Ver Nélson**.

Variante(s): Nilza, Anilza, Nilce (*português*).

Número: 1

Cor(es): violeta, azul.

Pedra(s): ágata azul rendada.

Palavras-chave/Natureza expressiva: percepção extra-sensorial; contato com o Eu Superior; tem uma direção clara na vida.

Nilse

O mesmo que *Nilsa*. **Ver Nilsa.**

Variante(s): Nilze (*português*).

Número: 5

Cor(es): rosa.

Pedra(s): rubi.

Palavras-chave/Natureza expressiva: dinamismo; engenhosidade; busca do crescimento interior.

Níobe

Na mitologia grega, rainha da Frígia, filha de Tântalo. Após um profundo sofrimento causado pela perda dos filhos, foi transportada por Júpiter até a Lídia e transformada em um rochedo de mármore, de onde perpetuamente derrama lágrimas. Nome originário do grego *Nióbe*, de *Ny-Obe*, lit. "**rio intumescido (avolumado)**".

Variante(s): Níobe (*italiano*); Niobé (*francês*).

Número: 9

Cor(es): vermelho, verde.

Pedra(s): amazonita.

Palavras-chave/Natureza expressiva: humildade; perseverança; honestidade.

Nisa

Hipocorístico de *Dionisa*. **Ver Dionisa.**

Variante(s): Nysa (*inglês*).

Número: 7

Cor(es): violeta.

Pedra(s): halita violeta.

Palavras-chave/Natureza expressiva: bom gosto; apreço pelo próximo; profissões relacionadas com o mar.

Nise

Anagrama de *Inês*. **Ver Inês.**

Variante(s): Nize (*português*).

Número: 2

Cor(es): azul, rosa.

Pedra(s): halita rosa.

Palavras-chave/Natureza expressiva: amor à paz; desapego das convenções; prazer em apoiar e confortar os outros.

Niseide

Na mitologia grega, as Niseides eram as ninfas responsáveis pela educação de Dioniso sobre o monte Nisa. Origina-se do latim *Nyseis*, *Nyseidis*, patronímicos de *Niseu*, sign. "**filha (descendente) de Niseu**". **Ver Niseu** e **Dioniso**.

Variante(s): Nisei, Niseyde, Nisíade, Nysíade (*português*); Nyseis, Nyseidis (*latim*).

Número: 11

Cor(es): violeta, verde.

Pedra(s): ágata musgo.

Palavras-chave/Natureza expressiva: intuição; autoridade natural; maturidade emocional.

Nísia

Feminino de *Nísio*. **Ver Nísio.**

Número: 7

Cor(es): magenta.

Pedra(s): cristal de quartzo.

Palavras-chave/Natureza expressiva: poder de seduzir, cativar; interesse por assuntos de vanguarda; empenho no autoconhecimento.

Nívea

Do latim *nivens, a, um*, lit. "**nívea; de neve; branca como a neve**".

Variante(s): Nívia (*português*).

Número: 6

Cor(es): violeta, turquesa.

Pedra(s): crisocola.

Palavras-chave/Natureza expressiva: destaque; dom da cura; prontidão para ouvir o próximo.

Noeli

O mesmo que *Noélia*, por influência do francês *Noellie*. **Ver Noélia.**

Número: 1

Cor(es): vermelho, violeta.

Pedra(s): turmalina azul.

Palavras-chave/Natureza expressiva: idealismo; paz de espírito; bravura diante do perigo.

Noélia

Feminino de *Noel*. **Ver Noel.**

Variante(s): Noela, Noeli, Noely (*português*); Noella, Noélle, Noellie (*francês*); Noelle (*inglês*).

Número: 3

Cor(es): azul, vermelho.

Pedra(s): lápis-lazúli.

Palavras-chave/Natureza expressiva: talento para o ensino e a administração; ânimo diante das dificuldades; afinco no trabalho.

Noemi

O mesmo que *Noêmia*. **Ver Noêmia.**

Número: 11

Cor(es): vermelho, azul.

Pedra(s): calcita azul.

Palavras-chave/Natureza expressiva: senso de independência; ternura; agir positivo.

Noêmia

No A.T., judia cuja história é contada no Livro de Rute. Sua nora casou-se com Booz, e desta união nasceu Obed, avô de David. Do hebraico *Naami*, *Naomi*, de *no'am* (agradabilidade, amenidade, deleite), correlato ao árabe *na'ima* (era agradável), sign. "**meu deleite; minha doçura**", através do francês *Noémie*. Em Rute 1,20 lê-se: "Não me chamem de Noemi" (doçura). "Me chamem de Mara" (amargura).

Variante(s): Neimá, Noemi, Noemy (*português*); Noemi (*espanhol, francês, inglês*); Noèmi (*francês*); Naoma (*inglês*).

Número: 3

Cor(es): azul, vermelho.

Pedra(s): jaspe vermelho.

Palavras-chave/Natureza expressiva: eloqüência; caráter batalhador unido ao talento para alcançar o sucesso.

Noemise

Antropônimo calcado em *Noemi*, possivelmente aglutinação de *Noemi* com um nome terminado em *ise*, como *Denise*, *Louise*, *Vanise* etc.

Número: 8

Cor(es): rosa, violeta.

Pedra(s): rubilita.

Palavras-chave/Natureza expressiva: transigência; compreensão das leis cósmicas; amor pelas aventuras.

Nônia

Do latim *nonia*, lit. "**nona**". Nome antigamente atribuído ao nono filho, se este fosse do sexo feminino.

Masculino(s): Nônio.

Variante(s): Nona (*espanhol, inglês*); Nonna (*francês*).

Número: 8

Cor(es): laranja.

Pedra(s): cornalina.

Palavras-chave/Natureza expressiva: motivação; confiança; percepção extra-sensorial.

Nora

Nome com dois étimos. 1) Na França, abreviação de *Eléonora* (*Eleonora*); 2) Na Irlanda, nas variantes *Nora, Norah*, hipocorístico de *Honora* (Honória). **Ver Eleonora** e **Honório.**

Variante(s): Nora (*espanhol, italiano, irlandês, nórdico*); Nore (*francês*); Noreen (*francês, inglês*); Norah (*irlandês, nórdico*).

Número: 3

Cor(es): verde, rosa.

Pedra(s): apatita verde.

Palavras-chave/Natureza expressiva: dedicação ardente; domínio sobre as emoções; cautela.

Norma

Feminino de *Nórman*, com a acepção de "**mulher do Norte**". Na Inglaterra, surgiu no séc. XIII, mas tornou-se popular com a ópera *Norma*, de Bellini. **Ver Nórman.**

Variante(s): Norma (*espanhol, italiano, francês, inglês, alemão, austríaco*).

Número: 7

Cor(es): magenta.

Pedra(s): fluorita.

Palavras-chave/Natureza expressiva: coração acessível; visão que toca o âmago do problema; dedicação e apoio aos moribundos.

Núbia

Do nome de uma região africana. O étimo é o egípcio *nub*, lit. "**ouro**", através do latim *Nubae*. *Nub* era uma denominação de Hathor, deusa do ouro e personificação da montanha do Ocidente, onde o Sol se põe.

Masculino(s): Núbio.

Variante(s): Nubie (*francês, holandês*); Nubye (*inglês*); Nubier (*alemão*).

Número: 2

Cor(es): azul, rosa.

Pedra(s): topázio azul.

Palavras-chave/Natureza expressiva: facilidade de relacionar-se; senso estético; sabe "ouvir" o coração.

Nuna

Feminino de *Nuno*. **Ver Nuno.**

Número: 5

Cor(es): branco, amarelo-ouro.

Pedra(s): adamita.

Palavras-chave/Natureza expressiva: autoconhecimento; expressividade; magnetismo pessoal.

O

Odaléia

O mesmo que *Odália*. **Ver Odália.**

Número: 11

Cor(es): azul royal, amarelo.

Pedra(s): azurita.

Palavras-chave/Natureza expressiva: amor pela ordem; cordialidade; prestígio.

Odália

Do germânico *Odelia*, de *od*, *ot*, tema que dá idéia de bens, posses, riqueza, sign. "**rica; proprietária; poderosa**".

Variante(s): Dília, Odaléia, Odélia, Odila, Odília, Otília (*português*); Odila (*português, inglês*); Odilia (*espanhol, italiano*); Ottília (*italiano*); Odile, Odille (*francês*); Odela, Odele (*inglês*).

Número: 6

Cor(es): violeta, turquesa.

Pedra(s): fluorita.

Palavras-chave/Natureza expressiva: elegância; graça; serenidade emocional; disposição para enfrentar desafios.

Odete

Do francês *Odette*, e este diminutivo de *Oda*, do tema germânico *od*, *ot*, que dá idéia de bens, posses, riquezas. **Ver Odália.**

Variante(s): Odette (*espanhol, italiano, francês, inglês*); Odetta (*inglês*).

Número: 4

Cor(es): amarelo, rosa.

Pedra(s): topázio imperial.

Palavras-chave/Natureza expressiva: concentração; segurança interior; temperamento prático.

Ofélia

Do grego *Ophéleis*, lit. "**ajuda; socorro**". Na Inglaterra, nome que surgiu no séc. XVI.

Variante(s): Ophélia (*português*); Ofelia (espanhol, inglês); Ofèlia (*italiano*); Ophélie (francês); Ophelia (inglês).

Número: 3

Cor(es): azul, vermelho.

Pedra(s): angelita.

Palavras-chave/Natureza expressiva: capacidade de transformação interior; modéstia; aptidões artísticas.

Ofeni

Do alemão *Offeni*, de *offen*, sign. "**cândida; sincera; franca**".

Variante(s): Offeni (*alemão*); Offeny (Inglês).

Número: 4

Cor(es): verde, amarelo-ouro.

Pedra(s): jade.

Palavras-chave/Natureza expressiva: autoconsciência; pensar e agir positivos; auto-estima.

Olda

Nome de origem germânica, calcado no tema *wald*, *oldo*, sign. "**governadora**".

Masculino(s): Oldo, Older.

Número: 5

Cor(es): branco, amarelo-ouro.

Pedra(s): pirita.

Palavras-chave/Natureza expressiva: entusiasmo, vibração; personalidade serena, que cresce com o sofrimento.

Oldaína

Feminino de *Oldaíno*, e este o mesmo que *Alduíno*. **Ver Alduíno**.

Variante(s): Alduína, Elduína (*português*).

Número: 11

Cor(es): vermelho, azul.

Pedra(s): amazonita.

Palavras-chave/Natureza expressiva: sensibilidade psíquica; amor à beleza e à harmonia.

Olga

Nome de origem russa, calcado no escandinavo *Halag*, sign. "**santa; sagrada; sublime**". Na Rússia, o nome surgiu no séc. IX, com santa Olga, de Kiev, primeira mulher russa convertida ao cristianismo.

Variante(s): Hilga (*português*); Olga (*espanhol, italiano, francês, inglês, alemão, romeno, nórdico, húngaro, tcheco, russo*); Helga (*eslavo*).

Número: 8

Cor(es): verde, violeta.

Pedra(s): apatita verde.

Palavras-chave/Natureza expressiva: sublimação; generosidade; amor à verdade.

Olímpia

Do grego *Olympía*, feminino de *Olímpio*. **Ver Olímpio**.

Santa(s): S. Olimpia, festejada em 17 de dezembro.

Variante(s): Olìmpia (*italiano*); Olympia (*italiano, inglês, alemão, holandês*); Olympie (*francês*).

Número: 3

Cor(es): violeta, ouro.

Pedra(s): topázio imperial.

Palavras-chave/Natureza expressiva: capacidade de materializar os sonhos; autoconsciência; inclinação para a psicologia.

Olinda

O nome surgiu com *Olinta*, personagem de *Amadis de Gaula*, célebre novela de cavalaria atribuída a Vasco de Lobeira (séc. XIII), com mudança do *t* para *d*. **Ver Olindo**.

Variante(s): Olinta (*português*).

Número: 1

Cor(es): verde, vermelho.

Pedra(s): quartzo verde.

Palavras-chave/Natureza expressiva: imparcialidade; comedimento; amor à beleza e à harmonia.

Olívia

Nome espanhol de origem geográfica, calcado no latim *oliva*, lit. "**azeitona**". Foi encontrado em registros latinos datados de 1203, relacionado àqueles que se dedicavam ao cultivo de *oliveiras*.

Variante(s): Olívia (*espanhol*); Olìvia (*italiano*); Oliva (*francês*); Olive (*francês, inglês*); Olivia (*francês, inglês, alemão, holandês*).

Número: 5

Cor(es): azul royal, amarelo-ouro.

Pedra(s): pirita.

Palavras-chave/Natureza expressiva: iniciativa; carisma; personalidade magnética que usa com sabedoria a energia disponível.

Olivina

Forma relativa de *Olívia*, sign. "**de (pertencente a; da natureza de) Olívia**".

Número: 1

Cor(es): violeta, azul.

Pedra(s): ajoíta.

Palavras-chave/Natureza expressiva: eficiência e sucesso pessoal; vanguardismo; lealdade a si próprio.

Ondina

Entre os antigos germanos e escandinavos, nome das mitológicas ninfas ou elementais da água, calcado no latim *unda, undae*, sign. "**da água**".

Variante(s): Ondina (*espanhol*); Ondine (*francês*); Undina, Undine (*inglês*).

Número: 3

Cor(es): azul, vermelho.

Pedra(s): calcita azul.

Palavras-chave/Natureza expressiva: espírito engenhoso, reformador, consciente das metas que devem ser alcançadas e dotado de grande capacidade de superação de limitações.

Oneida

Nome norte-americano de origem indígena. De *Oneidas*, tribo de peles-vermelhas que habitava a região que se estendia do Atlântico até os grandes lagos. Deriva do iroquês *oneiuts, onenhiote*, sign. "**pedra de pé**".

Variante(s): Oneide, Oneyde (*português*); Oneida, Oneyda (*inglês*).

Número: 3

Cor(es): azul, vermelho.

Pedra(s): sílica gema.

Palavras-chave/Natureza expressiva: poder de realização; lealdade aos ideais em que acredita; moderação.

Oraida

Do grego *Oraidai*, sign. "**filha das Horai (Horas)**".

Número: 3

Cor(es): azul, vermelho.

Pedra(s): quartzo azul.

Palavras-chave/Natureza expressiva: caráter obstinado; habilidades sensitivas; comunicação ativa.

Ormi

Nome com dois étimos. 1) Do nórdico antigo *Ormr* (o *r* final é mudo), dinamarquês antigo *Orm*, lit. "**serpente**". Foi um dos nomes favoritos entre os antigos nórdicos; 2) Hipocorístico do italiano *Ormìsda*, e este do persa *Ormusd* (Ahura-Mazda), sign. "**o grande senhor sábio**". No Brasil, nome comum a ambos os sexos.

Variantes da 1ª acepção: Ormy (*português*); Orme, Ormes (*inglês*); Ormr (*nórdico antigo*).

Número: 1

Cor(es): verde, vermelho.

Pedra(s): quartzo verde.

Palavras-chave/Natureza expressiva: fidedignidade; senso ético; magnetismo pessoal.

Orminda

Transformação intencional de *Arminda* ou um nome calcado em *Ormi*. **Ver Armindo** e **Ormi**.

Masculino(s): Ormindo.

Número: 11

Cor(es): violeta, verde.

Pedra(s): quartzo verde.

Palavras-chave/Natureza expressiva: gentileza, cordialidade; inteligência emocional; inclinação para o misticismo.

Orsina

Feminino de *Orsino*, e este diminutivo de *Órson*. O mesmo que *Ursina*. **Ver Órson**.

Número: 4

Cor(es): verde, amarelo-ouro.

Pedra(s): pirita.

Palavras-chave/Natureza expressiva: diligência; empenho; autodeterminação.

Otília

O mesmo que *Odália*, *Odaléia*, *Odélia*. **Ver Odália**.

Número: 3

Cor(es): vermelho, azul.

Pedra(s): topázio azul.

Palavras-chave/Natureza expressiva: prevenção; reserva; raciocínio prático e objetivo.

Otis

Do inglês antigo *Hothys*, *Otes*, *Othes*, *Otys*, originários do germânico *Audo*, *Odo*, *Otho*, e estes de *auda*, tema que dá idéia de bens, posses, riquezas, sign. "**rica; proprietária; poderosa**". Nos países de língua inglesa é um nome masculino. No Brasil já foi encontrado como nome de mulher. **Ver Odália**.

Variante(s): Hothys, Otes, Othes, Otys (*inglês antigo*); Othis (*inglês*).

Número: 9

Cor(es): amarelo, violeta.

Pedra(s): tempt stone.

Palavras-chave/Natureza expressiva: carisma; valentia; força emocional.

P

Palmira

Do nome de uma cidade da Síria, cujo significado é "**(da) cidade das palmeiras**".

Variante(s): Palmira (*italiano*); Palmyre (*francês*); Palmyra (*inglês*).

Número: 7

Cor(es): rosa, turquesa.

Pedra(s): turmalina rosa.

Palavras-chave/Natureza expressiva: autocura; dinamismo; dom para a psicologia.

Paloma

Do espanhol *Paloma*, de *paloma*, lit. "**pomba**". **Ver Celena**.

Número: 4

Cor(es): amarelo, rosa.

Pedra(s): pedra-do-sol.

Palavras-chave/Natureza expressiva: caráter generoso; facilidade de compartilhar sentimentos; coragem na tomada de decisões.

Pamela

Do inglês *Pamela*. Nome aparentemente inventado por sir Philip Sidney para uma personagem de sua *Arcadia*, escrita em 1590. O nome está calcado no grego *pam méli*, sign. "**toda mel; toda doçura**". **Ver Melissa**.

Número: 3

Cor(es): verde, rosa.

Pedra(s): quartzo verde.

Palavras-chave/Natureza expressiva: dedicação integral a um projeto; paixão; prudência.

Patrícia

Feminino de *Patrício*. O nome tornou-se popular no séc. XIX com a princesa Victoria Patricia Helena Elizabeth of Connaught, também chamada Princesa Patricia. No Brasil, o nome tornou-se popular a partir da década de 1970. **Ver Patrício.**

Santa(s): S. Patrícia, festejada em 13 de março (há duas santas com este nome).

Variante(s): Patricia (*espanhol, inglês, belga*); Patrizia (*italiano*); Patrice (*francês*).

Número: 5

Cor(es): amarelo-ouro.

Pedra(s): apatita amarela.

Palavras-chave/Natureza expressiva: inteligência emocional; dinamismo; equilíbrio entre lógica e intuição.

Paula

Feminino de *Paulo*. Na Inglaterra, *Paula* tornou-se conhecido com a peça *The Second Mrs. Tanqueray*, de Pinero. **Ver Paulo.**

Santa(s): S. Paula, festejada em 10 de agosto (há oito santas com este nome).

Variante(s): Paula (*espanhol, inglês, alemão, húngaro, latim*); Paola (*italiano*); Paule (*francês*); Pávla (*russo*); Paulla (*latim*).

Paulete

Diminutivo de *Paula*. **Ver Paula.**

Variante(s): Paulette (*inglês, francês*).

Número: 6

Cor(es): branco, violeta.

Pedra(s): diamante.

Palavras-chave/Natureza expressiva: desafetação; inteligência penetrante; talento para ensinar.

Paulina

Forma relativa de *Paula*, sign. "**de (pertencente a; da natureza de) Paula**". **Ver Paula.**

Santa(s): S. Paulina, festejada em 2 de dezembro (há cinco santas com este nome).

Variante(s): Paulina (*espanhol, inglês, holandês, belga, húngaro, polonês, latim*); Paolina (*italiano*); Pauline (*francês, inglês, alemão, nórdico*).

Número: 11

Cor(es): vermelho, azul.

Pedra(s): calcita azul.

Palavras-chave/Natureza expressiva: liberalidade; amor às viagens e novas aventuras; senso de humor.

Penélope

Na mitologia grega, mulher de Ulisses, símbolo da *mulher fiel e virtuosa*. Do grego *Penelópe*, relativo a *péne* (fio de carretel), dórico *pânos* (teia, entrelaçamento), possivelmente sign. "**a que tece (com fios)**".

Variante(s): Penélope (*espanhol*); Penèlope (*italiano*); Pénélope (*francês*); Penelope (*inglês, romeno, latim*).

Número: 7

Cor(es): turquesa.

Pedra(s): crisocola.

Palavras-chave/Natureza expressiva: intuição; talento artístico; amplo poder de comunicação.

Pepita

Do espanhol *Pepita*, diminutivo de *Jocefina* (Josefina). **Ver Josefina.**

Número: 4

Cor(es): verde, amarelo-ouro.

Pedra(s): topázio imperial.

Palavras-chave/Natureza expressiva: maleabilidade; comunicação criativa do coração a serviço dos outros; poder de persuasão.

Perla

Do italiano *Perla*, de *perla*, lit. "**pérola**". Nome surgido recentemente nos países de língua inglesa, algumas vezes usado como apelido de *Margaret* (Margaret = Margarida = margarita = pérola). **Ver Margarida.**

Variante(s): Pérola (*português*); Pearl, Pearle, Perla, Perle (*inglês*).

Número: 7

Cor(es): magenta.

Pedra(s): cristal de quartzo.

Palavras-chave/Natureza expressiva: interesse pela espiritualidade; facilidade para absorver informações; profissões relacionadas à área da saúde.

Pérola

O mesmo que *Perla*. **Ver Perla.**

Número: 4

Cor(es): amarelo, rosa.

Pedra(s): pirita.

Palavras-chave/Natureza expressiva: benevolência; requinte; sabedoria na manifestação dos sentimentos.

Persília

Feminino de *Persílio*. **Ver Persílio.**

Variante(s): Persis (*inglês*).

Número: 8

Cor(es): violeta-claro, azul-claro.

Pedra(s): angelita.

Palavras-chave/Natureza expressiva: espírito de equipe; benevolência; gentileza.

Pia

Nome com dois étimos. 1) Do franco-germânico *Pia*, lit. "**abelha**". Equivale a *Débora*; 2) Feminino de *Pio*. **Ver Débora, Irapuã e Pio (1ª acepção).**

Santa(s): S. Pia, festejada em 19 de janeiro.

Variante(s): Pía (*espanhol*); Pia (*italiano*).

Número: 8

Cor(es): verde, violeta.

Pedra(s): apofilita verde.

Palavras-chave/Natureza expressiva: centramento; facilidade para se expressar; habilidade para o ensino.

Pilar

Invocação aragonesa da Virgem Maria, que, segundo a tradição, teria aparecido ao apóstolo Santiago sobre um *pilar* de mármore às margens do rio Ebro. Do latim, *pila*, lit. "**pilar**".

Variante(s): Pilar (*espanhol*).

Número: 11

Cor(es): vermelho, azul.

Pedra(s): crisocola.

Palavras-chave/Natureza expressiva: honestidade; benevolência; personalidade marcante; cresce com as dificuldades e toma as decisões corretamente.

Plácida

Feminino de *Plácido*. **Ver Plácido.**

Santa(s): S. Plácida Viel, festejada em 4 de março.

Variante(s): Plácida (*italiano*); Placide (*francês*).

Número: 1

Cor(es): verde, vermelho.

Pedra(s): smithsonita verde.

Palavras-chave/Natureza expressiva: centramento; imparcialidade; capacidade de análise.

Potira

Do tupi *Potyra*, de *po'türa*, lit. "**flor**".

Variante(s): Bartira, Botira, Portyra (*português*); Potyra (*tupi*).

Número: 7

Cor(es): rosa, turquesa.

Pedra(s): quartzo rosa.

Palavras-chave/Natureza expressiva: justiça; sabedoria; compreensão das necessidades dos outros.

Priscila

Feminino de *Priscilo*. O nome surgiu na Inglaterra, no séc. XVI, na variante *Precilla*, tornando-se no séc. XVII favorito entre os puritanos. **Ver Priscilo.**

Variante(s): Pricila (*espanhol*); Priscilla (*francês, inglês, latim*); Precilla (*inglês antigo*).

Número: 6

Cor(es): amarelo.

Pedra(s): adamita.

Palavras-chave/Natureza expressiva: renúncia; estabilidade mental e emocional; facilidade de perdoar.

Prisciliana

Forma relativa de *Priscila*, sign. "**de (pertencente a; da natureza de) Priscila**". **Ver Priscila.**

Variante(s): Presciliana (*português*).

Número: 3

Cor(es): rosa, azul-claro.

Pedra(s): safira azul.

Palavras-chave/Natureza expressiva: caráter dinâmico; permite-se fluir com a vida; talento para as artes em geral.

R

Rafaela
Feminino de *Rafael*. **Ver Rafael.**

Santa(s): S. Rafaela, festejada em 6 de janeiro.

Variante(s): Rafaela (*espanhol*); Raffaella (*italiano*); Raphaela (*inglês, latim*).

Número: 8

Cor(es): laranja.

Pedra(s): coral.

Palavras-chave/Natureza expressiva: valorização de si mesma; gosto pelos prazeres da vida; interesse pelos esportes.

Rafaelina
Forma relativa de *Rafaela*, sign. "**de (pertencente a; da natureza de) Rafaela**". **Ver Rafaela.**

Número: 4

Cor(es): vermelho, amarelo-ouro.

Pedra(s): pirita.

Palavras-chave/ Natureza expressiva: senso de responsabilidade; sabedoria; lucidez.

Ragna
Do escandinavo *Ragna*, de uma raiz *ragin, regin, ragna*, sign. "**conselheira**". Nome comum na Escandinávia.

Número: 5

Cor(es): rosa.

Pedra(s): calcita rosa.

Palavras-chave/Natureza expressiva: aceitação prática e positiva do destino; compaixão; calor humano.

Raiana
Nome criado, calcado no irlandês *Ryan*, cujo étimo é de origem incerta. Provavelmente ligado a *raien*, e este de *arraien* lit. "**colocado em formação militar**".

Variante(s): Raiane (*português*).

Número: 3

Cor(es): verde, rosa.

Pedra(s): crisoberilo.

Palavras-chave/Natureza expressiva: brio; lealdade; capacidade de partilhar e mitigar o sofrimento alheio.

Raísa
Do russo *Raisa*, o mesmo que *Irailda*. **Ver Irailda.**

Masculino(s): Raís.

Variante(s): Raissa, Rhaisa (*português*); Raisa (*espanhol, russo*).

Número: 3

Cor(es): verde, rosa.

Pedra(s): crisoprásio.

Palavras-chave/Natureza expressiva: imparcialidade; serenidade de espírito; crédito.

Ramona
Feminino de *Ramon*. **Ver Ramon.**

Número: 8

Cor(es): laranja.

Pedra(s): crocoíta.

Palavras-chave/Natureza expressiva: solidariedade; desprendimento; amor pelos animais.

Raquel
Do hebraico *Rahel*, lit. "**ovelha**", correlato ao árabe *ráhil*, aramaico *rahlá*, acadiano *lahru*, todos com o mesmo significado. Por extensão, "**mansa; pacífica**". Apesar de sempre ter sido comum entre os judeus, foi adotado como nome cristão na Inglaterra pós-Reforma, nas variantes *Rachel* e *Rachael*.

Variante(s): Raquel (*espanhol, iídiche*); Raquela, Rachèle (*italiano*); Rachel (*francês, inglês*).

Número: 11

Cor(es): vermelho, azul.

Pedra(s): água-marinha.

Palavras-chave/Natureza expressiva: influência; prestígio; determinação; sabe o que quer na vida.

Rebeca

Do hebraico *Ribhqah*, *Rivkah*, de *ribhqah*, lit. "**conexão; ligação; união**", através do grego *Rhebékka*, latim *Rebeca*. Foi nome de uma hebréia de grande beleza, mãe de Esaú e Jacó, muitas vezes citada no Gênesis, passando a significar também, por extensão, "**donzela cuja beleza prende os homens**".

Variante(s): Rebeca (*espanhol*, *latim*); Rebecca (*italiano*, *francês*, *inglês*); Rebecque (*francês*); Rebekah (*inglês*); Rebekka (*alemão*).

Número: 7

Cor(es): magenta.

Pedra(s): sugilita.

Palavras-chave/Natureza expressiva: amor ao belo; ligação com a espiritualidade; amigo de todas as horas.

Regiane

O mesmo que *Regina*. **Ver Regina**.

Variante(s): Regiana (*português*).

Número: 5

Cor(es): amarelo-ouro.

Pedra(s): âmbar.

Palavras-chave/Natureza expressiva: busca satisfação pelo trabalho; facilidade para absorver informação; lucidez.

Regina

Do latim *Regina*, lit. "**rainha; senhora absoluta; a maior**". Na Alemanha, o latino *Regina* confundiu-se com o antigo germânico *Regino*, de *ragin* (conselho). Na Inglaterra, foi adotado como nome cristão durante a Idade Média, mas já fora encontrado anteriormente em registros datados do séc. XIII nas formas *Regina* e *Reina*.

Santa(s): S. Regina, festejada em 7 de setembro.

Masculino(s): Régis.

Variante(s): Regiana, Regiane, Rejane (*português*); Reina (*espanhol*, *inglês antigo*); Regina (*espanhol*, *italiano*, *inglês*); Régina, Régine, Reine, Réjane (*francês*); Raina, Rayna, Reyna (*inglês*).

Número: 9

Cor(es): violeta, rosa.

Pedra(s): turmalina rosa.

Palavras-chave/Natureza expressiva: espiritualidade; compaixão; vontade de servir.

Rejane

O mesmo que *Regina*. **Ver Regina**.

Número: 8

Cor(es): laranja.

Pedra(s): coral.

Palavras-chave/Natureza expressiva: desprendimento; espírito de equipe; talento para trabalhar com computadores.

Renata

Feminino de *Renato*. **Ver Renato**.

Variante(s): Renata (*espanhol*); Renée (*francês*); Renate (*alemão*).

Número: 5

Cor(es): rosa.

Pedra(s): rubi.

Palavras-chave/Natureza expressiva: delicadeza; elegância; criatividade.

Renée

Variante francesa de *Renata*, muitas vezes encontrada em países de língua inglesa. Nome comum a ambos os sexos. **Ver Renato**.

Variante(s): Rene (*alemão*, *holandês*).

Número: 11

Cor(es): vermelho, azul.

Pedra(s): ajoíta.

Palavras-chave/Natureza expressiva: estima; amor pela ordem; superação das limitações.

Reni

O mesmo que *Irene*. **Ver Irene**.

Número: 1

Cor(es): verde, vermelho.

Pedra(s): granada.

Palavras-chave/Natureza expressiva: liberalidade; espírito de sacrifício; poder de argumentação e persuasão.

Restituta

Nome de origem religiosa. Feminino de *Restituto*, e este do latim *Restitutu*. Significa "**restituída**", referindo-se àquela que estivera sob o domínio do demônio e fora *restituída* a Deus através do batismo.

Santa(s): S. Restituta, festejada em 27 de maio (há duas santas com este nome).

Masculino(s): Restituto.

Variante(s): Restituta (*espanhol, italiano*).

Número: 7

Cor(es): rosa, turquesa.

Pedra(s): calcita rosa.

Palavras-chave/Natureza expressiva: nobreza de caráter; versatilidade; idealismo.

Revocata

Nome de origem religiosa. Do latim *Revocata*, sign. "**chamada de novo (ao serviço de Deus)**".

Masculino(s): Revocato.

Número: 4

Cor(es): verde, amarelo-ouro.

Pedra(s): calcita dourada.

Palavras-chave/Natureza expressiva: autodeterminação; sabe qual é seu lugar no mundo; guia-se por seus ideais.

Ricarda

Feminino de *Ricardo*. **Ver Ricardo.**

Santa(s): S. Ricarda, festejada em 18 de setembro.

Variante(s): Ricarda (*inglês*); Richarda (*inglês, alemão*).

Número: 9

Cor(es): violeta, rosa.

Pedra(s): kunzita.

Palavras-chave/Natureza expressiva: auto-estima desenvolvida; visão otimista da vida; caráter humanista.

Rilda

Tradução fonética do inglês *Hilda*. **Ver Hilda.**

Masculino(s): Rildo.

Número: 9

Cor(es): violeta, rosa.

Pedra(s): rubi.

Palavras-chave/Natureza expressiva: caráter empático e dócil; inclinação à filantropia.

Rita

Diminutivo italiano de *Margherita* (Margarida). Em Portugal, foi encontrado em registros datados de 1792. **Ver Margarida.**

Santa(s): S. Rita de Cássia, festejada em 22 de maio.

Variante(s): Rita (*espanhol, inglês*); Rite (*francês*); Riitha, Ritha (*nórdico*).

Número: 3

Cor(es): verde, rosa.

Pedra(s): crisocola.

Palavras-chave/Natureza expressiva: sensibilidade emocional; eqüidade; gosto pelo trabalho.

Riva

Do francês antigo *rive*, provavelmente um nome de residência, sign. "**(do) rio; (da) praia**".

Número: 5

Cor(es): rosa.

Pedra(s): rubi.

Palavras-chave/Natureza expressiva: desprendimento; perseverança; nível inteletual superior.

Roberta

Feminino de *Roberto*. **Ver Roberto.**

Variante(s): Roberte (*francês*).

Número: 7

Cor(es): rosa, turquesa.

Pedra(s): quartzo rosa.

Palavras-chave/Natureza expressiva: harmonia interior; calor humano; carisma.

Rogéria

Feminino de *Rogério*. **Ver Rogério.**

Número: 1

Cor(es): verde, magenta.

Pedra(s): esmeralda.

Palavras-chave/Natureza expressiva: determinação; superação das limitações; fé na vida.

Romilda

Do germânico *Hromhilde*, de *hruom*, *hrom* (glória, fama) e *hilde* (guerreira, combatente), sign. "**guerreira gloriosa (famosa)**".

Masculino(s): Romildo.

Variante(s): Hromhilde (*germânico*).

Número: 9

Cor(es): violeta, rosa.

Pedra(s): fluorita.

Palavras-chave/Natureza expressiva: caráter magnânimo; consciência do propósito de vida; sabedoria espiritual.

Rona

Nome com dois étimos. 1) Do gaélico *Rhona*, forma familiar de *Rhonwen*, e este variante do saxão *Rowena*, calcado no inglês antigo *Hrodwyn*, de *hreod* (fama) e *wine* (amiga), sign. "**amiga da fama**"; 2) Nos países de língua inglesa é também hipocorístico de *Ronalda*. **Ver Ronaldo**.

Variante(s): Rhona (*inglês*).

Número: 3

Cor(es): verde, rosa.

Pedra(s): turquesa.

Palavras-chave/Natureza expressiva: amor à liberdade; amor-próprio; satisfação interior.

Ronnie

Do inglês *Ronnie*, diminutivo de *Ronald* (Ronaldo), no Brasil nome comum a ambos os sexos. **Ver Ronaldo**.

Número: 3

Cor(es): violeta, ouro.

Pedra(s): topázio imperial.

Palavras-chave/Natureza expressiva: luta e realização; amor às reformas; coragem.

Rosa

Nome com dois étimos. Foi introduzido na Inglaterra pelos normandos, na forma *Roese*, mais tarde modificada para *Roesia*, *Rohesia*, *Royse*, *Roysia* e, na Idade Média, *Rose*. 1) Do latim *Rosa*, calcado no substantivo *rosa*, *rosae*, nome de uma flor; 2) Hipocorístico de nomes começados por *Rosa*, como *Rosabel*, *Rosalba*, *Rosalina*, *Rosamunda* etc.

Santa(s): S. Rosa. de Lima, festejada em 23 de agosto (há duas santas com este nome).

Variante(s): Rosa (*espanhol*, *italiano*, *francês*, *alemão*, *latim*); Rose (*francês*, *inglês*).

Número: 8

Cor(es): verde, violeta.

Pedra(s): esmeralda.

Palavras-chave/Natureza expressiva: emotividade; faculdade de governar-se; desenvolvimento da consciência pelos reveses da vida.

Rosabela

Do latim, composto de *rosa* (rosa) e *bella* (bela, bonita), lit. "**rosa bela**". Nome criado no séc. XVIII, calcado nos modelos *Cristabel*, *Claribel* e outros. **Ver Rosa**.

Variante(s): Rosabel (*português*).

Número: 1

Cor(es): verde, vermelho.

Pedra(s): heliotrópio.

Palavras-chave/Natureza expressiva: devoção; confiabilidade; integridade.

Rosalba

Aglutinação de *Rosa* e *Alba*, lit. "**rosa alva; rosa branca**". **Ver Rosa**.

Masculino(s): Rosalbo.

Variante(s): Rosalva (*português*); Rosalba (*espanhol*, *italiano*).

Número: 5

Cor(es): rosa.

Pedra(s): pedra-da-lua.

Palavras-chave/Natureza expressiva: sensibilidade; amor-próprio; ternura.

Rosali

Do inglês *Rosaly*, o mesmo que *Rosália*. **Ver Rosália**.

Número: 11

Cor(es): vermelho, azul.

Pedra(s): azurita.

Palavras-chave/Natureza expressiva: desapego; humanitarismo; comunicação direta, sem meio-termo.

Rosália

De *Rosalia*, antiga festa romana semelhante ao Dia de Finados, quando as pessoas depositavam flores sobre os túmulos dos entes queridos. Provavelmente, nome atribuído às meninas nascidas naquele dia.

Santa(s): S. Rosália, festejada em 4 de setembro.

Variante(s): Roseli, Roselis (*português*); Rosalía, Rozalia (*espanhol*); Rosalia (*italiano, belga*); Rosalie (*francês, inglês, nórdico*); Rosaly (*inglês*).

Número: 3

Cor(es): azul, vermelho.

Pedra(s): água-marinha.

Palavras-chave/Natureza expressiva: eqüidade em julgar; retidão; capacidade de transformação e crescimento interior.

Rosalina

O mesmo que *Rosilene*. **Ver Rosilene**.

Santa(s): S. Rosalina de Villeneuve, festejada em 17 de janeiro.

Número: 8

Cor(es): rosa, violeta.

Pedra(s): fluorita.

Palavras-chave/Natureza expressiva: firmeza; boa fortuna; facilidade para relacionar-se e fazer amigos.

Rosalinda

Do germânico *Roslindie*, de *hros*, *ros* (cavalo) e *lind* (escudeira), sign. "**escudeira a cavalo**". Nome que teria sido levado para a Espanha pelos godos, onde tomou a forma *Rosalinda*. Na Inglaterra, tornou-se conhecido com *Rosalind*, personagem de Shakespeare em *As You Like It*.

Variante(s): Rosalinda, Roselinda, (*português*); Rosalinda (*espanhol, italiano*); Rosalind, Rosalynd (*inglês*).

Número: 3

Cor(es): violeta, ouro.

Pedra(s): ametista.

Palavras-chave/Natureza expressiva: autocontrole; dom da comunicação; igualdade de ânimo tanto na desgraça quanto na prosperidade.

Rosalita

Diminutivo de *Rosa*. **Ver Rosa**.

Número: 5

Cor(es): azul royal, amarelo-ouro.

Pedra(s): heliodoro.

Palavras-chave/Natureza expressiva: disciplina; liderança; desapego do mundo material.

Rosalva

O mesmo que *Rosalba*. **Ver Rosalba**.

Masculino(s): Rosalvo.

Número: 7

Cor(es): magenta.

Pedra(s): cristal de quartzo.

Palavras-chave/Natureza expressiva: determinação; talento criador; dom para medicina.

Rosamaria

Aglutinação de *Rosa* e *Maria*. **Ver Rosa** e **Maria**.

Variante(s): Rosemarie (*francês, inglês, alemão*).

Número: 5

Cor(es): amarelo-ouro.

Pedra(s): calcita dente-de-leão.

Palavras-chave/Natureza expressiva: consciência do próprio valor; mente centrada; sabedoria.

Rosamunda

Do germânico *Rosamunda*, de *hros*, *ros* (cavalo) e *mund* (proteção), sign. "**protetora de cavalos**". Na Inglaterra, durante a Idade Média o nome chegou a confundir-se com o latim *rosa munda* ("rosa pura"), país onde um dos mais remotos registros do nome consta de 1176, com a esposa de Henrique II.

Variante(s): Rosamunda (*espanhol, germânico*); Rosmunda (*italiano*); Rosemonde (*francês*); Rosamond, Rosamund (*inglês*).

Número: 7

Cor(es): rosa, turquesa.

Pedra(s): cobaltocalcita.

Palavras-chave/Natureza expressiva: talento inventivo, inovador; espírito de vanguarda; aptidão para execução de trabalhos administrativos.

Rosana

De *Roseanna*, nome que no séc. XVII surgiu na Inglaterra da aglutinação de *Rose* e *Anna*. **Ver Rosa** e **Ana**.

Variante(s): Rosena (*português*); Rosana (*espanhol*); Rosanna (*francês, inglês*).

Número: 5

Cor(es): rosa.

Pedra(s): granada.

Palavras-chave/Natureza expressiva: empatia; independência; poder de atração.

Rosângela

Aglutinação de *Rosa* e *Ângela*. **Ver Rosa** e **Ângela**.

Número: 11

Cor(es): violeta, verde.

Pedra(s): malaquita.

Palavras-chave/Natureza expressiva: faculdades sensitivas e espirituais despertas; mente hábil; personalidade que irradia cordialidade e ternura.

Rosária

Nome de origem religiosa, adaptação de *Maria do Rosário*. A princípio, foi atribuído às meninas nascidas no Dia do Rosário.

Número: 9

Cor(es): violeta, rosa.

Pedra(s): halita violeta.

Palavras-chave/Natureza expressiva: amor pela vida e pela liberdade; sabedoria no trato de assuntos espirituais.

Rosaura

Nome nascido de uma aglutinação de *Rosa* e *Áurea*, sign. "**rosa áurea; rosa dourada**".

Variante(s): Rosaura (*espanhol*); Rosàura (*italiano*).

Número: 3

Cor(es): azul, vermelho.

Pedra(s): água-marinha.

Palavras-chave/Natureza expressiva: dom da comunicação; estro; gosto pela competição.

Roseane

O mesmo que *Rosana*. **Ver Rosana**.

Variante(s): Roseana, Roseane, Rosena, Roseni, Rosiani (*português*); Roseanna, Roseanne (*inglês*).

Número: 5

Cor(es): azul royal, amarelo-ouro.

Pedra(s): azurita.

Palavras-chave/Natureza expressiva: destreza; alegria; necessidade de autoconhecimento.

Rosemar

Nome com dois étimos. 1) Hipocorístico do francês *Rosemarie* (Rosamaria); 2) Hipocorístico de *Rosemary*. **Ver Rosemary**.

Variante(s): Rosimar (*português*).

Número: 8

Cor(es): rosa, violeta.

Pedra(s): charoíta.

Palavras-chave/Natureza expressiva: prudência; altruísmo; fé nos poderes superiores.

Rosemary

Do inglês *Rosemary*, de *rosemary*, lit. "**orvalho marinho**", nome inglês do *alecrim* (*Rosmarinus officinalis*). O nome provém do latim *ros, roris* (orvalho) e *marinus* (marinho, do mar), através do médio inglês *rosmarine*. Não confundir com *Rosemarie* (Rosamaria).

Variante(s): Rosemere, Rosemeri, Rosemery, Rosimer (*português*); Rosemary (*inglês*).

Número: 6

Cor(es): amarelo.

Pedra(s): âmbar.

Palavras-chave/Natureza expressiva: desembaraço; mansidão; espírito fraternal.

Rosemere

O mesmo que *Rosemary*. **Ver Rosemary**.

Número: 8

Cor(es): violeta, azul-claro.

Pedra(s): safira azul.

Palavras-chave/Natureza expressiva: modéstia; controle e organização; alinhamento entre mente e alma.

Roseni

Adaptação livre de *Roseane* (*Roseane, Rosene, Roseni*), e este o mesmo que *Rosana*. **Ver Rosana.**

Número: 8

Cor(es): rosa, violeta.

Pedra(s): rubilita.

Palavras-chave/Natureza expressiva: estima; coração aberto para o amor; habilidades administrativas.

Roseta

Do francês *Rosette*, diminutivo de *Rose* (Rosa). **Ver Rosa.**

Variante(s): Rosete (*português*); Rosette (*francês*).

Número: 6

Cor(es): violeta, turquesa.

Pedra(s): sílica gema.

Palavras-chave/Natureza expressiva: paz de espírito; humildade; comunicação criativa.

Rosi

Nome com dois étimos. 1) Hipocorístico de nomes como *Rosina, Rosita* etc.; 2) O mesmo que Rosi, forma familiar de *Rosita*. **Ver Rosita.**

Variante(s): Rosy (*português*).

Número: 7

Cor(es): magenta.

Pedra(s): cristal de quartzo.

Palavras-chave/Natureza expressiva: autonomia, independência; amor pelo aprendizado; causas relacionadas à preservação da natureza.

Rosiane

O mesmo que *Roseane*. **Ver Roseane.**

Variante(s): Rosiani (*português*); Rosana (*espanhol*).

Número: 9

Cor(es): violeta, rosa.

Pedra(s): iolita.

Palavras-chave/Natureza expressiva: compaixão; contato com o aspecto criativo da alma; intuição aguçada.

Rosilene

Do germânico. De *Rosa*, mais sufixo diminutivo *lein*. **Ver Rosa.**

Variante(s): Roselene, Roselina (*português*); Rosalina (*espanhol, holandês*); Rosaline, Roseline (*francês, inglês*); Rosalyn, Rosalynd, Roselyn, Roselyne (*inglês*).

Número: 7

Cor(es): turquesa.

Pedra(s): água-marinha.

Palavras-chave/Natureza expressiva: idealismo; talento para trabalhos relacionados a comunicação de massa; sabe dar e receber amor.

Rosina

Do francês *Rosine*, e este diminutivo de *Rose* (Rosa). **Ver Rosa.**

Variante(s): Rosini (*italiano*); Rosine (*francês, inglês*); Rozina (*inglês*).

Número: 4

Cor(es): verde, amarelo-ouro.

Pedra(s): pirita.

Palavras-chave/Natureza expressiva: decisão; confiança; alegria oriunda do contato com a alma.

Rosita

Diminutivo de *Rosa*. **Ver Rosa.**

Variante(s): Rozita (*espanhol*).

Número: 1

Cor(es): verde, vermelho.

Pedra(s): olho de águia.

Palavras-chave/Natureza expressiva: honestidade; franqueza; poder de análise.

Rossana

Feminino de *Rossano*. **Ver Rossano.**

Número: 6

Cor(es): violeta, turquesa.

Pedra(s): turquesa.

Palavras-chave/Natureza expressiva: senso de justiça; mente aberta, independente e flexível.

Roxana

Do persa *Roshana*, de *roshan*, avesta *raoxshana* (luz, claridade, luminosidade, esplendor), sign. "**o despontar do dia**".

Variante(s): Roxane (*português*); Roxanna, Roxanne, Roxine (*inglês*).

Número: 1

Cor(es): verde, vermelho.

Pedra(s): granada.

Palavras-chave/Natureza expressiva: constância; decisão; sabedoria para lidar com desapontamentos.

Rúbia

Feminino de *Rúbio*. **Ver Rúbio**.

Variante(s): Rúbria (*português*).

Número: 6

Cor(es): violeta, turquesa.

Pedra(s): água-marinha.

Palavras-chave/Natureza expressiva: espírito inventivo; dom da oratória; interesse pela mídia.

Rute

No A.T., moabita viúva de Mahalon e nora de Noemi. Do hebraico *Ruth*, sign. "**amiga; companheira**". Na Inglaterra, tornou-se nome cristão após a Reforma, país onde o mais antigo registro data de 1589.

Variante(s): Rut (*espanhol, nórdico*); Ruth (*espanhol, italiano, francês, inglês, hebraico*); Ruthe (*inglês*).

Número: 1

Cor(es): vermelho, violeta.

Pedra(s): calcita vermelha.

Palavras-chave/Natureza expressiva: idealismo; capacidade de análise; espírito de liderança; habilidades esportivas.

Rutinéia

Forma relativa de *Ruth, Rute*, sign. "**de (pertencente a; da natureza de) Ruth, Rute**". **Ver Rute**.

Variante(s): Ruthinéia (*português*).

Número: 7

Cor(es): turquesa.

Pedra(s): larimar.

Palavras-chave/Natureza expressiva: versatilidade; expressão criativa; profissões relacionadas à ciência e tecnologia.

S

Sabina

Feminino de *Sabino*. Na Inglaterra o nome foi encontrado no séc. XII. Nos países de língua inglesa é usado esporadicamente até os dias atuais. **Ver Sabino**.

Santa(s): S. Sabina, festejada em 27 de outubro (há três santas com este nome).

Variante(s): Sabina (*espanhol, inglês, belga, polonês*); Sabine (*francês*).

Número: 1

Cor(es): vermelho, violeta.

Pedra(s): turmalina azul.

Palavras-chave/Natureza expressiva: tenacidade; nobreza de caráter; dom da cura.

Sabrina

Nome com dois étimos. 1) Do hebraico *Tzabar*, árabe *Sabra*, lit. "**cactus espinhoso**". Nome atribuído às judias nascidas em Israel, relativo à suposta índole do povo israelense considerado pouco delicado e "espinhoso" exteriormente, apesar da alma dócil e sensível que possui; 2) Do anglo-saxão *Sabrina*, sign. "**princesa**", nome de uma legendária deusa que habitava o rio Severna, na Inglaterra. **Ver Sara**.

Variantes da 1ª acepção: Tzabar (*hebraico*); Sabra (*árabe*).

Número: 1

Cor(es): verde, vermelho.

Pedra(s): smithsonita verde.

Palavras-chave/Natureza expressiva: honestidade; contemplação; trabalha construtivamente em tudo.

Safira

No A.T., nome da mulher de Ananias. Do hebraico *safar* (ser belo), através do latim *sapphirus*, lit. "**aquela que é bela**".

Variante(s): Saphir, Saphira, Sapphira, Sapphire, Sapir, Sapira (*inglês*).

Número: 9

Cor(es): vermelho, verde.

Pedra(s): amazonita.

Palavras-chave/Natureza expressiva: gentileza; docilidade; teimosia; modéstia.

Salete

Nome calcado no inglês *Sally*, e este diminutivo de *Sarah* (Sara). **Ver Sara.**

Número: 4

Cor(es): branco, verde.

Pedra(s): calcita verde.

Palavras-chave/Natureza expressiva: companheirismo; diplomacia; conexão com os planos sutis.

Salomé

Originariamente do aramaico *Shalam-zion* (paz de Sion), abreviado para *Shalamzu* e helenizado *Salome*, sign. "**a pacífica**". Foi o nome favorito da família de Herodes.

Santa(s): S. Salomé, festejada em 29 de julho.

Masculino(s): Salomão.

Variante(s): Saleme, Sulamita (*português*); Salomé (*espanhol*).

Número: 2

Cor(es): azul, rosa.

Pedra(s): rodocrosita.

Palavras-chave/Natureza expressiva: otimismo; idéias progressistas; sensibilidade para trabalhar com decoração de interiores.

Samanta

Do sânscrito *Samanta*, lit. "**limite; término**" e também "**(a que está presente) em todas as partes; universal**". Nome composto das raízes *Sa* (laço, aderência, o que reúne), *Ma* (o tempo, a medida) e *Ta* (força, conservação, ação de transpassar). Nos Estados Unidos, o nome popularizou-se na década de 1970 com *A Feiticeira*, série de TV.

Variante(s): Samantha (*francês, inglês, alemão*).

Número: 6

Cor(es): branco, violeta.

Pedra(s): apofilita incolor.

Palavras-chave/Natureza expressiva: gentileza; donaire; desinibição; engenhosidade.

Samara

Nome de origem semítica, lit. "**de Samaria**". *Samaria* é o nome de uma antiga cidade da Palestina cujo significado é "guardada (por Deus)".

Número: 8

Cor(es): verde, violeta.

Pedra(s): quartzo verde.

Palavras-chave/Natureza expressiva: fé; camaradagem; amor ao próximo.

Samira

Do árabe *Samira*, sign. "**vigorosa; animada; vivaz; loquaz**".

Masculino(s): Samir.

Número: 7

Cor(es): magenta.

Pedra(s): fenacita.

Palavras-chave/Natureza expressiva: busca da perfeição; empenho no autoconhecimento; habilidade em descartar-se do que é "velho".

Sandra

Hipocorístico de *Alessandra* e de *Cassandra*. **Ver Alexandra** e **Cassandra.**

Masculino(s): Sandro.

Variante(s): Zandra (*nórdico*).

Número: 3

Cor(es): turquesa.

Pedra(s): apatita verde.

Palavras-chave/Natureza expressiva: decisão; interesse pelas causas ecológicas; senso de direcionamento na vida.

Sara

Do hebraico *Sarah*, lit. "**princesa**", de *sarár* (ele governou), correlato ao acadiano *sharru* (príncipe) e *sharratu* (princesa). **Ver Sabrina (2ª acepção).**

Variante(s): Sara (*espanhol, italiano, francês, inglês, alemão, holandês, belga*); Sarah (*francês, inglês, hebraico*).

Número: 3

Cor(es): branco, azul.

Pedra(s): safira azul.

Palavras-chave/Natureza expressiva: introversão; inteireza de caráter; não sacrifica sua opinião à própria conveniência nem às de outrem.

Sarita

Do espanhol *Sarita*, diminutivo de *Sara*. **Ver Sara.**

Número: 5

Cor(es): rosa.

Pedra(s): rubi.

Palavras-chave/Natureza expressiva: ponderação; perícia; aptidões para o ensino.

Saula

Feminino de *Saulo*. **Ver Saulo.**

Santa(s): S. Saula, festejada em 20 de outubro.

Número: 9

Cor(es): turquesa. verde.

Pedra(s): calcita verde.

Palavras-chave/Natureza expressiva: universalismo; austeridade; faculdade inventiva; talento inovador.

Sayonara

Do japonês *sayonara*, lit. "**adeus; até logo**". Nome que deve ser evitado, pois, apesar da leveza e da eufonia, tem significado vazio.

Variante(s): Saionara (*português*).

Número: 4

Cor(es): verde, amarelo-ouro.

Pedra(s): calcita dourada.

Palavras-chave/Natureza expressiva: progresso pessoal; confiança nos objetivos que persegue; clareza intelectual.

Scarlet

Do inglês *Scarlet*, e este do latim *scarlatus, a, um*, sign. "**escarlate; rubro**". O nome tem origem no persa *saqirlat*, árabe *siquillat*.

Variante(s): Escarlate, Escarlete (*português*); Scarlet, Scarlett (*inglês*).

Número: 6

Cor(es): violeta, turquesa.

Pedra(s): albita.

Palavras-chave/Natureza expressiva: busca da justiça; mente flexível, aberta e independente.

Selena

Na mitologia grega, divindade romana a quem eram consagradas as armas tomadas dos inimigos. Origina-se do grego *Seléno*, relativo a *sélas* (luz, brilho, flama), da raiz indo-européia *swel* (queimar, queimar sem chama, queimar lentamente) através do latim *Selene*, lit. "**a Lua**".

Masculino(s): Seleno.

Variante(s): Selene (*português, espanhol, latim*); Selène (*italiano*); Séléne (*francês*).

Número: 2

Cor(es): azul, rosa.

Pedra(s): quartzo azul.

Palavras-chave/Natureza expressiva: domínio dos processos de pensamento; compaixão; senso de humor.

Selma

Hipocorístico de *Anselma*, e este feminino de *Anselmo*. **Ver Anselmo.**

Variante(s): Selma (*espanhol, italiano, francês, inglês, nórdico*); Zelma (*húngaro*).

Número: 5

Cor(es): branco, amarelo-ouro.

Pedra(s): âmbar.

Palavras-chave/Natureza expressiva: entusiasmo pela vida; sabedoria instintiva; senso de autovalorização.

Seni

Anagrama de *Inês*. **Ver Inês.**

Número: 2

Cor(es): azul, rosa.

Pedra(s): larimar.

Palavras-chave/Natureza expressiva: moralidade; descontração; veia cômica; bom gosto; amor à liberdade.

Senir

Nome de residência de origem geográfica. Do hebraico, outra denominação do monte Hermon, cujas faias eram empregadas na fabricação de cobertas de navios de tiro, sign. "**cota de malha**". O nome aparece no "Cântico dos Cânticos", de Salomão.

Número: 11

Cor(es): vermelho, azul.

Pedra(s): calcantita.

Palavras-chave/Natureza expressiva: simpatia; sinceridade; discernimento emocional.

Sérvia

Feminino de *Sérvio*. **Ver Sérvio.**

Número: 11

Cor(es): vermelho, azul.

Pedra(s): celestita.

Palavras-chave/Natureza expressiva: fidelidade; criatividade; dedicação ao trabalho.

Shaina

Do iídiche, *Shaina*, o mesmo que *Joana*. Comparar com o irlandês *Shane*, tradução fonética de *Sean* (João). **Ver Joana.**

Variante(s): Shaine, Shayna, Shayne Shana, Shane, Shanna (*inglês*).

Número: 7

Cor(es): magenta.

Pedra(s): cristal de quartzo.

Palavras-chave/Natureza expressiva: humildade; pioneirismo; tendência a aprofundar-se nos estudos; doa-se com facilidade.

Sharon

Nome de origem geográfica, originado do hebraico *Sharón*, sign. "**área plana**", forma aferética de *yesharón*, da raiz *yashar* (era reto, contínuo). Foi nome de uma antiga localidade da Palestina onde as rosas cresciam em abundância, citada no "Cântico dos Cânticos", de Salomão.

Variante(s): Shaaron (*inglês*); Sharón (*hebraico*).

Número: 3

Cor(es): azul, vermelho.

Pedra(s): ágata azul rendada.

Palavras-chave/Natureza expressiva: facilidade para se expressar; desvelo pelo trabalho; visão.

Sheila

Do irlandês, tradução fonética de *Sile*, o mesmo que *Célia*. **Ver Célia.**

Variante(s): Cheila (*português*); Sheilah, Sheilla, Shiela, Shielah (*inglês*).

Número: 9

Cor(es): vermelho, verde.

Pedra(s): hematita.

Palavras-chave/Natureza expressiva: facilidade para entender a dor e o sofrimento do outro; dom da cura; visão justa.

Shirley

Nome de residência derivado de um antigo toponímico inglês, nas formas originais *Schyrelayg*, *Schirleg*, *Shireleye*, *Schirle*, *Sirelei*, *Shyrley*, *Shirley*, sign. "**local (terra) de um condado**". Surgiu como antropônimo em 1849, com a novela *Shirley*, de Charlotte Brontë.

Variante(s): Chirlei, Chirley, Sirlei (*português*); Shirley (*inglês*).

Número: 6

Cor(es): amarelo.

Pedra(s): calcita amarela.

Palavras-chave/Natureza expressiva: intuição; autodomínio físico e psíquico; facilidade de aprendizado.

Sibélia

Forma relativa de *Sibele*, e este o mesmo que *Cibele*, sign. "**de (pertencente a; da natureza de Sibele**". **Ver Cibele.**

Número: 3

Cor(es): azul, vermelho.

Pedra(s): jaspe vermelho.

Palavras-chave/Natureza expressiva: carinho; vigilância; prazer de competir.

Sibila

Do latim *Sibylla*, de *sibili* (sibilar), sign. "**a sibilante**". Por extensão, "**profetisa**". Entre os antigos gregos, era o nome atribuído às profetisas (oráculos), das quais se destacou a Sibila de Cumes.

Variante(s): Sibila (*espanhol*); Sibilla (*italiano*); Sibylle (*francês*); Sibley, Sibyl, Sybil (*inglês*); Sibella, Sibylla (*inglês, latim*).

Número: 7

Cor(es): magenta.

Pedra(s): sugilita.

Palavras-chave/Natureza expressiva: força interior; poder de realização; auto-suficiente, prescinde de ajuda externa.

Sidália

O mesmo que *Acidália*. **Ver Acidália.**

Masculino(s): Sidálio.

Número: 1

Cor(es): verde, vermelho.

Pedra(s): quartzo olho-de-tigre.

Palavras-chave/Natureza expressiva: ponderação; meditação; eficiência.

Sidnéia

Feminino de *Sidney*. **Ver Sidney.**

Número: 7

Cor(es): rosa, turquesa.

Pedra(s): morganita.

Palavras-chave/Natureza expressiva: cortesia; autenticidade; desapego emocional.

Silene

Feminino de *Sileno*. **Ver Sileno.**

Variante(s): Silena (*português*).

Número: 1

Cor(es): verde, vermelho.

Pedra(s): calcita vermelha.

Palavras-chave/Natureza expressiva: intuição; franqueza; imparcialidade.

Silvana

Feminino de *Silvano*. **Ver Silvano.**

Variante(s): Silvana (*espanhol*).

Número: 6

Cor(es): violeta, turquesa.

Pedra(s): ajoíta.

Palavras-chave/Natureza expressiva: naturalidade no agir; espírito cordial e harmonioso.

Sílvia

Feminino de *Sílvio*. **Ver Sílvia.**

Santa(s): S. Sílvia, festejada em 3 de novembro.

Variante(s): Silvia (*espanhol*); Sìlvia (*italiano*); Silvie (*francês*); Silvi, Sylvia, Sylvie, Zilvia (*inglês*); Sylvi (*finlandês*).

Número: 9

Cor(es): vermelho, verde.

Pedra(s): rubi.

Palavras-chave/Natureza expressiva: acesso ao conhecimento antigo; busca do equilíbrio; amor pelo que faz.

Silvina

Feminino de *Silvino*. **Ver Silvino.**

Número: 5

Cor(es): azul royal, amarelo-ouro.

Pedra(s): safira azul.

Palavras-chave/Natureza expressiva: amorosidade; sabedoria; benevolência.

Simone

Do francês *Simone*, e este feminino de *Simon* (Simão). **Ver Simão.**

Variante(s): Simóna (*espanhol*); Simòna, Simòne (*italiano*); Simone (*francês, inglês*).

Número: 3

Cor(es): azul, vermelho.

Pedra(s): cianita.

Palavras-chave/Natureza expressiva: independência; instrução vasta e variada; exaltação.

Sirena

Do grego *Seirén*, de *seirá*, através do latim *Siren, Sirenis*, sign. "**liame; cadeia; laço**". O latim originou o português *sereia*.

Variante(s): Sirene (*português*); Serena (*espanhol*); Sirena (*italiano*).

Número: 3

Cor(es): azul, vermelho.

Pedra(s): lápis-lazúli.

Palavras-chave/Natureza expressiva: caráter prático e racional; espírito realizador.

Sofia

Do grego *sophía*, através do latim *Sophia*, lit. "**sabedoria**". Na Inglaterra foi usado como nome cristão pela primeira vez no séc. XVII. Foi também um dos nomes preferidos das famílias reais alemãs, muito popular na Alemanha durante o séc. XVIII. *Sônia*, calcado no russo *Sony*, é diminutivo de *Sofia*. **Ver Sônia.**

Santa(s): S. Sofia, festejada em 30 de abril (há três santas com este nome).

Variante(s): Sônia (*português*); Sofía (*espanhol, russo*); Sofia (*italiano*); Sophie (*francês, inglês, alemão, nórdico*); Sophia (*inglês*).

Número: 5

Cor(es): rosa.

Pedra(s): quartzo verde.

Palavras-chave/Natureza expressiva: busca do autoconhecimento; destaque; empatia.

Solange

Do francês, patronímico de *Solan*, *Soland*, e este do latim *Solennis*, lit. "**solene; imponente; majestosa**". Foi nome de uma família de uma pastora decapitada no séc. IX, na localidade hoje denominada Sainte-Solange.

Santa(s): S. Solange, festejada em 10 de maio.

Variante(s): Soulange (*francês*).

Número: 1

Cor(es): verde, vermelho.

Pedra(s): granada.

Palavras-chave/Natureza expressiva: amorosidade; compaixão; sabe o caminho a seguir na vida.

Soledade

Nome de origem religiosa, de *soledade*, e este do latim *solita*, *solitatis*, lit. "**solidão; tristeza causada por abandono**". O nome refere-se à solidão em que se encontrou a Virgem Maria por ocasião da morte de Jesus.

Variante(s): Soledad (*espanhol*).

Número: 11

Cor(es): vermelho, azul.

Pedra(s): crisocola.

Palavras-chave/Natureza expressiva: magnetismo pessoal; sinceridade; senso de companheirismo.

Sônia

Do russo *Sonja*, *Sonya*, diminutivos de *Sofia*. **Ver Sofia.**

Variante(s): Sonia (*espanhol, romeno*); Sònia (*italiano*); Sonja (*nórdico, russo*); Sanja (*iugoslavo*); Sonya (*russo*).

Número: 4

Cor(es): amarelo, rosa.

Pedra(s): pedra-do-sol.

Palavras-chave/Natureza expressiva: talento para a oratória; facilidade de compartilhar sentimentos; generosidade.

Sonja

Do russo *Sonja*, o mesmo que *Sônia*. **Ver Sônia.**

Número: 5

Cor(es): branco, amarelo-ouro.

Pedra(s): calcita dourada.

Palavras-chave/Natureza expressiva: otimismo; companheirismo; intelecto privilegiado.

Soraia

Do árabe *Thurayyah*, sign. "**a luminosa; a brilhante**". É também o nome árabe das *Plêiades*. Em persa a palavra *zuhra'i* tem o mesmo significado e também é o mesmo nome do planeta Vênus.

Variante(s): Soraya, Sura, Suraia, Suraya (*português*); Thurayyah (*árabe*); Zuhra, Zuhrai (*persa*).

Número: 9

Cor(es): vermelho, verde.

Pedra(s): heliotrópio.

Palavras-chave/Natureza expressiva: legalidade; capacidade de concentração; espírito prático e progressista.

Stela

O mesmo que *Estela*. **Ver Estela.**

Número: 3

Cor(es): branco, azul.

Pedra(s): calcantita.

Palavras-chave/Natureza expressiva: arrebatamento criador; dom do convencimento; talento para inovar.

Sueli

Nome derivado do radical germânico *suel* (luz), sign. "**a luminosa**". **Ver Lúcia.**

Variante(s): Suely (*português*).

Número: 3

Cor(es): verde, rosa.

Pedra(s): turmalina melancia.

Palavras-chave/Natureza expressiva: amor à liberdade; amor-próprio; deleite.

Sulamita

Do hebraico *Shulamit*, o mesmo que *Salomé*. **Ver Salomé.**

Variante(s): Sulamith, Shulamith (*inglês*).

Número: 6

Cor(es): violeta, turquesa.

Pedra(s): amazonita.

Palavras-chave/Natureza expressiva: acesso a outras dimensões; caráter íntegro; devoção ao projeto de vida.

Sura

Nome com três étimos. 1) Do persa *Sara*, *Surah*, o mesmo que *Sara*; 2) Do sânscrito *sura*, palavra genérica para designar os deuses, o mesmo que *devas*; 3) Do persa *Zuhra*, de *zuhra'i*, o mesmo que *Soraia* e nome persa do planeta Vênus. **Ver Sara** e **Soraia.**

Variantes da 1ª acepção: Soraia (*português*); Sara (*português, persa*); Sara, Surah (*persa*).

Número: 5

Cor(es): branco, amarelo-ouro.

Pedra(s): apatita amarela.

Palavras-chave/Natureza expressiva: contato com a sabedoria interior; poder; amor pela aventura.

Susana

Do hebraico *Shushannah*, lit. "**lírio; açucena**". Na Inglaterra, nome que surgiu no séc. XIII, mas só se tornou popular no séc. XVII, nas formas *Susanney*, *Shusa* e *Shusanna*. Em Portugal, foi encontrado em documentos datados do séc. X.

Santa(s): S. Susana, festejada em 2 de agosto (há cinco santas com este nome).

Variante(s): Açucena (*português*); Suzana (*português, romeno*); Susana (*espanhol*); Susanna (*italiano, inglês, alemão*); Suzanne, Susanne (*francês*); Suzanne (*inglês*).

Número: 3

Cor(es): branco, azul.

Pedra(s): água-marinha.

Palavras-chave/Natureza expressiva: conexão profunda com o "guia" interior; sutileza de raciocínio e de argumentação; nutre e apóia os outros.

Susete

Do francês *Suzette*, e este diminutivo de *Suzanne* (Susana). **Ver Susana.**

Variante(s): Suzete (*português*); Suzette (*francês*).

Número: 8

Cor(es): verde, violeta.

Pedra(s): apatita verde.

Palavras-chave/Natureza expressiva: espírito de vanguarda; amor à verdade; facilidade de expressar-se.

T

Tácia

Feminino de *Tácio*. **Ver Tácio.**

Variante(s): Tássia (*português*).

Número: 7

Cor(es): violeta.

Pedra(s): safira violeta.

Palavras-chave/Natureza expressiva: amor-próprio; percepção e intuição; veracidade.

Taciana

Forma relativa de *Tácia*, sign. "**de (pertencente a; da natureza de) Tácia**". **Ver Tácia.**

Santa(s): S. Taciana, festejada em 12 de janeiro.

Variante(s): Tassiana, Tatiana (*português*).

Número: 4

Cor(es): amarelo, rosa.

Pedra(s): adamita.

Palavras-chave/Natureza expressiva: honestidade; constância; brilho intelectual.

Tainá

Do finlandês *Taina*, o mesmo que *Tânia*. **Ver Tânia.**

Variante(s): Tainá (*português*).

Número: 9

Cor(es): amarelo, violeta.

Pedra(s): calcita amarela.

Palavras-chave/Natureza expressiva: intrepidez; temperamento forte e intenso; apego às minúcias.

Taís

Do grego *Thais*, através do latim *Thais*, sign. "**aquela que é contemplada com admiração**" ou "**aquela que é admirada por sua formosura**". Nome moderno que surgiu com o romance homônimo de Anatole France, inspirado na vida de uma cortesã de grande beleza que viveu no Egito.

Santa(s): S. Taís, festejada em 8 de outubro.

Variante(s): Taísa, Taíssa, Thaís, Thaísa (*português*); Thais (*inglês, grego, latim*); Taisiya (*russo*).

Número: 4

Cor(es): branco, verde.

Pedra(s): malaquita.

Palavras-chave/Natureza expressiva: decisão; autosuperação; juízo crítico.

Tália

Nome com dois étimos. Na mitologia grega, uma das nove Musas, a que preside a Comédia e a Poesia Pastoril. 1) Do grego *Thalia*, cujo sentido inicial é o de "**viço; exuberância da seiva**", e depois, "**abundância; festa**"; 2) Hipocorístico de *Natália*. **Ver Tales** e **Natália.**

Variante(s): Talía (*espanhol*); Tàlia (*italiano*); Thalie (*francês*); Talya (*inglês*).

Número: 7

Cor(es): violeta.

Pedra(s): halita violeta.

Palavras-chave/Natureza expressiva: misticismo; maturidade emocional; superação de limites pessoais.

Talita

Nome originário da expressão bíblica *Talita cumi* ("Menina, ergue-te"), sign. "**menina; moça**".

Variante(s): Thalita (*português, inglês*).

Número: 9

Cor(es): amarelo, violeta.

Pedra(s): apatita amarela.

Palavras-chave/Natureza expressiva: intelecto penetrante; expansividade; imaginação criativa.

Tamara

Do hebraico *Thamar*, lit. "**palmeira**". Nome muito popular na Rússia.

Variante(s): Tamar (*português*); Tamara (*espanhol, russo*); Tamàra (*italiano*); Tamarash (*inglês*).

Número: 9

Cor(es): amarelo, violeta.

Pedra(s): piromorfita.

Palavras-chave/Natureza expressiva: valentia; inteligência; caráter franco e expansivo.

Tânia

Do russo *Tanya*, forma familiar de *Tatiana*. **Ver Tatiana.**

Variante(s): Tania (*espanhol, italiano, francês*); Tanya (*inglês, russo*); Tanja (*alemão*); Taina, Tanja (*finlandês*).

Número: 9

Cor(es): amarelo, violeta.

Pedra(s): ametrino.

Palavras-chave/Natureza expressiva: sensibilidade; coragem; adaptabilidade.

Tanira

Nome de origem semítica, de uma raiz *tan* (brilho), sign. "**a que brilha; brilhante; luminosa**". Compare com o fenício *tanit* (o Sol). **Ver Lúcia** e **Tanita.**

Número: 9

Cor(es): vermelho, verde.

Pedra(s): hematita.

Palavras-chave/Natureza expressiva: rigor; simplicidade; temperamento arrojado.

Tanita

Do fenício *tanit*, lit. "**o Sol**", nome de uma divindade fenícia associada a Baal e identificada com Astartéia, adorada em Cartago.

Variante(s): Tânita (*português*); Tanith (*inglês*).

Número: 2

Cor(es): azul, rosa.

Pedra(s): ágata azul rendada.

Palavras-chave/Natureza expressiva: veracidade; ternura; aprende com os erros.

Tarsila

Feminino de *Tarsilo*. **Ver Tarsilo.**

Santa(s): S. Tarsila, festejada em 24 de dezembro (há duas santas com este nome).

Variante(s): Tarcila (*português*); Társila (*espanhol*); Tarsilla (*italiano, francês, latim*).

Número: 8

Cor(es): laranja.

Pedra(s): cornalina.

Palavras-chave/Natureza expressiva: busca da transcendência; interesse pela espiritualidade; sabe onde parar, conhece o limite das coisas.

Tarsília

Feminino de *Tarsílio*. **Ver Tarsílio.**

Variante(s): Tarcília (*português*).

Número: 8

Cor(es): rosa, violeta.

Pedra(s): apofilita incolor.

Palavras-chave/Natureza expressiva: desprendimento; sabedoria e criatividade; amor à liberdade.

Tássia

O mesmo que *Tácia*. **Ver Tácia.**

Masculino(s): Tássio.

Número: 6

Cor(es): branco, violeta.

Pedra(s): apofilita incolor.

Palavras-chave/Natureza expressiva: simplicidade; amor à vida; devoção ao objetivo de vida.

Tassiana

O mesmo que *Taciana*. **Ver Taciana.**

Masculino(s): Tassiano.

Número: 3

Cor(es): verde, rosa.

Pedra(s): smithsonita verde.

Palavras-chave/Natureza expressiva: decência; persistência; capacidade de ouvir o outro.

Tassila

Diminutivo de *Tássia*. **Ver Tássia.**

Masculino(s): Tassilo.

Número: 9

Cor(es): violeta, rosa.

Pedra(s): rubilita.

Palavras-chave/Natureza expressiva: amor profundo pela vida; amor ao bem, ao belo e à verdade; alma sábia.

Tatiana

Feminino de *Tatiano*. **Ver Tatiano** e **Tácia.**

Variante(s): Tassiana, Tatiane (*português*); Tatiana (*espanhol, russo*); Tatiàna, Taziàna (*italiano*); Tatyana (*inglês, russo*).

Número: 3

Cor(es): verde, rosa.

Pedra(s): quartzo verde.

Palavras-chave/Natureza expressiva: fidelidade aos compromissos assumidos; reserva; ausência de vaidade.

Tecla

Do latim eclesiástico *Thecla*, e este do grego *thékla*, de *theókleia*, composto de *théos* (Deus) e *kleós* (glória), sign. "**glória de Deus**". Nome já encontrado no Brasil, apesar de excêntrico. **Ver Téo.**

Santa(s): S. Tecla, festejada em 15 de outubro (há sete santas com este nome).

Variante(s): Tecla (*espanhol, italiano, romeno*).

Número: 5

Cor(es): branco, amarelo-ouro.

Pedra(s): calcita dourada.

Palavras-chave/Natureza expressiva: encanto; autoconfiança; autoconhecimento.

Telma

Feminino de *Telmo*. **Ver Telmo.**

Variante(s): Thelma (*inglês*).

Número: 6

Cor(es): branco, violeta.

Pedra(s): diamante.

Palavras-chave/Natureza expressiva: castidade; espontaneidade emocional; facilidade para captar o conhecimento.

Têmis

Na mitologia grega, filha de Urano e da Terra, mãe das Horas, das Parcas e de Diké, era a deusa da Justiça e também a ordenadora do Universo. Origina-se do grego *Thémis*, de *títhemi*, sign. "**a ordem eternamente estabelecida; a regra de toda a justiça; Lei Ancestral**".

Variante(s): Temis (*espanhol*); Teme, Tèmide (*italiano*); Thémis (*francês*).

Número: 3

Cor(es): verde, rosa.

Pedra(s): crisoprásio.

Palavras-chave/Natureza expressiva: afetuosidade; moderação; responsabilidade.

Tercícora

Na mitologia grega, musa da dança, da Poesia Lírica e do Canto Coral. Origina-se do grego *Terpsichóre*, de *térpo* (encantar) e *chorós* (dança), sign. "**a que encanta pela dança; dançarina encantadora**".

Variante(s): Terpsícora, Terpsícore (*português*); Tersìcore (*italiano*); Tersicore (*francês*).

Número: 11

Cor(es): azul royal, amarelo.

Pedra(s): lápis-lazúli.

Palavras-chave/Natureza expressiva: espírito libertário, justo e fraterno; luta pela paz.

Teresa

Teresa, do grego *Therasia*, sign. "**natural (habitante) de Tera**". *Tera* é o nome de uma antiga ilha grega, que se origina de *ther* ("animal selvagem"). Nos países católicos, tornou-se popular graças à fama de santa Teresa d'Ávila (1515-1582).

Santa(s): S. Teresa d'Ávila, festejada em 15 de outubro (há dezessete santas com este nome).

Variante(s): Tereza, Theresa (*português*); Thereza (*português, inglês*); Teresa (*espanhol, italiano, inglês*); Thérese (*francês*); Terese, Teressa (*inglês*).

Número: 5

Cor(es): rosa.

Pedra(s): cobaltocalcita.

Palavras-chave/Natureza expressiva: elegância; brio; afetividade.

Terezinha

Diminutivo de *Teresa*, também adotado como prenome. **Ver Teresa.**

Número: 7

Cor(es): rosa-claro

Pedra(s): rubi.

Palavras-chave/Natureza expressiva: caráter reformador; auto-aceitação; desapego emocional.

Tessa

Diminutivo de *Teresa*. **Ver Teresa.**

Número: 1

Cor(es): verde.

Pedra(s): jade.

Palavras-chave/Natureza expressiva: galhardia; autoconfiança; percepção do que precisa ser feito.

Thilda

Hipocorístico de *Matilde*, através do alemão *Mathilda*. **Ver Matilde.**

Variante(s): Thilde, Tilda, Tilde (*português*).

Número: 9

Cor(es): vermelho, verde.

Pedra(s): ônix.

Palavras-chave/Natureza expressiva: vigor; firmeza; ousadia diante dos desafios.

TIANA

Hipocorístico de *Tatiana* e *Sebastiana*. **Ver Tatiana** e **Sebastiana**.

Masculino(s): Tiano.

Variante(s): Tyana, Tyané (*francês*).

Número: 9

Cor(es): amarelo, violeta.

Pedra(s): citrino.

Palavras-chave/Natureza expressiva: exaltação; carisma; amor ao conhecimento.

TICIANA

Feminino de *Ticiano*. **Ver Ticiano**.

Variante(s): Ticiana (*espanhol*); Tiziana (*italiano*).

Número: 3

Cor(es): azul, vermelho.

Pedra(s): turmalina azul.

Palavras-chave/Natureza expressiva: dom da cura; inteligência penetrante; talento para ordenar, arranjar, dispor.

TINA

Diminutivo de nomes terminados em *tina*, como *Albertina*, *Clementina*, *Florentina* etc.

Variante(s): Tina (*espanhol, italiano, francês, inglês*).

Número: 8

Cor(es): verde, violeta.

Pedra(s): ágata musgo.

Palavras-chave/Natureza expressiva: autoconfiança; fé em Deus; clareza emocional.

TIRZA

Do hebraico *Tirtzah*, lit. "**agrado; deleite**". Nome de uma cidade cananéia famosa por sua beleza.

Masculino(s): Tirzo.

Variante(s): Tirza (*espanhol*); Thirza, Tirzah (*inglês*).

Número: 11

Cor(es): vermelho, azul.

Pedra(s): água-marinha.

Palavras-chave/Natureza expressiva: carisma; empatia; astúcia; engenhosidade.

TOMÁSIA

Feminino de *Tomás*. **Ver Tomás**.

Variante(s): Tomasa (*espanhol*); Thomassia (*francês*).

Número: 6

Cor(es): violeta, turquesa.

Pedra(s): calcantita.

Palavras-chave/Natureza expressiva: misticismo; compaixão; lucidez.

TÔNIA

Hipocorístico de *Antônia*. **Ver Antônia**.

Variante(s): Tonya (*inglês*); Tonje (*nórdico*).

Número: 5

Cor(es): rosa.

Pedra(s): kunzita.

Palavras-chave/Natureza expressiva: receptividade; segurança interior; altruísmo.

TRÍCIA

Do inglês *Tricia*, hipocorístico de *Patricia*. **Ver Patrícia**.

Número: 6

Cor(es): azul royal, turquesa.

Pedra(s): safira azul.

Palavras-chave/Natureza expressiva: facilidade para tomar decisões; naturalidade; sabe "dizer" pelo silêncio.

TUÍLA

Feminização de *Twiller*. Nome já encontrado no Brasil. **Ver Vantuil**.

Variante(s): Tuyla (*português*); Twyla (*inglês*).

Número: 9

Cor(es): amarelo, violeta.

Pedra(s): calcita amarela.

Palavras-chave/Natureza expressiva: acuidade intelectual; imaginação criativa; expansividade.

U

Una

Antigo nome irlandês calcado no latim *unus*, sign. "**única**". Na Irlanda substitui *Oonagh* e ainda hoje é um nome muito em voga naquele país. Na Inglaterra passou a ser adotado após a publicação de *Faerie Queene*, de Spenser.

Santa(s): S. Una, festejada em 15 de abril.

Variante(s): Oona (*irlandês*).

Número: 9

Cor(es): vermelho, verde.

Pedra(s): hematita.

Palavras-chave/Natureza expressiva: veracidade; arrojo; naturalidade.

Urânia

Na mitologia grega, musa que presidia a astronomia. Do grego *Ouranía*, de *ouránios*, através do latim *Urania*, sign. "**celeste; celestial**".

Número: 1

Cor(es): verde, vermelho.

Pedra(s): rubi.

Palavras-chave/Natureza expressiva: versatilidade; criatividade, inventividade; dom da palavra.

Ursina

Antropônimo originário do latim. Feminino de *Ursinus*, de *ursinus, a, um*, sign. "**de urso**".

Número: 1

Cor(es): verde, vermelho.

Pedra(s): rubi.

Palavras-chave/Natureza expressiva: honestidade; amor ao belo; sucesso nos empreendimentos.

Úrsula

Antropônimo originário do latim *Ursula*, de *ursus, ursi*, sign. "**ursa**". O nome tornou-se popular na Inglaterra durante a Idade Média, em virtude da lenda *Santa Úrsula e as Onze Mil Virgens*. Após cair em desuso, ganhou força nos sécs. XVII, XVII e XIX, tornando-se daí cada vez mais freqüente.

Santa(s): S. Úrsula, festejada em 21 de outubro (há duas santas com este nome).

Variante(s): Ursola (*espanhol*); Orsola (*italiano*); Ursule (*francês*); Ursula (*inglês*).

Número: 2

Cor(es): azul, rosa.

Pedra(s): celestita.

Palavras-chave/Natureza expressiva: espontaneidade; sensibilidade estética; controle emocional.

V

Valdete

Diminutivo de *Valda*, e este feminino de *Valdo*. **Ver Valdo**.

Número: 6

Cor(es): violeta, turquesa.

Pedra(s): celestita.

Palavras-chave/Natureza expressiva: agudeza de espírito; dinamismo intelectual; personalidade solar.

Valdinéia

Feminino de *Valdinei*. **Ver Valdinei.**

Número: 5

Cor(es): azul royal, amarelo-ouro.

Pedra(s): calcantita.

Palavras-chave/Natureza expressiva: intuição; consciência do poder pessoal; poder de cativar.

Valdira

Feminino de *Valdir*. **Ver Valdir**.

Variante(s): Waldira (*português*).

Número: 4

Cor(es): verde, amarelo-ouro.

Pedra(s): ágata musgo.

Palavras-chave/Natureza expressiva: poder de decisão; espírito de aventura; amor à verdade.

Valentina

Feminino de *Valentim*, *Valentino*. É um nome muito popular na Rússia. **Ver Valentim**.

Santa(s): S. Valentina, festejada em 25 de julho.

Variante(s): Valentina (*italiano, belga, russo*); Valentine (*francês, inglês*).

Número: 8

Cor(es): rosa, violeta.

Pedra(s): halita violeta.

Palavras-chave/Natureza expressiva: filantropia; auto-estima; facilidade para relacionar-se e fazer amigos.

Valéria

Do latim *Valeria*, calcado em *valere* (ter saúde), sign. "**saudável; cheia de saúde**". A variante *Valèria* é muito comum na Itália, enquanto na França e na Inglaterra, ocorre com certa freqüência nas variantes *Valérie* e *Valerie*, respectivamente.

Santa(s): S. Valéria, festejada em 28 de abril (há três santas com este nome).

Masculino(s): Valério.

Variante(s): Valèria (*italiano*); Valérie (*francês*); Valerie (*inglês*).

Número: 5

Cor(es): azul royal, amarelo-ouro.

Pedra(s): topázio imperial.

Palavras-chave/Natureza expressiva: carisma; disciplina; objetividade.

Valquíria

Do nórdico antigo *Valkyrja*, de *valr* (mortos) e *kyrja* (eleger, escolher), sign. "**a que elege (escolhe) os mortos**". O primeiro elemento do nome é o mesmo encontrado na palavra *Valhala*. O segundo é correlato ao nórdico antigo *kjosa* e inglês antigo *ceosan*.

Variante(s): Valkiria, Walkíria, Walkírya, Walquíria (*português*); Valkyrie (*francês, inglês*); Valkyria (*inglês*).

Número: 11

Cor(es): azul royal, amarelo.

Pedra(s): azurita.

Palavras-chave/Natureza expressiva: disciplina; benevolência; gosto pela solidão e por novas aventuras.

Vana

Do italiano *Vana*, hipocorístico de *Giovanna* (Joana). **Ver Joana**.

Número: 11

Cor(es): branco, rosa.

Pedra(s): pedra-da-lua.

Palavras-chave/Natureza expressiva: calor humano; força interior; amiga das horas difíceis.

Vanda

Do germânico *Wanda*, de *wanden*, *wenden* (voltar, volver), primitivamente significando "**vândala**" e depois "**andarilha; peregrina**". É possível que o nome tenha se popularizado com Santa Vanda, padroeira dos vândalos ou peregrinos.

Santa(s): S. Vanda, festejada em 21 de fevereiro.

Masculino(s): Vando.

Variante(s): Wanda (*português, espanhol, inglês, germânico, polonês*).

Número: 6

Cor(es): branco, violeta.

Pedra(s): diamante.

Palavras-chave/Natureza expressiva: bom humor; atração magnética; percepção clara e imediata.

Vanderléia

Feminino de *Vanderlei*, *Vanderley*. **Ver Vanderlei**.

Variante(s): Vanderléa, Wanderléa, Wanderléia, Wanderli (*português*).

Número: 1

Cor(es): verde, magenta.

Pedra(s): hidenita.

Palavras-chave/Natureza expressiva: persistência; satisfação interior; perfeccionismo.

Vanesa

Do escandinavo *Vanesa*, nome que se refere à mulher dos mitológicos *Vanes*, sign. "**senhora**". Não confundir com *Vanessa*.

Número: 8

Cor(es): verde, violeta.

Pedra(s): apofilita verde.

Palavras-chave/Natureza expressiva: generosidade; sociabilidade; habilidade para o ensino.

Vanessa

Anagrama de *Estther Vanhomrigh*, criado por Jonathan Swift para sua obra *Cadenus and Vanessa*. **Van**, extraído do sobrenome, e **Essa**, abreviação de Estther. Tornou-se nome cristão na Inglaterra, logo após a publicação da obra. Não confundir com *Vanesa*.

Número: 9

Cor(es): amarelo, violeta.

Pedra(s): calcita amarela.

Palavras-chave/Natureza expressiva: inclinação para a filantropia; vocação para lidar com assuntos relacionados à espiritualidade; alma sonhadora.

Vani

Do inglês *Vanny*, *Vannie*, diminutivos de *Vanesa*. **Ver Vanesa**.

Variante(s): Vanny, Vannie (*inglês*).

Número: 1

Cor(es): violeta, azul.

Pedra(s): lápis-lazúli.

Palavras-chave/Natureza expressiva: vivência do aqui e agora; sensitividade; preocupação com o bem comum.

Vânia

Do russo *Vanya*, *Vanja*, diminutivo de *Ivan*. No Brasil é adotado como feminino. **Ver Ivan**.

Variante(s): Vanja (*português, nórdico, russo*); Vania (*francês, inglês*); Vanya (*inglês, russo*).

Número: 2

Cor(es): azul, rosa.

Pedra(s): amazonita.

Palavras-chave/Natureza expressiva: descontração; tranqüilidade; vida ordenada; ideais elevados.

Vanice

Hipocorístico de *Ivanice*, *Ivanise*. **Ver Ivanice**.

Número: 9

Cor(es): vermelho, verde.

Pedra(s): morganita.

Palavras-chave/Natureza expressiva: inteligência clara e penetrante; busca da perfeição; inclinação para a filosofia.

Vanise

O mesmo que *Vanice*. **Ver Vanice**.

Número: 7

Cor(es): magenta.

Pedra(s): fluorita.

Palavras-chave/Natureza expressiva: determinação; simplicidade; facilidade para verbalizar idéias; aprofunda-se no que faz.

Vanora

Do inglês antigo *Vannora*, o mesmo que *Genoveva*. **Ver Genoveva**.

Variante(s): Vannora (*inglês antigo*).

Número: 8

Cor(es): laranja.

Pedra(s): andaluzita.

Palavras-chave/Natureza expressiva: decisão; inspiração; inclinação para as artes.

Vanusa

Do latim *vannus*, *vannusi*, lit. "**ciranda**".

Número: 6

Cor(es): branco, violeta.

Pedra(s): apofilita incolor.

Palavras-chave/Natureza expressiva: vivacidade; condescendência; dom do aconselhamento.

Velma

Do inglês *Welma*, diminutivo de *Wilhelmina* (Guilhermina). **Ver Guilhermina.**

Variante(s): Velma, Welma (*inglês*).

Número: 8

Cor(es): verde, violeta.

Pedra(s): apofilita verde.

Palavras-chave/Natureza expressiva: espírito aberto às novidades; capacidade de comunicar-se pelas artes, principalmente música e dança.

Vera

Do latim *verus, vera, verum*, lit. "**verdadeira; sincera; franca**". O nome remonta à época romana. Na Inglaterra, tornou-se popular durante o séc. XX, com as novelas *Moths* (1860) e *A Cigarette-Maker's Romance* (1890).

Variante(s): Vera (*espanhol, italiano, francês, inglês, russo*); Wera (*nórdico*); Vyera (*russo*).

Número: 1

Cor(es): vermelho, violeta.

Pedra(s): granada.

Palavras-chave/Natureza expressiva: pioneirismo; nomadismo; poder de encanto, atração.

Verna

Do latim *verna*, lit. "**da primavera; vernal**".

Variante(s): Virna (*nórdico*).

Número: 6

Cor(es): violeta, turquesa.

Pedra(s): fluorita.

Palavras-chave/Natureza expressiva: denodo; gosto pelo aprendizado; visão profunda da vida.

Verônica

Transformação de *Berenice*, através das formas *Berenice, Beronice, Beronica, Veronica*. Nome comum na França. Apenas no final do séc. XIX surgiu na Inglaterra. **Ver Berenice.**

Santa(s): S. Verônica Giuliani, festejada em 9 de julho (há três santas com este nome).

Variante(s): Verónica (*espanhol*); Verònica (*italiano*); Veronique (*francês*); Veronica (*inglês*); Veronika (*inglês, russo*).

Número: 6

Cor(es): amarelo.

Pedra(s): adamita.

Palavras-chave/Natureza expressiva: contentamento; bom humor; perspicácia.

Vicência

Feminino de *Vicêncio*, e este o mesmo que *Vicente*. **Ver Vicente.**

Variante(s): Vicenta (*espanhol*); Vicenza (*italiano*); Vicence (*francês*); Vicentia (*latim*).

Santa(s): S. Vicência, festejada em 18 de janeiro.

Número: 3

Cor(es): violeta, ouro.

Pedra(s): pirita.

Palavras-chave/Natureza expressiva: parcimônia; recato; vocação para profissões relacionadas à cura.

Vicentina

Feminino de *Vicentino*. **Ver Vicentino.**

Número: 7

Cor(es): turquesa.

Pedra(s): quartzo azul.

Palavras-chave/Natureza expressiva: maleabilidade; eficácia; contato com a alma.

Vilma

Do inglês *Wilma*, diminutivo de *Wilhelmina* (Guilhermina). **Ver Guilhermina.**

Variante(s): Velma (*português*); Vilma (*espanhol, italiano, húngaro*); Wilma (*inglês*).

Número: 3

Cor(es): verde, rosa.

Pedra(s): apatita verde.

Palavras-chave/Natureza expressiva: fé em si mesma; facilidade para fazer amigos; poder de dar ordens e de se fazer obedecer.

Viola

Do latim *viola*, lit. "**violeta**". O nome tornou-se conhecido e obteve certa popularidade com a heroína de *Twelfth Night*, de Shakespeare.

Variante(s): Viola (*inglês, alemão*).

Número: 5

Cor(es): rosa.

Pedra(s): quartzo verde.

Palavras-chave/Natureza expressiva: coragem, praticidade; otimismo.

VIOLANTE

Do germânico *Wioland*, *Wioland*, de *wiol* (riqueza, felicidade), anglo-saxão *weola*, inglês *weal* e *land* (terra, país), sign. **"felicidade (riqueza) de seu país"**. Nome documentado desde o séc. VIII, em Portugal surgiu em registros datados dos sécs. XIII e XIV.

Variante(s): Violante (*inglês*); Wioland, Wioland (*germânico*).

Número: 8

Cor(es): rosa, violeta.

Pedra(s): rubilita.

Palavras-chave/Natureza expressiva: desapego; amor pela vida; capacidade de ir ao âmago de um problema.

VIOLETA

Do francês antigo *Violete*, diminutivo de *viola*, lit. "**pequena violeta**". No séc. XVI, a variante *Violet* foi muito comum na Escócia; na Inglaterra, popularizou-se a partir do séc. XIX.

Variante(s): Violeta (*espanhol, romeno, búlgaro*); Violetta (*italiano*); Violette (*francês, inglês*); Violete (*francês antigo*); Violet (*inglês, escocês, nórdico*).

Número: 3

Cor(es): azul, vermelho.

Pedra(s): ágata azul rendada.

Palavras-chave/Natureza expressiva: discrição; obstinação; erudição.

VIRGÍLIA

Feminino de *Virgílio*. **Ver Virgílio**.

Número: 6

Cor(es): amarelo-claro.

Pedra(s): topázio imperial.

Palavras-chave/Natureza expressiva: caráter independente e alegre; ligação com a natureza e os animais.

VIRGÍNIA

Do latim *Virginia*, derivado de *virgo*, *virginis*, lit. "**virgem**". Nome popularizado com o romance *Paulo e Virgínia*, escrito em 1786.

Variante(s): Virginia (*espanhol, inglês, latim*); Virgìnia (*italiano*); Virginie (*francês*); Virginya (*inglês*).

Número: 8

Cor(es): verde-claro.

Pedra(s): esmeralda.

Palavras-chave/Natureza expressiva: independência; precaução; acredita em seus planos e os realiza.

VIRIDIANA

O mesmo que *Veridiana*, e este feminino de *Veridiano*. **Ver Veridiano**.

Variante(s): Veridiana (*português*); Verdiana (*italiano*).

Santa(s): S. Veridiana, festejada em 1º de fevereiro.

Número: 6

Cor(es): amarelo-claro

Pedra(s): topázio imperial.

Palavras-chave/Natureza expressiva: serenidade; humildade; externalização da sabedoria.

VITÓRIA

Do latim *victoria*, lit. "**vitória**". Nome de uma divindade mitológica, filha de Styx e Palas.

Santa(s): S. Vitória, festejada em 17 de novembro (há três santas com este nome).

Variante(s): Vitoria (*espanhol*); Vittòria (*italiano*); Victoire (*francês*); Victoria (*inglês*); Viktoria (*alemão*).

Número: 4

Cor(es): vermelho, ouro.

Pedra(s): cornalina.

Palavras-chave/Natureza expressiva: espírito crítico; auto-superação; nível intelectual superior.

VIVIANA

Feminino de *Viviano*. Na Inglaterra a variante *Vivian* inicialmente foi um nome masculino, tornando-se depois comum a ambos os sexos. *Vivian* foi nome de uma fada do ciclo da Távola Redonda, cuja beleza representa o *arquétipo espiritual* buscado pelo sábio Merlin. **Ver Viviano.**

Santa(s): S. Viviana, festejada em 17 de dezembro (há duas santas com este nome).

Variante(s): Bibiana, Viviane (*português*); Viviane (*francês*); Vivien (*francês*); Vivienne (*francês, inglês*); Vivian, Viviann, Vivianne, Vivie, Vivyan, Vyvian (*inglês*).

Número: 6

Cor(es): azul royal, turquesa.

Pedra(s): água-marinha.

Palavras-chave/Natureza expressiva: carisma; dom da compreensão; desapego.

WXZ

Wanda

O mesmo que *Vanda*. **Ver Vanda.**

Número: 7

Cor(es): violeta.

Pedra(s): halita violeta.

Palavras-chave/Natureza expressiva: senso de justiça; cordialidade; espiritualidade; fé em Deus.

Wanderléia

O mesmo que *Vanderléa*. **Ver Vanderléa.**

Número: 11

Cor(es): azul royal, amarelo.

Pedra(s): lápis-lazúli.

Palavras-chave/Natureza expressiva: bom senso; desapego emocional; inclinação para o misticismo.

Wilma

O mesmo que *Vilma*. **Ver Vilma.**

Número: 4

Cor(es): amarelo, rosa.

Pedra(s): âmbar.

Palavras-chave/Natureza expressiva: responsabilidade moral; auto-estima; alegria de viver.

Wilza

Feminino adaptado de *Wilson*. **Ver Wilson.**

Variante(s): Wilsa (*português*).

Número: 8

Cor(es): laranja.

Pedra(s): andaluzita.

Palavras-chave/Natureza expressiva: autodeterminação; dom para ensinar; capacidade de antever o futuro.

Xênia

Do grego *xéne*, através do latim *Xenia*, lit. "**estrangeira**".

Variante(s): Xenia (*inglês, holandês, latim*).

Número: 8

Cor(es): laranja.

Pedra(s): cornalina.

Palavras-chave/Natureza expressiva: intuição; espiritualidade; pensamentos governados pelo amor.

Ximena

Feminino de *Ximenez*. **Ver Ximenez.**

Variante(s): Jimena (*português*).

Número: 3

Cor(es): azul, vermelho.

Pedra(s): halita azul.

Palavras-chave/Natureza expressiva: gosto pelo novo; mente dinâmica; facilidade de aprendizado.

Xuxa

Do hebraico *Xuxan*, lit. "**lírio; açucena**". O mesmo que *Suzana*. **Ver Suzana.**

Variante(s): Açucena, Susana, Suzana (*português*).

Número: 7

Cor(es): violeta.

Pedra(s): lepidolita.

Palavras-chave/Natureza expressiva: modéstia; diligência; fraternidade.

Zaíra

Nome com dois étimos. 1) Do árabe *Zahírah*, lit. "**a que tem a pele (cor) brilhante**"; 2) Feminino de *Zair*. **Ver Zair**.

Número: 1

Cor(es): verde, vermelho.

Pedra(s): heliotrópio.

Palavras-chave/Natureza expressiva: tenacidade; caráter ousado, desafiador; aptidão para a prática de esportes.

Zanaide

Do grego *Zenais*, lit. "**filha (parente, descendente) de Zeus**".

Variante(s): Azenaida, Azenaide, Azenaíde, Zenaida, Zenaíde, Zeneida (*português*); Cenaida, Zenaida (*espanhol*); Zenàide (*italiano*); Zénéide (*francês*); Zinaida (*russo*); Zenais (*grego*).

Número: 6

Cor(es): violeta, turquesa.

Pedra(s): larimar.

Palavras-chave/Natureza expressiva: espontaneidade; facilidade para absorver informações; harmonia emocional.

Zaquia

Feminino de *Zaqueu*. **Ver Zaqueu**.

Número: 3

Cor(es): azul, vermelho.

Pedra(s): calcantita.

Palavras-chave/Natureza expressiva: transparência; solidariedade; fidedignidade.

Zelda

Do semítico, modificação de *Salida*, lit. "**felicidade**", adotado pelos judeus também como sobrenome, nas variantes *Selda*, *Selde*, *Seldin* e *Zeldin*.

Número: 3

Cor(es): verde, rosa.

Pedra(s): turmalina melancia.

Palavras-chave/Natureza expressiva: disposição cortês; espírito de liberdade; amor-próprio.

Zeli

Aportuguesamento do francês *Zélie*, o mesmo que *Zélia*. **Ver Zélia**.

Variante(s): Zélie (*francês*).

Número: 7

Cor(es): magenta.

Pedra(s): fluorita.

Palavras-chave/Natureza expressiva: caráter amistoso e atencioso; auto-aceitação; conexão com o Eu Superior.

Zélia

Nome de étimo duvidoso. 1) Anagrama de *Eliza*; 2) Ou calcado em *zelo*, sign. "**a que zela**".

Variante(s): Zília (*português*); Zèlia (*italiano*); Zélie (*francês*).

Número: 8

Cor(es): laranja.

Pedra(s): crocoíta.

Palavras-chave/Natureza expressiva: bondade; gentileza; amorosidade.

Zelita

Diminutivo de *Zélia*. **Ver Zélia**.

Número: 1

Cor(es): verde, vermelho.

Pedra(s): hematita.

Palavras-chave/Natureza expressiva: idealismo; mente analítica; espírito de liderança.

Zenai

Hipocorístico de *Zenaida*, *Zenaide*, *Zenaíde*, *Zeneida*. **Ver Zenaide**.

Número: 1

Cor(es): verde, vermelho.

Pedra(s): granada.

Palavras-chave/Natureza expressiva: força moral; franqueza; autodeterminação.

Zenaide

O mesmo que *Zanaide*. **Ver Zanaide**.

Santa(s): S. Zenaide, festejada em 5 de junho (há duas santas com este nome).

Número: 1

Cor(es): verde, vermelho.

Pedra(s): heliotrópio.

Palavras-chave/Natureza expressiva: lealdade; credibilidade; gosto pelo "nomadismo".

Zeneida

O mesmo que *Zanaide*. **Ver Zanaide.**

Número: 1

Cor(es): violeta, azul.

Pedra(s): celestita.

Palavras-chave/Natureza expressiva: dignidade; empatia; capacidade de realização.

Zeni

Anagrama de *Inez*. **Ver Inês.**

Variante(s): Seni, Zeny (*português*).

Número: 9

Cor(es): vermelho, verde.

Pedra(s): ágata verde.

Palavras-chave/Natureza expressiva: retidão; moderação; contato com a alma.

Zilá

Nome de origem semítica, muito comum entre os ciganos. De *Tzilah*, lit. "**a que dá sombra**". Por extensão, "**a que protege**". No A.T., nome da mulher de Lamech.

Variante(s): Zilah (*português*); Zilla (*italiano*); Zila, Zilla, Zillah (*inglês*).

Número: 3

Cor(es): verde, rosa.

Pedra(s): crisoberilo.

Palavras-chave/Natureza expressiva: auto-estima; busca da prosperidade; poder de decisão.

Zilda

O mesmo que *Isilda*, e este variante de *Isolda*. **Ver Isolda.**

Número: 7

Cor(es): magenta.

Pedra(s): sugilita.

Palavras-chave/Natureza expressiva: perfeccionismo; interesse pelo despertar da consciência; comunicação além do nível verbal (dança, música, pintura).

Zoé

Do grego *zoe* (vida), sign. "**a vivente**". Os judeus alexandrinos adotaram-no para substituir *Eva*, do qual é a tradução. Foi transformado em nome cristão pelos gregos bizantinos.

Santa(s): S. Zoé, festejada em 2 de maio (há três santas com este nome).

Variante(s): Zoe (*espanhol, italiano, inglês*).

Número: 1

Cor(es): vermelho, violeta.

Pedra(s): ônix.

Palavras-chave/Natureza expressiva: humanitarismo; fidalguia; resistência à diversidade.

Zora

Nome com dois étimos. 1) Do árabe *zorah*, lit. "**áurea; de ouro**", que originou o hebraico *Zara*, *Zarah*, com o significado "**que se eleva (como o Sol); nascente; levante**"; 2) No eslavo, calcado no árabe, significa "**aurora**".

Variantes da 1ª acepção: Zara, Zarah (*hebraico*).

Número: 6

Cor(es): violeta, turquesa.

Pedra(s): larimar.

Palavras-chave/Natureza expressiva: alegria; boa fortuna; poder pessoal.

Zoraida

Do árabe, diminutivo de *Zarádat* (argola), com o sentido metafórico de "**mulher sedutora (cativante)**".

Variante(s): Zoraide (*português*); Zoraida (*espanhol*).

Número: 11

Cor(es): violeta, verde.

Pedra(s): quartzo verde.

Palavras-chave/Natureza expressiva: superação das limitações; contato com o transcendental; caráter afável e fraterno; profissões relacionadas à cura.

Zuleica

Do árabe *Zuleikha*, lit. "**roliça; gordinha**".

Variante(s): Zuleica (*espanhol*); Suleika (*alemão*).

Número: 5

Cor(es): azul royal, amarelo-ouro.

Pedra(s): calcita dourada.

Palavras-chave/Natureza expressiva: reflexão; coerência de idéias e de raciocínio; naturalidade.

Zulka

Hipocorístico de *Zuleica*. **Ver Zuleica**.

Número: 8

Cor(es): verde, violeta.

Pedra(s): malaquita.

Palavras-chave/Natureza expressiva: equilíbrio, ponderação; generosidade; organização; potencial artístico.

Zulmira

1) Do germânico, sign. "**excelsa, sublime**"; 2) Ou do árabe, modificação de *Zelmira*, lit. "**brilhante, fulgente**".

Número: 1

Cor(es): violeta, azul.

Pedra(s): água-marinha.

Palavras-chave/Natureza expressiva: empatia; dom da cura; gosto pelas reformas.

BIBLIOGRAFIA

ADAM. *The Clans, Septs And Regiments of the Scottish highlands*, 1970.

ADAMS, Sherman W. *Indian Names of Localities in Wethersfield. The History of Ancient Wethersfield.* Connecticut: Camden, Picton Press, 1995.

ALLEN, Morse S. *Connecticut Place Names.* Connecticut Antiquarian, 1963.

AMES, Winthrop. *What Shall We Name the Baby.* Nova York: Pocket Books, 1963.

BAILEY, Alice. *Los Trabajos de Hercules.* Luiz Carcamo Editor: Madri, 1983.

BAIN, Robert. *The Clans and Tartans of Scotland, Personal Names: A Study of Some Continental Celtic Formations*, 1967.

BALEZE, Guillaume Louis Gustave. *Dictionnaire des Nomes de Baptême.*

BARDSLEY, A. *Dictionary of English and Welsh Surnames*, 1901.

BENOIST, Luc. *O esoterismo.* São Paulo: Difusão Européia do Livro, 1969.

BERLEWI, Marian. *Dictionnaire des Symboles*, 4 v. Edita: La Nuée Bleue.

BITTENCOURT, Adalzira. *Dicionário Biobibliográfico de Mulheres Ilustres, Notáveis e Intelectuais do Brasil*, 3 v. Rio de Janeiro: Pongetti, 1969.

BLACK. *Surnames of Scotland: their origin, meaning and history*, 1946.

BLACKER, Carmen & LOEWE, Michael. *Ancient Cosmologies.* Londres: George Allen & Unwin Ltda., 1975.

BLAVATSKY, Helena Petrovna. *Glosario Teosófico.* Buenos Aires, Editorial Kier, 1977.

BOND, C. Lawrence. *Native Names of New England Towns and Villages:* Translating, 1992.

BRADLEY, Cyrus Sherwood. *Indian Names of Fairfield.* Greenfield Hill, 1923.

BRADLEY, H. *Middle-English Dictionary.* Londres: Oxford University Press, 1974.

Brandão, Junito de Souza. *Mitologia grega.* Petrópolis: Vozes,1989.

BRUNNER, Constantin. *The Universal Jewish Encyclopedia.* Alemanha: Altona (1862), 1940.

BUDGE, E. A. *Amulets and Superstition.* Nova York: Dover, 1978.

BUENO, Silveira. *Vocabulário Tupi-Guarani-Português.* São Paulo: Nagy, 1983.

BULFINCH. *The Age of Fable*, 1979.

BURGIO, Alfonso. *Dizionario dei Nomi Proprio di Persona. Origine, Significato e Valore dei Nomi di Persona.* Cidade: Hermes, 1992.

C. KAGANOFF, Benzion. *A Dictionary of Jewish Names and Their History.* Londres: Routledge e Kegan Paul, 1978.

CALVO, Stanislao Sanchez. *Los Nombres de Los Dioses.* Madri: Imprenta de Enrique de la Riva, 1884.

CAMPOS, Cyro de Moraes. *História do judaísmo antigo.* São Paulo: Autores Reunidos, 1961.

CAROLUS, Egger. *Lexicon Nominum Virorum et Milierum.*

CASCORBI. *Die deutschen Familiennamen*, 1933.

CHAMBERS, Frank. *Proper Names in The Lyrics of the Troubadors*, 1987.

CHEVALIRER, Jean; GHEERBRANT, Alain. *Diccionario de los Simbolos.* Espanha: Herder, 1988.

CLYMER, R. Swinburne. *Los Misterios de Osiris o La Iniciación del Antiguo Egipto.* Buenos Aires: Kier, 1976.

CONTINENTAL GERMANIC PERSONAL NAMES IN ENGLAND IN OLD AND MIDDLE ENGLISH TIMES, 1916.

COTTLE, Basil. *Dictionary of Surnames Penguin Books*, 1977.

CUNHA, Antônio Geraldo. *Dicionário Histórico das Palavras Portuguesas de Origem Tupi.* São Paulo: Melhoramentos, 1982.

D'ALVEYDRE, Saint Yves. *El Arqueometro.* Madri: Luiz Carcamo Editor, 1978.

D'HAUTERIVE, R. G. *Dictionnaire des racines des langues européennes.* Paris, 1958.

DALICHOU, Irene & BOOTH, Mike. *Aura-Soma, a Cura pelas Cores, Plantas e Energia de Cristais e Minerais.* Tiradentes: Margarita Schack, 1996.

DAUZAT, Albert. *Dictionnaire des Nomes de Familie et Prenoms*, França, 1960.

_____. *Nouveau Dictionnaire Étymologique*, Paris: Larrousse, data.

DAVIDSON, Gustave. *A Dictionary of Angels*. Nova York: Free Press, 1967.

DELANE. *Dictionary of saints*, 1982.

DIEL, Paul. *O simbolismo na mitologia grega*. São Paulo: Attar, 1991.

DICTIONARY OF FIRST NAMES. Oxford: Oxford University Press, 1990.

DICTIONARY OF SURNAMES. Oxford: Oxford University Press, 1988.

DILLON-GUY, John. *Aura-Soma Full-Spectrum Numerology*. Mike Booth (org.). Lincoln, 1999.

DOUGLAS-LITHGOW, R. A. *Dictionary of American-Indian Place and Proper Names in New England: with Many Interpretations, etc.* Salem: Salem Press, 1909.

DUNCAN, Antônio. *O Caminho das Pedras: Dicionário e Guia Prático para o Trabalho Energético com Cristais e Pedras Preciosas*. Rio de Janeiro: Nova Era, 2006.

DICTIONNAIRE DES PERSONNAGES. Laffont-Bompian, 1992.

EKWALL, Eil ert. *The Concise Oxford Dictionary of English-Place Names*. Oxford: Oxford University Press, 1980.

ELLIS-DAVIDSON, Hilda R. *Gods and Myths of Northern Europe*. Harmondsworth: Penguin, 1964.

EVANS, Joan. *Magical Jewels*. Nova York: Dover Publications, 1976.

EVOLA, Julius. *El Misterio del Grial*. Barcelona: Plaza & Janes, 1975.

FELICE, Emidio de. *Dizionario dei Cognomi Italiani*. Ed. Ravenna, 1978

FLOM, George T. "Modern Name-Giving in Sogn, Norway and the Pagan Belief in Soul-Transmigration". *Scandinavian Studies*, 2:4 (março 1916).

FRANKLIN. *Dictionnaire des Noms, Surnoms, et Pseudonymes de l'Histoire Littéraire du Moyen Âge*, 1(1875)

GARAI, Jana. *The Book of Symbols*. Nova York: Fireside Book,1973.

GASKELL, G. A. *Dictionary of All Scriptures and Myths*. Nova York: Avenel,1981.

GEIRR BASSI HARALDSSON. *The Old Norse Name*. Studia Marklandica I. Olney, MD: Markland Medieval Militia. 1977.

GÓES, Carlos. *Dicionário de Afixos e Desinências*. Rio de Janeiro: Francisco Alves, 1938.

_____. *Dicionário de Raízes e Cognatos da Língua Portuguesa*. Rio de Janeiro: Francisco Alves, 1936.

GRANDSAIGNES - D'HAUTERIVE, R. *Dictionnaire des Racines des Langues Européennes*. Paris, 1949.

GUENO, Renée. *Le Symbolisme de la Croix*. Barcelona: Obelisco, 1987.

HALE, Christopher J. "Modern Icelandic Personal Bynames". *Scandinavian Studies* (1981).

HALL, Judy. *The Crystal Bible*. Hampshire: A. Godsfield Book, 2003.

HANI, Jean. *O simbolismo no templo cristão*. Lisboa: Edições 70, ano.

JACKSON, J. B. A Dictionary of Scripture Proper Names. New Jersey: Loizeaux Brothers, 1957.

_____. *A Dictionary of Scripture Proper Names. New Jersey, 1987*

JUBAINVILLE, H. D'Arbuis. *El Ciclo Mitológico Irlandés y la Mitologia Céltica*. Barcelona: Vision Libros,1981.

JÚNIOR, Magalhães. *Dicionário Brasileiro de Provérbios, Locuções e Ditos Curiosos*. Rio de Janeiro: Borges & Damasceno, 1974.

KAGANOFF, Benzion. *A Dictionary of Jewish Names and Their History*. Londres: Routledge & Kegan Paul, 1978.

KAKOURI, Katerina. *Dionisiaka, Aspects of the Popular Thracian Religion of Today*. Atenas, 1965.

KIRSCH, Bernard. *Las Racines Allemandes*, 1967.

KOLATCH. *Dictionary of First Names*. Nova York: Perigee Books, 1980.

LAFFONT, Robert. *3599 Prénoms D'Hier et D'Aujourd Hui*. Paris: Roberft Lafont, 1979.

LAGNEAU, Philippe. *Dictionnaire des Noms de Famille et des Prénoms*. Genebra: Athena & Idégraf, 1980.

_____ & ARBULEAU, Jean. *Dictionnaire des Nomes de Famille et des Prénoms*. Paris: Vernay-Arnaud de Vesgre, 1980.

LAMMAS, Maria. *Mitologia geral.* Lisboa: Stampa, 1973.

LANDMAN, Isaac Ed. *The Universal Jewish Encyclopedia.* Nova York, 1942.

LEXIKON, Herder. *Dicionário de Símbolos.* São Paulo: Cultrix, 1997.

LIND, E. H. *Norsk-Isländska Dopnamn ock Fingerade Namn från Medeltiden.* (Uppsala & Leipzig: 1905-1915, sup. Oslo, Uppsala and Kobenhavn: 1931).

LUNA, Mario Roso. *El Libro que Mata la Muerte.* Buenos Aires: Glem., 1957.

_____. *Mitólogo y Ocultista.* Buenos Aires: Glem, 1958.

MACLEY, R. W. *El Simbolismo Francmasónico.* México: Diana, 1981.

MACLYSAGT. *Irish Families, Their Names, Arms and Origins,* 1985, Madri, 1981.

MAGNE, Augusto. Dicionário Etimológico da Língua Latina. Rio de Janeiro: INL, 1952.

MAHON, Phyllies. *Goddesses, a Circle of Color.* Mike Booth (org.). Lincolnshire, 1999.

MARCONDES, Marcos Antônio (org.) *Enciclopédia da Música Brasileira: Erudita, Folclórica, Popular.* São Paulo: Art Editora, 1998.

MAYNADE, Josefina. Orfeo. B. Costa-Amic. México, 1967.

MERCIER, Claude. *Les Prénoms.* Marabout, 1979.

MICHAUD, G. *Message poétique du Symbolisme.* Paris, 1949.

MONIER-WILLIAMS, Sir M. *Sanskrit-English Dictionary.* Oxford: Oxford University Press, 1990.

MOOK, Eugen. *Mitología Nórdica.* Barcelona: Labor, 1932.

MORGAN. *Welsh Surnames,* 1985.

NASCENTES, Antenor. *Dicionário Etimológico da Língua Portuguesa.* Rio de Janeiro: Francisco Alves, 1952.

OLIVEIRA, José T. *Dicionário Brasileiro de Datas Históricas.* Belo Horizonte: Itatiaia, 1992.

Onomasticon Anglo-Saxonicum, 1897.

PENTIKAINEN, Juha. *The Nordic Dead-Child Tradition and Nordic Dead-Child Beings: A Study in Academia Scientiarum Fennica.* Comparative Religion: Helsinque: 1968.

PITTANO, Giuseppe. *Dizionario dei Nomi Propri.* Cidade: Fabbri, 2000.

QAZI, M. A. *What's in a Muslim Name.* Chicago: Kazi Publications, 1974.

RAUCE, Elisabeth. *Contribution à la Longuistique des Nomes d'Animaux en Indo-Européen.*

REAN. A. *Dictionary of British Surnames,* 1976.

REANEY, P. H. & WILSON, R. M. *A Dictionary of English Surnames,* 3ª ed., Penguin Books, 1977.

RIBEIRO, João. *Curiosidades verbais.* São Paulo: Melhoramentos, 1933.

RIOLS, Santini. *Dictionnaire des Pierres et des Parfums Magiques.* Paris: Pierre Belfond, 1981.

SADOUL, Georges. *Dicionário dos Cineastas.* Lisboa: Livros Horizonte, 1980.

SAUSSAIE, Chantepie de la. *História das religiões.* Lisboa: Inquérito, 1940.

SCHEFFER, Tassilo. *Mysteres et Oracles Helléniques.* Paris: Payot, 1943.

SCHURÉ, Édouard. *A evolução divina.* São Paulo: Ibrasa, 1982.

SGARBOSSA, Mario. *Os santos e os beatos da Igreja do Ocidente e do Oriente.* São Paulo: Paulinas, 2005.

SMITH, A. H. *Early Northern Nicknames and Surnames.* Cidade: Saga-Book of the Viking Society (1934).

SORENSEN, John Kousgard. *Personal Names in Medieval Scandinavia: An Encyclopedia.* Phillip Pulsiano et al. (orgs.) Garland Reference Library of the Humanities 934. Nova York: Garland, 1993.

SPALDING, Tassilo O. *Deuses e heróis da Antigüidade clássica.* São Paulo: Cultrix, 1974.

STEINGASS, S. *Persian English Dictionary.* Nova York: Routledge & Kegan Paul, 1957.

STRADELLI, E. *Vocabulários da Língua Geral Português-Nheêngatú.* Cidade: edit, ano.

SWARTHY, S. *Tratado de Mitologia.* Buenos Aires: Araujo, 1939.

The Penguin Dictionary of Surnames, 2ª ed., 1978.

Theodor, Erwin. *A língua alemã*. São Paulo: Herder, 1963.

Tibón, Gutierre. *Diccionario Etimológico Comparado de Nombres Propios de Personas*. Madri: editora, 1972.

Topsfield. *Names Derived from Native American Words*, 1993.

Train, John. *Remarkable Names of Real People*. Nova York: Clarkson N. Potter, 1977.

Wall, Vicky. *Aura-Soma, a Cura pelas Cores*. Tiradentes: Margarita Schack, 1990.

White, A. *Handbook of Cornish Surnames*, 1981.

Williams, C. A. S. *Encyclopedia of Chinese Symbolism*. Nova York: edit., 1960.

Willing, Darsho Marlies. *Aura Soma, o caminho do coração*. São Paulo: Pensamento, 1999.

Wilson, R. M. & Reaney, Percy. *Dictionary of English Surnames*, 3ª ed., Oxford: Oxford University Press, 1995.

Withycombe, E. G. *The Oxford Dictionary of English Christian Names*. Oxford: Oxford University Press, 1977.

Zaniah. *Diccionario Esotérico*. Buenos Aires, editora, 1979.